Terapia Ocupacional en Salud Mental

Terapia Ocupacional en Salud Mental
Procedimientos y métodos para mejorar la vida diaria de las personas
2ª edición

Óscar Sánchez Rodríguez

Terapeuta Ocupacional. Trabajador Social. Responsable Técnico del Departamento Clínico, Técnico y de Calidad, Clariane, Madrid.
Profesor Asociado, Departamento de Enfermería, Fisioterapia y Terapia Ocupacional, Facultad de Ciencias de la Salud, Universidad de Castilla-La Mancha, Talavera de la Reina, Toledo.
Profesor Asociado, Departamento de Sociología y Trabajo Social, Facultad de Ciencias Humanas y Sociales, Universidad Pontificia Comillas, Madrid.

Begoña Polonio López

Catedrática de Terapia Ocupacional, Departamento de Enfermería, Fisioterapia y Terapia Ocupacional, Facultad de Ciencias de la Salud, Universidad de Castilla-La Mancha, Talavera de la Reina, Toledo.

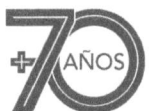 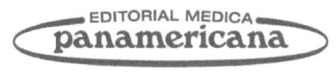

Desde 1953 formando Profesionales de la Salud

Buenos Aires - Bogotá - Madrid - México
www.medicapanamericana.com

1ª edición, 2013
2ª edición, febrero 2026

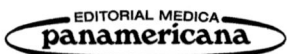

Visite nuestra página web:
http://www.medicapanamericana.com

ARGENTINA
Maipú 1300, piso 3 (C1006ACT)
Ciudad Autónoma de Buenos Aires, Argentina
Tel.: (54-11) 5031-6919
e-mail: cinfo@medicapanamericana.com

COLOMBIA
Carrera 7a A n° 69-19 - Bogotá DC - Colombia
Tel.: (57-1) 235-4068
e-mail: infomp@medicapanamericana.com.co

ESPAÑA
Sauceda, 10, 5ª planta - 28050 Madrid, España
Tel.: (34-91) 131 78 00
e-mail: info@medicapanamericana.es

MÉXICO
Av. Miguel de Cervantes Saavedra, 233, piso 8, oficina 801
Col. Granada, Alcaldía Miguel Hidalgo
CP 11520, Ciudad de México, México
Tel.: (52-55) 5250-0664
e-mail: infomp@medicapanamericana.com.mx

ISBN: 978-84-1106-398-2 (Versión impresa + Versión digital)
ISBN: 978-84-1106-399-9 (Versión digital)

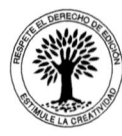

© 2026, EDITORIAL MÉDICA PANAMERICANA, S. A.
U. Sauceda, 10, 5ª planta - 28050 Madrid
Depósito legal: M-27789-2025
Impreso en España

Autores

Abad Fernández, Ana
Terapeuta Ocupacional. Directora del Centro de Día y Soporte Social y Equipo de Apoyo Social Comunitario Latina, Madrid.

Albert Piñero, María Isabel
Terapeuta Ocupacional, Unidad de Trastornos de la Conducta Alimentaria, Área de Salud Mental, Hospital de Día, ITA Moscatelar, Madrid.

Araya Tijerino, Alexander
Terapeuta Ocupacional, Servicio de Terapia Ocupacional en Neurorrehabilitación, Neuroterapia Ocupacional CR, Heredia, Costa Rica.
Colaborador docente, Departamento de Neurociencias, Facultad de Educación, Universidad Estatal a Distancia, San José, Costa Rica.

Arenas de la Cruz, Jorge
Terapeuta Ocupacional, Hospital de Día de Adultos, Servicio de Salud Mental, Hospital General Universitario Nuestra Señora del Prado, Talavera de la Reina, Toledo.
Profesor Asociado, Departamento de Enfermería, Fisioterapia y Terapia Ocupacional, Facultad de Ciencias de la Salud, Universidad de Castilla-La Mancha, Talavera de la Reina, Toledo.

Berrueta Maeztu, Luis María
Terapeuta Ocupacional, Hospital de Día de Salud Mental, Servicio de Salud Mental, Servicio Navarro de Salud – Osasunbidea, Pamplona, Navarra.

Cambra Aliaga, Alba
Terapeuta Ocupacional. Profesora Colaboradora, Departamento de Fisiatría y Enfermería, Facultad de Ciencias de la Salud, Universidad de Zaragoza.

Cantero Garlito, Pablo Antonio
Terapeuta Ocupacional. Educador Social. Profesor Contratado Doctor, Departamento de Enfermería, Fisioterapia y Terapia Ocupacional, Facultad de Ciencias de la Salud, Universidad de Castilla-La Mancha, Talavera de la Reina, Toledo.

Díaz Guardiola, Sheila
Enfermera, Unidad Comunitaria, Área de Salud Mental, Servicio de Rehabilitación Psicosocial de los CAEM, Fundació Esportiva Gramma, Santa Coloma de Gramanet, Barcelona.

Ferigato, Sabrina Helena
Terapeuta Ocupacional. Profesora Adjunta, Departamento de Terapia Ocupacional, Universidade Federal de São Carlos ,São Paulo, Brasil.

Garrido Manzanares, María del Carmen
Terapeuta Ocupacional, Centro de Rehabilitación Laboral Nueva Vida, Madrid. Profesora Colaboradora, Departamento de Enfermería, Fisioterapia y Terapia Ocupacional, Facultad de Ciencias de la Salud, Universidad de Castilla-La Mancha, Talavera de la Reina, Toledo.

Goycolea Martinic, Rodrigo Fernando
Terapeuta Ocupacional. Profesor Asistente, Departamento de Terapia Ocupacional, Facultad de Ciencias de la Rehabilitación y Calidad de Vida, Universidad de San Sebastián, Santiago de Chile, Chile.

Guzmán Lozano, Sergio
Terapeuta Ocupacional, Área de Salud Mental de Adultos, Servicio de Rehabilitación Psicosocial de los CAEM, Hospital del Mar, Santa Coloma de Gramanet, Barcelona.

Huingo Ramírez, Nisa Katherine
Terapeuta Ocupacional, Unidad de Salud
Mental, Servicio de Terapia Ocupacional,
Centro de Salud Mental e Integración
Comunitaria Amuyu, Lima, Perú.
Colaboradora Docente, Departamento de
Tecnología Médica, Facultad de Medicina,
Universidad Nacional Mayor de San Marcos,
Lima Perú.

López Martín, Olga
Terapeuta Ocupacional. Profesora Contratada
Doctora, Departamento de Enfermería,
Fisioterapia y Terapia Ocupacional,
Facultad de Ciencias de la Salud,
Universidad de Castilla-La Mancha,
Talavera de la Reina, Toledo.

Loyola Díaz, Franco Roberto
Terapeuta Ocupacional, Departamento de
Gestión de Salud Mental, Servicio de Salud
Metropolitano Oriente, Santiago de Chile,
Chile.

Martínez Cosme, Arturo
Terapeuta Ocupacional, Unidad de Terapia
Ocupacional Forense, Servicio de Terapia
Ocupacional, Centro de Internamiento para
Adolescentes, Zinacantepec, México.
Profesor, Departamento de Terapia
Ocupacional, Facultad de Medicina,
Universidad Autónoma del Estado de
México, Toluca, México.

Martínez del Pozo, María Isabel
Terapeuta Ocupacional. Psicóloga.
Directora del Centro, Área de Salud Mental,
Residencia Mirasierra, Grupo 5, Madrid.

Montemayor Rebollo, Juan Manuel
Terapeuta Ocupacional. Director del Centro
de Día y soporte Social Majadahonda,
Comunidad de Madrid, Grupo 5, Madrid.

Morrison Jara, Rodolfo
Terapeuta Ocupacional. Profesor
Investigador, Departamento de
Rehabilitación, Facultad de Medicina, Salud
y Deportes, Universidad Europea de Madrid,
Villaviciosa de Odón, Madrid.

Polonio López, Begoña
Catedrática de Terapia Ocupacional,
Departamento de Enfermería, Fisioterapia
y Terapia Ocupacional, Facultad de Ciencias
de la Salud, Universidad de Castilla-La
Mancha, Talavera de la Reina, Toledo.

Puig Esteve, María Gema
Terapeuta Ocupacional. Profesora Interina,
Departamento de Fisiatría y Enfermería,
Facultad de Ciencias de la Salud,
Universidad de Zaragoza.

Rodríguez Ruiz, Elva
Terapeuta Ocupacional. Abogada.
Profesora Titular, Departamento de Terapia
Ocupacional, Facultad de Ciencias de
la Salud, Centro Superior de Estudios
Universitarios La Salle, Madrid.

Samacá Pulido, Julián
Terapeuta Ocupacional, Laboratorio de
Estudios Materialistas, Universidad Federal
do Espíritu Santo, Brasil.

Sánchez Rodríguez, Óscar
Terapeuta Ocupacional. Trabajador Social.
Responsable Técnico del Departamento
Clínico, Técnico y de Calidad, Clariane,
Madrid.
Profesor Asociado, Departamento de
Enfermería, Fisioterapia y Terapia
Ocupacional, Facultad de Ciencias de la
Salud, Universidad de Castilla-La Mancha,
Talavera de la Reina, Toledo.
Profesor Asociado, Departamento de
Sociología y Trabajo Social, Facultad de
Ciencias Humanas y Sociales, Universidad
Pontificia Comillas, Madrid.

Sepúlveda Jara, Rafael
Jefe del Servicio de Psiquiatría, Hospital
Barros Luco, Santiago de Chile, Chile.
Profesor Titular, Programa de Salud
Mental, Escuela de Salud Pública, Facultad
de Medicina, Universidad de Chile,
Santiago de Chile, Chile.

Serrano Reina, Encarnación
Terapeuta Ocupacional, Clínica Unidad
Funcional de la Mano, Alacant.
Profesor Asociado, Departamento de
Patología y Cirugía, Facultad de Medicina,
Universidad Miguel Hernández, Sant Joan
d'Alacant, Alacant.

Silva, Carla Regina
Terapeuta Ocupacional, Profesora Adjunta,
Departamento de Terapia Ocupacional,
Universidade Federal de São Carlos ,São
Paulo, Brasil.

Uberuaga Etxebarria, Aritz
Terapeuta Ocupacional, Centro de Salud
Mental Infantil y Juvenil, L'Hospitalet Nord,
Dunació Orienta, L'Hospitalet de Llobregat,
Barcelona.

Valdelomar Marín, Erick
Terapeuta Ocupacional, Área de
Fiscalización de Programas y
Servicios, Unidad de Aprobación de
Programas, Instituto de Alcoholismo y
Farmacodependencia de Costa Rica, San
José, Costa Rica.
Director de la Escuela de Terapia
Ocupacional, Universidad de Santa Paula,
Curribadat, San José, Costa Rica.

Vergara Harris, Guillermo Antonio
Jefe del Servicio de Salud Mental, Hospital
El Pino, Santiago de Chile, Chile.
Profesor Titular, Posgrado de Psiquiatría de
Adultos, Facultad de Medicina, Universidad
Andrés Bello, Santiago de Chile, Chile.

Vergara Zamorano, Carolina
Terapeuta Ocupacional, Centro Diurno
Ambulatorio, Servicio de Salud Mental,
Redgesam Santiago, Santiago de Chile,
Chile.
Profesora, Departamento de Terapia
Ocupacional, Facultad de Ciencias de la
Salud, Universidad Autónoma de Chile,
Santiago de Chile, Chile.

Yaya Cante, José Luis
Terapeuta Ocupacional, Unidad de Salud
Mental, Servicio de Terapia Ocupacional,
Centro de Salud Mental Comunitario
Monseñor José R. Gurruchaga SDB, Lima
Perú.
Docente de Práctica, Área de Terapia
Ocupacional, Departamento de Tecnología
Médica, Facultad de Medicina, Universidad
Nacional Mayor de San Marcos, Lima,Perú.

Zango Martín, Inmaculada
Terapeuta Ocupacional, Profesora Doctora,
Departamento de Terapia Ocupacional,
Escuela Universitaria d'Infermería y Teràpia
Ocupacional de Terrassa, Barcelona.

Prólogo

A mediados de los noventa tuve la oportunidad de poner en marcha un servicio de rehabilitación para personas con trastorno mental grave. Era un momento en el que, al amparo de la Ley General de Sanidad, había empezado a desarrollarse una incipiente red de recursos de rehabilitación de orientación comunitaria en muchas regiones de nuestro país. Nos resultó imposible cubrir el puesto de terapeuta ocupacional. Nadie contestó a la oferta. En el campo de la salud mental, pocos en ese momento entendían su aportación más allá de la organización de actividades para «el ocio y el tiempo libre», y la escasez de profesionales o, directamente, su ausencia dificultaban en muchos casos la configuración de equipos con una visión interdisciplinar.

Han pasado 30 años y la terapia ocupacional se ha incorporado a los servicios de salud mental con un soporte de conocimientos y un bagaje de técnicas que resultan indispensables en los equipos de atención a la salud mental.

Buena prueba de ello es este libro. Sus autores han pretendido proporcionar una guía integral y actualizada que aborde tanto las bases teóricas como los enfoques prácticos de la terapia ocupacional en salud mental. Un ejercicio de recopilación y síntesis que, desde su primera edición, está contribuyendo a consolidar el ejercicio de la terapia ocupacional y a incrementar el valor de las intervenciones en el campo de la salud mental. Por eso mismo, supone una valiosa guía para la intervención en salud mental, con un enfoque interdisciplinar, centrada en el proceso de recuperación y basada en los derechos de las personas.

Se trata, además, de un libro oportuno. Nunca como hasta ahora habíamos asistido a tantas noticias, declaraciones y propuestas sobre salud mental. Nunca había estado tan de actualidad, ni tan presente de manera cotidiana. Podría parecer incluso que estamos ante una cierta normalización de este campo, que contribuye a un incremento de la demanda, fruto, en muchos casos, de la patologización del malestar cotidiano. Sin embargo, al mismo tiempo que la salud mental se cuela en la agenda política, seguimos asistiendo a la precariedad de la atención que se oferta a las personas con trastornos mentales más graves, desplazados de unos servicios de atención que se encuentran desbordados por una demanda creciente, que busca respuesta en el sistema sanitario y en el modelo biomédico.

Por eso este libro es oportuno, porque ayuda a poner el foco en la intervención y en las necesidades de las personas con los problemas de salud mental más graves, como la esquizofrenia, los trastornos graves de personalidad o los trastornos bipolares. Esta atención no se reduce a un enfoque meramente biomédico. Es necesaria una intervención integral, que contemple, además, la recuperación de habilidades y funciones, la cobertura de sus necesidades residenciales y de apoyo, su integración laboral, su participación comunitaria y el ejercicio pleno de sus derechos.

El progresivo desarrollo de servicios ha sido constante desde la década de 1990. Aunque su implantación sigue siendo desigual y en casi todas las regiones escasa, ha permitido consolidar el paradigma de la rehabilitación y la atención comunitaria en salud mental: una atención basada en la disposición de servicios variados, flexibles y coordinados, ubicados en un territorio cuyo eje es el centro de salud mental, orientados a promover la atención integral de las necesidades de las personas con trastorno mental y a asegurar la continuidad de la atención, a medida que estas necesidades varían.

La extensión de estos servicios ha permitido consolidar un cuerpo sólido de conocimientos, con unas bases teóricas que dan validez al paradigma y sobre las que descansa el ejercicio profesional. No obstante, en los últimos años se vienen apuntando una serie de tendencias que actualizan y refuerzan el modelo y que, en algunos casos, suponen un reto para los profesionales. Todas ellas forman parte del eje transversal que atraviesa todos los capítulos del libro.

En primer lugar, la necesidad de incrementar la medición de resultados y el impacto de las intervenciones en términos de salud, funcionamiento y calidad de vida, que den validez al modelo. No se trata solo de generar evidencia, sino de identificar y consolidar buenas prácticas basadas en un soporte teórico adecuado, que permita la incorporación de la metodología científica en el desarrollo profesional, a menudo encapsulada en el entorno académico. Por eso cobran importancia la metodología en el diseño y ejecución de los programas, la elaboración de procesos flexibles, pero rigurosos, y la recopilación de indicadores válidos y fiables.

Incorporar esta metodología en el quehacer profesional es uno de los elementos básicos de los servicios, porque permite su orientación hacia la mejora de la calidad basada en el diseño de las intervenciones y la evaluación permanente de los resultados.

Es este, precisamente, uno de los aciertos del libro. La colaboración en él de profesionales del entorno académico y de quienes provienen del ejercicio profesional en servicios de salud mental permite trasladar una visión orientada a la práctica de la terapia ocupacional basada en un potente soporte teórico, cuyo objetivo último es precisamente superar la falsa dicotomía universidad-entorno laboral y forjar un espacio conjunto de trabajo que genere conocimiento en el campo de la rehabilitación, la salud mental y la terapia ocupacional. Por eso, la investigación y la innovación forman parte de la visión transversal del contenido del libro e impregnan los procesos de análisis dimensional, diagnóstico ocupacional y diseño de las intervenciones y no constituyen solo un capítulo específico.

En segundo lugar, el cambio de los perfiles de las personas atendidas. Los servicios fueron diseñados para atender a personas con trastornos psicóticos de larga evolución. Sin embargo, en los últimos años este perfil, que podemos denominar *clásico*, se ha ido complejizando. Las personas con enfermedad mental que llegan a los recursos presentan cada vez con más frecuencia patologías asociadas o comorbilidad psiquiátrica. Asistimos, además, a un aumento de la demanda de personas jóvenes con psicosis temprana o de diagnósticos asociados a los trastornos de la personalidad.

En tercer lugar, nos encontramos con la necesidad de diseñar servicios y programas adaptados a las necesidades de las personas con trastorno mental a lo largo del ciclo vital, principalmente en las etapas de cambio, en las que la competencia administrativa añade a menudo dificultades en la continuidad de la atención. Son ejemplos de ello la transición a la vida adulta de adolescentes con problemas de salud mental o la aparición de la dependencia y los problemas específicos asociados al envejecimiento de las personas con trastorno mental. En la respuesta a estas demandas adquiere un especial papel la terapia ocupacional, incorporando una visión amplia de la enfermedad mental basada en los modelos de ocupación y funcionamiento.

Por último, la visión de las personas con enfermedad mental al amparo del papel central de la recuperación de sus derechos. Quizá el mayor elemento de cambio en los últimos años haya sido la incorporación activa de las personas con experiencia en primera persona como agentes de cambio en los servicios. Esta participación activa va más allá de su papel en el diseño de su proceso de recuperación, incorporándose cada vez más al diseño de los objetivos de los propios servicios de los que forman parte, con un rol incluso profesional en determinadas tareas. Es indudable que este cambio supone un reto que afecta al papel de los profesionales y a la consideración de su relación con las personas con enfermedad mental, pero requiere también un ejercicio de rediseño de los servicios. En esencia, afecta a la visión que los profesionales tienen de las personas con enfermedad mental. Más allá de las técnicas y las bases teóricas que sustentan el ejercicio de la terapia ocupacional en salud mental, este manual está redactado con una mirada permanente en la ética y los derechos de las personas, como elemento esencial de la recuperación, y que impregna el ejercicio de la profesión desde una nueva mirada.

En el marco de estos servicios, cuyo fin último es la recuperación de los derechos de las personas con enfermedad mental y su pleno ejercicio, toma sentido el papel de la terapia ocupacional en el seno de equipos de trabajo interdisciplinares. La consideración de la complejidad de las personas con trastornos mentales graves hace necesario trabajar en estrategias conjuntas que refuercen la vulnerabilidad y la protección ante el medio e incrementen la funcionalidad de las personas afectadas, lo que requiere la cooperación activa entre profesionales, personas usuarias y el medio en el que se desenvuelven.

Es este papel central de la comunidad en la recuperación el que permite el pleno desarrollo de la terapia ocupacional en salud mental. Estoy seguro de que los principios y metodologías que se desarrollan en el libro contribuirán a seguir consolidando el papel central que la profesión ha adquirido en estas décadas. Una aportación que se nutre de unas bases teóricas sólidas, una metodología rigurosa y una visión ética y basada en los derechos de las personas con enfermedad mental, últimos destinatarios de esta obra.

Miguel Simón Expósito
Psicólogo especialista en psicología clínica y doctor en psicología
Director técnico y de relaciones institucionales de Clariane España

Prefacio

Todo profesional que trabaja en salud mental reconoce la importancia de la articulación del arte y la ciencia en la prestación de bienes, productos y servicios ocupacionales garantes de calidad para las personas y para las poblaciones. Este libro se ha pensado como espacio de encuentro, estudio y discusión sobre este arte y ciencia de la disciplina.

Aunque existen pocas publicaciones en castellano de terapia ocupacional en salud mental, tenemos un fructífero recorrido y un gran patrimonio histórico sobre las múltiples relaciones entre las dimensiones de los dominios de la salud de los seres humanos y los dominios ocupaciones y, por tanto, también sobre su relevancia en los procedimientos y métodos para mejorar la vida diaria de las personas que viven situaciones vitales asociadas a una enfermedad mental. La configuración de las ocupaciones humanas y sus dominios son determinantes en la construcción del bienestar, los derechos humanos, el disfrute psíquico y la salud, por un lado, o del malestar, la exclusión, el sufrimiento psíquico y la enfermedad, por otro.

Para la terapia ocupacional, reflexionar e investigar sobre la evaluación, diagnóstico e intervención ocupacional en personas con enfermedades mentales es un compromiso corporativo y personal y, además, supone un desafío relevante. No existen modelos, recetas o programas técnicos estándar. Son procesos centrados en cada persona. Por lo tanto, es fundamental abordar procedimientos que permitan integrar el hecho de que cada persona posee una historia ocupacional única, que requiere y exige una evaluación en profundidad, la comprensión de las íntimas dimensiones descriptivas y explicativas que conforman el perfil y el análisis del desempeño en las ocupaciones.

Son procedimientos y técnicas que implican un razonamiento ocupacional comprensivo sobre los valores, creencias, espiritualidad, estructuras y funciones corporales, habilidades y patrones ocupacionales que caracterizan la vida cotidiana de las personas. Además, todos los dominios establecen complejas correlaciones con los contextos ambientales y personales que requieren de procesos especializados de análisis. Estos procesos tienen el fin de establecer un diagnóstico ocupacional individualizado y un plan de intervención consensuado basado en el buen trato y en la gestión de tratamientos fundamentados en las fuentes de evidencia. La gestión de los procedimientos implica la gestión de un cuadro de mando que incorpore indicadores de logro en los dominios de la salud, la participación, la calidad de vida, la competencia de roles, el bienestar y la justicia ocupacional. Esos resultados son claves para la medición del valor y retorno social que tienen los bienes, productos y servicios de la terapia ocupacional en los contextos sociosanitarios de la salud mental.

El contenido está organizado en cuatro partes. La sección I establece el marco conceptual de la intervención ocupacional en salud mental, los aspectos clínicos y sociales de la enfermedad mental, los distintos recursos y servicios de atención y las dimensiones éticas y jurídicas de la terapia ocupacional en salud mental, desde una perspectiva basada en derechos. La sección II se centra en el desarrollo de los procesos de evaluación poniendo de relieve los elementos clave del diagnóstico ocupacional para, a continuación, establecer el diseño y planificación de la intervención en salud mental fundamentándose en las fuentes de evidencia. En la sección III se hace un recorrido por los tipos de intervención en salud mental en función de los grupos de población o grupo de trastornos a los que vaya dirigida, dedicando un espacio particular a diagnósticos tales como los trastornos psicóticos, los trastornos de la personalidad, las adicciones y la patología dual o las personas en situación de exclusión social, considerando los procesos de salud y enfermedad mental en la infancia, la adolescencia, la juventud, la adultez y el envejecimiento. La última parte, la sección IV, focaliza sobre la investigación, la innovación, la gestión de la calidad, el marketing y la comunicación como estrategias fundamentales de desarrollo de la disciplina en general y en salud mental en particular.

Este libro, además, en su versión digital cuenta con materiales complementarios entre los que el lector encontrará ejemplos de los procesos de gestión ocupacional sobre diversos perfiles de personas afectadas por procesos de enfermedad mental. Se incluyen guías técnicas destinadas a la gestión de servicios, la elaboración de protocolos de investigación y el diseño de programas y procedimientos técnicos con el fin de facilitar orientaciones y pautas para la práctica. Finalmente, se incorporan contenidos específicos sobre experiencias en primera persona, que se centran en el análisis de las percepciones de personas que han vivido experiencias de sufrimiento psíquico, enfermedad mental, y de sus familiares, así como sus narrativas sobre el desempeño ocupacional, los servicios recibidos y las demandas sobre el futuro.

Esperamos que este libro sea de utilidad para cada lector/a y contribuya al perfeccionamiento profesional y a la actualización permanente de la comunidad de terapeutas ocupacionales que trabajan en salud mental a lo largo del mundo de habla hispana, proporcionando un impulso motivador y renovador para el desarrollo del conocimiento en nuestra especialidad y promotor del desarrollo profesional.

Ó. Sánchez Rodríguez y B. Polonio López

Material complementario

La versión digital de este libro cuenta con una gran cantidad de material complementario al que se accede desde los iconos que aparecen en la página inicial de cada sección y al final de cada capítulo.

El material complementario es el siguiente:

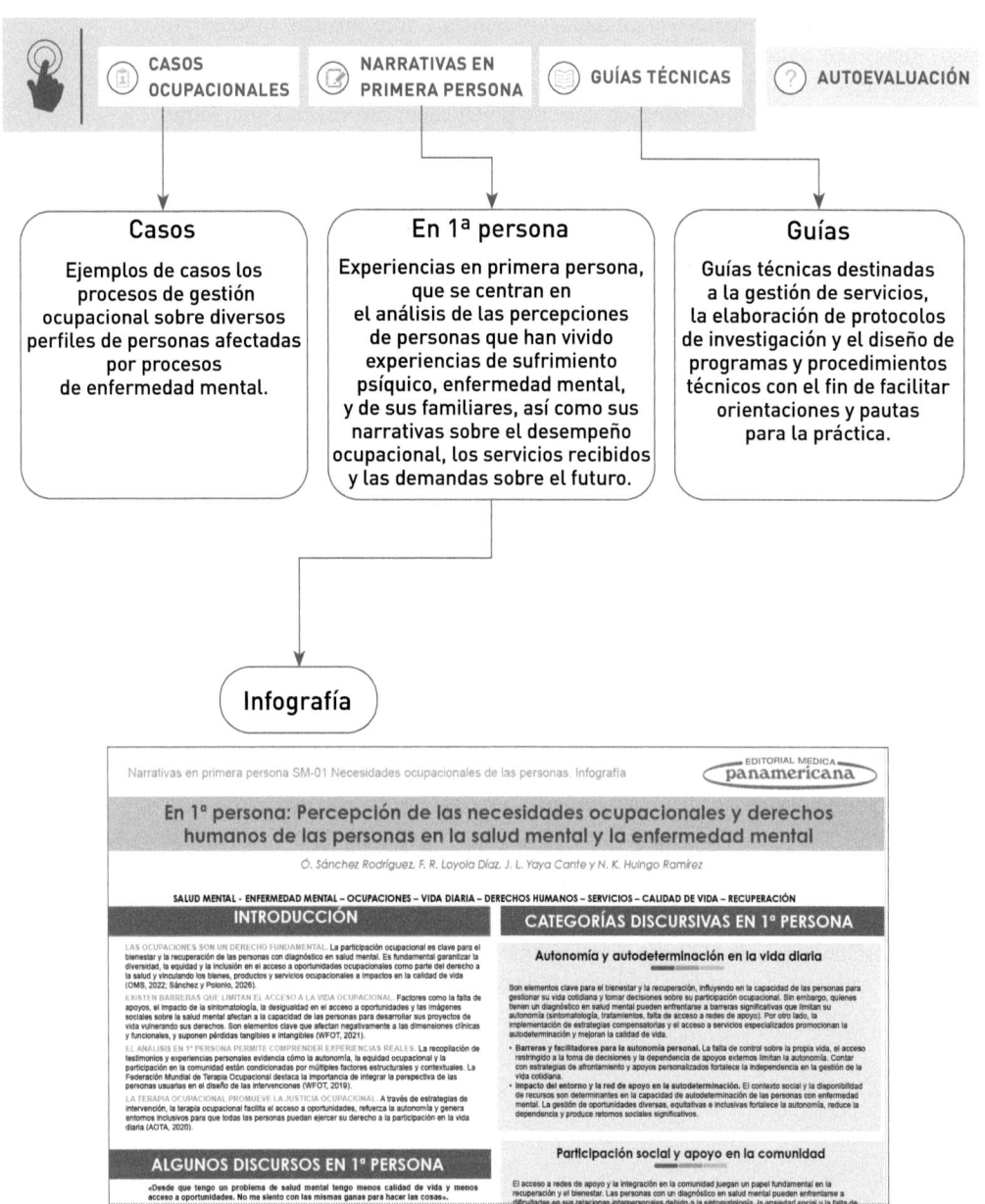

Agradecimientos

A Jon, mi compañero de vida, por todas las horas que le robé para dedicarme a este libro y que él me regaló con cuidados, paciencia y complicidad. Gracias por estar, incluso en tantas horas con silencios dedicadas a escribir.

A mi madre Yolanda y a mi padre Bautista, porque mucho de lo que soy lo han sembrado ambos. Este libro también nace de poder estar, del vínculo que hemos construido, con sus formas diversas, sus tiempos y su manera de estar.

A mis hermanos, Daniel, Yolanda y Vivian, por su compañía y amor constante, por entender mis ausencias y por estar siempre cerca, incluso en momentos complejos.

A Begoña Polonio, por su generosidad continua y por construir juntos este nuevo proyecto desde la confianza, la complicidad y la vocación compartida por la terapia ocupacional y por la mejora continua.

Y, por su gran significado, gracias especiales a cada una de las personas que han transitado cerca de mí con experiencias de sufrimiento psíquico. Regalar su intimidad sobre el dolor y la complejidad de la vida y, además, poderla experimentar en primera persona produce la gran mayoría del contenido de esta obra.

Gracias, siempre, por sostenerme mientras yo trataba de sostener estas palabras.

Óscar Sánchez Rodríguez

Con profunda gratitud, quiero dedicar unas palabras a todas las personas que han hecho posible que hoy tengamos este libro entre las manos. En primer lugar, quisiera expresar mi sincero agradecimiento a Óscar Sánchez, coautor de esta obra, cuya generosidad y capacidad para hacer fácil lo difícil han sido invaluables en el desarrollo de este proyecto. Su dedicación y experiencia han dejado una marca imborrable en cada página de esta obra.

Deseo también expresar mi reconocimiento a todas las personas que han contribuido con sus aportaciones y perspectivas únicas al enriquecimiento del contenido y la profundidad del libro. En él está una parte de nuestras vidas ocupacionales.

A mi familia, amigos y amigas, compañeras y compañeros; gracias por vuestro apoyo y comprensión a lo largo de este proceso. Vuestro cariño incondicional y aliento constante han sido el motor de mi trabajo. Este libro no hubiera sido posible sin todos y cada uno de vosotros. Mil gracias de todo corazón, por todo y por tanto.

Begoña Polonio López

Índice

Material complementario Sección III

**CASO III-1. - Sandro: proyecto de vida, contextos, visión
de capacidad y esperanza**
*J. Arenas de la Cruz, Ó. Sánchez Rodríguez, C. Garrido Manzanares
y F. R. Loyola Díaz*

**GUÍA III-1. - Diseño de objetivos e indicadores ocupacionales
en salud mental**
Ó. Sánchez Rodríguez

**GUÍA III-2. - Diseño de procedimientos y programas técnicos
en terapia ocupacional en salud mental**
Ó. Sánchez Rodríguez

**En 1ª persona. - Percepción sobre los bienes, productos y servicios
de atención a la salud mental, y desarrollo ocupacional de
las personas con situaciones de enfermedad mental**
*J. L. Yaya Cante, N. K. Huingo Ramírez, F. R. Loyola Díaz
y Ó. Sánchez Rodríguez*

SECCIÓN IV. INVESTIGACIÓN E INNOVACIÓN EN TERAPIA OCUPACIONAL APLICADA A LA SALUD MENTAL — 291

Material complementario Sección IV

Caso IV-1. - Emerson: contextos ocupacionales y bienestar en la vida diaria
F. R. Loyola Díaz, C. Garrido Manzanares, Ó. Sánchez Rodríguez
y J. Arenas de la Cruz

GUÍA IV-1. - Diseño de protocolos de investigación en terapia ocupacional en salud mental
O López Martín y Ó. Sánchez Rodríguez

GUÍA IV-2. - Diseño de cuadro de mando e indicadores de calidad en terapia ocupacional en salud mental
Ó. Sánchez Rodríguez

En 1ª persona. - Demandas expresadas sobre el futuro de la atención a la salud mental para la promoción del bienestar ocupacional de las personas en situación de enfermedad mental
F. R. Loyola Díaz, J. L. Yaya Cante, N. K. Huingo Ramírez y Ó. Sánchez Rodríguez

Análisis dimensional de la terapia ocupacional en salud mental

I

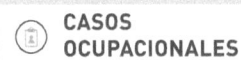
CASOS OCUPACIONALES

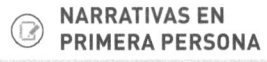
NARRATIVAS EN PRIMERA PERSONA

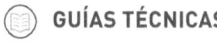
GUÍAS TÉCNICAS

Fundamentos del desarrollo evolutivo y ocupacional en salud mental

1

A. Cambra Aliaga y G. Puig Esteve

 OBJETIVOS

- Comprender los principios fundamentales del desarrollo humano en el contexto de la ocupación.
- Identificar los factores clave que influyen en el desarrollo ocupacional mentalmente saludable.
- Explorar la importancia de la ocupación en la promoción de la salud mental y el bienestar a lo largo de la vida.
- Analizar la interrelación entre el desarrollo ocupacional y la salud mental.
- Reflexionar sobre los principales hitos ocupacionales y su impacto en el desarrollo y la salud mental de las personas y poblaciones.

«La complejidad de la experiencia ocupacional se revela cuando se reconoce que la acción humana es inseparable del entorno, configurando una danza dinámica entre quien hace y las circunstancias que lo rodean».

Lee Bunting, 2016

INTRODUCCIÓN

La comprensión del desarrollo humano desde una perspectiva sistémica permite observar que, a lo largo de la vida, se suceden acontecimientos que requieren la puesta en marcha de todos los recursos disponibles para mantener la salud y el bienestar mental. De esta manera, la persona puede hacer frente a los momentos de estrés, desarrollar todas sus habilidades, aprender y trabajar adecuadamente, además de integrarse de manera eficaz en su entorno.

En función de las expectativas del contexto, de las oportunidades de ocupación y de los recursos propios, cada persona va dando respuesta a los retos vitales que se le presentan, manteniendo en lo posible sus ocupaciones habituales y participando como un miembro activo de su comunidad. Es precisamente en esa transacción entre factores contextuales, ocupacionales y personales donde se va ges-

tando el desarrollo a lo largo de la trayectoria vital.

En este capítulo se ofrece un marco explicativo del desarrollo desde una perspectiva transaccional de la ocupación, partiendo de los avances en la investigación del neurodesarrollo y la neuroplasticidad, y trascendiendo las perspectivas evolutivas que señalaban hitos basados, fundamentalmente, en una concepción psicológica del desarrollo. Las evidencias sobre cómo la ocupación puede modificar tanto estructural como funcionalmente el cerebro invitan a repensar el análisis del desarrollo desde otro prisma, revisando en cada momento de transición sus puntos de inflexión, las necesidades ocupacionales y las exigencias contextuales para facilitar la comprensión del desarrollo ocupacional y su relación con la salud mental de personas, grupos y poblaciones.

Por otra parte, la conceptualización del desarrollo ocupacional a lo largo de la vida permite abordar la comprensión de la optimización del desarrollo y su impacto en la salud mental desde una concepción del ser humano como ser ocupacional.

Contextualización de la relación entre desarrollo, ocupación y salud mental

El concepto de salud y la forma particular de entenderla pueden modificarse a lo largo del tiempo; sin embargo, por lo general se asume que una persona sana participa plenamente en sus ocupaciones habituales, se mantiene activa y es capaz de hacer las cosas que considera importantes de manera funcional en su contexto.

La salud se concibe, entonces, como un medio que permite vivir, sentir bienestar y cumplir las demandas de la vida diaria. De hecho, la participación en ocupaciones puede servir como un indicador del estado de salud («Estoy bien porque puedo *hacer cosas*»), como una motivación para la búsqueda y el mantenimiento de la salud («Quiero estar bien porque *quiero/tengo/necesito hacer cosas*») y también como un medio para lograr salud («*Hago cosas* para estar bien»). Esto enlaza con la afirmación realizada desde la terapia ocupacional de que es precisamente la ocupación la que promueve, facilita, apoya y mantiene la salud y la participación en su sentido más amplio (American Occupational Therapy Association, 2020).

Dado que las condiciones de salud de las personas, sus ocupaciones y sus contextos cambian a lo largo de la vida, resulta oportuno revisar cuál es el efecto de esos cambios sobre la salud mental. Como se verá a continuación, los postulados teóricos sobre el desarrollo han evolucionado al incorporar explicaciones que otorgan menor importancia a las edades de las etapas y al análisis aislado de los componentes, en favor de la comprensión de la persona como un todo y su desarrollo en relación con el entorno, las funciones corporales y las ocupaciones (Humphry, 2002).

Principales teorías del desarrollo y su aplicación en salud mental

El análisis de las distintas teorías explicativas del desarrollo evolutivo que han ido surgiendo a lo largo de la historia se aborda de manera específica en otras publicaciones (Berger, 2006; Cardoso *et al.*, 2023; Lerner *et al.*, 2015). En este apartado, se presenta una breve revisión (**Fig.** 1-1) sobre el concepto de cambio que contemplan las distintas perspectivas, con el propósito de establecer el fundamento para la construcción de una interpretación del desarrollo que enfatice en la repercusión del proceso de cambio sobre la salud mental de las personas y comunidades (**Tabla** 1-1).

Las teorías emergen en un determinado contexto histórico, sociocultural y científico, así que la conceptualización del desarrollo se halla en sintonía con los medios de análisis disponibles, con las connotaciones sociales y culturales, así como con la comprensión del ser humano y del concepto de salud en cada época.

Si bien en la actualidad siguen vigentes algunos de los planteamientos teóricos tradicionales en relación con el desarrollo humano, parece superada la controversia entre herencia y crianza (*nature* frente a *nurture*). Por otra parte, la incorporación de la tecnología a la investigación, los avances en el estudio del cerebro y los logros en la consideración de los derechos humanos suponen un desafío que exige valorar la complejidad de un proceso cuya dinámica trasciende las lecturas lineales y reduccionistas del desarrollo evolutivo.

La evidencia científica confirma la plasticidad del sistema nervioso como base fundamental del neurodesarrollo. Como plantean algunos autores (Förster y López, 2022), dicha plasticidad es una capacidad biológica, inherente del sistema nervioso central, y dinámica que permite al organismo experimentar cambios adaptativos en respuesta a las demandas del ambiente. Estos cambios, que tienen lugar no solo a nivel funcional, sino también a nivel estructural, se han documentado incluso en estudios sobre el maltrato en personas adultas.

Así, del estudio aislado de la persona o del contexto se ha pasado al análisis sistémico de las relaciones entre los distintos niveles de organización implicados, concebidos como un sistema en el que las variables –biológicas y ambientales– se relacionan de manera dinámica y bidireccional, y se influyen mutuamente. Esta

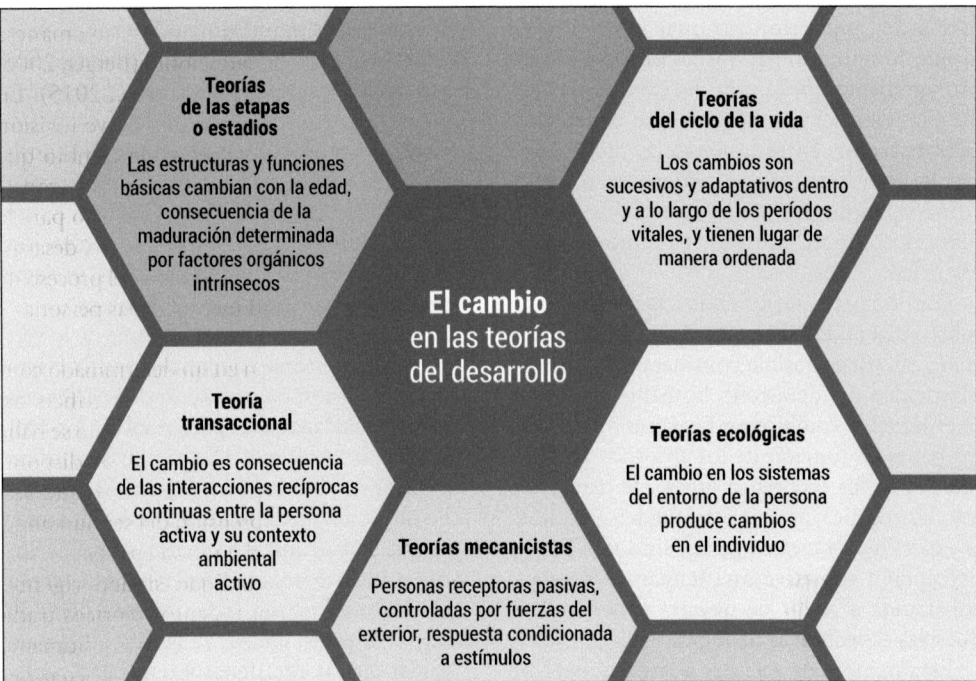

Figura 1-1. El cambio en las teorías del desarrollo.

Tabla 1-1. Consideraciones sobre el cambio	
Carácter sucesivo	La secuencia en que ocurren los cambios es propia de la especie, aunque la velocidad a la que se producen es individual
Paralelismo en la adquisición de habilidades	Paralelismo esperable en la adquisición de habilidades en diversas áreas funcionales (motórica, lenguaje, cognitiva, social-emocional, etc.)
Avance hacia mayores niveles de complejidad	Avance hacia niveles de complejidad organizacional crecientes, coordinando cada vez conductas más complejas, con la emergencia de características cualitativamente nuevas que definen estadios de desarrollo
Períodos críticos y sensibles	Procesos como períodos críticos y sensibles, neuroplasticidad, trayectorias de desarrollo
Diversidad y variabilidad	Diversidad y variabilidad interindividual e intraindividual
Interconexión y constante interacción	Interconexión y una constante interacción que generan nuevas transformaciones
Global o específico	Puede producirse de manera global o aplicarse a un único aspecto de la vida ocupacional de una persona
Aparición del cambio	Los cambios no son siempre lineales o incrementales, también pueden ser transformacionales o aparecer de forma súbita

forma de interacción fusional y plástica, en la que ninguna de las variables tiene mayor protagonismo que la otra, ha exigido recuperar planteamientos teóricos que consideran la transacción entre la persona, incluyendo estructuras, funciones, genética y su entorno, contemplando contextos complejos y cambiantes como el cultural, el ecológico o el histórico.

Por otra parte, atendiendo a la investigación sobre epigenética (Förster y López, 2022; Wu et al., 2020), es posible considerar la potencial plasticidad del desarrollo humano, dado que se evidencian cambios en la expresión de ciertos genes en función de los entornos físicos y sociales en los que tenga lugar. De hecho, no solo las condiciones sociales pueden influir en la expresión de ciertos genes, sino también la percepción subjetiva que tengamos de ellas, construida a partir de nuestra experiencia y nuestras expectativas de logro.

Esta manera de atender a la naturaleza de dichas relaciones como un todo integrado resulta, no obstante, complicada de asimilar en la práctica por la influencia del pensamiento dicotómico y la tendencia a descomponer y comparar con la supuesta normalidad, sin atender a la subjetividad individual y colectiva.

Factores de riesgo y protección de la salud mental a lo largo del desarrollo

La salud mental puede considerarse como un estado de bienestar mental y una sensación subjetiva de satisfacción vital, con un valor intrínseco y fundamental en el desarrollo humano. Las personas experimentan un complejo proceso por el que transitan a lo largo del continuo entre la salud mental y la consolidación de los trastornos mentales.

Para la comprensión de este proceso se propone una concepción general de la salud mental fundamentada en las dinámicas relacionales establecidas entre aquellos factores que impactan en la salud mental de las personas, grupos y poblaciones. Como se observa en la **figura 1-2**, en el continuo entre la salud mental y la aparición de un trastorno mental que sea constatable, podrían definirse tres zonas sobre las que la persona va transitando mientras realiza la emisión de su estado de salud mental:

- **Zona de confort mental**, en la que la dosis de estrés resulta manejable para la persona y la sensación de satisfacción es intensa. Existe sentimiento de pertenencia y la percepción de que, a pesar de las circunstancias, se ejerce un relativo control sobre el bienestar.
- **Zona de alerta**, en la que, aunque no lo verbalice, la persona comienza a sentir cierto malestar psíquico, instaurándose creencias sobre su incapacidad para resolver los problemas o la resignación al pensar que no tiene la posibilidad de influir en el desarrollo de los acontecimientos. Pueden aparecer signos de sufrimiento mental, somatizaciones o incluso comportamientos que, en su contexto e historia vital, resulten fuera de lugar. Además, comienza la dificultad para tomar ciertas decisiones y una cierta huida de situaciones sociales que puedan implicarla o cuestionarla.
- **Zona de ruptura**, en la que el sufrimiento psíquico es evidente y reconocido personalmente, aunque puede no verbalizarse, con una sensación permanente de bloqueo o embotamiento emocional, con sintomatología observable que podría catalogarse como ansiosa o depresiva, que puede incluir comportamientos que socialmente no son aceptables.

La emisión de la salud mental está regulada por dos sintonizadores que se combinan entre sí: el de la frecuencia de uno mismo, es decir, los factores personales, y el del ambiente y medio ambiente, donde operan factores de los distintos contextos de la persona. En la **figura 1-2** se recogen algunos de los factores que pueden contribuir en algún momento a sintonizar la emisión hacia la salud mental.

La evidencia clínica indica que no es tanto una cuestión de porcentajes ni de frecuencia de aparición de los factores señalados, sino del mecanismo por el cual se combinan en determinados momentos, favoreciendo o dificultando un estado óptimo de salud mental.

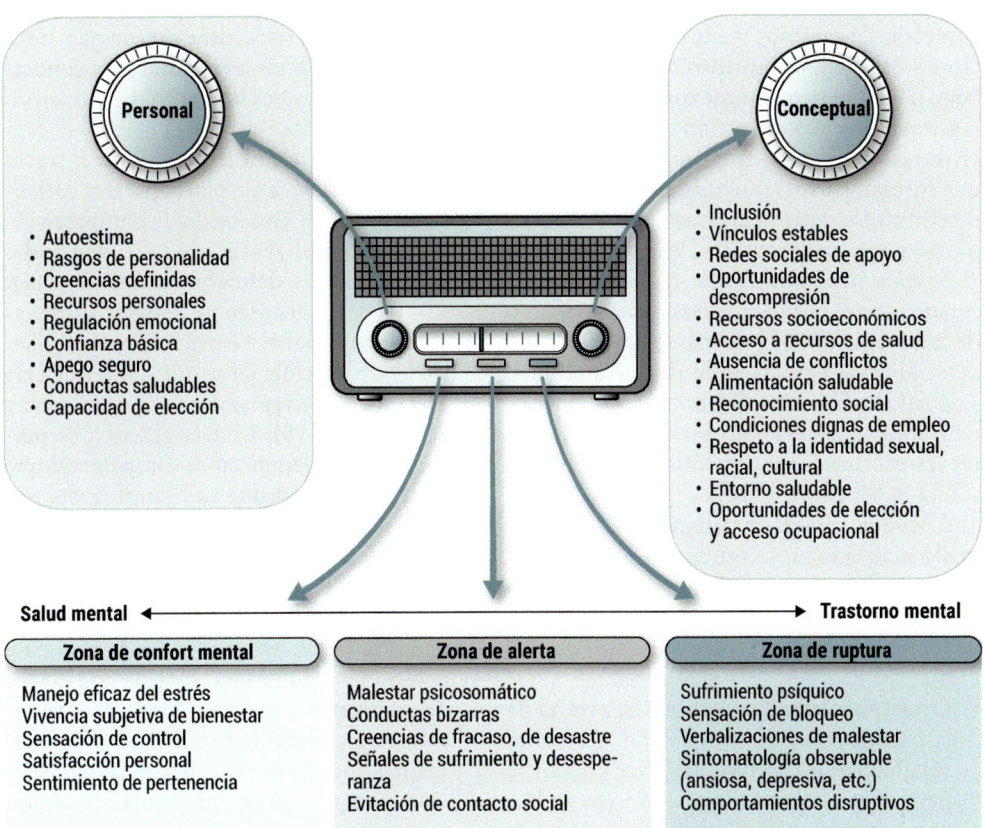

Personal

- Autoestima
- Rasgos de personalidad
- Creencias definidas
- Recursos personales
- Regulación emocional
- Confianza básica
- Apego seguro
- Conductas saludables
- Capacidad de elección

Conceptual

- Inclusión
- Vínculos estables
- Redes sociales de apoyo
- Oportunidades de descompresión
- Recursos socioeconómicos
- Acceso a recursos de salud
- Ausencia de conflictos
- Alimentación saludable
- Reconocimiento social
- Condiciones dignas de empleo
- Respeto a la identidad sexual, racial, cultural
- Entorno saludable
- Oportunidades de elección y acceso ocupacional

Salud mental ←――――――――――――――――――→ Trastorno mental

Zona de confort mental	Zona de alerta	Zona de ruptura
Manejo eficaz del estrés Vivencia subjetiva de bienestar Sensación de control Satisfacción personal Sentimiento de pertenencia	Malestar psicosomático Conductas bizarras Creencias de fracaso, de desastre Señales de sufrimiento y desesperanza Evitación de contacto social	Sufrimiento psíquico Sensación de bloqueo Verbalizaciones de malestar Sintomatología observable (ansiosa, depresiva, etc.) Comportamientos disruptivos

Figura 1-2. El transistor de la salud mental.

Desarrollo ocupacional en la trayectoria vital

Los principios ontológicos de la filosofía de la terapia ocupacional recogen explícitamente la idea del cambio, aportando una concepción dinámica de la persona, la ocupación y el entorno, entre los que existe interconexión y una constante interacción que genera nuevas transformaciones (Hooper y Wood, 2024). La participación en distintas ocupaciones favorece el desarrollo de las funciones y estructuras corporales, así como de los valores, los intereses, la causalidad personal, las creencias y la espiritualidad. Además, facilita la adquisición de habilidades, roles, hábitos y rutinas que se producen en estrecha relación con los diferentes contextos (American Occupational Therapy Association, 2020). La participación ocupacional es una parte vital del desarrollo humano.

El individuo progresa a lo largo de un continuo de cambio con etapas que se han definido como exploración, competencia y logro (Kielhofner, 2011). Además, a través del hacer se desarrolla el proceso de ser, pertenecer y llegar a ser, en el que se produce una transacción dinámica entre la identidad, los valores, los intereses, las preferencias y las capacidades únicas de un individuo y su contexto sociocultural y físico (Hammell, 2014; Townsend y Polatajko, 2013). Estos procesos están estrechamente relacionados y resultan complementarios para la comprensión del desarrollo ocupacional.

Definición y componentes del desarrollo ocupacional

En general, el desarrollo ocupacional se ha definido como un proceso sistemático, dinámico y complejo de cambios graduales y transformaciones del comportamiento ocupacional a lo largo del tiempo, que surge como resultado del crecimiento y la maduración de cada persona, en interacción con su entorno y las ocupaciones que forman parte de su vida en un momento determinado, desarrollando un repertorio propio de ocupaciones (Folha y Della Barba, 2020).

Se trata, pues, de un proceso único para cada persona que sucede de manera global a lo largo de todo el ciclo vital y de manera particular en determinados aspectos de la vida ocupacional. Además, los cambios no son siempre lineales o incrementales, sino que pueden ser de carácter transformacional o manifestarse de forma súbita (Kielhofner, 2011).

Como se recoge en la **figura 1-3**, el desarrollo ocupacional se produce a partir de las oportunidades que surgen, la experiencia en el desempeño y la implicación o compromiso de la persona:

- **Oportunidades ocupacionales**: a través de la participación en la vida cotidiana, como resultado de la coordinación funcional entre persona y contexto. En este proceso ambos se coconstruyen a través de su interacción, activa y constante, asegurando el equilibrio o armonía entre lo que se espera que una persona haga, lo que está preparada para hacer, neurológica y biológicamente, las oportunidades de ocupación y lo que, finalmente,

elige hacer y/o ser, si tiene opción para decidir. La exploración es esencial para conocer las capacidades, los límites y las expectativas propias y ajenas.
- **Experiencia en el desempeño**: a través de la experiencia de participación, la persona adquiere un sentido de competencia, control personal y ajuste a las demandas y expectativas del contexto (Kielhofner, 2011), que permiten desarrollar su repertorio ocupacional (Townsend y Polatajko, 2013) y percibir su propio potencial de crecimiento y transformación (Wilcock y Hocking, 2015). Con la práctica, la persona adquiere un nivel de competencia que le permite participar utilizando todos sus recursos personales.
- **Compromiso ocupacional**: la implicación mantenida en el tiempo ayuda a conectarse con otras personas, da propósito y significado a la vida, y favorece la participación plena y el bienestar, lo que está asociado con la idea de pertenencia (Hammell, 2014). El compromiso ocupacional puede fluctuar a lo largo del tiempo, incluso en relación con la participación de la persona en una misma ocupación.

Desde esta perspectiva ocupacional, el desarrollo no está marcado ni es predecible por la maduración biológica. En cambio, en esa transformación de ocupaciones a lo largo de la vida, son fundamentales las interacciones

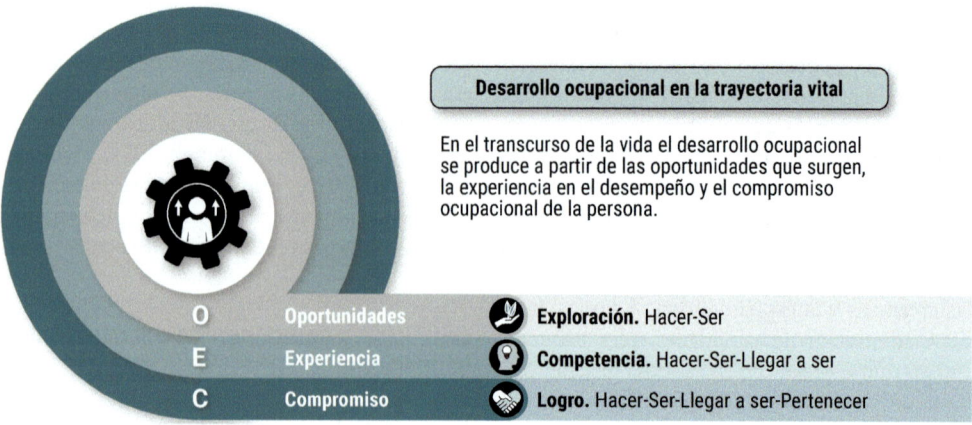

Desarrollo ocupacional en la trayectoria vital

En el transcurso de la vida el desarrollo ocupacional se produce a partir de las oportunidades que surgen, la experiencia en el desempeño y el compromiso ocupacional de la persona.

O Oportunidades   Exploración. Hacer-Ser

E Experiencia   Competencia. Hacer-Ser-Llegar a ser

C Compromiso   Logro. Hacer-Ser-Llegar a ser-Pertenecer

Figura 1-3. Desarrollo ocupacional en la trayectoria vital.

entre factores como las oportunidades de ocupación, las experiencias de logro, la evaluación de situaciones vitales, las elecciones y el compromiso ocupacional, que afectarán al patrón de actividades.

Interconexiones entre desarrollo ocupacional y salud mental

La perspectiva transaccional de la ocupación incorpora experiencias y análisis que abarcan desde la ética hasta las cuestiones culturales, políticas y socioeconómicas, así como las expectativas de la persona y su entorno social en relación con la asunción de roles ocupacionales correspondientes.

Dada la multiplicidad de factores que afectan al continuo de la salud mental y al desarrollo ocupacional, y teniendo en cuenta la interacción recíproca entre unas y otras variables, resulta conveniente analizar las tensiones y sintonías que surgen en cada transacción ocupacional, entendiendo la importancia de equilibrar asuntos como la autoexigencia con las expectativas sociales o las demandas de la ocupación con los recursos disponibles.

En la **figura 1-4** se incluyen, agrupadas de manera general, variables que se presentan en el desarrollo ocupacional, entre cuyas transacciones fluctúan la salud mental y la aparición de trastornos, tensionándose hacia uno u otro extremo del continuo de la salud en función de la armonía que exista en cada momento entre las distintas variables. Cuantas más díadas se descompensan, más aumentan las posibilidades de desarrollar problemas de salud mental. Estas variables son:

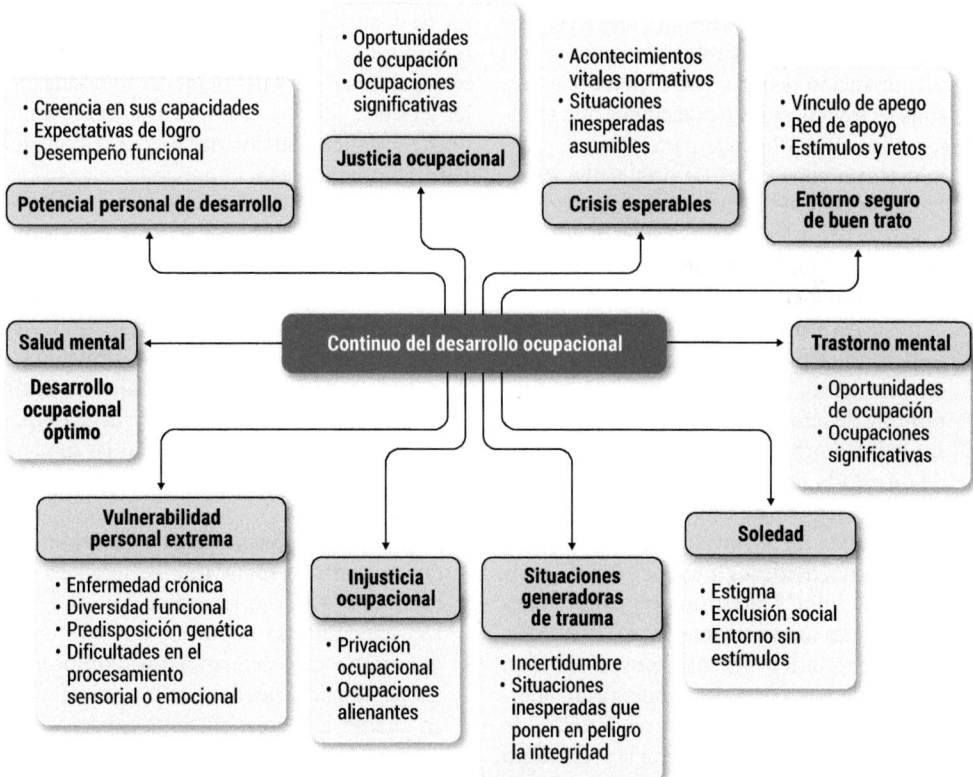

Figura 1-4. Relación de factores influyentes en el desarrollo ocupacional que impactan en la salud mental.

- **Potencial personal de desarrollo**: es único para cada persona. La posibilidad de desarrollar dicho potencial optimizando los recursos resulta determinante para la salud y el bienestar. Las expectativas con relación a las posibilidades de logro frente a un reto ocupacional y el ajuste entre expectativas, posibilidades, recursos disponibles y experiencia previa son relevantes para un desempeño ocupacional funcional. En el polo opuesto se ubica la **vulnerabilidad personal extrema**, que puede desequilibrar la transacción ocupacional si la presencia de enfermedad, diversidad funcional, predisposición genética o dificultades de procesamiento sensorial o emocional impide a la persona y a su contexto involucrarse de manera eficaz en comportamientos ocupacionales.
- **Justicia ocupacional**: es la garantía de acceso a las oportunidades de ocupación y la posibilidad de elegir involucrarse en ocupaciones significativas y enriquecedoras. El desajuste puede surgir cuando el contexto genera una privación ocupacional o cuando la persona se involucra en ocupaciones que resultan alienantes y nocivas para su salud, cuyo mantenimiento en el tiempo acaba generando situaciones de injusticia ocupacional.
- **Crisis esperables y situaciones generadoras de trauma**: algunas situaciones o acontecimientos vitales esperables para los cuales el contexto social y cultural ha preparado al individuo pueden vivirse con desesperanza o sufrimiento, provocando pérdida de propósito y de sentido, generando una vivencia subjetiva de trauma que aleja al individuo de un estado de salud mental.
- **Entorno seguro de buen trato y soledad**: importancia de la implicación y provisión del entorno, desde los inicios de la vida hasta la edad adulta. Determinadas condiciones ambientales son necesarias para el desarrollo emocional, independientemente de la edad o la condición, con la presencia de una persona con la que establecer un vínculo de apego. En el otro extremo está la soledad no deseada, provocada en ocasiones por situaciones de exclusión social o por pertenecer a un grupo estigmatizado socialmente.

OCUPACIÓN Y SALUD MENTAL EN LAS ETAPAS VITALES

La perspectiva transaccional de la ocupación señala que los componentes implicados se hallan «inextricablemente entrelazados» (Lee Bunting, 2016). Por ello, el desarrollo ocupacional no puede estructurarse en base a ocupaciones concretas que surgen en determinados momentos vitales, sin tener en cuenta la subjetividad, la experiencia previa y la valoración que hagan la persona y su entorno social de la ocupación o de los roles asociados a esa ocupación. La necesidad de contextualizar e individualizar cada transacción ocupacional es aún más notable cuando se incorporan aspectos culturales que, muchas veces, aportan diferencias en los significados otorgados a la ocupación e, incluso, en su propia denominación.

A pesar de que existen ciertos períodos vitales de transición ocupacional, coincidentes con lo que en las teorías del neurodesarrollo se consideran ventanas de oportunidad (Förster y López, 2022), resulta complicado definir hitos específicos del desarrollo ocupacional que resulten universales.

El estudio del desarrollo ocupacional a lo largo de la vida confirma que los momentos de cambio que suponen un hito ocupacional, entendidos como pasos o transiciones asociados a ciertos eventos o cambios de rol, como la formación de una familia, la jubilación o la incorporación al primer trabajo, no están necesariamente determinados por la edad biológica, sino que están influidos por las siguientes variables:

- **Expectativas personales y sociales**, es decir, qué se espera que se haga en ese momento y cómo se espera que se haga. Las expectativas suponen una exigencia que, junto con determinados componentes personales, puede resultar devastadora en cuanto a la creencia en la capacidad de logro. De hecho, existe una generación social de expectativas que se asumen como normativas, como puede ser la edad de inicio para ciertas ocupaciones, que genera una tensión cuyos efectos no son siempre saludables.

- **Recursos** que el **contexto** concreto puede ofrecer en ese tránsito, como cuestiones socioeconómicas, legislativas, tecnológicas, políticas, de apoyo social, índices de alfabetización o las oportunidades de ocupación en las distintas áreas.
- **Contexto sociohistórico** en el que se enmarca ese hito ocupacional, así como la **repercusión social** que tiene la participación ocupacional de esa persona o grupo sobre el contexto.
- **Facilitadores**, que preparan a la persona fisiológica, psicológica, emocional y espiritualmente para afrontar de manera exitosa el reto y que facilitan una transición exitosa.
- **Limitadores-riesgos**, que pueden interferir en el desarrollo óptimo de la transición ocupacional, como pueden ser la privación ocupacional, la injusticia ocupacional, la pérdida de roles y situaciones de especial vulnerabilidad.

Momentos de cambio en las etapas vitales

En la **tabla 1-2** se muestra, a modo de ejemplo, el análisis de varios hitos ocupacionales que pueden ser relativamente extrapolables a diferentes contextos y ejercer un especial impacto en la salud mental de la persona. La selección de estos hitos se basa en la experiencia profesional de acompañamiento de personas cuyos momentos de cambio generaban desajustes que ponían en riesgo la continuidad de una salud mental óptima.

FACTORES SOCIOECONÓMICOS Y CULTURALES EN EL DESARROLLO OCUPACIONAL Y SALUD MENTAL

A continuación se analizan la influencia de los factores socioeconómicos en la ocupación y la salud mental, y las consideraciones culturales en el desarrollo ocupacional y la salud mental.

Influencia de factores socioeconómicos en la ocupación y la salud mental

El estudio de las conexiones e interacciones que se producen para conseguir, mantener y/o recuperar la salud mental requiere detenerse en la influencia de factores contextuales de gran impacto en el desarrollo ocupacional y en la salud mental, como son los factores socioeconómicos.

Cuando las estructuras, las políticas y los sistemas sociales promueven los entornos saludables y la equidad en relación con los determinantes de salud, se produce una mejora del bienestar social que favorece las condiciones del bienestar individual. Se reducen así las barreras existentes para hacer posible el acceso a los recursos de salud y la participación en conductas saludables, el empoderamiento, la equidad, la inclusión y la participación significativa. Sin embargo, las amenazas mundiales para la salud mental siguen presentes, especialmente en tiempos inciertos como el actual, en el que las crecientes desigualdades sociales y económicas, los conflictos enquistados, la violencia normalizada y las emergencias de salud pública (Organización Mundial de la Salud, 2022) a nivel mundial amenazan el progreso de los pueblos hacia una mejora generalizada del bienestar.

Por ejemplo, el impacto que genera la pobreza es evidente en relación con el rango de oportunidades ocupacionales, por la falta, dificultad de acceso o empobrecimiento de determinadas opciones ocupacionales, así como de las expectativas y las potenciales posibilidades de involucrarse en propuestas que supongan un reto o una ruptura de lo establecido.

Es posible observar que, en esos casos, son los determinantes sociales, y no tanto los biológicos, los que nos permiten predecir las desigualdades en el acceso a una vida ocupacional satisfactoria y una restricción en las oportunidades de participación que pueden mermar la salud mental de personas, grupos y poblaciones. No obstante, son numerosos los ejemplos cotidianos en los que, a pesar de las nefastas condiciones socioeconómicas, surgen otros elementos que amortiguan el impacto de

Tabla 1-2. Hitos ocupacionales a lo largo de la vida

INFANCIA

Hito ocupacional	Expectativas personales y sociales	Recursos del contexto	Contexto histórico y repercusión social	Facilitadores	Limitadores o riesgos
Inicio de la escolarización	• Incorporación y aceptación de normas sociales • Adquisición de autonomía • Control de esfínteres, hábitos básicos de higiene • Adquisición del papel de alumno o alumna • Respeto de horarios • Realización de tareas escolares	• Aulas accesibles y estimulantes, pensadas para el aprendizaje • Profesionales de la educación formados • Relación e incorporación de la familia en la comunidad educativa • Espacios de juego • Grupo de iguales, otros adultos de referencia • Material escolar • Acceso a información	• Etapa reconocida como de especial vulnerabilidad protegida y legislada • Reconocimiento del derecho a la educación • Plan de infancia • Reconocimiento de la discapacidad • Avances en diagnósticos y tratamiento de problemas de neurodesarrollo • Reconocimiento del esfuerzo académico • Penalización del trabajo infantil y el absentismo escolar	• Momento de mayor plasticidad a todos los niveles • Curiosidad por la novedad de todo lo que descubre • Entorno de buen trato • Estructura y orden, organización del tiempo • Clima de tolerancia • Trato afectivo • Atención al plano emocional	• Problemas de neurodesarrollo • Estrés prenatal • Situaciones de *bullying* • Dificultades de aprendizaje • Pérdidas familiares • Falta de espacio para el estudio • Ausencia prolongada de clase • Cambio de centro escolar • Mala alimentación
Comienzo de la interacción con el entorno cercano	• Adopción de rutinas familiares • Imitación de patrones familiares • Aprendizaje de la lengua materna • Compartir identidad familiar • Asunción de tareas domésticas sencillas • Necesidad de protección • Aprendizaje de hábitos básicos por imitación	• Presencia de figura de apego • Juguetes, objetos que despierten curiosidad • Oportunidades de juego • Tecnología para facilitar la comunicación • Familia extensa, vecindario cercano	• Trasmisión de narrativas e historias familiares • Genera expectativas de relevo generacional y mejora en la familia • Reconocimiento del derecho al juego • Normalización del uso de pantallas en edades cada vez más tempranas	• Necesidad de explorar (tocar, chupar, comprobar) y de interactuar • Provoca ternura en el mundo adulto • Rutinas familiares • Entorno protegido • Prácticas de crianza positiva	• Adversidad temprana • Ambiente físico sin estímulos • Maltrato, negligencia o abandono • Ausencia de referentes saludables • Adultos ausentes o sin pautas claras de crianza • Sobreprotección

Definición y cuidado de la imagen	• Que se cuide físicamente • Que cumpla patrones de belleza del momento • Que sea popular (muchos *likes*) • Que esté al día en aplicaciones y redes sociales • Que crezca fuerte y sano	• Acceso a tecnología • Alimentos variados, dieta completa • Información sobre la sexualidad • Servicios de salud especializados en adolescentes • Entornos seguros	• Culto al cuerpo y la imagen • Tiempo libre para dedicarse a uno mismo • Necesidad (casi exigencial) de una identidad digital • *Influencers, youtubers,* etc., que marcan lo que hay que hacer, decir, ser	• Materiales accesibles para el autocuidado • Tutoriales para aprender autocuidado • Pubertad, cambios físicos • Apertura de la familia • Fortaleza física y resistencia • Intensidad emocional, implicación si conecta con su interés	• Excesiva importancia de la opinión de otras personas sobre su imagen • Identidad digital que anula la física • Indefinición en la identidad de género por presiones sociales • Modelos con tallas muy pequeñas. • Referentes con enfermedad mental • Violencia machista, relaciones dependientes • Sedentarismo
Incorporación en grupos sociales con interés común	• Que tenga autonomía, viaje sin su familia, se oriente • Que defina sus intereses • Que sea idealista • Que tenga un grupo de amigas o amigos • Que utilice pantallas en su tiempo libre • Que tenga altibajos emocionales • Que va a tener presión de grupo	• Asociaciones, clubs y equipos asequibles • Bonos y becas para actividades juveniles • Información y asesoramiento • Centros residenciales para menores en protección • Trasmisión de valores de la familia	• Etapa cada vez más amplia (va aumentando la edad tope del carnet joven...) • Plan de adolescencia, dotación de recursos especializados • Mercantilización del ocio para jóvenes (festivales, centros comerciales)	• Grupo de pertenencia definido y estable • Pertenecer a varios grupos • Tener definido un elenco de intereses • Búsqueda de novedades • Hábitos emocionales adquiridos • Papel de amigo o amiga • Apego seguro	• Que el interés sea nocivo para la salud (consumos, conductas autolesivas, etc.) • Estigmatización por género • Diversidad funcional • Pertenencia a minorías étnicas y religiosas • Sufrir rechazo o acoso • Aislamiento social

(Continúa)

Tabla 1-2. Hitos ocupacionales a lo largo de la vida (*cont.*)

Hito ocupacional	Expectativas personales y sociales	Recursos del contexto	Contexto histórico y repercusión social	Facilitadores	Limitadores o riesgos
ADOLESCENCIA					
Incorporación en grupos sociales con interés común				• Modelos relacionales tolerantes y afectuosos	• No ser incorporado en las decisiones familiares • En circuitos de servicios de protección de menores • Sensación de invulnerabilidad • Accesibilidad de sustancias adictivas
ADULTEZ					
Creación de una familia propia	• Que abandone el hogar de sus progenitores • Que encuentre una pareja estable • Que asuma responsabilidades de crianza y cuidado • Que se organice bien el tiempo y las responsabilidades	• Cursos sobre crianza • Grupos de padres y/o madres • Apoyos económicos por hijo o hija	• Se asume que las parejas son efímeras y se pueden crear familias reconstituidas • Aceptación social de distintos tipos de familias • Reconocimiento de las parejas de hecho • Se ha retrasado la edad de maternidad o paternidad	• Posibilidad de vivir en lugar independiente • Solvencia económica • Tener un proyecto vital, compartido con la pareja • Modelos de crianza, cuidado de hermanos pequeños	• Falta de apoyos en la crianza, madre soltera, etc. • Problemas de fertilidad • Dificultad para regularse emocionalmente • Sobrecarga de responsabilidades familiares • Problemas atencionales, somatización frente a estrés

Consolidación del papel de trabajador o trabajadora	• Que sea una persona productiva • Que sea solvente • Que disfrute en su trabajo • Que mantengan a su familia económicamente • Identidad profesional forjada	• Información y formación • Recursos para defender los derechos laborales • Prevención de riesgos laborales	• Derechos laborales, dignificación del trabajo • Adultos que siguen formándose eternamente • Necesarios para mantener el sistema de pensiones	• Capacidad de elección • Ofertas de empleo • Formación y acceso a actualización • Creatividad e innovación • Motivación por el trabajo • Acceso a sanidad pública y/o seguros • Respaldo de un equipo en el trabajo • Reconocimiento de su esfuerzo	• Cambios físicos que impactan en la persona • Enfermedades discapacitantes • Riesgos laborales (físicos, psíquicos o emocionales) • Elevada tasa de desempleo • Contratos indignos • Sobrecarga laboral • Monotonía en el puesto de trabajo o sobreexigencia
VEJEZ					
Participación en actividades recreativas y sociales	• Que pueda descansar • Que se cuide • Que tenga muchos *hobbies* que recuperar • Que sea un adulto mayor como los de las fotos de anuncios (sonriente y afable)	• Clubes, centros para mayores, donde se ofrecen actividades variadas • Pensiones, viajes bonificados	• Recuperación de la memoria histórica • Al aumentar la esperanza de vida, proliferan los ejemplos de personas mayores de 80 años que son productivas para la sociedad (cantantes, presidentes, actrices...)	• Aumentar la consolidación y velocidad del procesamiento • Ambiente que plantee retos, que dé oportunidades de participar • Experiencias de superación • Creencia personal de que puede seguir aportando	• Disminuye el aprendizaje • Falta de estímulos por creencia en incapacidad • Problemas de salud progresivos • Cambios en estructuras y funciones • Estereotipos de vejez es igual a inservible • No tener espacios para narrar sus experiencias • Sedentarismo • Asunción de riesgos

(Continúa)

Tabla 1-2. Hitos ocupacionales a lo largo de la vida *(cont.)*

Hito ocupacional	Expectativas personales y sociales	Recursos del contexto	VEJEZ		
			Contexto histórico y repercusión social	Facilitadores	Limitadores o riesgos
Jubilación	• Disponibilidad de tiempo para hacer lo que prefiera • Momento merecido • Fin de la vida laboral • Pérdida de papeles laborales • La jubilación como oportunidad	• Pensión • Recursos sociales • Oferta de actividades formativas para mayores (como la universidad de la experiencia) • Posibilidad de participar como experto en el contexto laboral de manera voluntaria • Ajuste de propuestas que supongan un reto estimulante	• Etapa obligatoria en muchos casos, incluso forzada antes de tiempo • Aumento del tiempo libre, la tendencia social es que hay que llenarlo para no caer en el hastío • Se sabe que también el cerebro del adulto mayor es plástico, hay proliferación dendrítica y nuevas conexiones	• Creatividad para transformar tareas y buscar alternativas a limitaciones físicas • Capacidad de adaptación • Experiencias previas de ocio satisfactorio • Intereses identificados • Recursos económicos (pensión) • Oportunidades de aprendizaje • Realización de ejercicio físico • Contextos estimulantes	• Falta de preparación de la jubilación • Vacío ocupacional, resignación • Dificultades económicas • Problemas graves de salud • Soledad no deseada por pérdida de relaciones laborales • Pérdida de sentido si su vida giraba en torno al trabajo • Aburrimiento, monotonía

la pobreza, generando oportunidades de logro y de asunción de cometidos socialmente reconocidos. Se genera así un punto de inflexión en el desarrollo ocupacional, al abrir ventanas de oportunidad en la configuración de nuevas transacciones ocupacionales, si bien para ello se requiere la defensa de la equidad, la lucha contra la pobreza extrema y la implicación de la comunidad en la búsqueda de alternativas que garanticen el derecho a una vida ocupacional plena en todas las etapas de la vida.

Consideraciones culturales en el desarrollo ocupacional y la salud mental

Como recoge el *Manual diagnóstico de los trastornos mentales* (Asociación Americana de Psiquiatría, 2013), los límites entre lo que se considera normalidad y lo que se entiende por patología frente a determinados tipos de comportamientos varían de una cultura a otra. Este hecho se puede extrapolar también al comportamiento ocupacional. Por otra parte, en la Clasificación Internacional de Enfermedades (Organización Mundial de la Salud, 2021) se menciona cómo los factores culturales afectan al diagnóstico de los trastornos mentales, del comportamiento y del neurodesarrollo de forma compleja y polifacética, haciendo referencia a cómo «la cultura puede influir en el modo en que se conceptualizan, experimentan y expresan los trastornos, además de en lo que se considera normal o patológico, en cómo se ve afectado el funcionamiento, en dónde y cómo buscan atención las personas, y en el modo en

que los pacientes y las familias participan en el tratamiento».

En tal caso, los umbrales de tolerancia de determinados síntomas o comportamientos difieren entre las culturas, entornos sociales y familias, como también difieren los niveles en que en cada cultura una experiencia deviene problemática o patológica. Por tanto, es necesario contextualizar la sintomatología contando con las claves culturales disponibles en cada caso si se quiere tener una visión completa del desarrollo ocupacional y la salud de personas, grupos y poblaciones, y no caer en los juicios precipitados o en las interpretaciones descontextualizadas.

Como ejemplo, cada cultura tiene una serie de rituales o interpretaciones de la realidad que, leídos desde prismas generalistas, podrían ser catalogados como síntomas de patología mental al privarlos del significado cultural pertinente. Igualmente, ciertas acciones, como santiguarse al salir de casa o comer con las manos, pueden entenderse como disfuncionales si se descontextualizan.

De la misma manera, es presumible que los hitos del desarrollo ocupacional analizados anteriormente tengan que ser considerados con relación al contexto cultural en el que se producen, pudiéndose interpretar como conductas bizarras o incluso delictivas en contextos culturales distintos. Se encuentran múltiples ejemplos cotidianos de costumbres, hábitos y rutinas familiares que solo cobran significado cuando se comparten con los miembros de ese grupo humano o por el momento histórico en el que se producen.

EXPERIENCIA OCUPACIONAL: Irene

Irene nació en un pequeño pueblo de Aragón hace 17 años y es la menor de tres hermanos. Aunque el embarazo fue deseado, durante dicho período se produjeron discusiones frecuentes entre sus progenitores. Tras la pérdida de empleo del padre, la situación económica y familiar empeoró, y la madre inició los trámites legales de separación. El padre se desentendió de sus hijos y la custodia de los tres hermanos pasó a la madre.

Durante sus primeros meses de vida Irene no dispuso de un espacio seguro para el juego ni de juguetes propios. La familia cambió varias veces de domicilio por las dificultades económicas, a pesar del trabajo de su madre. Unas vecinas con hijas de edades similares se hacían cargo de Irene y se la llevaban por las tardes para jugar en casa y en el parque. Irene tuvo un retraso en la adquisición del lenguaje (pronunciaba mal algunas palabras y el miedo a las risas hizo que evitara comunicarse fuera de casa).

Inició la etapa escolar con resultados académicos aceptables y un comportamiento, en general, adecuado, aunque solía tener alteraciones comportamentales con las compañeras que alguna vez terminaron en arañazos y empujones. Cuando su abuela materna se jubiló, asumió lo cuidados de Irene, por lo que la relación abuela-nieta se consolidó configurando un vínculo de apego seguro.

La tutora de cuarto curso de primaria, con la que Irene tenía una buena relación, le recomendó inscribirse en un equipo femenino de fútbol que acababa de crearse. Durante 2 años Irene formó parte del equipo y anotó goles en numerosos partidos. Además, creó un grupo estable de amigas, con las que compartía actividades, emociones y apoyos, etapa que ella relata con alta satisfacción.

Esta etapa dio paso a otra asociada a la pandemia por la COVID-19, durante la que se produjo la cancelación de los entrenamientos, y la reducción de la relación y escasa comunicación con sus amigas. Irene describe aquellos meses con una alta percepción de soledad no deseada, desánimo continuado y desesperación que coincidió, además, con nuevas relaciones con personas del pueblo con las que empezó a probar el cannabis, pero con las que relata una relación fría, distante e insatisfactoria. Irene no deseaba esta situación y sus constructos ocupacionales respecto a esta etapa son negativos.

Dado que en la familia había problemas económicos, Irene intentaba apoyar con algunos empleos que encontraba a través de conocidos y familiares (en una tienda y en un bar). Empezó a sentir mayor competencia en su desempeño y mayor satisfacción por contribuir a mejorar la situación familiar. Retomó algunas relaciones con compañeras del equipo, quienes la animaron a retomar los entrenamientos y partidos de fútbol, con un impacto positivo con una percepción de incremento de su agilidad, fortaleza y energía diaria. Esta etapa la recuerda con bienestar, deseo de cuidarse, cambiar de imagen, abrirse perfiles en redes sociales, establecer relaciones e interesarse por actividades deportivas.

Durante la pandemia por la COVID-19 su abuela falleció. Irene expresa que tuvo otra etapa de aislamiento, temores, abandono de actividades y consumo de cannabis para poder anestesiar su dolor. También dejó de estudiar y progresivamente dejó de ir al instituto. Dada la situación de tristeza continuada, evitación de relaciones y abandono de actividades, sus familiares buscaron ayuda en su red social y familiar, y en los recursos de salud para poder acompañar a Irene en estos momentos de crisis.

En este análisis del desarrollo ocupacional de Irene se pueden destacar una serie de hitos ocupacionales, atravesados por acontecimientos vitales generadores de estrés, que ponen en tensión los factores personales y contextuales presentes en cada momento. Como se observa en la **figura 1-5**, su desarrollo fluctúa sobre el continuo de la salud mental y el trastorno, dándose en algunos momentos puntos de inflexión en los que aparece sintomatología (sufrimiento, uso problemático de sustancias, abandono de ocupaciones significativas), que haría necesario reconducir su momento vital para prevenir la consolidación de problemas de salud mental.

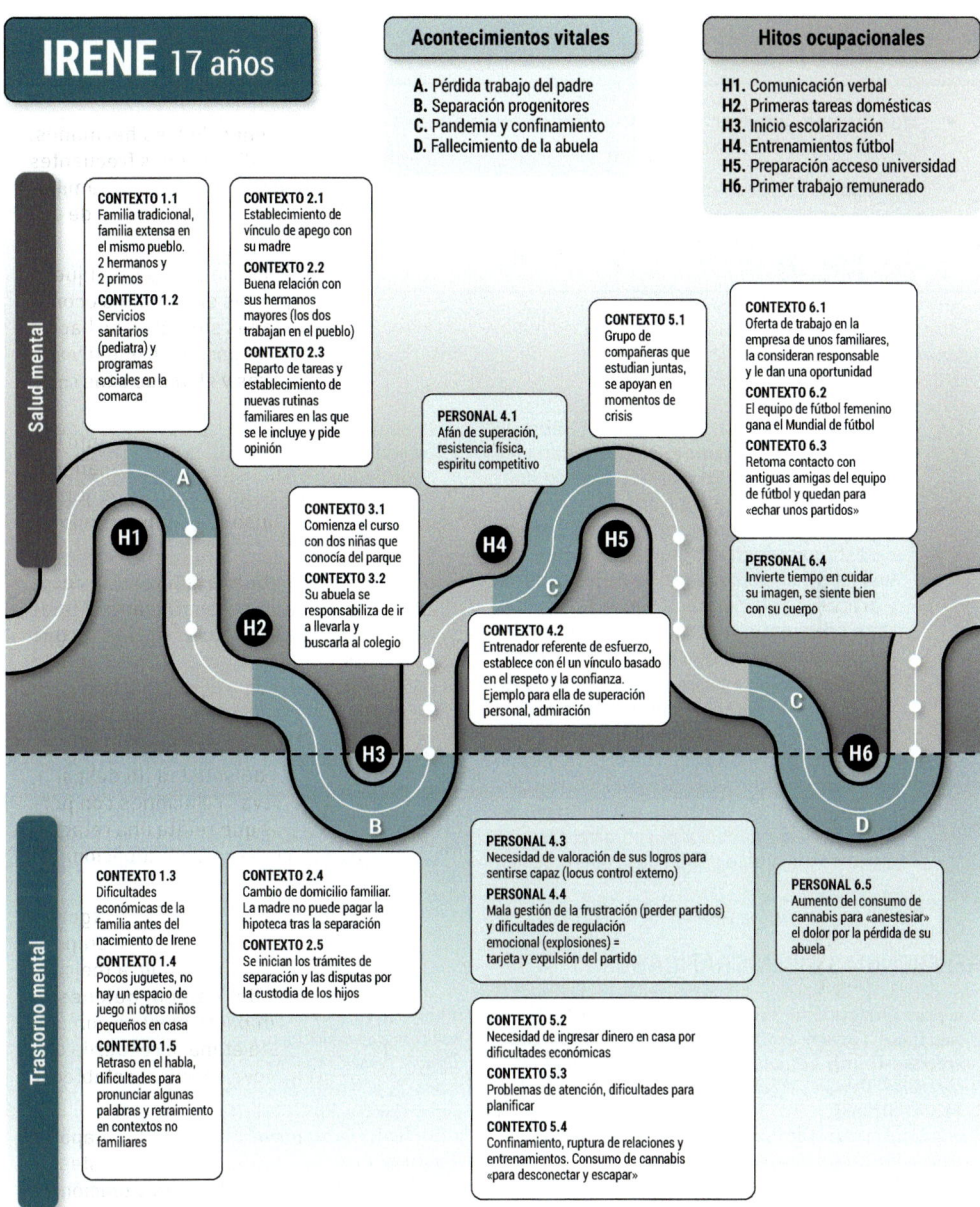

Figura 1-5. Estudio de un caso. Irene, 17 años.

PREGUNTAS DE REFLEXIÓN

- ¿Qué indican las últimas investigaciones relacionadas con el desarrollo sobre el funcionamiento del ser humano?
- ¿Qué aporta la perspectiva del desarrollo ocupacional a lo largo de la vida a la comprensión de las personas y su funcionamiento vital?
- ¿Qué interrelaciones se producen entre el desarrollo ocupacional y la salud mental?

PUNTOS CLAVE

- Los avances en la investigación sobre la salud, la plasticidad del sistema nervioso y la epigenética confirman la idea de integración y de relaciones transaccionales del organismo con sus entornos. La adopción de esta perspectiva resulta coherente con una comprensión integrativa de los factores y procesos relacionados con la obtención, mantenimiento, protección, riesgo o pérdida de la salud mental a lo largo de la vida.
- El desarrollo ocupacional es un proceso de cambios en el comportamiento ocupacional a lo largo del tiempo que se produce como resultado de la interacción de la persona con su entorno y sus ocupaciones. Las transacciones entre las variables que influyen en el desarrollo ocupacional son diversas, y la armonía y el ajuste entre ellas repercuten en

- la salud mental. Desde la perspectiva de la transacción ocupacional, la definición de los hitos ocupacionales está condicionada por el contexto y otras variables, como las expectativas y la subjetividad de la persona.
- En todo este proceso de desarrollo ligado a la salud mental de personas, grupos y poblaciones repercuten e impactan de forma especial los factores socioeconómicos y los culturales.
- La incorporación de una perspectiva transaccional de la ocupación invita a considerar los seres humanos y su entorno natural como una sola entidad, de manera que las relaciones interdependientes con el entorno generan la necesidad de repensar el efecto y la repercusión de nuestras ocupaciones en la naturaleza y en la sostenibilidad del planeta.

REFERENCIAS BIBLIOGRÁFICAS

American Occupational Therapy Association (2020). Occupational Therapy Practice Framework: Domain and Process—Fourth Edition. *The American Journal of Occupational Therapy, 74*(Supplement_2), 7412410010p1-7412410010p87.

Asociación Americana de Psiquiatría (2013). *Guía de consulta de los criterios diagnósticos del DSM-5*. Asociación Americana de Psiquiatría.

Berger, K. S. (2006). *Psicología del desarrollo. Infancia y adolescencia* (7ª ed.). Editorial Médica Panamericana.

Cardoso Moreno, M. J., Val Blasco, S., Cambra Aliaga, A. y Laborda Soriano, A. A. (2023). *Psicología del desarrollo para terapeutas ocupacionales*. Síntesis.

Folha, D. R. S. C. y Della Barba, P. C. S. (2020). Produção de conhecimento sobre terapia ocupacional e ocupações infantis: uma revisão de literatura. *Cadernos Brasileiros de Terapia Ocupacional, 28*(1), 227-245.

Förster, J. y López, I. (2022). Neurodesarrollo humano: un proceso de cambio continuo de un sistema abierto y sensible al contexto. *Revista Médica Clínica Las Condes, 33*(4), 338-346.

Hammell, K. R. (2014). Belonging, occupation, and human well-being: an exploration. *Canadian Journal of Occupational Therapy. Revue Canadienne d'Ergotherapie, 81*(1), 39-50.

Hooper, B. y Wood, W. (2024). A Philosofy of Occupational Therapy. En G. Gillen y C. Brown (Eds.), *Willard y Spackman's Occupational Therapy* (14ª ed., pp. 38-53). Wolters Kluwer.

Humphry, R. (2002). Young Children's Occupations: Explicating the Dynamics of Developmental Processes. *The American Journal of Occupational Therapy, 56*(2), 171-179.

Kielhofner, G. (2011). *Modelo de ocupación humana: teoría y aplicación* (2ª ed. en español; traducción de la 4ª ed. en inglés). Editorial Médica Panamericana.

Lee Bunting, K. (2016). A transactional perspective on occupation: a critical reflection. *Scandinavian Journal of Occupational Therapy, 23*(5), 327-336.

Lerner, R. M., Hershberg, R. M., Hilliard, L. J. y Johnson S. K. (2015). Concepts and Theories of Human Development. En M. H. Bornstein y M. E. Lamb (Eds.), *Developmental Science. An Advanved Textbook.* (7ª ed.). Psychology Press. Taylor and Francis.

Organización Mundial de la Salud (2021). Clasificación Internacional de Enfermedades, undécima revisión (CIE-11). Organización Mundial de la Salud (OMS) 2019/2021. https://icd.who.int/browse11

Organización Mundial de la Salud (2022). *Informe mundial sobre salud mental: transformar la salud mental para todos. Panorama general [World mental health report: transforming mental health for all. Executive summary].* https://iris.who.int/bitstream/handle/10665/356118/9789240051966-spa.pdf?sequence=1

Organización Mundial de la Salud (2024). Indicadores de salud del adolescente propuestos por la Acción Mundial para la Medición de la Salud del Adolescente: orientación para el seguimiento de la salud del adolescente a nivel nacional, regional y mundial. Organización Mundial de la Salud. Licencia: CC BY-NC-SA 3.0 IGO.

Townsend, E. y Polatajko, H. J. (2013). *Enabling occupation II: advancing an occupational therapy vision for health, well-being, & justice through occupation: 9th Canadian Occupational Therapy Guideliness* (2ª ed.). Canadian Association of Occupational Therapists.

Wilcock, A. A. y Hocking, C. (2015). *An occupational perspective of health* (3ª ed.). Slack.

Womack, J. L. y Bagatell, N. (2024) Emergence, Development, and Transformation of Occupations. En G. Gillen y C. Brown (Eds.), *Willard y Spackman's Occupational Therapy* (14ª ed., pp. 100-110). Wolters Kluwer.

Wu, H., Yan, H., Yang, Y. et al. (2020). Occupational Neuroplasticity in the Human Brain: A Critical Review and Meta-Analysis of Neuroimaging Studies. *Frontiers in Human Neuroscience, 14,* 215.

(?) **AUTOEVALUACIÓN**

Dimensiones clínicas de la salud y la enfermedad mental

2

R. Sepúlveda Jara y G. Vergara Harris

OBJETIVOS

- Explorar las dimensiones clínicas que definen la salud y la enfermedad mentales.
- Analizar los criterios diagnósticos y clasificaciones de trastornos mentales según manuales y sistemas internacionales.
- Comprender la interconexión entre los factores biológicos, psicológicos y sociales en la salud mental con la práctica de la terapia ocupacional.
- Reflexionar sobre las dimensiones contextuales y éticas que influyen en la evaluación de la salud mental, así como en la clasificación y diagnósticos de los trastornos mentales.
- Relacionar las dimensiones clínicas con la práctica de la terapia ocupacional en la evaluación y el tratamiento de personas con trastornos mentales.

«El sufrimiento no se define únicamente por el dolor físico, ni siquiera por el dolor mental, sino por la disminución, incluso la destrucción, de la capacidad de obrar, de poder hacer, sentidas como un ataque a la integridad del sí».

Ricoeur, 2001

INTRODUCCIÓN

En este capítulo se exploran las dimensiones clínicas, proporcionando una descripción detallada de la salud mental desde esta perspectiva específica. Primero se abordan los límites del campo de la salud mental, para posteriormente analizar los aspectos diagnósticos, los tratamientos clínicos y la aplicación de la terapia ocupacional en este ámbito.

A pesar de la falta de consenso sobre los límites precisos de la salud mental, se reconoce que su alcance va más allá de lo que comúnmente se entiende como trastornos o enfermedades mentales (Agüero y Correa, 2018). La Organización Mundial de la Salud (OMS) define la salud mental como un estado de bienestar en el que las personas son capaces de gestionar el estrés cotidiano, desarrollar todas sus capacidades, aprender, trabajar de manera efectiva

y contribuir al bienestar de su comunidad. La salud mental es un pilar fundamental para la salud en general y para el bienestar, sustentando nuestras capacidades individuales y colectivas para tomar decisiones, establecer relaciones y dar forma al mundo en el que vivimos. Además, la salud mental está reconocida como un derecho humano esencial y como un elemento crucial para el desarrollo personal, comunitario y socioeconómico.

La salud mental implica más que la simple ausencia de trastornos mentales. Se manifiesta como un proceso complejo y único para cada persona, con diferentes niveles de dificultad y angustia, así como con diversos resultados sociales y clínicos (OMS, 2022a). En cuanto a los trastornos mentales, la OMS los define como alteraciones clínicamente significativas en la cognición, regulación emocional o comportamiento de una persona, las cuales suelen estar asociadas con un malestar considerable o una discapacidad funcional en áreas clave de la vida. Existen múltiples tipos de trastornos mentales, que también pueden denominarse *problemas de salud mental*, un término más amplio que abarca tanto los trastornos mentales como las discapacidades psicosociales y otros estados asociados con angustia significativa, discapacidad funcional o riesgo de autolesión (OMS, 2022b).

DIMENSIONES CLÍNICAS DE LA SALUD MENTAL

En los siguientes apartados se define el concepto de dimensión clínica y su relevancia en el ámbito de la salud mental, se resume la historia y la evolución de la clasificación de los trastornos mentales, y se analizan las dimensiones de la salud mental y los trastornos psiquiátricos.

Definición de dimensiones clínicas y su relevancia en el ámbito de la salud mental

La clínica, entre otras acepciones, se refiere a los datos sugerentes de enfermedad obtenidos mediante el interrogatorio y el examen, que se dan en el transcurso de la relación entre el médico u otro profesional de la salud y el paciente, que se nutre del examen físico y el examen mental. Estos datos son principalmente signos (manifestaciones observables) y síntomas (experiencias referidas por quien las experimenta).

Un reto clave en la práctica clínica de la salud mental y la psiquiatría es evaluar los síntomas dentro del contexto en el que se producen, es decir, considerando el marco cultural y las experiencias del paciente, en lugar de tratarlos como hechos aislados, atemporales y descontextualizados (Berrios, 2011; Martínez-Hernáez, 1998).

Las dimensiones clínicas fundamentales en el campo de la salud mental incluyen la conducta y la motricidad, los afectos y el pensamiento. Un recurso central para la clínica en salud mental y psiquiatría es la psicopatología descriptiva (lenguaje de la psiquiatría), que proporciona el código semántico mediante el cual se registra la información obtenida a través de la observación y la entrevista del paciente psiquiátrico (Berrios y Olivares, 1995).

Es de vital importancia comprender que una variedad de signos y síntomas que evidencian alteraciones en estas dimensiones (conducta, motricidad, afectos y pensamiento) puede estar relacionada con un problema orgánico, agudo o persistente, que requiera una intervención médica urgente, ya que podría poner en peligro la vida de la persona. Un ejemplo de ello es el delirio (trastorno que se sitúa en la frontera entre la psiquiatría y el resto de especialidades médicas, puesto que puede aparecer en el curso de muy diversas patologías), que se presenta como un cuadro clínico de inicio repentino y evolución variable, con alteraciones en la conciencia, atención y pensamiento, frecuentemente acompañado de delirios y alucinaciones; es común en las personas hospitalizadas, especialmente en las mayores, y si no es advertido y tratado, se asocia a una alta mortalidad y uso intensivo de recursos (González *et al.*, 2003).

Historia y evolución de la clasificación de trastornos mentales

Los primeros intentos de clasificar los trastornos mentales se remontan a la Grecia antigua, donde Hipócrates, en el siglo IV a. C., distinguió entre la manía y la melancolía, una clasificación que se mantuvo hasta el Renacimiento gracias a su legitimación por Galeno en el siglo I d. C. En el año 1583, Barrough añadió la demencia como una categoría adicional. Durante el siglo XVIII, Kant, en su obra *Antropología*, y Pinel, en su *Nosología filosófica*, ampliaron y detallaron esta clasificación, distinguiendo dos tipos de manía (con y sin delirio) y manteniendo la melancolía y la demencia, a las que añadieron la idiocia. Por su parte, Linneo, un naturalista sueco, en su obra *Genera morborum* de 1795, refinó la clasificación creando géneros de enfermedades mentales que agrupaban diversas manifestaciones clínicas: enfermedades ideales (delirio, *amentia*, manía, melancolía y vesania), enfermedades imaginarias (hipocondría, fobia, sonambulismo y vértigo) y padecimientos (bulimia, polidipsia, satiriasis y erotomanía) (Munsche y Whitaker, 2012).

En 1899, Emil Kraepelin, en la sexta edición de su manual de psiquiatría, fue el principal precursor de la clasificación de los trastornos mentales que se utiliza en la actualidad. Kraepelin diferenció entre la demencia precoz, la locura maniacodepresiva y la paranoia, tratándolas como entidades separadas. Basado en su enfoque, los pacientes con sintomatología homogénea se agrupan en síndromes, fundamentándose en causas orgánicas como la herencia y las alteraciones metabólicas, endocrinas y cerebrales. Siguiendo esta línea, las clasificaciones modernas, incluida la Clasificación Internacional de Enfermedades (CIE) –promovida por la OMS–, en sus primeras ediciones (1900-1938) solo incluían enfermedades mentales con causas orgánicas.

En Estados Unidos, en 1908 la Oficina del Censo solicitó a la Asociación Americana Médico-Psicológica la creación de un comité de clasificación de enfermedades para facilitar la recopilación de datos sobre los trastornos mentales. En 1913 se creó el Comité de Estadísticas para establecer un sistema uniforme de recolección de información sobre las enfermedades mentales (Grob, 1991). Sin embargo, en 1917 este comité reportó una falta de uniformidad significativa en las clasificaciones (Salmon *et al.*, 1917), lo que llevó a la creación del primer manual estandarizado de nosología psiquiátrica en 1918: el *Manual estadístico para el uso de las instituciones para los enfermos mentales* (APA, 1918).

La Segunda Guerra Mundial (1939-1945) trajo consigo un replanteamiento en torno a los trastornos mentales impulsado por las observaciones de los psiquiatras que servían en el ejército estadounidense. Como resultado, la preocupación por los trastornos mentales aumentó, reconociéndose que estos afectaban a una población más amplia, no limitada al entorno hospitalario. Esto motivó la creación del Grupo para el Avance de la Psiquiatría en 1946, con el fin de reorganizar la estructura de la Asociación Americana de Psiquiatría (APA).

Si bien los enfoques diagnósticos tradicionales se centraban en la patología, los psiquiatras de la posguerra comenzaron a priorizar aspectos psicodinámicos, lo que introdujo una nueva terminología en la práctica clínica. Así, la proliferación de la confusión nosológica, junto con la influencia psicoanalítica, llevó a la APA, en 1948, a postergar los cambios en el manual para solicitar sugerencias. Tras las revisiones pertinentes, el *Manual diagnóstico y estadístico de los trastornos mentales* (DSM) I fue aprobado en 1950 y publicado en 1952 (Grob, 1991).

Ambos sistemas de clasificación, el CIE y el DSM, han experimentado diversas revisiones a lo largo de los años. Cada nueva versión trata de superar las críticas hacia la anterior y refleja los valores y perspectivas de la época en que fue desarrollada, lo que impacta en cómo se conciben los trastornos mentales y cómo se trata a los pacientes (Kawa y Giordano, 2012). En la actualidad, las versiones vigentes son la CIE-11 y el DSM-5.

Es importante considerar la advertencia presente en el DSM-5 sobre el uso de las categorías diagnósticas. Aunque estas incluyen síntomas, comportamientos, funciones cognitivas y signos físicos, también es necesario diferenciar estos criterios de las variaciones normales de la vida o de respuestas temporales al estrés. El manual ayuda a los clínicos a identificar los síntomas clave para el diagnóstico, pero reconoce que muchos trastornos mentales forman parte de un espectro de condiciones relacionadas que comparten síntomas, factores de riesgo y bases neurobiológicas comunes. Los límites entre los trastornos, por tanto, son más permeables de lo que se pensaba anteriormente (APA, 2013).

Dimensiones de la salud mental y los trastornos psiquiátricos

Gran parte de la investigación en psiquiatría y salud mental se ha centrado en descubrir los factores biológicos subyacentes a los síntomas de los trastornos psiquiátricos, poniendo especial énfasis en las características estructurales y funcionales del cerebro. No obstante, hasta la fecha la mejor evidencia disponible no ha logrado establecer asociaciones fiables y consistentes entre las condiciones psiquiátricas y factores biológicos específicos. Debido a ello, se reconoce de manera amplia que las categorías diagnósticas del DSM aún no cuentan con una validación biológica.

A pesar de esto, uno de los objetivos centrales de la investigación contemporánea en psiquiatría sigue siendo encontrar un marcador biológico que se relacione de forma confiable con un diagnóstico o síntoma específico. Actualmente, la investigación sobre la base biológica de los trastornos mentales ha centrado su atención principalmente en tres áreas: las estructuras cerebrales, la bioquímica del cerebro y la genética y epigenética.

Los trastornos mentales no se definen únicamente desde una perspectiva biomédica, sino que están profundamente influidos por normas culturales, sociales y familiares. La cultura proporciona marcos interpretativos que dan forma tanto a la experiencia como a la expresión de los síntomas, signos y comportamientos que se utilizan como criterios diagnósticos. Estos valores y normas culturales no solo se transmiten a través de la familia, sino también a través de diversas instituciones y sistemas sociales, lo que implica que el diagnóstico debe considerar cuidadosamente si los síntomas y comportamientos de la persona difieren de las normas socioculturales predominantes, así como si estas diferencias generan problemas de adaptación tanto en su cultura de origen como en ciertos contextos sociales o familiares.

El diagnóstico diferencial es una herramienta central para el abordaje de los posibles tratamientos en salud mental; sin embargo, este proceso no está exento de importantes desafíos éticos que requieren ser atendidos. Un uso incorrecto o abusivo de las categorías diagnósticas puede causar daños significativos que van más allá de un simple error clínico, afectando a la persona de manera profunda. Entre las posibles consecuencias se encuentran la vulneración de derechos humanos, la estigmatización, la discriminación, el aislamiento social e incluso la privación de la libertad personal.

Por todo ello, resulta fundamental realizar una reflexión ética en torno al uso de estas herramientas teniendo en cuenta la vulnerabilidad de la persona, cuya autonomía está atravesada por su fragilidad, una condición inherente a todos los seres humanos (Ricoeur, 2001).

Además, es imperativo mantener una postura crítica frente al uso técnico del diagnóstico cuando se aplica sin tomar en cuenta una dimensión ética. La utilización indebida o excesiva de estas herramientas puede llevar a etiquetar, discriminar, excluir y deshumanizar a las personas. Es importante ser consciente de los efectos nocivos tanto del uso formal como informal de los diagnósticos. En el lenguaje cotidiano, términos como *loco* o *demente* se emplean para estigmatizar a quienes son percibidos como diferentes o peligrosos. En un contexto formal, los profesionales de la salud mental tienen el poder de justificar, basándose en un diagnóstico, la reclusión de una persona, lo que afecta no solo a la percepción de la persona sobre sí misma, sino también a su lugar dentro de la sociedad.

En consecuencia, desde una perspectiva ética es necesario ampliar la visión de la psicopatología descriptiva, integrándola en un contexto más amplio y significativo que vaya más allá de los imperativos normativos impuestos por los servicios de salud. Este enfoque permitiría superar la visión del paciente como un simple objeto de clasificación diagnóstica y estadística, orientando la clínica hacia un enfoque ético-narrativo. Además, dicho enfoque reduciría la distancia entre el profesional y la persona, fomentando la creación de una narrativa compartida que no niegue el dolor ni la enfermedad, sino que, al reconocerlos, transforme el diagnóstico en una herramienta para contribuir a una vida más digna (Bareiro, 2017; Ricoeur, 2001).

CRITERIOS DIAGNÓSTICOS Y CLASIFICACIONES ACTUALES

A continuación se analizan el DSM-5 y la CIE-11, y se describen los criterios diagnósticos para los trastornos mentales comunes.

Análisis de manuales de diagnósticos: DSM-5 y CIE-11

Como ya se ha mencionado, la clasificación y la denominación de las enfermedades mentales, junto con otras condiciones de salud mental, siguen siendo temas de debate considerable, y su resolución aún parece lejana. Esta incertidumbre refleja la naturaleza multidimensional de la salud mental.

En el siglo xx surgieron dos propuestas clave para clasificar estos trastornos: la CIE –desarrollada por la OMS– y el DSM –elaborado por la APA–. Ambos sistemas han evolucionado con el tiempo, convirtiéndose en herramientas fundamentales y de uso global para la clasificación y comunicación diagnóstica en políticas públicas, prácticas sanitarias y clínicas, así como en la investigación científica. Para la mayoría de los países, la CIE-11 es el estándar oficial para los registros estadísticos de salud.

Las versiones actuales, la CIE-11 y el DSM-5, representan un esfuerzo por armonizar las directrices de ambas organizaciones. Aunque comparten muchas características, en particular su estructura categorial, mantienen diferencias importantes que reflejan sus trayectorias históricas, procesos de desarrollo y prioridades.

La CIE ha priorizado su aplicabilidad global en diversos contextos, empleando descripciones prototípicas de los trastornos, en lugar de criterios estrictos y rígidos. En contraste, el DSM ha adoptado un enfoque más estructurado, basado en definiciones específicas para los trastornos mentales (First *et al.*, 2021). El DSM se utiliza con más frecuencia en la investigación a nivel global, mientras que la CIE es más común en la práctica clínica fuera de Estados Unidos (Clark *et al.*, 2017).

Aunque la CIE-11 y el DSM-5 son ahora más similares que sus antecedentes, aún existen diferencias significativas. Se han identificado 31 trastornos con requisitos diagnósticos idénticos y 10 con diferencias menores, pero persisten diferencias importantes en el 20 % de los diagnósticos y diferencias conceptuales menores en el 40 % de los casos (Clark *et al.*, 2017).

Entre los desafíos más destacados en la clasificación de los trastornos mentales se encuentran: la etiología, que incluye la causalidad múltiple de estos trastornos; la discusión sobre si son categorías discretas o dimensiones continuas; los umbrales que delimitan la normalidad del trastorno, y la comorbilidad, que frecuentemente lleva a los individuos a cumplir los criterios diagnósticos para múltiples afecciones (Clark *et al.*, 2017).

Es importante resaltar el valor de los manuales DSM y CIE en el ámbito clínico, ya que ofrecen un lenguaje común que facilita la comunicación con los pacientes y sus familias, ayudándoles a entender y dar sentido a sus experiencias. Estos manuales también proporcionan una terminología clara y estructurada sobre los trastornos, y juegan un papel crucial en la elaboración de registros clínicos, de salud pública y estadísticos.

Descripción de los criterios diagnósticos para trastornos mentales comunes

El proceso terapéutico para el diagnóstico se basa en la observación clínica del personal facultativo, técnico o equipo de salud, así como en la identificación de las necesidades y motivos que impulsan la consulta de las personas y sus familias. A partir de esta evaluación, se formula un plan de cuidados que busca mitigar los riesgos, aliviar el sufrimiento y mejorar el funcionamiento y bienestar subjetivo de la persona. Los manuales DSM y CIE son las herramientas diagnósticas que más utilizan los profesionales de la salud para esta tarea.

La definición de trastornos mentales se deriva generalmente de una queja o motivo de consulta, que, tras la evaluación clínica, se organiza en un conjunto de síntomas y en un diagnóstico. Los síntomas deben cumplir con ciertos criterios de intensidad, duración o impacto funcional para ser considerados anormales o desadaptativos.

Es fundamental recordar que tanto el DSM como la CIE son manuales de consenso adaptados a las necesidades de cada época; sin embargo, no deben sustituir el juicio clínico ni la evaluación contextual de cada paciente. Además, las versiones actuales, el DSM-5 y la CIE-11, han avanzado considerablemente en la unificación de los criterios y la organización de los diagnósticos.

Entre los cambios más notables se incluye la eliminación del formato multiaxial en el DSM-5, que nunca se utilizó en la CIE, lo que crea una nueva similitud entre ambos. No obstante, la CIE-11 se diferencia del DSM-5 al separar los trastornos del sueño y las condiciones relacionadas con la salud sexual en capítulos independientes. Asimismo, la CIE-11 agrupa los trastornos del ánimo en un solo capítulo, mientras que el DSM-5 los divide en capítulos separados para los trastornos bipolares y los trastornos depresivos. Otra diferencia importante es que la CIE-11 incluye la catatonía en un capítulo aparte.

Un aspecto clave de la CIE-11 es la creación por parte de la OMS de un manual complementario, titulado *Clinical descriptions and diagnostic requirements for ICD-11 mental, behavioural and neurodevelopmental disorders*, que proporciona descripciones más operativas para ayudar a los clínicos en sus diagnósticos. Según Clark *et al.*, este manual se distingue del DSM al ofrecer una orientación más flexible, con conceptualizaciones prototípicas en lugar de estrictas listas de criterios basadas en la duración y el número de síntomas (Clark *et al.*, 2017).

Otro factor que se debe considerar sobre la CIE es su enfoque global y de salud pública, que potencia su aplicabilidad clínica en contextos diversos. Su utilidad se mide por su capacidad para mejorar la comunicación entre los usuarios, facilitar la comprensión de las entidades clasificadas y apoyar a los profesionales en la selección de tratamientos y la gestión de condiciones clínicas (Clark *et al.*, 2017).

En la tabla 2-1 se resumen las semejanzas y diferencias entre la CIE-11 y el DSM-5.

En la tabla 2-2 se establecen las comparativas entre tipologías clasificatorias de los trastornos mentales comunes.

ENFOQUE DE LAS DIMENSIONES CLÍNICAS EN TERAPIA OCUPACIONAL

En los siguientes apartados se tratan la integración de las dimensiones clínicas en la evaluación y el diagnóstico ocupacional, y las intervenciones ocupacionales basadas en la comprensión clínica de la salud mental.

Integración de las dimensiones clínicas en la evaluación y diagnóstico ocupacional

La integración de las dimensiones clínicas en la evaluación y diagnóstico ocupacional en el ámbito de la salud mental es un proceso complejo y multifacético que requiere la interacción entre diversos enfoques terapéuticos, incluyendo el biomédico, el psicopatológico y el ocupacional. Esta integración se basa en la comprensión profunda de los síntomas clínicos que afectan a las personas, así como en la aplicación de un enfoque holístico que toma en cuenta el impacto de estos síntomas en la salud global, participación, calidad de vida, competencia de roles, bienestar y justicia ocupacional de cada persona, grupo y población (AOTA, 2020).

En primer lugar, es importante entender que el diagnóstico psiquiátrico, aunque crucial, es solo uno de los múltiples elementos que se deben considerar en la práctica de la terapia ocupacional. Los diagnósticos psiquiátricos, basados en una estructura nosológica, permiten identificar y categorizar las enfermedades mentales según criterios específicos, lo que facilita la comprensión y el tratamiento de estas condiciones desde una perspectiva biomédica. No obstante, en terapia ocupacional el diagnóstico tiene un enfoque diferente: se concibe como un proceso holístico e individualizado, que va más allá de la mera categorización de los síntomas y patologías, y que se centra en cómo estos afectan a la capacidad de las personas para desarrollar las ocupaciones que necesitan en su trayectoria vital.

El choque paradigmático de la configuración clínica frente a la configuración ocupacional de las personas y las poblaciones es de gran envergadura en la gestión de la práctica. La conceptualización clínica de la terapia ocupacional no es una cuestión menor, ya que presenta y determina una relevante incom-

Tabla 2-1. Dimensiones comparativas entre la CIE-11 y el DSM-5		
Dimensión	**CIE-11**	**DSM-5**
Organización	Desarrollada por la **Organización Mundial de la Salud**	Desarrollado por la **Asociación Americana de Psiquiatría**
Enfoque	Global, con énfasis en la **aplicabilidad en diversos contextos culturales y económicos**	Principalmente orientado al **contexto clínico de Estados Unidos y la investigación**
Sistema de clasificación	Basado en **descripciones prototípicas** de los trastornos. Enfoque flexible	Basado en **criterios diagnósticos específicos**. Enfoque más estructurado
Aplicabilidad	Utilizada en la práctica clínica en todo el mundo, adoptada oficialmente por la mayoría de los países para los **registros de salud pública y estadísticos**	Usado mayormente en **Estados Unidos** y en contextos de **investigación científica**
Número de capítulos sobre salud mental	Un capítulo principal, «**Trastornos mentales, del comportamiento y del neurodesarrollo**» (capítulo 6). Algunos trastornos (sueño y sexualidad) están en capítulos separados	Todo el manual se centra en diagnostico de la salud mental. Los trastornos del sueño y sexuales están incluidos dentro del mismo sistema de clasificación en diferentes secciones
Trastornos del ánimo	Los **trastornos depresivos** y bipolares se agrupan en un único capítulo, «**Trastornos del ánimo**»	Los **trastornos depresivos y bipolares** están separados en capítulos diferentes
Categorías diagnósticas	Se incluye una mayor flexibilidad en la **conceptualización prototípica** de los trastornos	Se basa en **criterios estrictos**, como duración, recuento de síntomas y gravedad
Trastornos de la personalidad	**Clasificación más flexible**, permite más variabilidad dentro de las categorías diagnósticas	**Clasificación más rígida** con categorías bien definidas para los distintos trastornos
Comorbilidad	Enfatiza en la **comorbilidad** entre trastornos. Busca minimizar la duplicación de diagnósticos	Reconoce comorbilidades, pero mantiene **diagnósticos más específicos** para cada trastorno
Uso en salud pública	**Estándar global** para la salud pública, utilizado para la recolección de datos de mortalidad y morbilidad	**No se utiliza en la salud pública**; se centra más en la evaluación clínica y la investigación
Formato	**Disponible de manera gratuita** y accesible a nivel global en múltiples idiomas	**Disponible principalmente por compra**, aunque algunas partes están accesibles en línea
Perspectiva histórica	Enfoque más **biopsicosocial**, considera la **influencia cultural y social** en la manifestación de los trastornos mentales	Mayormente **biomédico**, aunque incorpora aspectos sociales y psicológicos
Validez diagnóstica	Menos dependencia de la **validación biológica** de los trastornos mentales	**Reconoce la falta de validación biológica** en muchos casos, pero sigue centrado en este objetivo
Política de revisión	Las revisiones están diseñadas para su **adopción global** y cuentan con una amplia consulta internacional	Las revisiones suelen estar más orientadas al **contexto clínico e investigativo estadounidense**

CIE-11: Clasificación Internacional de Enfermedades, 11ª revisión; DSM-5: *Manual diagnóstico y estadístico de los trastornos mentales*, 5ª edición.

Tabla 2-2. Comparativa de diversos diagnósticos psiquiátricos entre la CIE-11 y el DSM-5	
CIE-11	**DSM-5**
Trastornos del neurodesarrollo	Trastornos del neurodesarrollo
Esquizofrenia y otros trastornos psicóticos primarios	Espectro esquizofrénico y otros trastornos psicóticos
Catatonía	No aplica
No aplica	Trastornos bipolares y afines
Trastornos de ansiedad y relacionados con el miedo	Trastornos depresivos
Trastornos obsesivo-compulsivos y afines	Trastornos de ansiedad
Trastornos específicamente asociados al estrés	Trastornos obsesivo-compulsivos y afines
Trastornos disociativos	Trastornos relacionados con el trauma y el estrés
Alimentación y trastornos alimentarios	Trastornos disociativos
Trastornos de la excreción	Alimentación y trastornos alimentarios
Trastornos de la angustia corporal y de la experiencia corporal	Trastornos de la excreción
Trastornos debidos al consumo de sustancias y conductas adictivas	Trastornos de los síntomas somáticos y trastornos afines (no en el mismo orden que en la CIE-11; alimentación y trastornos alimentarios)
Trastornos del control de los impulsos	Trastornos adictivos y relacionados con sustancias
Trastornos de la conducta y antisociales	Trastornos perturbadores, del control de los impulsos y de la conducta
Trastornos de la personalidad y rasgos afines	No aplica
Trastornos parafílicos	Trastornos de la personalidad (no en el mismo orden que en la CIE-11; colocados después de los trastornos neurocognitivos)
Trastornos facticios	Trastornos parafílicos (no en el mismo orden que en la CIE-11; colocados después de los trastornos de la personalidad)
Trastornos neurocognitivos	No es una agrupación separada, sino que se incluye en los síntomas somáticos y trastornos relacionados
Trastornos mentales o del comportamiento asociados al embarazo, el parto y el puerperio	Trastornos neurocognitivos
Síndromes mentales o del comportamiento secundarios asociados a trastornos o enfermedades clasificados en otra parte	No es una agrupación separada; se dispone de especificadores perinatales para trastornos específicos

(Continúa)

Tabla 2-2. Comparativa de diversos diagnósticos psiquiátricos entre la CIE-11 y el DSM-5 *(cont.)*	
CIE-11	**DSM-5**
Factores psicológicos y conductuales que afectan a trastornos o enfermedades clasificados en otros apartados	No es un grupo separado, pero está incluido en los grupos de trastornos con los que comparte fenomenología
Trastornos del sueño y de la vigilia (capítulo 7)	No es una agrupación separada, pero se incluye en los síntomas somáticos y trastornos relacionados
Disfunciones sexuales (incluido en el capítulo 17, «Afecciones relacionadas con la salud sexual»)	Trastornos del sueño y de la vigilia (dentro de los trastornos mentales; colocados después de los trastornos de la excreción)
Incongruencia de género (incluido en el capítulo 17, «Afecciones relacionadas con la salud sexual»)	Disfunciones sexuales (dentro de los trastornos mentales; colocados después de los trastornos del sueño y de la vigilia)
No aplica	Disforia de género (dentro de los trastornos mentales; colocado después de las disfunciones sexuales)

CIE-11: Clasificación Internacional de Enfermedades, 11ª revisión; DSM-5: *Manual diagnóstico y estadístico de los trastornos mentales*, 5ª edición.

patibilidad con los orígenes epistemológicos de la terapia ocupacional. Aporta conceptos y procedimientos que se fundamentan en epistemologías biomédicas, y que son teñidos y maquillados con terminologías y visiones «ocupacionales» del ser humano, influyendo de manera negativa en la identidad profesional, en la gestión de los conocimientos y procedimientos, y en el posicionamiento de la terapia ocupacional en las dinámicas de los mercados. La terapia ocupacional aporta un enfoque dimensional y no puede fundamentarse de manera exclusiva en un razonamiento clínico y procesos clínicos. Este enfoque del razonamiento ocupacional permite configurar una visión centrada en la construcción de las ocupaciones vitales y satisfacer las necesidades de las personas para mejorar su calidad de vida, considerando las dimensiones clínicas como una de las variables que considerar en el proceso del diagnóstico ocupacional (Crepeau *et al.*, 2003; Sánchez *et al.*, 2012).

Así, por ejemplo, un diagnóstico categorial de trastorno afectivo bipolar (6A60, CIE-11) referirá la ocurrencia de episodios repetidos de alteración del estado de ánimo: maníacos, hipomaníacos o depresivos, con alteración significativa en el funcionamiento social o laboral de la persona, incluso con la aparición de síntomas psicóticos, acompañados con manifestaciones como aumento de la autoestima o sentimientos de grandeza, necesidad disminuida de dormir, locuacidad y aceleración de la velocidad del habla, ideas fugaces o aceleración del pensamiento, distraibilidad, aumento de la actividad dirigida a un objetivo o inquietud psicomotora, e implicación excesiva en actividades con un alto potencial de consecuencias dañinas (como gastos desmedidos, comportamiento sexual inapropiado, etc.).

Estos fenómenos no solo afectan a la percepción de la persona sobre el mundo, sino que también influyen en su capacidad para participar en ocupaciones. La misión de la terapia ocupacional es integrar esta información clínica con una comprensión más amplia de cómo estos síntomas impactan en el desempeño ocupacional considerando los contextos personales y ambientales.

Es aquí donde se produce una diferencia esencial entre el enfoque nosológico del diagnóstico clínico y el diagnóstico ocupacional.

Mientras que el diagnóstico médico tiende a centrarse en la identificación de patologías según clasificaciones predefinidas, el diagnóstico ocupacional se preocupa por comprender las experiencias subjetivas del paciente y cómo estas afectan a los resultados sobre su salud global, participación, calidad de vida, competencia de roles, bienestar y justicia ocupacional. Esta integración de las dimensiones clínicas en la evaluación ocupacional permite el abordaje de la sintomatología en correlación con el impacto en las áreas clave de la vida del paciente, como son las actividades básicas e instrumentales de la vida diaria, el manejo de la salud, el descanso y el sueño, la educación, el trabajo, el juego, el ocio y la participación social.

Uno de los grandes desafíos de la integración de estas dimensiones clínicas en la terapia ocupacional es la tensión que puede surgir dentro del equipo de salud mental debido a la predominancia del discurso biomédico, especialmente en la psiquiatría. El diagnóstico ocupacional, por su naturaleza holística, puede diferir significativamente del enfoque estructurado y categorizado de otros diagnósticos formulados en el equipo terapéutico, planteando un desafío sobre cómo equilibrarlos (Sánchez, 2012; Talavera-Valaverde et al., 2022). A pesar de estas tensiones, la integración efectiva de las dimensiones clínicas en la evaluación ocupacional resulta esencial para garantizar un abordaje completo y personalizado de la persona. Los procesos de la terapia ocupacional tienen que integrar el diagnóstico clínico como una herramienta para comprender los facilitadores y barreras que enfrentan las personas en su desempeño ocupacional mientras trabaja simultáneamente desde un enfoque centrado en cada persona que permita el desarrollo de intervenciones terapéuticas adaptadas a las necesidades particulares.

La integración de las dimensiones clínicas en la evaluación ocupacional también implica la combinación del razonamiento clínico y el razonamiento ocupacional de manera continuada, interpretando la sintomatología clínica a la luz del impacto que estos tienen en el funcionamiento diario.

Intervenciones ocupacionales basadas en la comprensión clínica de la salud mental

Al conocer los síntomas psicopatológicos más comunes asociados a un diagnóstico específico, el terapeuta ocupacional puede anticipar áreas de desempeño que podrían verse afectadas, lo que permite una evaluación más eficiente y focalizada. Este enfoque ayuda a circunscribir las alteraciones psicopatológicas que, aunque deben corroborarse durante la evaluación, pueden servir como guía para identificar los dominios ocupacionales alterados que pueden estar interfiriendo con la capacidad de la persona para su desempeño.

Siguiendo a Sánchez (2012), en numerosas ocasiones lo que se observa en la intervención de la terapia ocupacional son los actos evidentes de enseñar a cocinar o comer, a ducharse o vestirse, a jugar o desempeñar una tarea laboral, actividades que son de acceso universal y, por lo tanto, permiten construcciones simplificadas de lo que significa la ayuda terapéutica y el diseño de los apoyos de las prácticas de la terapia ocupacional, con una significación simplista de la atención. Si la intervención se centra exclusivamente en priorizar el diagnóstico y la intervención sobre las habilidades, desvinculadas de la ocupación diaria, se solapa con otras disciplinas que abordan componentes específicos neurológicos, psicomotores, psiquiátricos, etc. Por lo tanto, la gestión de la intervención en terapia ocupacional se centra en el arte y la ciencia de poner en juego los dominios ocupacionales de las personas, configurando el incremento de los facilitadores y disminuyendo las barreras para lograr la salud global, participación, calidad de vida, competencia de roles, bienestar y justicia ocupacional de cada persona, grupo y población.

Hay que poner en relevancia que en los contextos sanitarios hay una tendencia a que los procesos de terapia ocupacional estén determinados por condiciones médicas o de otros profesionales sanitarios. Así, hay determinaciones de servicios de terapia ocupacional asociadas a personas según criterios de diagnósticos médicos específicos. Igualmente, se pueden encontrar recetas específicas sobre el tipo de tratamiento ocupacional para desarrollar una capacidad o destreza concreta (talleres de destrezas cognitivas, entrenamientos en habilidades sociales, grupos de psicomotricidad, etc.) con una intencionalidad de causa-efecto (Sánchez *et al.*, 2012).

Sin embargo, hay que considerar que los espacios sanitarios suelen ser lugares traumáticos para todas las poblaciones en los que se produce una infinidad de procedimientos para la supervivencia de los que son vulnerables y para su recuperación médica. Así, el cuerpo de profesionales sanitarios se conceptualiza como líderes, capaces en actos heroicos de sacar a sus pacientes de la vulnerabilidad mediante técnicas sofisticadas para que vuelvan a su cotidianidad segura. Es fácil integrar que, cuando una persona recibe un medicamento o se somete a un tratamiento médico, hay un efecto inmediato, bien en las expectativas, bien en los resultados. Así, en estos contextos sanitarios la priorización de los déficits o problemáticas ocupacionales de las personas en su vida diaria pasa a ser de una prioridad baja al no estar configurados por un prisma de vulnerabilidad frente a los determinantes clínicos del proceso de enfermedad, determinado por un criterio médico.

En estos contextos, por contraposición a los paradigmas médicos, los paradigmas de la terapia ocupacional son considerablemente más mundanos y, por lo tanto, menos relevantes para los profesionales puramente clínicos. Así, los efectos de la terapia ocupacional con frecuencia pueden parecer mucho menos impactantes en fases agudas o complejas y generalmente son considerablemente menos inmediatos que los tratamientos puramente clínicos. Esto produce un elemento de simbiosis de las prácticas de la terapia ocupacional con los razonamientos clínicos.

En estos espacios para la práctica, la invasión de la epistemología clínica invade la epistemología de la terapia ocupacional. Los criterios de atención ocupacional quedan configurados por la cartera de servicios sanitarios y estruc-

turados en torno a las habilidades perdidas y la reducción del síntoma clínico; sin embargo, son servicios que están alejados de los criterios de desempeño ocupacional a nivel de participación significativa, satisfactoria y de calidad de vida diaria.

En contraposición, los terapeutas ocupacionales que trabajan con enfoques comunitarios tienden a aportar una perspectiva holística. Pareciera que están alineados con los principios epistemológicos de origen. Cada persona configura un sujeto ocupacional fenomenológico cuyas actuaciones ocupacionales, además de los componentes clínicos, están vinculadas a otros dominios del funcionamiento ocupacional en la vida diaria; sin embargo, esta intencionalidad difiere de la percepción de los pacientes, que en muchas ocasiones son tratados y categorizados con múltiples etiquetas clínicas en dichos espacios comunitarios. Espacios hegemónicamente configurados en la comunidad, pero alejados de las construcciones de una identidad social justa, equitativa, participativa y digna, casi en una construcción ocupacional de los «lugares» y «no lugares» en actos diarios desagregados para que cada persona y grupo social se mueva y actúe en un estamento determinado (Augé, 1993; Sánchez, 2012).

Es decir, los espacios comunitarios en los que se prestan servicios de terapia ocupacional arrastran relevantes constructos de las metodologías clínicas que alejan a las personas de su esencia ocupacional. En estos contextos, el razonamiento ocupacional del terapeuta puede estar construido sobre una base clínica que impacta en la toma de decisiones de la intervención, resultando, de manera paradójica, en una reducción de la participación de las personas en ocupaciones significativas y de la medición de impactos centrados en indicadores de calidad de vida.

Estos retos son los que deberían deconstruir y construir los servicios sanitarios y sociales para la salud mental y, por lo tanto, la terapia ocupacional del siglo XXI.

EXPERIENCIA OCUPACIONAL: María

María, una mujer de 43 años, trabajaba en una entidad previsional privada, donde había desarrollado una exitosa carrera profesional dedicada a la afiliación de trabajadores. Sin embargo, su estabilidad emocional y ocupacional se derrumbó cuando el Instituto Médico Legal de Chile identificó los restos óseos de su hermano Pedro en una fosa clandestina utilizada durante la represión política posterior al golpe de Estado de 1973. Este descubrimiento desenterró no solo los restos de Pedro, sino también el trauma profundo que María había reprimido por más de tres décadas.

María había nacido en una familia campesina pobre con 11 hijos. Pedro, uno de sus hermanos mayores, había asumido un papel casi parental con ella, siendo una figura protectora y de referencia. No obstante, cuando María tenía 8 años, Pedro desapareció, presumiblemente víctima de la brutal represión hacia los trabajadores del campo que se habían organizado sindicalmente. Para protegerse del dolor y el miedo, su familia optó por una estrategia de negación, cerrándose sobre sí misma y eliminando de la narrativa familiar la existencia de Pedro. Así vivieron bajo la ilusión de ser 10 hermanos, lo que les permitió evitar enfrentar el trauma y el dolor de la pérdida, pero también bloqueó cualquier posibilidad de elaborar un duelo adecuado.

Desencadenante del trastorno

La vida de María se desmoronó cuando se confirmó la muerte de Pedro. Durante 35 años, María había negado la existencia de su hermano, una negación que le permitió avanzar en su vida, superar sus humildes orígenes y desarrollar una carrera laboral exitosa. Sin embargo, la confirmación de la muerte de Pedro rompió esa barrera de negación, y María fue incapaz de sostener el equilibrio emocional y funcional que había logrado hasta entonces.

El descubrimiento de los restos de su hermano desencadenó en María una serie de síntomas graves: depresión profunda, episodios de angustia aguda, autoagresiones y episodios de descontrol conductual. Estos síntomas resultaron en una incapacidad total para continuar con su trabajo, lo que llevó a María a ser hospitalizada en repetidas ocasiones en la unidad de psiquiatría. A lo largo de los 3 años siguientes, los profesionales médicos intentaron diferentes diagnósticos, entre ellos trastorno depresivo grave con autoagresiones y suicidalidad, trastorno afectivo bipolar y trastorno de personalidad emocionalmente inestable. No obstante, a pesar de los diversos tratamientos farmacológicos que se le proporcionaron, incluyendo la polifarmacia, no se lograron resultados satisfactorios, ya que los síntomas persistían con intensidad.

Dimensiones clínicas y proceso de diagnóstico psiquiátrico

Desde una perspectiva clínica, los síntomas de María se analizaron considerando las dimensiones clínicas de la salud mental: conducta, afectos y pensamiento.

- Conducta: María presentaba autoagresiones y episodios de descontrol conductual que reflejaban el profundo malestar emocional y la falta de estrategias adaptativas para manejar el dolor no resuelto del pasado. Su comportamiento se volvió errático, con explosiones emocionales y episodios de impulsividad autodestructiva.
- Afectos: a nivel afectivo, María mostraba signos de depresión mayor, que incluían anhedonia, tristeza profunda, desesperanza y culpa. La culpa se intensificó cuando se dio cuenta de que había negado la existencia de su hermano durante 35 años, lo que empeoró su estado emocional y contribuyó al desarrollo de sentimientos de vacío y devaluación personal.
- Pensamiento: María experimentaba pensamientos intrusivos y recurrentes sobre la muerte de su hermano, junto con una incapacidad de procesar su pérdida. Esto alimentaba un estado de rumiación constante, en el que la culpa y el remordimiento dominaban su mente, exacerbando los síntomas depresivos y la angustia.

(Continúa)

EXPERIENCIA OCUPACIONAL: María (*cont.*)

Los diagnósticos que se le formularon –trastorno depresivo grave, trastorno afectivo bipolar y trastorno de personalidad emocionalmente inestable– reflejaban la complejidad de su situación clínica, marcada por fluctuaciones emocionales, impulsividad y un sufrimiento emocional profundo. Sin embargo, el tratamiento psicofarmacológico que recibió no resultó eficaz, debido a que no abordaba el núcleo traumático subyacente a su crisis actual.

Trayectoria ocupacional y relación con el diagnóstico psiquiátrico

María había construido una carrera laboral exitosa y utilizaba su trabajo como una forma de mantenerse funcional y ocupada, lo que, en parte, le permitía evitar confrontar el trauma de su infancia. Para María, el trabajo era un espacio donde podía ejercer control y lograr reconocimiento. Sin embargo, la aparición de los restos de Pedro desmanteló la estructura emocional que había construido para protegerse, y esto afectó a su trayectoria ocupacional de manera grave.

Antes del colapso, su desempeño ocupacional había sido altamente eficaz. María era capaz de gestionar sus responsabilidades laborales, mantener relaciones profesionales y demostrar un alto nivel de organización y compromiso. Sin embargo, el trauma no resuelto había estado latente y su carrera se sostenía sobre un proceso de negación emocional. Al desmoronarse esta negación, su capacidad funcional se colapsó y María fue incapaz de continuar con su trabajo, mostrando graves déficits en la autogestión, autocuidado y relaciones sociales.

Las dimensiones ocupacionales que se vieron afectadas incluyeron:

- Autocuidado: la depresión y la angustia afectaron a su capacidad para cuidar de sí misma, y el aislamiento emocional la llevó a descuidar actividades básicas de higiene personal, alimentación y descanso.
- Desempeño laboral: su capacidad para desempeñar tareas laborales quedó completamente deteriorada. María experimentaba dificultades para concentrarse, tomar decisiones y mantener interacciones laborales adecuadas. La responsabilidad y la eficiencia que antes la caracterizaban se desvanecieron.
- Participación social: María mostró un retraimiento social significativo. La angustia, el descontrol emocional y la sensación de culpa la llevaron a aislarse de su entorno, limitando su capacidad para mantener relaciones personales y sociales significativas.

Abordaje terapéutico: perspectiva biográfica narrativa y terapia ocupacional

Desde una perspectiva biográfica narrativa, el abordaje terapéutico de María se centró en trabajar el trauma y la negación que había mantenido durante décadas. La negación de la pérdida de su hermano fue un mecanismo de supervivencia y, a la vez, una barrera emocional que le impidió elaborar adecuadamente el duelo. La intervención terapéutica se orientó a ayudar a María a procesar y aceptar el dolor por la muerte de Pedro, así como a manejar la culpa que sentía por haber negado su existencia durante tanto tiempo.

El papel de la terapia ocupacional en el tratamiento de María fue fundamental, ya que se enfocó en restaurar su funcionamiento ocupacional y mejorar su calidad de vida a través de un enfoque integral que abarcó sus capacidades emocionales, sociales y funcionales:

- Intervenciones centradas en el autocuidado: se restablecieron rutinas básicas de autocuidado que le permitieran retomar el control de su vida diaria. Esto incluyó la planificación de horarios para actividades de higiene, alimentación y descanso, con el apoyo de un terapeuta ocupacional que facilitó la creación de estructuras adaptativas.

(*Continúa*)

EXPERIENCIA OCUPACIONAL: María (*cont.*)

- Intervenciones laborales: para facilitar su desarrollo profesional e inclusión laboral, se diseñó un plan de acercamiento laboral gradual. Esto implicó desarrollar habilidades de manejo del estrés y técnicas de afrontamiento que le permitieran afrontar las demandas de los contextos laborales de manera eficiente, con una adaptación específica de las responsabilidades laborales para prevenir sintomatología por ansiedad.

- Intervenciones psicosociales: se promovió su participación en actividades grupales y se trabajó en la reconstrucción de conexiones emocionales saludables. La participación en grupos de apoyo y actividades recreativas resultó esencial para mejorar su estado anímico y reactivar su red de apoyo social.

Conclusión del caso clínico

El caso de María refleja cómo un trauma infantil no resuelto, mantenido a través de mecanismos de negación familiar, tuvo un impacto profundo tanto en su salud mental como en su desempeño ocupacional en la vida adulta. La crisis que experimentó surgió al confrontar finalmente el dolor que había evitado durante años. El tratamiento exitoso de María requirió un enfoque interdisciplinario, que incluyó la psiquiatría, para manejar los síntomas graves de depresión y angustia, y la terapia ocupacional, para restaurar su capacidad de funcionar en las áreas clave de su vida cotidiana. Este enfoque integral permitió a María procesar su trauma, reconstruir su identidad ocupacional y retomar un sentido de participación activa y significativa en su vida diaria.

 PREGUNTAS DE REFLEXIÓN

- ¿De qué manera el diagnóstico clínico en salud mental puede verse afectado por los contextos ambientales y personales? ¿Cómo deberían los profesionales integrar estos aspectos en la evaluación, diagnóstico e intervención?

- ¿Qué desafíos éticos cree que pueden surgir en la práctica de la terapia ocupacional cuando se utilizan el diagnóstico psiquiátrico y las prácticas de intervención en salud mental como una herramienta para etiquetar y clasificar a las personas (pacientes)?

- ¿Cómo afectan las tensiones entre los enfoques biomédico y ocupacional del tratamiento de la salud mental en cuanto al trabajo en equipo dentro de los servicios de salud y qué estrategias podrían ayudar a integrar mejor estas perspectivas?

 PUNTOS CLAVE

- En las dimensiones clínicas de la salud mental es importante evaluar los síntomas dentro del contexto cultural y personal del paciente.
- Las cuatro dimensiones fundamentales son: conducta, motricidad, afectos y pensamiento.
- La psicopatología descriptiva es una herramienta clave en psiquiatría para registrar las observaciones clínicas. Un ejemplo de la importancia de la intervención temprana es el delirio, un trastorno agudo asociado a alta mortalidad.
- La historia de la clasificación de los trastornos mentales va desde Hipócrates hasta la evolución moderna del DSM y la CIE, manuales que se han ido transformando a

(Continúa)

PUNTOS CLAVE (*cont.*)

lo largo del tiempo. Aunque ambos han avanzado en la convergencia de criterios, aún persisten diferencias en el enfoque y la aplicación: el DSM es más rígido, mientras que la CIE es más flexible y global.

- La biología y las influencias culturales también han contribuido al diagnóstico de los trastornos mentales, aunque las categorías diagnósticas aún carecen de una validación biológica clara.

- En el uso de los diagnósticos, es importante estar alerta al riesgo de estigmatización y discriminación si no se toman en cuenta las dimensiones éticas.

- Es necesario integrar las dimensiones clínicas en la evaluación y diagnóstico ocupacional, priorizando un enfoque holístico y centrado en el paciente que permita diseñar intervenciones adaptadas a sus necesidades funcionales.

REFERENCIAS BIBLIOGRÁFICAS

Agüero, M. y Correa, G. (2018). Salud mental y ciudadanía: una aproximación genealógica. *Revista de Historia de la Psicología, 39*(1), 40-46.

American Psychiatric Association (1918). *Statistical manual for the use of institutions for the insane* Asociación Estadounidense de Psiquiatría ; Comité Nacional de Higiene Mental. Oficina de Estadísticas. https://archive.org/details/statisticalmanu00assogoog

American Psychiatric Association (2013). *Diagnostic and statistical manual of mental disorders (5th ed.).* American Psychiatric Publishing.

AOTA (2020). *Occupational Therapy Practice Framework: Domain and Process-Fourth Edition.* American Occupational Therapy Association.

Augé, M. (1993). *Los no lugares.* Espacios del anonimato. Gedisa.

Bareiro, J. (2017). Consideraciones éticas en torno al uso de diagnóstico en salud mental: aportes de la pequeña ética de Paul Ricoeur. *Anuario de Investigaciones de la Facultad de Psicología (UBA), XXIV,* 215-220. https://www.redalyc.org/pdf/3691/369155966024.pdf

Berrios, G. (2011). *Hacia una nueva epistemología de la psiquiatría.* Polemos.

Berrios, G. y Olivares, J. (1995). Psicopatología descriptiva: aspectos cualitativos y cuantitativos. *Revista de Psicología, 13*(2), 143-159.

Clark, L. A., Cuthbert, B., Lewis-Fernández, R., Narrow, W. E. y Reed, G. M. (2017). Three approaches to understanding and classifying mental disorder: ICD-11, DSM-5, and the National Institute of Mental Health›s Research Domain Criteria (RDoC). *Psychological Science in the Public Interest, 18*(2), 72-145.

Crepeau E (2003). Willard & Spackman's Occupational Therapy. Ed. Lippincott.

First, M. B., Gaebel, W., Maj, M, et al. (2021). An organization- and category-level comparison of diagnostic requirements for mental disorders in ICD-11 and DSM-5. *World Psychiatry, 20*(1), 34-51.

González, T. M., de Pablo, R. J. y Valdés, M. M. (2003). Delirium: la confusión de los clínicos. *Revista Médica de Chile, 131*(9), 1051-1060.

Grob, G. N. (1991). Origins of DSM-I: A study in appearance and reality. *American Journal of Psychiatry, 148*(4), 421-431.

Kawa, S. y Giordano, J. (2012). A brief historicity of the Diagnostic and Statistical Manual of Mental Disorders: Issues and implications for the future of psychiatric canon and practice [Editorial]. *Philosophy, Ethics, and Humanities in Medicine, 7,* 2.

Martínez-Hernáez, A. (1998). Antropología versus psiquiatría: el síntoma y sus interpretaciones. *Revista de la Asociación Española de Neuropsiquiatría, XVIII*(68), 645-659. https://www.revistaaen.es/index.php/aen/article/view/15617/15476

Munsche, H. y Whitaker, H. (2012). Eighteenth century classification of mental illness: Linnaeus, de Sauvages, Vogel, and Cullen. *Cognitive and Behavioral Neurology, 25*(4), 224-239.

Organización Mundial de la Salud (2019). International classification of diseases for mortality and morbidity statistics (11th Revision). World Health Organization.

Organización Mundial de la Salud (2022a). Salud mental: fortalecer nuestra respuesta [Nota descriptiva]. https://www.who.int/es/news-room/fact-sheets/detail/mental-health-strengthening-our-response

Organización Mundial de la Salud (2022b). Trastornos mentales [Nota descriptiva]. https://www.who.int/es/news-room/fact-sheets/detail/mental-disorders

Organización Mundial de la Salud (2024). *Clinical descriptions and diagnostic requirements for ICD-11 mental, behavioural and neurodevelopmental disorders.* World Health Organization. https://www.who.int/publications/i/item/9789240077263

Ricoeur, P. (2001). *Sí mismo como otro.* Siglo XXI Editores.

Salmon, T. W., Copp, O., May, J. V., Abbot, E. S. y Cotton, H. A. (1917). Report of the committee on statistics of the American Medico-Psychological Association. *American Journal of Insanity, 74,* 255-260.

Sánchez, O. (2012). Historia de la enfermedad mental y su atención. En O. Sánchez, B. Polonio López y M. Pellegrini (Eds.), *Terapia ocupacional en salud mental. Teorías y técnicas para la autonomía personal* (pp. 3-17). Editorial Médica Panamericana.

Talavera-Valverde, M. Á., Souto-Gómez, A. I. y Moruno-Miralles, P. (2022). Diagnóstico ocupacional y el marco de trabajo para la práctica de la terapia ocupacional. *TOG (A Coruña), 19(*1), S67-S72.

 AUTOEVALUACIÓN

Salud mental y vulnerabilidades: dimensiones sociales de la salud y sufrimiento psíquico

3

S. H. Ferigato, C. R. Silva e I. Zango Martín

OBJETIVOS

- Analizar la vulnerabilidad y su implicación en las ocupaciones, las actividades humanas y la salud mental.
- Identificar la interconexión de los facilitadores y las barreras sociales en la salud mental y el desarrollo ocupacional.
- Evaluar el impacto de los determinantes sociales como la clase, el género y el grupo étnico en la salud mental.
- Examinar el papel de las redes de apoyo y la comunidad en la evaluación, el diagnóstico y la intervención ocupacional en el ámbito de la salud mental.

«La salud mental se construye en el seno de sociedades justas; las desigualdades y la exclusión abren la puerta al sufrimiento psíquico».

OMS, 2002

INTRODUCCIÓN

Según la Organización Mundial de la Salud (OMS), desde 1946 la salud se puede definir como el estado completo de bienestar biopsicosocial. La construcción e institucionalización de este concepto cumplió la importante función histórica de expandir la noción de salud más allá de su dimensión fisiológica, la perspectiva diagnóstica o la ausencia de enfermedades, especialmente en el marco de reconstrucción de diferentes países europeos en el marco de posguerra. Sin embargo, es importante resaltar que esta definición, analizada desde una perspectiva crítica y sensible, aún conserva algunos problemas, especialmente en lo que respecta a la salud mental.

Brevemente, se puede decir que los principales problemas están en el significado de las palabras *completo* y *estado*. En primer lugar, porque desde el punto de vista de la salud en

general y de la salud mental en particular sería humanamente imposible alcanzar esta plenitud biopsicosocial, dadas las circunstancias del estar vivo, entrando y saliendo de relaciones de composición y descomposición del cuerpo y la salud (Spinoza, 2007). Y, en segundo lugar, porque está vinculado a asociar la idea de salud a un **estado** (corporal y/o mental), cuando en realidad la entendemos como un **proceso**. Desde esta perspectiva, sustentada por filósofos como Spinoza, Canguilhem, Foucault, Deleuze y Guattari, así como por expertos en salud pública global, comprender la salud en su dimensión procedimental es entender que no se logra, no se conquista, sino que se produce. Así, no se trata de tener o no salud, como quien alcanza un estado ideal, sino de producir salud, como quien se pone activamente a la construcción de relaciones que amplían su poder de perseverar en la existencia (Spinoza, 2007). Con respecto a la salud mental, la OMS (2022) la define como «la capacidad para gestionar nuestros pensamientos, emociones, comportamientos e interacciones con los demás, pero también factores sociales, culturales, económicos, políticos y ambientales como las políticas nacionales, la protección social, el nivel de vida, las condiciones laborales o los apoyos sociales de la comunidad» (OMS, 2022).

En este sentido, al afirmar la inseparabilidad entre salud mental y contexto sociocultural, se puede afirmar que producir salud es originar modos de vida y procurar salud mental es crear relaciones y acciones que fortalezcan una vida con sentido en la que ser, pensar, sentir y actuar encuentran espacios en la comunidad y en la interdependencia con sus contextos de vida. Para esta creación se requiere garantizar como un derecho las condiciones básicas de subsistencia que mantienen las propias condiciones biopsicosociales de supervivencia.

Desde esta comprensión se entiende la práctica del cuidado en su estrecha relación con la creación, pero en el caso de las prácticas de atención a la salud mental no se puede ignorar la estrecha relación entre el deseo y las posibilidades de creación y su contexto de condiciones. Por ello es importante cuestionarse cómo es generar formas de vida creativas y significativas cuando se está inmerso en experiencias que amenazan concretamente a los seres vivos.

Esto nos invita a considerar de qué modo la enfermedad, el malestar, la pobreza, el hambre, las emergencias climáticas, las guerras, el racismo, el feminicidio, el capacitismo, la LGBTQIA+fobia, los procesos de migración forzada, la necropolítica (Mbembe, 2018) y otros procesos de vulnerabilidad biológica, psicológica y sociopolítica están presentes en los diferentes contextos de salud.

La propia condición de vivir bajo una amenaza a menudo puede presentarse en forma de sufrimiento psíquico, especialmente como efecto de las experiencias constantes de esta amenaza por parte de los seres vivos. Como mostró Fanon (2009), el racismo, por ejemplo, influye en el sufrimiento psíquico de las personas negras y en la percepción de las enfermedades desde la perspectiva blanca, por lo que, como se sabe, la cuestión de las personas negras

no es individual, sino más bien una experiencia colectiva y de su contexto. En consecuencia, es necesario construir una **sociogénesis** del sufrimiento.

Así, se parte de la concepción de que el sufrimiento psíquico no es solo una cuestión de orden individual, sino una producción colectiva y relacional que se presenta en los cuerpos individuales como efecto de relaciones insatisfactorias de las personas consigo mismas, con otras personas, entornos, cosas, instituciones o contextos sociales. En otras palabras, el sufrimiento psíquico, tal como se entiende, escapa a las nociones reduccionistas y dicotómicas, que unas veces reducen los síntomas del sufrimiento a un desequilibrio orgánico (biomédico) y otras lo condensan únicamente al efecto de una alteración social (o estructural). Al proclamar la dimensión relacional del sufrimiento psíquico, se afianza como una condición humana que expresa, corporal y subjetivamente, las contradicciones entre las necesidades individuales y las respuestas colectivas construidas ante tales necesidades (Foucault, 1982).

A su vez, la salud mental sería un proceso sustancialmente relacional que implica la creación de estrategias individuales y colectivas de producción subjetiva, de modos de perseverar en la existencia, construyendo significados a esa existencia y, al mismo tiempo, todos los procesos de enfrentamiento a todo lo que persiste en degradar la vida en su poder.

ENTORNO SOCIAL, VULNERABILIDAD Y SALUD MENTAL

A continuación se detallan algunas definiciones importantes y se analiza la importancia de comprender los procesos de vulnerabilidad en la salud.

Conceptualizaciones

Después de explicar nuestra definición de salud mental, también es necesario explicitar el concepto de vulnerabilidad que se utiliza como referencia. De manera más amplia, las raíces del concepto de vulnerabilidad se pueden encontrar en diferentes campos del conocimiento, como la ecología, la psicología, la ética, el derecho, las ciencias sociales y la filosofía. En este texto, se presta una atención más específica a las construcciones de la terapia ocupacional crítica (Ambrosio y Silva, 2022; Cardinalli *et al.*, 2021; Galheigo, 2012; Pino y Ulloa, 2016; Ramugondo, 2018; Silvestrini *et al.*, 2019).

El concepto de vulnerabilidad en la salud pública está fuertemente basado en la medicina preventiva y social (Ayres *et al.*, 2012 y 2018), y en la educación popular en salud, que a su vez está fuertemente anclada en las producciones de Paulo Freire (Freire, 2011). Al articular la producción de salud directamente con las «condiciones y experiencias de vida», la salud colectiva articula directamente la producción de salud con los determinantes socioculturales del proceso de intervención en la enfermedad. Y entonces la dimensión de la experiencia y las condiciones de vida configuran contextos para la producción de vida o vulnerabilidades.

En este sentido, es necesario deconstruir algunos estereotipos sobre la condición de vulnerabilidad. Inicialmente, conviene afirmar que estar en condición de vulnerabilidad no está relacionado con la debilidad, elección o fragilidad individual, sino con la condición de personas únicas en relación con estándares sociales, subjetivos, económicos y culturales, producidos e históricamente asumidos como normativos. Estos estándares hacen vulnerables a las personas que no corresponden a ellos y subordinan ciertos modos de existencia a una ingeniería de poder que apunta a gestionar el vivir y los procesos de vivir (Foucault, 1982).

Además de los acontecimientos de las guerras mundiales, otro de los fenómenos globales que acercó la noción de vulnerabilidad al campo de la salud fue la epidemia de sida/VIH de las décadas de 1980 y 1990. Durante este período surgió la coalición mundial para políticas contra el sida. A partir de la experiencia de enfrentar la propagación del virus y sus efectos nocivos en la salud pública, fue necesario, colectivamente, distanciar la noción de riesgo de contagio de los comportamientos de los grupos de riesgo para comprender que la historia de la construcción del proceso salud-enfermedad y sus resultados estuvo directamente relacionada con los determinantes socioculturales de género, grupo étnico y clase social del proceso salud-enfermedad. Durante este período se asiste al acercamiento de la salud al campo de los derechos humanos.

La articulación teórico-práctica, junto con el pensamiento crítico y, especialmente en salud mental, con los principios de la rehabilitación psicosocial italiana, contribuyó a que el concepto de salud sea inseparable del concepto de derecho, de producción de ciudadanía y de democracia. La aproximación entre el sector salud y los procesos de vulnerabilidad en los países pobres o emergentes es ineludible. De este modo, en la condición de países material e inmaterialmente explotados por los procesos de colonización y esclavización, la salud colectiva y la salud mental de estas poblaciones expresan su efectos históricos y culturales como el racismo, la inseguridad alimentaria, la pobreza, el machismo, las desigualdades sociales, la ausencia de derechos básicos y la precariedad de las políticas sociales. En este camino, la disputa política y discursiva que polariza e instiga a los extremos refuerza los impactos directos sobre la salud y acrecienta los dispositivos de un sistema que prioriza la producción, el mercado y una cierta lógica de desarrollo autodestructivo (Cardinalli *et al.*, 2021*)*.

Así, pensar en la salud mental de las poblaciones vulnerables no es solo identificar las influencias de las vulnerabilidades sociales sobre la salud, sino que es politizar el concepto de salud, transformar conocimientos y prácticas en salud, descolonizarlos y, en definitiva, hacer de las políticas de salud mental un dispositivo para los cuidados y las transformaciones sociales. En otras palabras, como señala Arouca (2003), no se trata solo de considerar lo social como un factor de salud. Reducir el factor social como una parte del proceso de enfermedad es asumir que sería posible un manejo individualizado de este aspecto social, como pretendía afirmar el modelo de historia natural de la enfermedad. A diferencia de esto, superar la factorización o mitificación de lo social es entenderlo no como parte ni como totalidad del proceso de enfermedad, sino como una sustancia del proceso salud-enfermedad-intervención (Arouca, 2003). El proceso de atención a la salud sería un movimiento para construir formas de reinventar una realidad atravesada por un proceso de enfermedad, viendo este proceso como un campo de múltiples relaciones, que a su vez son inseparables de sus contextos.

Para Zango Martín y Silva (2022) es importante comprender el cuidado como un acto revolucionario; primeramente abandonamos la concepción binaria y pensamos desde la integración cuerpo-persona-colectivo-contexto, y así la sustentación de la vida puede centrarse en dos principios: somos seres ecodependientes e interdependientes. «Para que el cuidado de la vida esté en el centro, es imprescindible poner atención a todas las formas de vida y pensar de qué modo los cuidados siguen relegados a un segundo plano y perpetúan la desigualdad y la exclusión, debido a la dominación del colonialismo, el patriarcado y el capitalismo».

Comprender los procesos de vulnerabilidad en la salud mental

El proceso de reforma psiquiátrica en Europa y América Latina siempre ha tenido los derechos humanos como uno de sus principales elementos. En consecuencia, se pone especial énfasis en el trabajo directo de las políticas intersectoriales transversales para la atención de las personas vulnerables por encontrarse en condiciones de sufrimiento psíquico, consumo problemático de alcohol y otras drogas o en procesos sociales de vulneración de derechos. En otras palabras, se puede decir que existe un consenso en salud global en entender que vivir en procesos de enfermedad mental puede interpretarse como un proceso de vulnerabilidad socioemocional.

Al mismo tiempo, el campo de la salud mental juega un papel central en la promoción de los derechos de las personas con trastornos mentales. En este sentido, la psiquiatría, al ir de la mano del capitalismo y el neoliberalismo, crea sus propias herramientas para reactualizar las prácticas de asilo para gestionar las diferencias (Safatle *et al.*, 2020), reduciendo así un conjunto complejo de sufrimiento sociopolítico.

Este mismo campo de la salud mental, en términos globales, no incorporó a sus procedimientos cotidianos prácticas que impidieran la perpetuación del racismo, el patriarcado y la heteronormatividad, tratando sus efectos, en la mayoría de los casos, con medicamentos y/o terapias individualizadas. Al contrario, en parte fue cómplice de la perpetuación de estos procesos, los cuales funcionan como máquinas de estandarización, de mortificación subjetiva, intelectual y cultural. En este sentido, no fueron raras las situaciones en las que teorías explicativas del funcionamiento subjetivo del norte global fueron incorporadas a culturas del sur global sin considerar los contextos locales, patologizando así procesos de diversidad cultural, religiosa y/o conductual.

De esta manera, como parte de un proyecto social más amplio, la psiquiatrización de la vida y las terapias adaptativas todavía cumplen hoy una importante función social al mantener el *statu quo*, al patologizar problemas construidos colectivamente, al anestesiar la indignación o perpetuar opresiones históricas o, incluso, al intentar llenar existenciales vacíos asociados con el consumo y la eliminación. Para ello, se centran en sostener la parálisis colectiva e individualizar el problema, generando nuevos procesos de sufrimiento psíquico, captura de deseos y subjetividades.

El ámbito de la salud mental y del cuerpo de quien sufre es, a menudo, un lugar de paso de conflictos históricos y opresiones sistémicas que se expresan en forma de síntoma/diagnóstico (por ejemplo, ansiedad, depresión y estrés, entre otros). Este proceso de vulnerabilidad, traducido como un problema de salud mental individual, necesita ser superado, dada su insuficiencia, quiebra y reproducción de la violencia.

¿CÓMO SE PUEDEN RELACIONAR LA VULNERABILIDAD Y LA SALUD MENTAL DESDE UNA PERSPECTIVA OCUPACIONAL?

Las personas, grupos, comunidades y poblaciones sometidos a continuos procesos de vulnerabilidad están expuestos a un malestar colectivo que produce sufrimiento psíquico, ya sea como efecto o como causa, para la perpetuación de la vulnerabilidad. La ansiedad, la apatía, el insomnio, la tristeza frecuente, la sobrecarga de trabajo... pueden (o no) cristalizar en diagnósticos y/o conductas sintomáticas: depresión, adicciones tecnológicas o abuso de sustancias, entre otras. Una de las diferencias fundamentales para esta cristalización es, por ejemplo, el acceso al sistema sanitario y de servicios sociales.

Volviendo a nuestra concepción inicial de salud mental, cuando hablamos de diagnóstico de forma ampliada no lo hacemos solo de una patología, sino del diagnóstico de los efectos que puede desencadenar la degradación de la vida. Por ejemplo, el síntoma más flagrante y compartido colectivamente en la cultura neoliberal contemporánea es un estado general de agotamiento. Así, tal y como plantea Pelbart (2013), podríamos preguntarnos si estamos ante una epidemia de agotamiento y depresión o ante la expresión corporal del campo de fuerzas en juego en la composición social

neoliberal. De este modo, se plantean cinco ejes de análisis y reflexión en los que hay una relación entre la vulnerabilidad y la salud mental (**Fig. 3-1**).

Importancia de las vulnerabilidades identitarias y su implicación en la vida diaria

Como primera dimensión, nos referimos a las singularidades y/o vulnerabilidades identitarias cuando los procesos culturales producen la valorización o «borramiento» de determinadas identidades. También nos referimos a la vulnerabilidad subjetiva que se afirma en la valorización de una cultura basada en identidades y en las relaciones que producen estas atemporalidades. Identidades en el fortalecimiento selectivo de determinadas singularidades en detrimento de otras (hombre-blanco-cis-europeo-funcional frente a mujer negra-trans-extranjera-discapacitada). Este proceso, que vuelve vulnerables a las singularidades extranormativas, es un determinante importante de la producción de

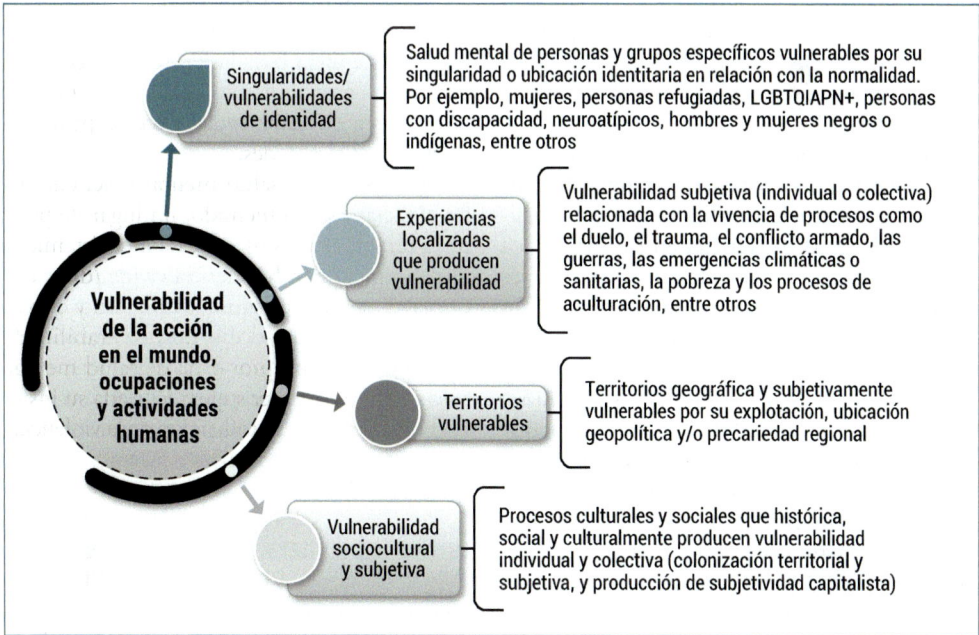

Figura 3-1. Vulnerabilidad y salud mental.

sufrimiento psíquico, especialmente para las identidades y singularidades marginales. Estas se sitúan fuera de lo estándar, pero inmersas en sus arreglos relacionales, que pueden ser generadores de ansiedad, falta de pertenencia, baja autoestima, aislamiento y exclusión social.

Es importante resaltar, como afirman los movimientos feministas de todo el mundo, que la vulnerabilidad no es natural. Por ejemplo, ser mujer negra no es lo que la hace vulnerable (no hay fragilidad ni vulnerabilidad en la naturaleza); lo que hace vulnerables a las mujeres negras son las relaciones de género y étnico-raciales basadas en una cultura racista heterocispatriarcal, que genera un conjunto de relaciones materiales e inmateriales capaces de producir sufrimiento psíquico en el cuerpo de las mujeres negras. Asimismo, ser una persona refugiada no es una condición natural o elección individual, sino el efecto de un proceso que naturalizó un capitalismo extractivo depredador que promueve el cercamiento de un bien común llamado *Tierra*. En este sentido, la discusión sobre quiénes son identificados como más vulnerables resulta muchas veces un concepto impreciso, ya que está compuesto por características que se superponen y promueven intersecciones experimentadas en la vida cotidiana (Dworkin, 2005), por lo que hablamos de individuos vulnerables, y no de personas vulnerables.

El concepto de interseccionalidad es considerado uno de los aportes más importantes del feminismo negro. Es una herramienta de análisis que marca las diferencias en ciertos grupos y que produce diferentes maneras de vivir las relaciones vividas desde matrices de opresión de los poderes hegemónicos, principalmente relacionadas con las de clase, raza y género (Hill-Collins, 1990). Ambrosio y Silva (2022) guían la interseccionalidad como una herramienta de análisis y práctica profesional, como una forma posible de descubrir, reconocer y enfrentar las injusticias sociales y/o laborales, siempre y cuando se comprenda la inseparabilidad e interdependencia de los elementos estructurantes de estas injusticias.

La interseccionalidad, por lo tanto, surge como un referente conceptual y metodológico

con el que la salud mental puede trazar alianzas para abordar la complejidad involucrada en la producción de disparidades en salud y procesos de vulnerabilidad (Couto *et al.*, 2019), especialmente a partir de las categorías clase, sexualidad, género, raza/etnia, religión y geolocalización.

Cuando la vida cotidiana se produce en contextos vulnerantes y vulnerados

La segunda dimensión importante de la interfaz entre salud mental y vulnerabilidad son las experiencias que producen vulnerabilidad. Nos referimos aquí a procesos ubicados en el tiempo y el espacio, generadores de sufrimiento psíquico y sociopolítico: hambre, privaciones materiales e inmateriales, privaciones de libertad, violencias de distintos órdenes, duelos, emergencias climáticas, pandemias, guerras, aculturación, enfermedades crónicas y/o progresivas.

Esta dimensión de la producción de sufrimiento psíquico a partir de una experiencia vulnerable ha sido explorada exhaustivamente en el campo de la salud mental, ya sea desde una perspectiva psicoanalítica basada en la noción de trauma o experiencia traumática, por teorías sistémicas basadas en las concepciones de caos o complejidad, o desde la perspectiva conductista de determinar nuestro comportamiento por el entorno o influencias externas. Incluso las concepciones más conservadoras de las ciencias sociosanitarias y, específicamente, de la terapia ocupacional tienen en cuenta las dimensiones de la experiencia vivida para componer el examen psíquico, la historia previa de la enfermedad o el diagnóstico situacional. Es importante ampliar estas experiencias no solo como factores del proceso de enfermedad, sino como soporte para la producción subjetiva, comprendiendo sus límites y potencialidades.

Territorios vulnerables

La tercera posible dimensión de interfaz entre salud mental y vulnerabilidad es la de vivir en territorios vulnerables. Por territorios vulnerables se entienden aquellos espacios con paisajes precarios desde el punto de vista económico, ambiental, social y/o cultural, como focos de pobreza, regiones explotadas o abandonadas por el Estado, zonas de guerra o de extrema exposición a la violencia, como los quilombos, los territorios indígenas, las quebradas y las regiones ribereñas; espacios, ciudades y asentamientos humanos mal gobernados e ineficientes, sin viviendas, infraestructura ni acceso universal a empleo y servicios básicos como agua, energía y saneamiento (ONU, 2024).

Territorios vulnerables también son aquellos que no necesariamente experimentan precariedad material, pero albergan un grado potencial de sufrimiento o degradación de la vida en sus procesos de reinvención, como instituciones totales como las prisiones, los hospitales psiquiátricos, los ejércitos y las instituciones religiosas que no respetan los derechos básicos, entre otros.

Entendiendo la salud mental como una construcción relacional y procedimental, se considera que este proceso incluye nuestra relación con los espacios/ambientes y objetos que nos rodean, así como la práctica de esos espacios y objetos.

Vulnerabilidad sociocultural y subjetiva

La cuarta dimensión destacada es la vulnerabilidad sociocultural y subjetiva, que incide directamente en la producción de salud mental o sufrimiento psíquico. Y este es un tipo de vulnerabilidad al que todos estamos sujetos, en mayor o menor grado.

A partir de la construcción de Guattari (1986), esta dimensión se podría acercar a la producción de captación del deseo a través de la subjetivación capitalista, que tiende a reducirnos a nuestra acción en el mundo como personas consumidoras o empresarias de nuestra propia vida ya no desde la gestión de la fuerza laboral y el sometimiento de los cuerpos (como en la sociedad taylorista), sino desde la gestión/inducción del deseo de un capitalismo global integrado.

Para Rolnik (2018), a partir de esta captura se produce la extracción de la pulsión vital, que se origina en el capitalismo colonial y nos coloca en constantes procesos de vulnerabilidad psíquica. En este sentido, para el autor el extractivismo colonial se aplicaría también a la subjetividad; no se trata de extracción territorial o material, sino de la vida misma y de los procesos de vivir.

Para Safatle *et al.* (2020), el neoliberalismo contemporáneo opera en el punto crucial entre la economía financiera, el complejo militar y las tecnologías digitales, que se afirman como formas complementarias de «gestionar el sufrimiento psíquico y social», tomando este sufrimiento como un efecto inevitable de las relaciones capitalistas. Entre las estrategias neoliberales para esta gestión, los autores destacan principalmente dos aspectos: en primer lugar, la competencia y la meritocracia, que son esencialmente generadoras de paranoia y antagonismos o polarizaciones subjetivas; y, en segundo lugar, la individualización de la culpa por el fracaso. Como resultado de esto, vemos crecer la incidencia de los trastornos mentales a medida que crece el capitalismo neoliberal.

Los efectos pragmáticos de este proceso son la captura del deseo, la degradación de la vida compartida y, por tanto, la desconexión entre las personas y otros seres vivos, y una pandemia de trastornos mentales a escala planetaria.

Si bien estos procesos son una preocupación global, los efectos concretos de esta vulnerabilidad no son percibidos por igual por los diferentes países del sur o del norte global. Organismos internacionales se movilizan para enfrentar este escenario, planteando estrategias sobre la educación para la salud y el bienestar, considerando clave la intersección entre la educación, la salud y la igualdad de género, que se refuerzan mutuamente (ONU, 2024).

La actividad humana: respuesta ante la vulnerabilidad en salud mental

Estas cuatro posibles dimensiones de interfaz entre salud mental y vulnerabilidades son atravesadas por una quinta y última dimensión, que es, simultáneamente, causa y efecto de estos cuatro procesos expuestos previamente: la vulnerabilidad de las actividades u ocupaciones humanas.

Las actividades humanas son singulares, colectivas y, aunque sean realizadas por una sola persona, son la composición y representación de un todo colectivo –del presente, del pasado y del futuro–, interconectado e interdependiente, de todos los ámbitos comunitarios que componen la humanidad como naturaleza-cultura. De hecho, las personas necesitamos vínculos profundos con la memoria ancestral para sostener nuestra existencia e identidad (Cardinalli *et al.*, 2021).

El desarrollo contemporáneo en los diversos contextos regionales a nivel mundial del concepto de actividad humana como expresión de la condición del ser humano para actuar en el mundo se apoya en las construcciones de la terapia ocupacional latinoamericana, especialmente en la producción brasileña. Si una parte importante de los procesos de vulnerabilidad reseñados anteriormente son resultado de la acción humana, entre sus efectos se puede incluir la vulnerabilidad de la condición misma de las personas que actúan en el mundo. Conceptos como **justicia ocupacional** y **participación social** pueden ayudarnos a comprender la disparidad en las condiciones para que diferentes grupos de población realicen su poder de actuar.

Se destaca que, para la construcción argumentativa de la consustancialidad entre salud mental y social, se hace referencia al concepto de actividad humana, y no al de desempeño ocupacional. Esta elección se justifica entendiendo que la noción de desempeño, en el lenguaje compartido con el sentido común y semánticamente, se refiere a la forma en que alguien actúa, evaluado en términos de eficiencia y desempeño. Se priorizan así las acciones de personas o colectivos, evaluadas en términos de poder, es decir, como un movimiento para ampliar las condiciones para perseverar en la existencia. En este sentido, la actividad humana, como cualidad de ser activo en el mundo, puede potenciarse o debilitarse según las condiciones y elementos en los que se engendra esa acción.

Las actividades y modos de hacer humanos expresan y materializan la composición de diversas líneas intensivas en la producción de diferentes modos de existir, en múltiples y plurales posibles relaciones entre fuerzas sociales y culturalmente constituidas, y en los movimientos singulares de implicación y coproducción de estas. En este proceso, en la vida diaria, en lo que hacemos, expresamos redes de relaciones y significados que revelan experiencias, posibilidades y límites que nos acercan o nos alejan de los poderes de afirmación y expansión de la vida (Cardinalli *et al.*, 2021).

Para Mbembe (2018), en los experimentos del neoliberalismo contemporáneo, al que llama *necropolítica*, la cultura capitalista sigue codificando quién es digno de vida y muerte, quién es digno de ser y quién encarna el lugar del no ser. Partiendo de esta propuesta de sobrecodificación, se considera quién es digno de actuar en el mundo y quién es objeto de la acción y deseo de los demás. Movimientos como el colonialismo, la esclavitud, el fascismo, el imperialismo, la medicalización de la vida, la gobernanza algorítmica y otras formas de subalternización de la acción de los demás son ejemplos de esta sobrecodificación o lo que podríamos llamar *un proceso de praxistemicidio*. Sin embargo, como nos enseñó Foucault (1982), «donde hay poder, hay resistencia» o, como sugiere Thebas (2021), «si hay muros, también hay grietas, y podemos pasar los dedos por ellas».

Spinoza también abordó en 1677 en su publicación «Ética» estas ideas de coexistencia y no de oposición, entre poder y resistencia, (Peña 2011). Spinoza concibe problemática entre todo cuerpo vivo y las causas externas a él que pueden destruirlo. Para todos y cada uno de los cuerpos, la primera experiencia es la del límite puesto a su existencia. El cuerpo vivo, esencialmente, es lo que resiste, y por eso Spinoza hace coincidir la potencia de la vida en lo vivo con el esfuerzo que hace todo lo que existe para perseverar en la existencia, que se actualiza como mundo existente, no solo como mundo, sino como fuerza conservadora y de expansión de la vida (Teixeira *et al.*, 2023).

Las resistencias y los intentos de perseverar en la existencia se unen a aquellos considerados vulnerables, con innumerables límites impuestos a su existencia (jóvenes sin perspectiva de futuro, personas con discapacidad, movimientos políticos sociales y artísticos de la negritud, feminismo, comunidad LGBTQIA+, quilombismo, movimientos indígenas...). Además de expresarse a través de un amplio conjunto de indignaciones, síntomas y enfermedades mentales, también se expresan como nuevas cosmopolíticas de reinvención del yo y de las actividades humanas. Estrategias provenientes de expertos en el fin del mundo (Danowsky y Viveiros de Castro, 2014) nos invitan a reinventar mundos, pero también a reinventar nuestra subjetividad, la salud mental más allá de la enfermedad, como ya propone la atención psicosocial, pero mucho más que eso, más allá del centrado en lo humano. Nos referimos a modos de subjetivación centrados en la defensa de la vida y del vivir de todos los seres vivos.

Cuando las vulnerabilidades se convierten en la fuerza para perseverar en la existencia, la revitalización de las subjetividades, la colectivización de las luchas y los proyectos de curación, necesitamos un compromiso ético-político con la producción de cuidado y vida en el respeto, y deseo de la pluralidad, diversidad y perseverancia de la existencia (Zango Martín y Silva, 2022), si no nos interesa reproducir formas y estructuras de dominación a costa del aniquilamiento, la enfermedad y el empobrecimiento (material y existencial) de las personas.

Es necesario afirmar y ampliar otras formas de percibir, relacionarse y crear, lo que pensamos que es un desafío crucial para la terapia ocupacional ante el fin de los mundos. Es una invitación a una (re)existencia basada en la creación y expansión de experiencias y mundos plurales, considerando la producción de subjetividades como una forma de resistir la violencia y los aniquilamientos del vivir (Cardinalli *et al.*, 2021).

Nosotros, profesionales de la terapia ocupacional, junto con profesionales transdisciplinares de la salud mental, debemos preguntarnos hasta qué punto somos permeables a esta apertura radical. Krenak (2019), un importante líder indígena, nos enseña que es necesario revertir el orden de nuestras formas de vida, así como aprender de la «continua resistencia de los pueblos ancestrales, que guardan la memoria profunda de la tierra».

Según este autor, «vamos a aprovechar toda nuestra capacidad crítica y creativa para construir paracaídas coloridos. Pensemos en el espacio no como un lugar confinado, sino como el cosmos donde podemos caer en paracaídas de colores» (Krenak, 2019). Así, también como terapeutas ocupacionales, vamos a aprovechar la capacidad crítica de las actividades humanas para construir paracaídas que den respuesta a las necesidades de la vida considerando, respetando y honrando la diversidad en los modos de ser y hacer.

 EXPERIENCIA OCUPACIONAL: Laura y la reconstrucción de una vida con sentido (por Ó. Sánchez Rodríguez)

Laura es una mujer de 38 años migrante en situación de protección internacional. Está soltera. Tiene un hijo de 14 años en su país de origen. Llegó a España hace 3 años tras huir de la violencia de género y los conflictos sociopolíticos de su país de origen. Actualmente vive en una residencia temporal municipal y trabaja de forma eventual en empleos informales. Ha sido diagnosticada con un trastorno de estrés postraumático complejo (CIE 11: 6B40), que se ha manifestado con diversa intensidad y frecuencia en insomnio, ansiedad grave, aislamiento social y dificultades para establecer relaciones de confianza.

Laura se enfrenta a múltiples dimensiones de vulnerabilidad: identitaria (ser mujer migrante racializada y estar en situación de refugio la exponen a discriminación y exclusión), sociocultural (barreras lingüísticas, falta de redes de apoyo y choque cultural), territorial (vive en una zona con acceso limitado a recursos sociales y sanitarios) y ocupacional (pérdida del acceso a actividades significativas que antes daban estructura y sentido a su vida, desempleo y ocupación en trabajos no regularizados). Desde la perspectiva ocupacional, Laura ha experimentado vulneración de sus derechos humanos y fractura de su identidad ocupacional, con alto nivel de restricción en su participación social y una degradación general en sus dominios ocupacionales.

(Continúa)

EXPERIENCIA OCUPACIONAL: Laura y la reconstrucción de una vida con sentido (por Ó. Sánchez Rodríguez) (*cont.*)

Evaluación y diagnóstico ocupacional

A continuación se muestra la evaluación que se realizó utilizando una combinación de herramientas, incluyendo entrevistas semiestructuradas y entrevistas en profundidad:

- Historial ocupacional y pérdida de roles: antes de migrar, Laura era profesora de primaria y tenía patrones estructurados satisfactorios. Actualmente, su actividad diaria está fragmentada y caracterizada por la precariedad y participación en contextos que vulneran su trayectoria vital y derechos.

- Impacto del trauma en la ocupación: experimenta hipervigilancia y miedo en espacios públicos, lo que limita su movilidad y acceso a recursos comunitarios.

- Sistemas de apoyo: red primaria debilitada debido a la distancia con su familia y redes secundarias en construcción con otras mujeres en una situación similar.

- Autopercepción y motivación: manifiesta sentimientos de desesperanza y dificultades para proyectar un futuro.

El diagnóstico ocupacional concluye una restricción grave en la participación ocupacional, con un impacto crítico en sus niveles de autonomía, calidad de vida y bienestar mental. Se determinan procesos de desconexión con su identidad ocupacional previa y una afectación en los principios de la justicia ocupacional, al no poder ejercer sus derechos humanos y de participación plena en la comunidad.

Plan de intervención ocupacional

Objetivos generales:

- Restaurar su proceso de recuperación en cuanto a los niveles de autonomía en la vida cotidiana según su perfil histórico.

- Desarrollar estrategias para afrontar la gestión del estrés, la ansiedad y el trauma en su relación con la vida cotidiana.

- Desarrollar un proceso de inclusión formativo laboral regulado.

- Incrementar sus relaciones sociales en España con criterios de afectividad y apoyo.

  Estrategias iniciales de intervención:

- Orientación y apoyos formativo, laboral y sociolaboral centrados en la mediación con estructuras académicas y empresariales.

- Asesoramiento para la participación en actividades de expresión artística y narrativa terapéutica para resignificar su historia.

- Participación en espacios de encuentro con otras mujeres en situación de protección internacional y con vinculación en cuanto a territorios de origen (cultura, espiritualidad, etc.) para fortalecer el sentido de pertenencia.

- Orientación y apoyo para la incorporación como voluntaria en contextos con menores, aprovechando sus competencias como profesora.

- Mediación para el acceso a programas de vivienda y redes de apoyo de servicios sociales.

(*Continúa*)

EXPERIENCIA OCUPACIONAL: Laura y la reconstrucción de una vida con sentido (por Ó. Sánchez Rodríguez) (*cont.*)

Indicadores de resultados ocupacionales:

- Incorporación a dos contextos comunitarios de participación social semanal que sean fuente de vinculación y satisfacción.

- Reducción del puntaje de ansiedad en ocupaciones significativas en al menos un 30 % según escalas validadas.

- Homologación de sus estudios universitarios o alternativas que permitan el ejercicio de ocupaciones laborales asociadas a su formación y experiencia.

- Acceso a un contrato de trabajo regularizado.

PREGUNTAS DE REFLEXIÓN

- ¿Cómo se tienen que considerar los contextos sociales, las redes primarias, las redes secundarias, las estructuras y las dinámicas de las poblaciones en la evaluación, el diagnóstico y la intervención ocupacional en la salud mental y los procesos de enfermedad mental?

- ¿Cuáles son las relaciones entre las dimensiones sobre la vulnerabilidad, los dominios de la salud mental y los dominios ocupacionales?

- Dados los procesos asociados a la construcción de vulnerabilidades y los dominios de la salud mental, ¿qué procesos son necesarios en terapia ocupacional para los cuidados y derechos de las personas y las poblaciones?

PUNTOS CLAVE

- La salud mental y el contexto sociocultural son inseparables. Así, producir salud es generar modos de vida y generar salud mental es crear relaciones y acciones que fortalezcan una vida con sentido en la que ser, pensar, sentir y actuar en los espacios de comunidad en interdependencia con los contextos de vida. Los procesos de salud están involucrados con todo contexto de vulnerabilidad.

- La vulnerabilidad de la acción en el mundo ocurre entre dimensiones como las singularidades y la identidad, experiencias localizadas que producen territorios vulnerables y la vulnerabilidad sociocultural y/o subjetiva.

- Comprender y proponer prácticas del cuidado tiene una estrecha relación con la creación. Implica, a su vez, crear estrategias individuales y colectivas de producción subjetiva, de modos de perseverar en la existencia, construyendo significados a esa existencia, revitalizando las subjetividades, la colectivización de las luchas y los proyectos de curación. Son procesos que pueden contestar a las necesidades de la vida considerando, respetando y honrando la diversidad en los modos de ser y hacer.

REFERENCIAS BIBLIOGRÁFICAS

Ambrosio, L. y Silva, C. R. (2022). Intersectionality: an American diasporic concept for occupational therapy. *Cadernos Brasileiros de Terapia Ocupacional, 30*, e3150.

Arouca, S. (2003). *O dilema preventivista: contribuição para a compreensão e crítica da medicina preventiva.* Editora Fiocruz.

Ayres, J. R. (2018). Entrevista com José Ricardo Ayres. *Saúde e Sociedade, 27*(1), 51-60.

Ayres, J. R. C. M. (2012). Vulnerabilidade, direitos humanos e cuidado: aportes conceituais. En S. Barros, P. F. S. Campos y J. J. S. Fernandes (Eds.), *Atenção à saúde de populações vulneráveis* (pp. 1-25). Manole.

Cardinalli, I., Cardoso, P. T., Silva, C. R. y Castro, E. D. (2021). Constelações afetivas: cotidiano, atividades humanas, relações sociais e Terapia Ocupacional entrelaçados à cosmovisão Krenak. *Interface (Botucatu), 25*, e210262.

Couto, M. T., De Oliveira, E., Alves Separavich, M. A. y Do Carmo Luiz, O. (2019). La perspectiva feminista de la interseccionalidad en el campo de la salud pública: revisión narrativa de las producciones teórico-metodológicas. *Salud Colectiva, 15*, e1994.

Danowski, D. y Viveiros de Castro, E. (2014). *Há mundo por vir? Ensaio sobre os medos e os fins.* Cultura e Barbárie: Instituto Socioambiental.

David, E. C., Passos, R., Faustino, D. M. y Tavares, J. S. C. (Eds.). (2021). *Racismo, subjetividade e Saúde Mental: O pioneirismo negro.* Ed. Hucitec.

Dworkin, R. (2005). *A virtude soberana: a teoria e a prática da igualdade* (J. Simões, Trad.). Martins Fontes.

Fanon, F. (2009). *Piel negra, máscaras blancas.* Ediciones Aikal.

Foucault, M. (1982). *Microfísica do poder.* Graal.

Freire, P. (2011). *Pedagogia do oprimido* (50ª ed.). Paz e Terra.

Hill Collins, P. (1990). *Black Feminist Thought: Knowledge, Consciousness, and the Politics of Empowerment.* Boston: Unwin Hyman.

Galheigo, S. M. (2012). Perspectiva crítica y compleja de terapia ocupacional: actividad, cotidiano, diversidad, justicia ocupacional y compromiso ético-político. *TOG (A Coruña), 5*, 176-187. http://www.revistatog.com/mono/num5/compromiso.pdf

Guattari, F. (1986). *Revolução Molecular: pulsações políticas do desejo* (3ª ed.). Brasiliense.

Krenak, A (2019). *Ideas para postergar el fin del mundo.* Colectivo Siesta.

Mbembe, A. (2018). *Necropolítica* (1ª ed.). N-1 edições.

Organización Mundial de la Salud (1946). *Constituição da Organização Mundial da Saúde.* OMS.

Organización Mundial de Salud (2022). Informe mundial sobre salud mental: transformar la salud mental para todos. Ginebra. https://www.who.int/es/publications/i/item/9789240050860

Organización de las Naciones Unidas (2024). Documento final de la Cumbre del Futuro. https://www.un.org/sites/un2.un.org/files/sotf-pact_for_the_future_adopted.pdf

Pelbart, P. P. (2013). *O avesso do Niilismo: Cartografias do esgotamento.* Ed. Hucitec.

Pelbart, P. P. (2020). *O devir-negro do mundo.* Revista Cult.

Peña, V (2011). *Ética. Traducción de Spinoza (1677).* Alianza Editorial.

Pino, J. y Ulloa, F. (2016). Perspectiva crítica desde Latinoamérica: hacia una desobediencia epistémica en terapia ocupacional contemporánea. *Cadernos de Terapia Ocupacional da UFSCar, 24*(2), 421-427.

Ramugondo, E. (2018). El trabajo de sanar: intersecciones para la decolonialidad. Discurso de apertura del Congreso de la Federación Mundial de Terapeutas Ocupacionales - WFOT Congress 2018. https://congress2018.wfot.org/keynote-speakers.php

Rolnik, S. (2018). *Esferas da insurreição: Notas para uma vida não cafetinada* (2ª ed.). N-1 edições.

Safatle, V., Silva Júnior, N. y Dunker, C. (Eds.). (2020). *Neoliberalismo como gestão do sofrimento psíquico.* Autêntica.

Silvestrini, M. S., Silva, C. R. y Almeida Prado, A. C. S. (2019). Terapia ocupacional e cultura: dimensões ético-políticas e resistências. *Cadernos Brasileiros de Terapia Ocupacional, 27*(4), 929-940.

Teixeira, R, et al. (2023). *A reinvenção da vida e da saúde em tempos de pandemia: o lugar da cultura.* Centro de Pesquisa e Formação do Sesc São Paulo; USP - Universidade de São Paulo.

Thebas, C. (2021). *Ser bom não é ser bonzinho: como a comunicação não violenta e a arte do palhaço podem te ajudar a identificar e expressar as suas necessidades de maneira clara e autêntica – e evitar julgamentos, como o deste título.* Planeta.

Zango Martín, I. y Silva, C. R. (2022). Sentir-pensar-vivir el cuidado como acto revolucionario. En M. R. Aussièrre, A. Monzon, S. Spampinato y D. Testa (Coords.), *De amuletos y artefactos: reflexiones situadas en clave feminista desde terapia ocupacional.* Fundación La Hendija.

 ? **AUTOEVALUACIÓN**

Dimensiones jurídicas, derechos y ética en terapia ocupacional en salud mental

4

E. Rodríguez Ruiz y Ó. Sánchez Rodríguez

 OBJETIVOS

- Explorar la relación entre el marco jurídico y los derechos humanos en el contexto de la salud mental.
- Analizar los derechos fundamentales de las personas con trastornos mentales y las implicaciones legales en su atención.
- Examinar los principios éticos y legales que guían la práctica de profesionales de la terapia ocupacional en salud mental, identificando los retos y dilemas entre las normativas y la práctica clínico-ocupacional.
- Reflexionar sobre el papel de la terapia ocupacional en la promoción y protección de los derechos humanos de las personas con trastornos mentales.

«No hay salud sin salud mental. Los programas de salud mental de calidad basados en los derechos humanos son esenciales para garantizar que todas las personas, en todas partes, puedan vivir con dignidad y bienestar».

Ban Ki-Moon (ONU), 2013

INTRODUCCIÓN

Los instrumentos jurídicos internacionales y regionales determinan la obligatoria aplicación de medidas de protección y promoción de los derechos humanos de las personas y de las poblaciones para que puedan disfrutar de vidas dignas, llenas de oportunidades equitativas y con apoyos para sus ocupaciones de la vida diaria. Estos instrumentos parten de la Declaración Universal de los Derechos Humanos (ONU, 1948) y, junto con otros protocolos asociados, aportan un sistema integral de garantías. Sin embargo, muchas personas siguen viendo vulnerados sus derechos más básicos en la promoción y protección de la salud mental a lo largo de sus vidas.

Las ocupaciones humanas hacen referencia a las actividades que realizamos individualmente o en grupo para satisfacer necesidades, ocupar el tiempo y dar significado a nuestras vidas. La salud ocupacional está directamente vinculada con nuestras necesidades, identidad y sentido de competencia, y se desarrolla en un contexto influido por factores ambientales y personales (Federación Mundial de Terapeutas Ocupacionales, 2019). Un paradigma fundamental de la vida humana es que todas las personas requieren contextos adecuados para desempeñar ocupaciones que les permitan su desarrollo y prosperidad, expresándose plenamente a través del hacer, configurando los derechos humanos como el mejor garante para la calidad de vida ocupacional.

A pesar de los grandes avances en los derechos humanos logrados en el siglo xx, hoy en día estamos en una situación global de alto riesgo. Las expectativas relacionadas con los derechos fundamentales, los valores constitucionales y las recomendaciones internacionales en materia de salud, educación y trabajo están en peligro para muchas personas y resultan inalcanzables para otras. Son múltiples los elementos de riesgo para la salud mental, constructivos de malestar vital y que, en el caso de las personas con un diagnóstico de salud mental, producen fenómenos de alta exclusión.

Estas dimensiones de la exclusión se vinculan con perfiles socioeconómicos adversos (niveles bajos de educación, desempleo y mayores tasas de pobreza con consecuencias sobre la exclusión patrimonial y residencial) y, además, producen graves pérdidas de capital humano y económico, con unos altos costes sociales, tanto tangibles como intangibles, que derivan de la reducción del capital ocupacional, los gastos en atención sociosanitaria y la vulnerabilidad emocional para las familias y personas afectadas.

En este contexto, la bioética juega un papel crucial en la terapia ocupacional, especialmente en el ámbito de la salud mental. La bioética se centra en la reflexión sobre los principios y valores que deben guiar las prácticas profesionales, asegurando que las personas sean tratadas con respeto, dignidad y justicia.

DERECHOS FUNDAMENTALES EN SALUD MENTAL

A continuación se aporta una definición de los derechos humanos en el contexto de la salud mental, se describe el marco jurídico en la protección de los derechos de las personas con trastornos mentales y se conceptualizan la autonomía y los derechos para la dignidad en el tratamiento ocupacional.

Definición de los derechos humanos en el contexto de la salud mental

Los derechos humanos en el contexto de la salud mental se conceptualizan como un complejo conjunto de principios universales que garantizan a todas las personas el derecho a una vida digna, inclusiva y libre de discriminación. Los principios y normativas de la Organización de las Naciones Unidas (ONU) y la Organización

Mundial de la Salud (OMS) incluyen el acceso equitativo a servicios de salud mental adecuados y la promoción de contextos inclusivos que faciliten la participación plena y la protección contra cualquier forma de estigmatización o exclusión basada en las condiciones de la salud mental. La Declaración Universal de los Derechos Humanos y los diversos pactos y convenciones de la ONU establecen un marco legal y ético para proteger estos derechos, promoviendo políticas públicas que aseguren el respeto a la autonomía y la dignidad de todas las personas, independientemente de su estado de salud mental (OMS, 2013, 2016, 2019 y 2023).

Existe una relación directa entre las ocupaciones, los dominios de salud mental y la visión de las personas, sujetos de derechos humanos en su vida diaria. Se enfatiza en la relevancia de los derechos en la propia naturaleza ocupacional de los seres humanos y en la importancia de la identidad ocupacional, el desarrollo de una vida saludable, la participación productiva y el logro de propósitos satisfactorios, ejes que están asociados al disfrute de los derechos humanos (AOTA, 2020a).

Desde hace décadas, las diversas instituciones internacionales definen, publican y promueven las condiciones y requisitos necesarios para la salud y la garantía plena de los derechos humanos. Estas premisas se basan en dimensiones que impactan radicalmente en la vida diaria de las personas, como la paz, la educación, la vivienda, la alimentación, la renta, un ecosistema estable, la justicia social y la equidad (ONU, 1986). Las acciones se fundamentan en la reducción de las diferencias en el estado de la salud, interviniendo directamente sobre los elementos, asegurando la igualdad de oportunidades y proveyendo los medios que permitan a toda la población desarrollar al máximo su salud potencial. Para ello, hay que potenciar que los hombres y las mujeres desarrollen la capacidad para controlar los elementos que determinen sus dominios de salud (OMS, 2001; WMA, Asociación Médica Mundial, 1995 y 2002).

Sin embargo, la realidad es que las personas en riesgo de exclusión (personas mayores, mujeres, menores de edad y jóvenes, personas que tienen que migrar, personas en situación de pobreza, etc.) o con discapacidad y, en mayor medida, con un diagnóstico de salud mental sufren una exclusión significativamente mayor para el desarrollo de su salud y bienestar ocupacional.

Marco jurídico en la protección de los derechos de las personas con trastornos mentales

La ONU y, específicamente, la OMS aportan datos periódicos sobre la salud mental en el mundo y por regiones, así como informes específicos sobre las situaciones de enfermedad mental. Exponen el incremento de la prevalencia asociada a varios factores con impactos graves en los niveles de disfrute de los derechos humanos: inestabilidad de los sistemas de bienestar y de seguridad social, incremento de la esperanza de vida con envejecimiento de la pirámide poblacional, aumento de enfermedades de larga duración, escasa inversión económica en políticas de salud mental y un reducido cambio de los servicios de atención tradicionales hacia modelos comunitarios (ONU, 2020a).

A pesar de estos obstáculos, las diversas estrategias de las Naciones Unidas para la inclusión de la discapacidad y los diversos planes internacionales de objetivos para el desarrollo sostenible definen que las políticas de salud mental son una inversión que implica una condición esencial para defender los derechos humanos, el desarrollo sostenible, la paz y la seguridad, produciendo un relevante retorno social (ONU, 2019). En la tabla 4-1 se puede ver una compilación sobre el marco jurídico y metodológico sobre derechos humanos en terapia ocupacional en salud mental.

Tabla 4-1. Marco jurídico y metodológico sobre los derechos humanos en terapia ocupacional en salud mental	
Normativas fundamentales sobre los derechos humanos	• Declaración Universal de los Derechos Humanos (ONU, 1948) • Pacto Internacional de Derechos Civiles y Políticos junto con el Primer y Segundo Protocolo Facultativo (ONU, 1966a) • Pacto Internacional de Derechos Económicos, Sociales y Culturales y Primer Protocolo Facultativo (ONU, 1966b) • Convención Internacional sobre la Eliminación de todas las Formas de Discriminación Racial (OHCHR, 1965) • Convención sobre la Eliminación de todas las Formas de Discriminación contra la Mujer (OHCHR, 1979) • Convención contra la Tortura y otros Tratos o Penas Crueles, Inhumanos o Degradantes (OHCHR, 1984) • Convención sobre los Derechos del Niño/a (OHCHR, 1989) • Principios para la protección de las personas con enfermedades mentales y la mejora de la atención de la salud mental (OHCHR, 1991) • Convención Internacional de los Derechos de las Personas con Discapacidad (ONU, 2006) y Protocolo Facultativo (ONU, 2006)
Modelos de atención en salud mental basados en los derechos humanos	• Modelos de humanización • Modelo de atención centrado en la persona • Modelo de recuperación • Modelos de cero contenciones • Modelo de atención basado en las relaciones
Instrumentación para la mejora de la atención en salud mental basada en los derechos humanos	• Principios de protección de las personas con enfermedad mental y atención de la salud mental • Recomendaciones del Comité sobre los Derechos de las Personas con Discapacidad • Informes específicos de relatores de la ONU sobre los derechos en la salud mental

(Continúa)

Tabla 4-1. Marco jurídico y metodológico sobre los derechos humanos en terapia ocupacional en salud mental (*cont.*)	
Instrumentación para la mejora de la atención en salud mental basada en los derechos humanos	• QualityRights: instrumentos de calidad y derechos en salud mental de la OMS - OPS/OMS • Prácticas de recuperación para la salud mental y bienestar. Capacitación especializada de la OMS QualityRights • Programa HOP, honesto, transparente, orgulloso para eliminar el estigma de la enfermedad mental • Códigos éticos de los colegios profesionales de terapia ocupacional • QuIRC (*quality indicator for rehabilitative care*) • Observatorio de la Salud Mental, Derechos e Igualdad e informes anuales
Decálogo de buenas prácticas en terapia ocupacional basada en los derechos humanos	• Integración de valores éticos para promover los derechos humanos y denunciar su vulneración en todos los contextos • Análisis de las necesidades de los diversos grupos de interés e integración en la práctica ocupacional: personas y poblaciones afectadas, familias, administraciones privadas y públicas, etc. • Diseño y promoción de contextos para la coordinación bidireccional de las experiencias entre personas expertas: experiencias en primera persona (demandas del cliente basadas en necesidades) y experiencia de profesionales (proveedor de productos y servicios con calidad total) • Garantizar entrenamientos y apoyos en contextos ocupacionales significativos y comunitarios frente a entornos clínicos • Evaluación y diagnóstico ocupacional centrado en cada persona • Diseño de planes individualizados de atención ocupacional, ofreciendo alternativas de tratamiento y con garantías en el proceso de consenso de los objetivos y metodologías con la persona • Establecer guías de implementación del buen trato ocupacional con impactos en la participación en diversos contextos y en las relaciones de la vida diaria • Diseño de planes de voluntades anticipadas centradas en las garantías de los derechos • Prácticas basadas en fuentes de evidencia frente a prácticas basadas en opiniones y/o tradiciones • Evaluación de resultados de la intervención basada en los impactos producidos en el desempeño ocupacional en la vida diaria y correlación con la calidad de vida

HOP: honest, open, proud; ONU: organización de naciones unidas; OPS/OMS: organización panamericana de la salud/organización mundial de la salud.

El principal instrumento jurídico sobre los derechos humanos en la salud mental es la **Carta Internacional de los Derechos Humanos**, que está conformada por:

• La Declaración Universal de los Derechos Humanos (ONU, 1948).
• El Pacto Internacional de Derechos Civiles y Políticos junto con el Primer y Segundo Protocolo Facultativo (ONU, 1966a).
• El Pacto Internacional de Derechos Económicos, Sociales y Culturales, y Primer Protocolo Facultativo (ONU, 1966b).

Además, la ONU ha ido adoptando otros tratados que son relevantes en cuanto a los derechos humanos en salud mental:

• La Convención Internacional sobre la Eliminación de todas las Formas de Discriminación Racial (OHCHR, 1965; ONU, 2001).
• La Convención sobre la Eliminación de todas las Formas de Discriminación contra la Mujer (OHCHR, 1979; CEDAW, 1991).
• La Convención contra la Tortura y Otros Tratos o Penas Crueles, Inhumanos o Degradantes (OHCHR, 1984).

- La Convención sobre los Derechos del Niño/a (OHCHR, 1989; CRC, 2006).

Igualmente, diversos relatores especiales de la ONU han emitido múltiples diagnósticos que han evidenciado y que han instado a actuaciones específicas en sus informes por parte de los Estados miembros, para hacer frente a las violaciones de los derechos humanos en los sistemas de atención de la salud mental. No hay salud sin salud mental, y no hay buena salud y bienestar mental sin adoptar un enfoque basado en los derechos humanos (ONU, 2020a). Además, la promoción de la salud mental se incluyó en el ODS3 de la Agenda 2030 de los Objetivos de Desarrollo Sostenible (ODS), para avanzar en la prevención, promoción, tratamiento, rehabilitación y recuperación de la salud mental, aunque hay que considerar que se incluye de manera transversal e interseccional en muchas de las metas y actuaciones de los 17 ODS (ONU, 2015).

Las normas intencionales integran la experiencia, la investigación y la humanización, tal y como se evidencia en las numerosas resoluciones que, desde su creación en 2006, ha ido emitiendo el Consejo de Derechos Humanos de Naciones Unidas, fundamentalmente las resoluciones A/HRC/RES/32/18, A/HRC/RES/36/13, A/HRC/RES/43/13 (ACNUDH, 2020) y, específicamente, la A/HRC/44/48, que expone el derecho de toda persona al disfrute del más alto nivel de salud física y mental, y las garantías que los Estados tienen que ofrecer a la ciudadanía (OHCHR, 2020).

Igualmente, las grandes organizaciones regionales mundiales, como la Organización Panamericana de Salud, el Consejo Europeo o el Consejo de Europa, han promovido medidas específicas con un alto impulso durante los últimos años para prevenir la vulneración de los derechos en salud mental y promocionar servicios centrados en la recuperación y calidad de vida de las personas con enfermedad mental (Consejo de Europa, 2023; OPS, 2023).

Este esfuerzo continuado se concluye con la **Convención Internacional de los Derechos de las Personas con Discapacidad** (ONU, 2006) y el Protocolo Facultativo de la Convención sobre los Derechos de las Personas con Discapacidad, que reconoce la competencia del Comité sobre los Derechos de las Personas con Discapacidad para examinar las denuncias de particulares (ONU, 2006). Los principios de esta convención son:

- El respeto de la dignidad inherente, la autonomía individual, incluida la libertad de tomar las propias decisiones, y la independencia de las personas.
- La no discriminación.
- La participación e inclusión plenas y efectivas en la sociedad.
- El respeto por la diferencia y la aceptación de las personas con situaciones de discapacidad como parte de la diversidad y la condición humana.
- La igualdad de oportunidades.
- La accesibilidad.
- La igualdad de las personas de cualquier género.
- El respeto a la evolución de las facultades de menores con discapacidad y de su derecho a preservar su identidad.

Conceptualización de autonomía y derechos para la dignidad en el tratamiento ocupacional

La conceptualización de la autonomía y los derechos en el tratamiento ocupacional se fundamentan en la **Clasificación Internacional del Funcionamiento, de la Discapacidad y de la Salud** (OMS, 2001), que define la salud como el resultado de complejas interacciones entre las funciones y estructuras individuales, las actividades realizadas y la participación social, influidas por contextos ambientales y personales. Esta perspectiva integra la garantía de entornos que promuevan el pleno desarrollo ocupacional, en consonancia con los derechos humanos y las distintas manifestaciones de deficiencia. Por lo tanto, la conceptualización de enfermedad o trastorno viene dada por esas interacciones entre las deficiencias, las limitaciones en la actividad y las restricciones en la participación, que son influidas por los factores contextuales, ya sean ambientales o personales.

En este sentido, el término incluiría la garantía de un entorno de oportunidad que ofrezca una correlación con los derechos humanos y los niveles de deficiencia que permitan el pleno desarrollo ocupacional de las personas, grupos y poblaciones. A su vez, las **Normas Uniformes para la Igualdad de Oportunidades para las Personas con Discapacidad** (ONU, 1993) enfatizaron en la equidad en el acceso a oportunidades ocupacionales como elemento garante de los derechos humanos y la calidad de vida.

El desarrollo ocupacional se erige como un derecho fundamental para la dignidad humana, posicionándose como eje central para la autonomía y la prevención de la dependencia. Este enfoque no solo promueve la calidad de vida en sus diversas dimensiones físicas, mentales y sociales, sino que también subraya la importancia de entornos facilitadores que permitan una participación plena y significativa. En este sentido, los contextos ambientales y personales juegan un papel fundamental al facilitar u obstaculizar el acceso a ocupaciones que promuevan el bienestar y satisfacción individuales, influyendo directamente en la experiencia y percepción de los derechos humanos en la práctica ocupacional (Sánchez Rodríguez *et al.*, 2012).

El desarrollo ocupacional, por lo tanto, es el eje vertebrador de todas las dimensiones vitales para la calidad de vida y se caracteriza por constructos clave que están asociados a los derechos humanos:

- **Salud. En el marco de la salud mental y los derechos humanos, el concepto de salud va más allá de la ausencia de enfermedad**; se define como un estado de completo bienestar físico, mental y social. Para las personas con un diagnóstico de salud mental implica que se respeten sus derechos en los tratamientos y disponer de oportunidades para la recuperación y garantía de apoyos para disfrutar de una vida diaria plena y satisfactoria libre de discriminación (OMS, 2006).
- **Dignidad. La dignidad humana es un principio irrenunciable e inviolable,** y debe ser respetada y protegida. Está vinculada al respeto, reconocimiento, autoestima, posibilidad de tomar decisiones y tener cubiertas las necesidades para una vida plena. Además, implica disponer de relaciones humanas cordiales y compasivas hacia quienes experimentan sufrimiento psíquico, garantizando políticas públicas y recursos caracterizados por la humanización y los resultados centrados en las personas.
- **Calidad de vida.** Constructo complejo que se adentra en la esencia misma de la existencia humana. Va más allá de la mera satisfacción de las necesidades básicas y es el reflejo de cómo una persona experimenta y valora su vida en su totalidad. Para organizar un modelo comprensivo se puede tipificar en ocho dimensiones interrelacionadas: bienestar emocional, relaciones interpersonales, bienestar material, desarrollo personal, autodeterminación, inclusión social, derechos y participación social (Schalock *et al.*, 2008).
- **Contextos.** Las características de los contextos afectan directamente al acceso de las personas al disfrute de las ocupaciones y a la calidad de la satisfacción con respecto a la actuación. Es decir, para que las personas, organizaciones y poblaciones logren verdaderamente una participación plena, significado y propósito, deben tener la oportunidad de participar cómodamente dentro de su propia combinación diferencial de contextos. La perspectiva de cada persona sobre cómo las ocupaciones están categorizadas con respecto al disfrute de los derechos humanos en la gestión de las libertades, necesidades e intereses está en dependencia con las características y oportunidades de los contextos (OMS, 2001). Los contextos son construcciones definidas por los factores ambientales y personales de cada cliente (persona, grupo, población), e influyen en el compromiso y la participación en ocupaciones.

PRINCIPIOS ÉTICOS Y CONTRIBUCIONES EN LA PRÁCTICA DE LA TERAPIA OCUPACIONAL EN SALUD MENTAL

En los siguientes apartados se detallan los principios éticos fundamentales en la atención de la salud mental, las responsabilidades legales y éticas en terapia ocupacional en salud mental, los dilemas éticos comunes en la práctica de salud mental y las líneas estratégicas de la terapia ocupacional en la protección de los derechos de las personas en su salud mental.

Identificación de los principios éticos fundamentales en la atención de la salud mental

La Convención de Derechos de las Personas con Discapacidad (ONU, 2006) es el instrumento jurídico con mayor alcance, por su significado y contenido, para el ejercicio de los derechos en condiciones de igualdad de las personas con discapacidad y para evitar que estos sean vulnerados. En el ámbito de la salud mental, a veces se ven quebrantados algunos derechos, especialmente aquellos relacionados con la participación en la toma de decisiones en el ámbito clínico o la privacidad. Además, se viene denunciando de manera reiterada la vulneración de múltiples derechos que están amparados en normas consolidadas:

- Hay intervenciones que, aplicadas sin las garantías adecuadas o de manera arbitraria, son contrarias a la normativa internacional en derechos humanos y salud mental (ingreso involuntario, contenciones físicas y químicas, tratamientos farmacológicos).
- Además, se producen múltiples contextos con amplios dilemas éticos asociados a la necesidad de estos procedimientos y su aplicación ante determinados estados de agitación, sintomatología o trastornos del comportamiento. Sin embargo, estas medidas suelen estar más asociadas a las reducidas *ratios* de personal, formaciones muy poco especializadas para el abordaje de situaciones complejas y un modelo tradicional de los contextos asistenciales no fundamentado en los derechos humanos. En este sentido, hay que recordar que el derecho internacional promociona garantías respecto a estos procedimientos relacionados con el consentimiento informado, los sistemas de apoyo,

la supervisión jurídica y la denuncia en caso de vulneración (OMS, 2012).
- Se producen vulneraciones continuas de los derechos civiles, políticos, económicos sociales y culturales, que están ampliamente correlacionados con el desempeño ocupacional. Se vulneran de manera sistemática diversos derechos de las personas con enfermedad mental, como formación continua, empleo digno, accesibilidad y pertenencia a un hogar, relaciones afectivas y sexuales, y protección al honor y garantías jurídicas para no ser víctimas de delitos de odio (Observatorio de Salud Mental, Derechos e Igualdad, 2024).

En 1991, la Asamblea General de las Naciones Unidas adoptó como relevante hito histórico la Resolución 46/199, en la que enumera los 25 principios que deben presidir el ejercicio de los derechos de las personas con enfermedad mental y en la atención a la salud mental (ONU, 1991) (**Tabla 4-2**). Estos principios internacionales se vienen aplicando de manera lenta y no coordinada entre los diversos Estados, debido, entre otros factores, a la complejidad del tratamiento en el ámbito de la salud mental, las diferencias culturales y la existencia de distintos recursos sanitarios y sociales en cada país.

Para implementar correctamente estos principios serían necesarias las siguientes medidas:

- Gobernanza eficiente de las políticas públicas sobre la salud mental y adopción de nuevas medidas legislativas con un modelo fundamentado en cuatro ejes clave: basado en la comunidad, evidenciado en datos sobre la recuperación, centrado en la persona y focalizado en la desinstitucionalización con servicios diversos de apoyo.
- Aumento del apoyo financiero a programas sostenibles y transversales en salud mental sobre el 10 % de los presupuestos sanitarios y otros de carácter social que reduzcan la pobreza, las desigualdades, la discriminación por todos los motivos y la violencia en todos los entornos.
- Inversiones en servicios de apoyo psicosocial, apoyos en la vida diaria y servicios de

Tabla 4-2. Principios de la atención a la salud mental basada en los derechos humanos (ONU, 1991)

Principio	Aplicación en la salud mental
1. Libertades fundamentales y derechos básicos	Toda persona con enfermedad mental tiene derecho a disfrutar de todas las libertades fundamentales y derechos básicos en igualdad de condiciones con los demás
2. Protección de los menores	Los menores deben recibir cuidados especiales y tener representación adecuada para proteger sus derechos dentro del marco legal
3. Vida en la comunidad	Toda persona con enfermedad mental tiene derecho a vivir y trabajar, en la medida de lo posible, en la comunidad
4. Determinación de la enfermedad mental	La enfermedad mental debe diagnosticarse conforme a estándares médicos internacionales, sin influencias no relevantes
5. Examen médico	Ninguna persona debe ser obligada a someterse a un examen médico para determinar una enfermedad mental, salvo en procedimientos autorizados por la ley
6. Confidencialidad	La información personal debe ser tratada con estricta confidencialidad
7. Papel de la comunidad y cultura	El tratamiento debe proporcionarse en la comunidad del paciente y se debe respetar su contexto cultural
8. Estándares de atención	Las personas tienen derecho a recibir atención de salud y social adecuada, cumpliendo con estándares de calidad
9. Intervención y tratamiento	La intervención y los cuidados de cada persona se basarán en un plan prescrito individualmente, consensuado con la persona y revisado periódicamente. El tratamiento debe administrarse en el entorno menos restrictivo posible, garantizando los derechos humanos y adecuado a las necesidades personales
10. Uso de medicación	La medicación debe ser administrada solo por razones terapéuticas, y nunca como castigo
11. Consentimiento para el tratamiento	El tratamiento solo debe administrarse con el consentimiento informado del paciente, salvo en situaciones de emergencia
12. Notificación de los derechos	Las personas deben ser informadas de sus derechos y de los medios para apelar las decisiones
13. Derechos y condiciones en los establecimientos de salud mental	Las personas con trastornos mentales tienen derecho a recibir atención en establecimientos de salud mental que cumplan con estándares internacionales de calidad, respetando sus derechos humanos y proporcionando condiciones de vida adecuadas
14. Recursos para centros de salud mental	Los centros de salud mental deben disponer de recursos adecuados para ofrecer servicios de calidad conforme a los estándares internacionales
15. Principios de admisión	Los criterios de admisión a los servicios de salud mental deben estar basados en principios claros y equitativos
16. Admisión involuntaria	La admisión involuntaria a centros de salud mental debe estar estrictamente regulada y justificada por criterios legales claros

(Continúa)

Tabla 4-2. Principios de la atención a la salud mental basada en los derechos humanos (ONU, 1991) (cont.)

Principio	Aplicación en la salud mental
17. Cuerpo de revisión	Las personas tienen derecho a un cuerpo de revisión independiente e imparcial para revisar sus condiciones de internamiento y tratamiento
18. Garantías procesales	Las personas tienen derecho a garantías procesales adecuadas durante cualquier procedimiento relacionado con su tratamiento o internamiento
19. Acceso a la información	Las personas tienen derecho a acceder a información clara y comprensible sobre su tratamiento y sus derechos
20. Delincuencia criminal	Las personas con enfermedades mentales que hayan cometido delitos tienen derecho a un tratamiento justo y a salvaguardias especiales
21. Quejas	Las personas tienen derecho a presentar quejas sobre su tratamiento y a que estas sean adecuadamente consideradas y resueltas
22. Seguimiento y soluciones	Se debe hacer un seguimiento continuo de la implementación de estos principios y tomar medidas para abordar cualquier deficiencia o violación
23. Implementación	Los Estados deben implementar estos principios en sus legislaciones y políticas nacionales
24. Alcance	Estos principios son aplicables a todas las personas con enfermedades mentales, sin discriminación alguna
25. Salvaguardia de los derechos existentes	Se deben tomar medidas para salvaguardar y proteger los derechos existentes de las personas con enfermedades mentales en todas las circunstancias

psicoterapia que aporten la prevención de los internamientos involuntarios, la reducción de las hospitalizaciones de larga duración, la reducción del aislamiento social y el uso excesivo de determinados tratamientos coercitivos que han evidenciado escasos resultados en la recuperación.

- Promoción de la salud mental a lo largo de la vida, considerando hitos y factores críticos de grupos sociales con mayor riesgo, integrando la interseccionalidad respecto a elementos de influencia en la salud-enfermedad mental, fundamentalmente, menores, mujeres, personas migrantes, personas LGTBIQ+ y personas mayores.
- Actualizar la formación y la investigación sociosanitaria, incluyendo contenidos sobre los derechos humanos, habilidades de negociación y servicios centrados en la persona cliente, frente a metodologías tradicionales que han producido graves vulneraciones de los derechos e impactos traumáticos hacia las personas con enfermedad mental (maltrato, coacción, medicalización, institucionalización, distanciamiento social, limitación ocupacional, delitos de odio).

Responsabilidades legales y éticas en terapia ocupacional en salud mental

La práctica de la terapia ocupacional en el ámbito de la salud mental se encuentra vinculada a los principios éticos y legales, que, por lo tanto, aportan un marco de responsabilidades fundamentales. Este marco está cimentado sobre los principios éticos fundamentales: beneficencia (actuaciones en el mejor interés de cada persona), no maleficencia (evitación de cualquier daño), autonomía (respeto de las decisiones de la persona) y justicia (trato equitativo a todas las personas) (Bellido Mainar *et al.*, 2004). Además, estos principios, entre otros, se articulan en los códigos éticos y deontológicos de las organizaciones específicas de terapia ocupacional (AOTA, 2020b; CGCTO, 2020). En la tabla 4-3 se exponen los principios éticos y legales fundamentales y su vinculación con la atención de terapia ocupacional en salud mental.

El impacto de estos principios sobre los procedimientos y la práctica implica la comprensión de la salud mental de las personas, grupos y poblaciones, abordando algunos criterios específicos del razonamiento ocupacional desde una visión responsable de la práctica ocupacional centrada en los derechos humanos y la bioética:

- Considerando el diagnóstico ocupacional con perspectiva retrospectiva, actual y prospectiva, visualizando a las personas como seres fenomenológicos, diversos y dinámicos.
- Conociendo y participando de manera específica, crítica y constructiva los procesos jurídicos, normativos y estructurales sobre los derechos humanos en salud mental.
- Aportando correlaciones técnicas y científicas entre los dominios de salud mental y perfiles ocupacionales detallados de las poblaciones y sus miembros (personas, ciudadanía, comunidades, etc.).
- Diseñando estrategias innovadoras para la construcción de espacios, servicios, contextos y apoyos centrados en la promoción de los derechos humanos, la recuperación, la promoción de la salud mental en términos de inclusión y calidad de vida.
- Mostrando los resultados de los impactos de las inversiones, servicios y actuaciones de la terapia ocupacional en salud mental, en cuanto a garantía de derechos, mejora de los dominios de salud, rentabilidad y sostenibilidad.

Tabla 4-3. Principios éticos y legales aplicados a la terapia ocupacional en salud mental	
Principio ético	**Cómo debe ser aplicado por el personal de terapia ocupacional**
1. Beneficencia	Debe demostrar interés por el bienestar y la seguridad de las personas beneficiarias del servicio (proveer evaluaciones y planes de intervención apropiados con versiones actualizadas, reevaluando de forma periódica)
2. No maleficencia	Se abstendrá de acciones que causen daño (facilitar transiciones apropiadas, evitar influencias indebidas, evitar conflictos de interés). Existe la obligación de no dañar intencionadamente, evitando actitudes violentas mediante contenciones (farmacológicas, mecánicas, etc.). Igualmente, la privación del derecho de autonomía personal implica un daño moral relevante construyendo contextos pueriles para el desarrollo ocupacional y el buen trato
3. Autonomía	Debe respetar el derecho de la persona a la autodeterminación, privacidad, confidencialidad y consentimiento (transmitir los beneficios, riesgos y resultados potenciales de cualquier intervención, respetar el derecho de la persona a rechazar los servicios, mantener la confidencialidad de toda forma de comunicación, mostrar una conducta responsable y discreción)
4. Justicia	Promoverá los servicios de forma justa, equitativa y objetiva (mantener el conocimiento de las leyes, políticas y documentos oficiales que se aplican a la profesión, abogar por cambios en los sistemas y políticas discriminatorias o injustas que limitan el acceso al servicio)
5. Veracidad	Deberá proveer información detallada, precisa y objetiva (presentar las credenciales, cualificaciones, educación experiencia tanto propia como ajena)
6. Fidelidad	Debe tratar a las personas beneficiarias del servicio, colegas y profesionales con respeto, justicia, discreción e integridad (preservar, respetar y salvaguardar la información, evitar utilizar su posición dando lugar a conflictos)

La integración de estos constructos y principios de atención basados en los derechos humanos y en la bioética garantiza:

- La promoción de la equidad en el acceso a oportunidades ocupacionales significativas.
- El fomento de intervenciones justas y efectivas con impactos ocupacionales evidenciados.
- La salvaguarda del derecho fundamental a tomar decisiones ocupacionales de forma autónoma y libre.

Estos son los pilares sobre los que se sustentan dos procesos fundamentales en salud mental: el consentimiento informado y las decisiones sobre voluntades anticipadas. El consentimiento informado es el instrumento jurídico y ético que permite la protección jurídica de las personas, garantizando el acceso a la información y equilibrando las asimetrías que pueden condicionar la autonomía y las relaciones con profesionales y otras redes. Las decisiones sobre voluntades anticipadas ofrecen la posibilidad de prever y decidir cómo una persona prefiere ser tratada respecto a determinadas variables o situaciones, anticipándose a posibles escenarios y definiendo las formas de atención ante la pérdida de capacidad para tomar decisiones y/o expresarlas.

Dilemas éticos comunes en la práctica de salud mental

La práctica de la terapia ocupacional en salud mental implica el abordaje de diversas situaciones complejas que suponen procesos para equilibrar las dimensiones éticas, legales y clínicas. Estas situaciones complejas se dan cuando la opinión profesional, la de los familiares y la de la persona con un diagnóstico de salud mental no coinciden. Por ejemplo, ¿qué hacer cuando están indicadas medidas coercitivas o tratamientos farmacológicos que la persona con un diagnóstico de salud mental no desea?, ¿a quién avisar si no tiene una cercana relación con sus familiares directos?, ¿qué hacer durante la intervención si sus hábitos personales son nocivos?

Algunos de los dilemas éticos más habituales se vinculan con los siguientes aspectos:

- Promoción de contextos para desarrollar la autonomía frente a contextos centrados en la seguridad asistencial de la intervención ocupacional.
- Injusticias existentes en la sociedad como consecuencia de una falta de equidad del sistema sanitario y de los servicios sociales, y de carencias del sistema formativo y laboral, que pueden impactar en la vulnerabilidad de la población y en la garantía de su bienestar.
- Itinerarios diversos de la cartera de servicios en función de criterios de grupos de interés (otros profesionales, familiares, etc.).
- Procesos de transferencia inadecuados en el vínculo terapeuta-cliente: amor, deseo, odio, rechazo, maltrato, etc.
- Malas praxis que pueden estar asociadas a las propias prácticas, a las de colegas del equipo multidisciplinar o a las de agentes externos.
- Contextos de intervención alejados de los procesos de enrolamientos ocupacionales en la comunidad frente a enrolamientos clínico-sanitarios con impactos negativos sobre los itinerarios de las personas.
- Procesos de intervención con escasa gestión de procedimientos, sin supervisión de casos o de equipo, con consecuencias negativas en los profesionales y personas receptoras de los servicios.

Se pueden aplicar múltiples metodologías para el abordaje de los dilemas éticos. En términos generales, es posible clasificar los modelos de análisis de dilemas éticos en dos grupos: normativos y descriptivos. Los primeros parten de la moral tradicional y pueden considerarse como la aplicación de un modelo de fundamentación determinado con procedimientos claros de actuación ante los casos que se producen habitualmente. Los segundos parten de la identificación y el análisis de los elementos causales y los factores que intervienen en el dilema ético y las formas de solventarlo. En la **figura 4-1** se puede ver un modelo de gestión de los dilemas éticos de terapia ocupacional en salud mental.

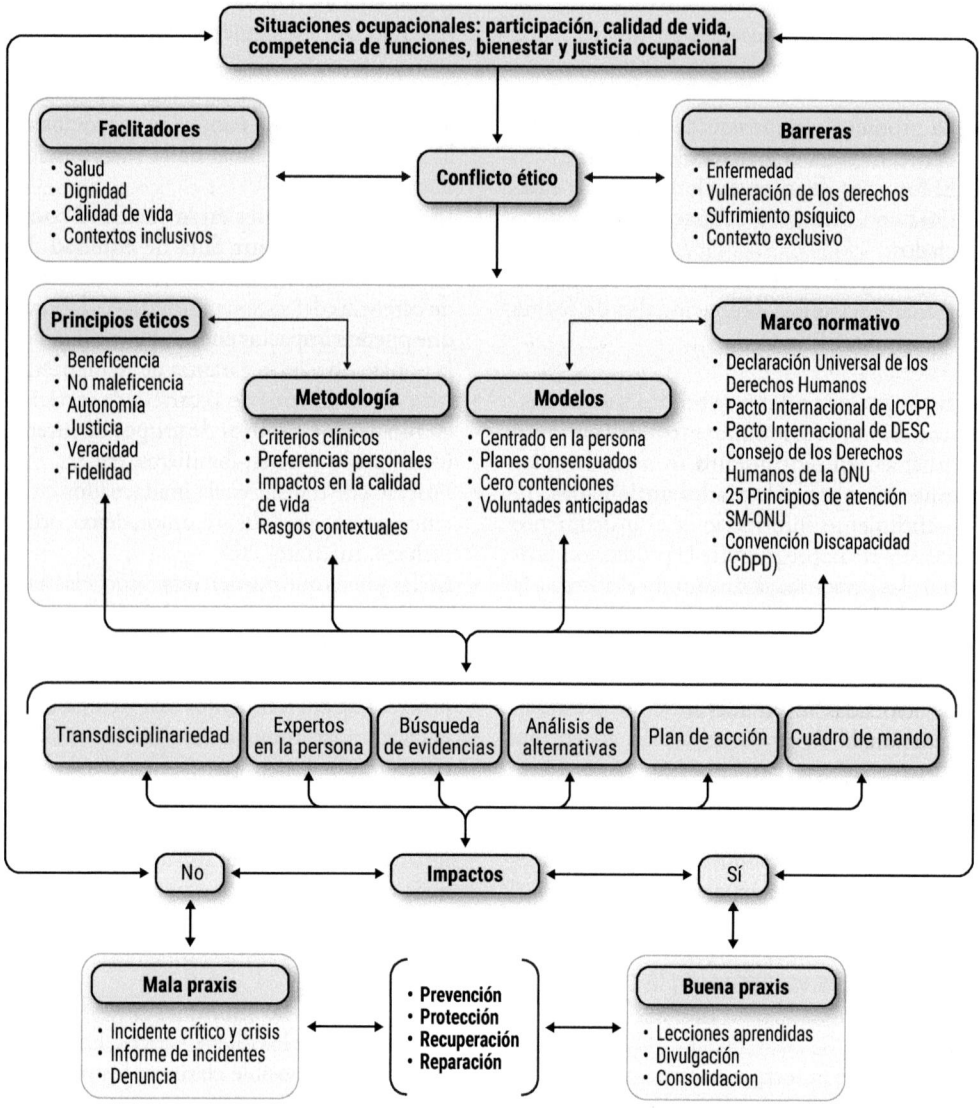

Figura 4-1. Gestión de los dilemas éticos de terapia ocupacional en salud mental. CDPD: Convención sobre los Derechos de las Personas con Discapacidad; DESC: Derechos Económicos, Sociales y Culturales y Primer Protocolo Facultativo; ICCPR: Derechos Civiles y Políticos juntos con el Primer y Segundo Protocolo Facultativo; ONU: Organización de las Naciones Unidas; SM-ONU: princpios de naciones unidas sobre la protección a las personas con problemas de salud mental.

Fundamentalmente, se puede abordar el análisis en cuadrantes que correlacionan las indicaciones y criterios clínicos: las preferencias de la persona, la calidad de vida y los rasgos contextuales con el bien hacia la persona, su autonomía y la justicia (Jonsen *et al.*, 2005).

Además, estos cuadrantes están en coherencia con los cuatro criterios expuestos en la Carta de Derechos Humanos:

• **Elementos e indicadores clínicos**. ¿Cuál es la situación clínica de la persona?, ¿qué tipología de servicios y tratamientos está disponible y accesible?, ¿cuál es la finalidad del tratamiento y cuáles son los beneficios esperados?

- **Preferencias personales.** ¿Cuáles son los deseos y valores de la persona?, ¿ha expresado alguna preferencia o ha realizado voluntades anticipadas?, ¿presenta actualmente capacidad de consentimiento informado?, ¿qué preferencias manifiesta sobre sus dominios ocupacionales?

- **Impactos en la calidad de vida.** ¿Cómo afectará la intervención a la calidad de vida de la persona?, ¿qué impacto tendrá en su autonomía, dignidad y bienestar general?, ¿influirá negativa o positivamente en los niveles de salud, participación, calidad de vida, competencia de roles, bienestar y justicia ocupacional?

- **Rasgos contextuales.** ¿Qué factores familiares, sociales, políticos, jurídicos, económicos y laborales pueden influir en los procesos?, ¿existen consideraciones éticas adicionales relacionadas con el contexto cultural o institucional?

Líneas estratégicas de la terapia ocupacional en la protección de los derechos de las personas en su salud mental

Los procesos de terapia ocupacional se vinculan con la comprensión de la identidad y la construcción de las ocupaciones con respecto al logro de resultados saludables que, a su vez, refuercen sus valores y creencias (AOTA, 2020b). A través de modelos centrados en la persona y basados en las evidencias se abordan los dominios de salud mental, los dominios ocupacionales y las trayectorias vitales centradas en la preservación de la autonomía, dignidad y calidad de vida de las personas, garantizando así que sus derechos humanos sean protegidos, respetados y promocionados. Las principales contribuciones de la terapia ocupacional en esta protección son (Bellido Mainar *et al.*, 2004; OMS, 2012; Suess Schwend *et al.*, 2016; The ITHACA Project Group, 2010):

- **Promoción de la autonomía en la toma de decisiones.** Implica procesos para incrementar el poder de las personas con trastornos mentales, ayudándolas a tomar decisiones informadas sobre su tratamiento y su vida diaria.

- **Planes individuales de atención.** Establecimiento de objetivos y procesos definidos en los planes de atención (cuidados, rehabilitación, intervención, etc.), que tienen que quedar por escrito, ser consensuados y estar firmados por ambas partes (Stewart *et al.*, 2022).

- **Plan anticipado de decisiones o voluntades anticipadas en salud mental.** Vinculado, entre otras normas jurídicas, al artículo 12 de la Convención sobre los Derechos de las Personas con Discapacidad, que define que las personas con discapacidad tienen derecho en todas partes al reconocimiento de su personalidad jurídica (ONU, 2006).

- **Promoción de la participación e inclusión ocupacional.** A través de intervenciones ocupacionales que fomentan la participación en actividades significativas se contribuye a la reducción de la distancia de contextos educativos, laborales, familiares, sanitarios o políticos. Los desempeños tienen que configurarse en contextos que garanticen la participación plena, la representatividad, la igualdad de oportunidades y el respeto a la dignidad humana.

- **Defensa de vidas garantes de derechos.** Incluye la lucha contra la discriminación existente sobre el constructo salud-enfermedad mental en todas sus formas, que se produce en la sociedad en general y dentro de los propios servicios sociales y sanitarios.

- **Garantía de la intimidad y confidencialidad.** Especialmente relevante en los servicios de salud mental, por una tradición perversa de considerar que todas las dimensiones de la persona son públicas, susceptibles de juicio clínico y manipulables desde la asimetría poderosa de los equipos de atención social y sanitaria.

- **Apoyo en la recuperación y rehabilitación basada en los derechos.** La recuperación es un objetivo que éticamente se debe mantener siempre y en todos los casos. Implica la implementación de modelos de recuperación que están alineados con los derechos humanos. Supone diseñar los procedimientos de la terapia ocupacional evidenciando las mejores prácticas, construyendo el vínculo y la alianza terapéutica específica y fenomenológica con cada persona, aportando resultados evidentes sobre la eficacia en la autonomía personal, en el desempeño de la vida diaria de las personas y en la calidad de vida.

EXPERIENCIA OCUPACIONAL: promoción de los derechos en salud mental de María desde la terapia ocupacional

Antecedentes

En un centro comunitario de salud mental en una ciudad, el equipo interdisciplinar tiene que abordar un dilema ético sobre la vida de María, una mujer de 32 años que trabaja como profesora de primaria y que vive de manera independiente desde hace 5 años. María tiene un diagnóstico de trastorno bipolar tipo II (CIE 11: 6A61), con varios episodios hipomaníacos y depresivos. Ha estado bajo tratamiento de salud mental durante varios años con servicios de terapia ocupacional (apoyo a las actividades diarias y orientación formativo-profesional). Recientemente ha expresado de forma repetida su deseo de dejar de tomar la medicación prescrita por su psiquiatra, argumentando que le provoca efectos secundarios graves que afectan negativamente a su calidad de vida, su desempeño laboral y su autonomía personal. En el pasado, María ha tenido alguna etapa similar, que ha estado asociada a desestabilización clínica.

Marco jurídico y ético

Según la legislación internacional vigente, las personas con trastornos mentales tienen derecho a participar activamente en las decisiones sobre su tratamiento, siempre y cuando estén capacitadas para tomar decisiones informadas asociadas a la situación clínica y los riesgos. La Convención sobre los Derechos de las Personas con Discapacidad (ONU, 2006) establece el principio de autonomía y capacidad jurídica igual para todas las personas, incluidas aquellas con discapacidad mental, así como los principios para la protección de las personas con enfermedades mentales y la mejora de la atención de la salud mental (OHCHR, 1991).

Dilema ético

El equipo de profesionales se enfrenta a un dilema ético complejo. Por un lado, respetar la autonomía de María implica considerar su capacidad para tomar decisiones informadas, evaluar los riesgos asociados con la interrupción de la medicación y explorar alternativas que puedan mejorar su bienestar general. Y, por otro, deben equilibrar este respeto por la autonomía con la responsabilidad ética y legal de garantizar la seguridad y salud de María, considerando los posibles efectos adversos de suspender el tratamiento farmacológico recomendado.

Acciones propuestas vinculadas a servicios de terapia ocupacional en un contexto transdisciplinar

- **Evaluación e intervención integral transdisciplinar**: realizar una evaluación detallada de las competencias actuales de María para tomar decisiones informadas sobre su tratamiento médico, considerando su estado actual, desempeño ocupacional en la vida diaria y estabilidad clínica. Trabajo en estrecha colaboración entre psiquiatría, psicología y terapia ocupacional para desarrollar un plan de tratamiento integral que respete sus derechos, promueva su autonomía y garantice su seguridad y bienestar.

(Continúa)

EXPERIENCIA OCUPACIONAL: promoción de los derechos en salud mental de María desde la terapia ocupacional *(cont.)*

- **Diseño de sistemas de orientación y apoyo**: proporcionar apoyo emocional y psicoeducativo a María y su familia sobre los beneficios y riesgos del tratamiento farmacológico, así como explorar opciones terapéuticas complementarias que puedan mejorar su bienestar sin comprometer su salud. Fomentar alternativas de tratamiento más acordes con las necesidades y demandas de María, focalizando en etapas los posibles cambios con evaluaciones clínicas y de desempeño. Es fundamental que María desarrolle elementos de fortaleza y gane en experiencias como experta de su desarrollo vital, considerando las condiciones de vulnerabilidad y amenazas para el cuidado de los dominios de su salud mental y desempeño ocupacional.

- **Promoción de derechos humanos**: compromiso del equipo en la promoción de los derechos humanos de María y otras personas, asegurando que todas las decisiones y acciones se basen en principios éticos fundamentales como el respeto a la dignidad, la autonomía y la no discriminación, buscando la compensación de la demanda de María sobre paralizar la toma de tratamiento farmacológico con otras dimensiones de calidad de vida basada en los derechos.

 PREGUNTAS DE REFLEXIÓN

- ¿Cómo cree que las normativas internacionales de derechos humanos pueden influir en la mejora de los servicios específicos de terapia ocupacional en salud mental en su comunidad?

- ¿Qué barreras cree que existen actualmente para la implementación efectiva de los principios de derechos humanos en la atención ocupacional de personas con un diagnóstico de salud mental?

- ¿Cuál cree que debería ser el papel de los profesionales de la terapia ocupacional en la promoción y defensa de los derechos humanos de sus clientes?

- ¿Qué prácticas y metodologías de la terapia ocupacional considera prioritarias para promocionar servicios basados en los derechos humanos?

PUNTOS CLAVE

- La Declaración Universal de los Derechos Humanos y convenciones de la ONU establecen un marco legal y ético para proteger los derechos en el contexto de la salud mental. Su mayor expresión ha sido la Convención de los Derechos de las Personas con Discapacidad (ONU, 2006). La experiencia de las personas con problemas de salud mental está condicionada por la exclusión, la discriminación y la desigualdad en el acceso a las oportunidades.

- Los modelos de atención en el ámbito de la salud mental deben tener un marco metodológico basado en la recuperación y la inclusión comunitaria de las personas, garantizando la participación plena y la promoción de los derechos. Los principios bioéticos en terapia ocupacional son fundamentales para promover carteras de servicios basadas en constructos y significados vitales fenomenológicos, considerando la información, el asesoramiento, el diálogo y el consenso sobre las preferencias y necesidades ocupacionales de cada persona.

- Igualmente, los principios éticos y jurídicos son clave en el diseño de objetivos y meto-

(Continúa)

PUNTOS CLAVE (cont.)

dologías de intervención y en la gestión de indicadores que muestren los impactos sobre la calidad de vida. Y, finalmente, integrando modelos de atención centrados en la persona, programas de cero contenciones y dise-

ñando procedimientos de voluntades anticipadas que permitan integrar la garantía de los derechos en todos los servicios desde la atención centrada en la persona.

REFERENCIAS BIBLIOGRÁFICAS

ACNUDH (2020). Resoluciones del Consejo de Derechos Humanos. ACNUDH y los derechos de las personas con discapacidad. O. d. Unidas, Ed. https://www.ohchr.org/es/disabilities/human-rights-council-resolutions

AOTA (2020a). Occupational Therapy Practice Framework: Domain and Process–Fourth Edition. *American Journal of Occupational Therapy, 74* (Supplement_2), 7412410010p1-7412410010p87. https://ajot.aota.org/article.aspx?articleid=2766507

AOTA (2020b). Occupational Therapy Code of Ethics. *American Journal of Occupational Therapy, 74* (Supplement_3), 7413410005p1-7413410005p13.

Bellido Mainar, J., Berrueta Maetzu, L. y Arrasco Lucero, L. (2004). Los principios éticos de la intervención en terapia ocupacional. *Revista Electrónica de Terapia Ocupacional Galicia, TOG, 1*(1).

CEDAW (1991). Recomendaciones generales. Mujeres con discapacidad. Comité para la Eliminación de la Discriminación contra la Mujer. Naciones Unidas. https://tbinternet.ohchr.org/_layouts/15/treatybodyexternal/TBSearch.aspx?Lang=en&TreatyID=3&DocTypeID=11

CGCTO (2020). Código Deontológico de Terapia Ocupacional. Consejo General de Colegios de Terapeutas Ocupacionales. https://consejoterapiaocupacional.org/wp-content/uploads/2020/10/CODIGO-DEONTOLO-GICO-TERAPIA-OCUPACIONAL-CGCTO.pdf

Consejo de Europa (2023). Recomendaciones sobre Salud mental. https://publicsearch.coe.int/#k=mental#f=%5B%-5D#s=51

CRC (2006). Observación N° 9: Los derechos de los niños/as con discapacidad. Comité de los Derechos del Niño/a de Naciones Unidas. https://www.ohchr.org/en/treaty-bodies/crc

Federación Mundial de Terapeutas Ocupacionales (2019). Terapia ocupacional y práctica centrada en la comunidad. https://www.wfot.org/resources/occupational-therapy-and-community-centred-practice

Jonsen, A., Winslade, W. y Siegle, M. (2005). *Ética clínica: aproximación práctica a la toma de decisiones éticas en la medicina clínica.* España: Ariel España.

Observatorio de Salud Mental, Derechos e Igualdad (2024). Estado de los derechos humanos en salud mental. Confederación de Salud Mental, España. https://www.observatorioderechossaludmental.org/estado-derechos-humanos-salud-mental/

OHCHR (1965). Convención Internacional sobre la Eliminación de todas las Formas de Discriminación Racial. Oficina del Alto Comisionado de Derechos Humanos de Naciones Unidas. https://www.ohchr.org/es/instruments-mechanisms/instruments/international-convention-elimination-all-forms-racial

OHCHR (1979). Convención sobre la eliminación de todas las formas de discriminación contra la mujer. Oficina del Alto Comisionado de Derechos Humanos de Naciones Unidas. https://www.ohchr.org/es/instruments-mechanisms/instruments/convention-elimination-all-forms-discrimination-against-women

OHCHR (1984). Convención contra la Tortura y otros Tratos o Penas Crueles, Inhumanos o Degradantes. Oficina del Alto Comisionado de Derechos Humanos de Naciones Unidas. https://www.ohchr.org/es/instruments-mechanisms/instruments/convention-against-torture-and-other-cruel-inhuman-or-degrading

OHCHR (1989). Convención sobre los Derechos del Niño. Oficina del Alto Comisionado de Derechos Humanos de Naciones Unidas. https://www.ohchr.org/es/instruments-mechanisms/instruments/convention-rights-child

OHCHR (1991). Principios para la protección de las personas con enfermedades mentales y la mejora de la atención de la salud mental. Oficina del Alto Comisionado de Derechos Humanos de Naciones Unidas. https://www.ohchr.org/en/instruments-mechanisms/instruments/principles-protection-persons-mental-illness-and-improvement

OHCHR (2020). A/HRC/44/48: Informe del Relator Especial sobre el derecho de toda persona al disfrute del más alto nivel posible de salud física y mental. Oficina del Alto Comisionados de Derechos Humanos de Naciones Unidas.

OMS (2001). Clasificación Internacional del Funcionamiento, de la Discapacidad y de la Salud. Madrid: Instituto de Mayores y Servicios Sociales. https://apps.who.int/iris/bitstream/handle/10665/43360/9241545445_spa.pdf;jsessionid=161AB7800E70D38D5A4B779A1BFFE-B60?sequence=1

OMS (2006). Constitución de la Organización Mundial de la Salud, 45ª ed. https://www.who.int/governance/eb/

OMS (2012). QualityRights: Instrumento de Calidad y Derechos de la OMS. Organización Mundial de la Salud. https://www.paho.org/es/documentos/qualityrights-instrumento-calidad-derechos-oms

OMS (2013). Plan de Acción Integral sobre Salud Mental. Organización Mundial de la Salud.

OMS (2016). Marco sobre servicios de salud integrados y centrados en la persona. Organización Mundial de la Salud.

OMS (2019). Recovery practices for mental health and well-being. WHO QualityRights Specialized training. Organizacion Mudial de la Salud. https://www.who.int/publications/i/item/who-qualityrights-guidance-and-training-tools

OMS (2023). Mental health, human rights and legislation: guidance and practice. Organización Mundial de la Salud. https://www.who.int/publications/i/item/9789240080737

ONU (1948). Declaración Universal de Derechos Humanos. París: Asamblea General de las Naciones Unidas. https://www.ohchr.org/EN/UDHR/Documents/UDHR_Translations/spn.pdf

ONU (1966a). Pacto Internacional de Derechos Civiles y Políticos. Adoptado y abierto a la firma, ratificación y adhesión por la Asamblea General. https://www.ohchr

ONU (1966b). Pacto Internacional de Derechos Económicos, Sociales y Culturales. https://www.ohchr.org/sp/professionalinterest/pages/cescr.aspx

ONU (1986). Carta de Otawa: Salud para todos en el año 2000. Conferencia Internacional sobre la Promoción de la Salud. Otawa: ONU.

ONU (1991). Adopted by the United Nations General Assembly, forty-sixth session, Resolution 46/119 of 17 December 1991. Organización de las Naciones Unidas. https://documents.un.org/doc/resolution/gen/nr0/588/73/img/nr058873.pdf

ONU (1993). Normas Uniformes sobre la igualdad de oportunidades para las personas con discapacidad. Asamblea General [sobre la base del informe de la Tercera Comisión (A/48/627). https://www.ohchr.org/es/instruments-mechanisms/instruments/standard-rules-equalization-opportunities-persons-disabilities

ONU (2001). Conferencia Mundial contra el Racismo, la Discriminación Racial, la Xenofobia y las Formas Conexas de Intolerancia. Naciones Unidas.

ONU (2006). Convención Internacional sobre los derechos de las pesonas con discapacidad. https://www.un.org/esa/socdev/enable/documents/tccconvs.pdf

ONU (2006). Protocolo facultativo de la Convención sobre los derechos de las personas con discapacidad. Nueva York. https://www.ohchr.org/SP/HRBodies/CRPD/Pages/OptionalProtocolRightsPersonsWithDisabilities.aspx

ONU (2015). Objetivos de Desarrollo Sostenible. Organización de Naciones Unidas. https://www.un.org/sustainabledevelopment/es/health/

ONU (2019). Estrategia de las Naciones Unidas para la inclusión de la discapacidad. https://www.un.org/es/content/disabilitystrategy/

ONU (2020a). Derecho de toda persona al disfrute del más alto nivel posible de salud física y mental. Organización de las Naciones Unidas. https://documents.un.org/doc/undoc/gen/g20/094/48/pdf/g2009448.pdf

ONU (2020b). El desarrollo inclusivo para y con las personas con discapacidad. Resolución aprobada por la Asamblea General. https://undocs.org/es/A/RES/75/154

OPS (2023). Política para mejorar la salud mental. Organización Panamericana de la Salud. https://www.paho.org/es/documentos/politica-para-mejorar-salud-mental

Pellegrini Spangenberg, M. (2012). El proceso de terapia ocupacional. En Ó. Sánchez Rodríguez, B. Polonio López y M. Pellegrini Spangenberg, *Terapia ocupacional en salud mental: teoría y técnicas para la autonomía personal* (pp. 135-154). https://dialnet.unirioja.es/servlet/articulo?codigo=5721179

Sánchez Rodríguez, Ó., Polonio López, B. y Pellegrini Spangenberg, M. (2012). *Terapia ocupacional en salud mental: teoría y técnicas para la autonomía personal.* Editorial Médica Panamericana. https://dialnet.unirioja.es/servlet/libro?codigo=661827

Schalock, R. L., Bonham, G. S. y Verdugo, M. Á. (2008). The concept of quality of life as a framework for program planning, implementation, evaluation, and improvement. *Evaluation and Program Planning, 26,* 229-235.

Stewart, V., McMillan S. S., Hu, J. et al. (2022). Goal planning in mental health service delivery: A systematic integrative review. *Front Psychiatry, 13,* 1057915.

Suess Schwend, A., Bono del Trigo, Á, Ibáñez Rojo, V. et al. (2016). Planificación anticipada de decisiones en salud mental: modelos, utilidades y propuestas de aplicación. *Revista de la Asociación Española de Neuropsiquiatría, 36* (129).

The ITHACA Project Group (2010). The ITHACA Toolkit for Monitoring Human Rights and General Health Care in Mental Health and Social Care Institutions. Londres: Institute of Psychiatry, King₁s College London. http://www.ithacastudy.eu/toolkits/english/2.4%20Ithaca%20Toolkit%20English.pdf

WMA, Asociación Médica Mundial (1995). Declaración de Lisboa. 47ª Asamblea General. Actualización de 1981. Bali, Indonesia.

WMA, Asociación Médica Mundial (2002). Declaración de Helsinki. Varias ediciones desde 1964. Washington: Asamblea General.

 AUTOEVALUACIÓN

Recursos y servicios de atención en salud mental

5

J. M. Montemayor Rebollo, A. Abad Fernández y Ó. Sánchez Rodríguez

---

OBJETIVOS

- Examinar la variedad de recursos y servicios disponibles para la atención en salud mental.
- Analizar la importancia de la accesibilidad y la equidad en la provisión de servicios de salud mental.
- Identificar los diferentes modelos de atención, desde la prevención hasta la rehabilitación, y su impacto en la cobertura de las necesidades y en la calidad de vida de las personas.
- Explorar el papel de la terapia ocupacional en la colaboración interdisciplinaria dentro de los servicios de salud mental.
- Evaluar las tendencias actuales y futuras en la prestación de servicios de salud mental.
- Proporcionar recomendaciones para mejorar la coordinación y continuidad de la atención en el sistema de salud mental.

«Los Atlas de salud mental de la Organización Mundial de la Salud siguen afirmando que la atención prestada a la salud mental en los últimos años no se ha traducido en una ampliación de los servicios de atención de salud mental de calidad que se ajuste a las necesidades de las personas y poblaciones».

OMS, 2025

INTRODUCCIÓN

En los últimos años, los Atlas de salud mental de la Organización Mundial de la Salud han destacado que, a pesar del aumento en la atención hacia la salud mental, persisten brechas significativas en la provisión de servicios accesibles, integrales y de calidad que respondan a las necesidades de las personas y comunidades. Según el Atlas de salud mental 2020, menos del 50 % de los Estados miembros han integrado servicios de salud mental en atención primaria, y las desigualdades en la distribución de los recursos entre los países de ingresos altos y bajos continúan siendo un desafío crítico (OMS, 2020 y 2022).

La atención a la salud mental ha sido y sigue siendo un gran constructo vinculado a debates sociales, encuentros y desencuentros en los que, a lo largo de la historia, se han puesto en juego diferentes dimensiones asociadas a significados, modelos, presupuestos, legislaciones, relaciones de poder y avances científicos. Además, durante muchos siglos las miradas sobre la salud mental y las diversas afecciones focalizaron en las propias personas la responsabilidad de sus procesos de salud con un paradigma moral. Podría parecer una simplificación del complejo entramado que supone hablar de los dominios de salud mental, desmembrando a las personas de determinantes ocupacionales, entre los que destacar los contextos ambientales y los personales. Este paradigma, lamentablemente, sigue prevaleciendo en muchas regiones mundiales, vulnerando los derechos humanos de las personas (OMS, 2023a; ONU, 2006).

Sin embargo, esta mirada se ha ido transformando con otros enfoques que invaden las políticas públicas, las normativas, las formas del trato y de la intervención. Se han ido constituyendo y conformando otras tipologías de servicios y recursos de atención a la salud mental.

Las tendencias internacionales definen actualmente líneas estratégicas hacia una atención basada en un marco jurídico de derechos humanos que definan prácticas basadas en validación, respeto, atención centrada en la persona e indicadores de calidad de vida (OMS, 2013; OPS, 2023).

Por lo tanto, los servicios de terapia ocupacional en salud mental tienen un reto relevante al abordar la modificación, flexibilización y adaptación de los productos, bienes y servicios ocupacionales para cubrir las necesidades diversas de las personas en su vida diaria. Para ello, el futuro debe fortalecer el liderazgo y la gobernanza en salud mental, garantizar servicios integrados y comunitarios, implementar estrategias de promoción y prevención, y consolidar sistemas de información y evidencia científica (AOTA, 2016 y 2020a; OMS, 2019).

MODELOS Y RECURSOS DE ATENCIÓN A LA SALUD MENTAL

A continuación se detallan algunos modelos de atención en la recuperación ocupacional y calidad de vida, se definen los recursos y los servicios en salud mental, y se analizan las barreras y los facilitadores en la accesibilidad a los servicios de salud mental.

Modelos de atención en la recuperación ocupacional y calidad de vida

El enfoque sobre las formas, tipo de tratamiento y trato a las personas en atención a la salud mental ha fluctuado a lo largo de la historia y la atención a la salud mental ha experimentado importantes transformaciones. He aquí las principales:

- **Paradigmas tradicionales** (Sánchez *et al.*, 2012). Enfoques arcaicos centrados en los recursos manicomiales, caracterizados por la exclusión y segregación a través de instituciones cerradas y aisladas, que buscaban controlar las manifestaciones de las personas con problemas de salud mental a través de intervenciones deshumanizadoras y disciplinarias. Estos enfoques, centrados en la separación social, relegaban a las personas a contextos alienantes, limitando su participación significativa y su conexión con la comunidad. El eje de la intervención era la separación social con el fin de poder controlar cualquier manifestación o conducta de esta que no se definía acorde a la norma social. Estos contextos implicaban tratos y tratamientos con una perspectiva moral-policial con normas de actuación denigrantes, antagónicamente empáticas a los derechos y a la humanización, junto con formas de relación y ejecución disciplinarias, restando de manera abrupta oportunidades dignas de participación En la actualidad, aunque resulta lamentable, en diversas regiones del mundo perduran instituciones que siguen perpetuando estos modelos de atención.

- **Paradigmas contemporáneos**. A finales del siglo xx se iniciaron los procesos de desinstitucionalización psiquiátrica, que se han ido desarrollando de manera muy desigual en las diversas regiones del mundo y que siguen caracterizados por múltiples factores de inequidad. Para lograr una mayor equidad e implantación, la Organización Mundial de la Salud presupone la dedicación del 10 % del presupuesto sanitario en todos los países, cuando la media suele estar por debajo del 5 %. Con el desarrollo de estos procesos se empezaron a impulsar cambios significativos hacia modelos centrados en el respeto a los derechos humanos, la priorización de la dignidad, la promoción de la recuperación y el logro de la inclusión social. Las tendencias actuales invitan a un proceso transformador que redefina las estructuras sociales y ocupacionales, orientándolas hacia la participación activa, el bienestar y la recuperación.

En este marco, los modelos actuales priorizan la calidad de vida, la sostenibilidad y el retorno social, en consonancia con los principios establecidos por organismos internacionales l (De las Heras de Pablo, 2015; OMS, 2020 y 2023b y 2023c).

En la **tabla 5-1** se exponen los principales recursos y servicios según los diversos modelos

Tabla 5-1. Recursos y servicios de atención según los modelos de atención a la salud mental		
Modelo		**Tipología de recursos y servicios**
Modelo asilar-manicomiales	• Modelo de prescindencia o eugenésico • Exclusión, aislamiento vinculado al tratamiento • Asistencia de las necesidades de supervivencia • Violación de los derechos humanos • Dominación de poder en las relaciones humanas	• Asilos • Hospicios • Casas de pobres • Centros de acogida • Centros hospitalarios de larga estancia
Modelo biomédico	• Binomio salud-enfermedad desde la perspectiva clínica • Centrado en eliminar, reducir o compensar el síntoma • Modificación de desequilibrios neurofisiológicos • Integra la conciencia de enfermedad como proceso • Posicionamiento asimétrico profesional-paciente	• Unidades de hospitalización breve • Hospitales psiquiátricos de corta, media y larga estancia • Hospitales de día • Consultas clínicas especializadas • Desarrollo de tratamientos farmacológicos
Modelo de atención comunitaria	• Promueve la integración de las personas en sus comunidades • Basado en la proximidad y accesibilidad de los servicios • Enfoque multidisciplinario • Reducción del estigma y mayor equidad	• Centros de salud mental comunitarios • Programas de inclusión comunitaria • Equipos de intervención en la comunidad • Equipos asertivos comunitarios • Atención de servicios de emergencias
Modelo de rehabilitación psicosocial	• Desarrollo de habilidades adaptativas • Apoya la autonomía personal y la prevención de la dependencia • Fomenta la inclusión en contextos significativos • Promueve la participación activa en la sociedad y la disminución de la distancia social y el estigma	• Centros de día de soporte social de proximidad • Equipos de apoyo social comunitario y asertivos • Centros de rehabilitación psicosocial • Centros de rehabilitación laboral • Programas de empleo protegido • Servicios de apoyo comunitario
Modelo de recuperación	• Centrado en los derechos humanos • Evita la etiqueta clínica • Respeto de la diversidad humana y las variables de las trayectorias vitales • Promueve el empoderamiento personal • Enfatiza el cambio estructural y social • Promueve las dimensiones de calidad de vida como resultados de la intervención	• Recursos centrados en la participación comunitaria • Programas de sensibilización enfocados en los derechos • Liderazgo en primera persona • Responsabilidad social de contextos: formativos, laborales, comunitarios en los procesos de inclusión • Contextos de lucha contra la vulneración de los derechos: atención centrada en la persona, cero contenciones • Diversidad de productos para la calidad de vida

de atención. Esta transformación en la forma de entender a la persona como eje principal para el ejercicio de ciudadanía requiere del esfuerzo de los sistemas, con el fin de que los bienes, productos y servicios se vinculen con el diagnóstico de las necesidades de las personas. E implica el diseño de sistemas de atención basado en la transformación e intervención comunitaria que contribuye a la capacitación de la persona, y con ello a una asunción de la autodeterminación que posibilita la gestión de habilidades adaptadas a diversos contextos, el desarrollo de patrones ocupacionales y el fortalecimiento de los dominios de salud, participación, calidad de vida, competencia de roles, bienestar y justicia ocupacional (AOTA, 2020a).

Los determinantes contextuales están correlacionados con los niveles de bienestar y con los niveles de sufrimiento psíquico de las personas. Los datos epidemiológicos evidencian el aumento grave de prevalencias en aquellas regiones con factores contextuales aversivos (pobreza, trabajo infantil, desempleo y esclavitud laboral, infravivienda y sinhogarismo, conflictos bélicos, movimientos migratorios forzados, corrupción institucional, permisividad en el consumo de sustancias), que impactan en los datos cuantitativos respecto a sintomatología como ansiedad, insomnio, depresión, trastornos de conducta, consumo de sustancias, etc. Por lo tanto, se requieren estrategias integrales que aborden las estructuras sanitarias, sociales, culturales, educativas y laborales centradas en la prevención de la salud mental, y la gestión de recursos centrados en lograr un impacto sobre el bienestar de las personas y poblaciones (OMS, 2016, 2022, 2023b, 2023c y 2025).

Definición de recursos y servicios en salud mental

Los recursos y servicios en salud mental se entienden como las estructuras, procesos y programas diseñados para atender las necesidades de las personas con problemas de salud mental y promover su bienestar integral. Estos incluyen las políticas públicas, los recursos físicos y materiales, los recursos humanos, y los programas y procedimientos. Por lo tanto, constituyen una red heterogénea de instituciones, instalaciones, normativas, profesionales, evidencias, pilares éticos y morales que responden a una época según la conceptualización de la salud mental, las demandas de las personas y poblaciones, y las políticas y presupuestos asignados.

De esta configuración emergen diversas formas en el trato y tratamiento de la salud mental que pueden resultar ser antagónicas de un dispositivo a otro y que variarán según cómo se comprenda este fenómeno.

Estos recursos y servicios se pueden clasificar en:

- **Recursos de atención primaria.** Esenciales para poder garantizar la accesibilidad precoz a la atención sanitaria o social, por lo que aportan una función preventiva y de atención inicial o de continuidad. Su integración con los recursos comunitarios permite una continuidad de los cuidados centrada en la detección precoz, el manejo inicial y la derivación adecuada. Los centros de servicios sociales primarios, los teléfonos o contextos virtuales de atención en situaciones de riesgo (urgencias sociales, ideación suicida, etc.) y los recursos de la sociedad civil vinculados a la atención a la salud mental estarían asociados a los centros sanitarios de atención primaria.

- **Recursos de atención especializada.** Incluyen servicios sanitarios específicos, como los hospitales psiquiátricos, las unidades de internamiento breve y los equipos multidisciplinarios de intervención en crisis, así como los servicios sociales y comunitarios especializados, como los centros de rehabilitación psicosocial, los centros de rehabilitación laboral y empleo con apoyo, y los recursos residenciales con diversos niveles de apoyo. Estos servicios están orientados a tratar situaciones de alta complejidad y prestan diversos niveles de apoyo clínico y psicosocial. Los servicios comunitarios de carácter psicosocial son uno de los pilares de la atención a la salud mental, ya que se centran en servicios accesibles y próximos a los contextos de las personas, y permiten la integración de las personas usuarias en sus entornos naturales. Estarían asociados a los centros comunitarios de salud mental, servicios de rehabilitación psicosocial, programas de empleo protegido y grupos de apoyo mutuo.

- **Recursos comunitarios.** Conformados por todas las estructuras que complementan las redes de atención, de promoción y de gestión de diversos servicios para la salud mental. Estarían formados, entre otros, por los movimientos civiles (asociaciones, grupos de apoyo mutuo, etc.), servicios de discapacidad de centros educativos, centros especiales de empleo, grupos de investigación especializados (Centro de Investigación Biomédica en Red de Salud Mental, Cátedra Contra el Estigma, etc.).

Barreras y facilitadores en la accesibilidad a los servicios de salud mental

La accesibilidad a los servicios de salud mental se ve influida por diversas dimensiones clave, que presentan tanto barreras como facilitadores (Guzmán Lozano, 2016; Kronenberg *et al.*, 2007; OMS, 2022 y 2025; Sánchez *et al.*, 2012). Las principales barreras y facilitadores son:

- **Promoción y prevención.** En la actualidad, solamente el 50 % de los Estados están implementando programas multisectoriales de promoción y prevención. Sin embargo, las actuaciones centradas en abordar factores de riesgo son claves (reducción del estigma, programas sobre salud mental en centros educativos, prevención del suicidio, inclusión formativa y laboral digna de personas con discapacidad psíquica, etc.), con evidencias de los impactos en la medición del retorno social que producen.
- **Comunicación y derechos.** Las principales barreras incluyen la ausencia de canales bidireccionales que permitan identificar las necesidades y la falta de información accesible sobre los servicios disponibles y los dere-

chos garantizados. Esto se agrava con relaciones terapéuticas asimétricas y el uso de lenguaje técnico. Los facilitadores incluyen la creación de canales de comunicación claros y adaptados, como sistemas de lectura fácil, que promuevan la participación activa de las personas usuarias, el consenso en objetivos y la implementación de las voluntades anticipadas.

- **Inclusión comunitaria.** La integración de los servicios en atención primaria sigue siendo limitada a nivel mundial, lo que resalta la necesidad de expandir esta estrategia para facilitar el acceso temprano y continuo. Igualmente, es prioritaria la incorporación de terapia ocupacional en atención primaria, tanto en servicios sanitarios como en sociales. Hay tendencias muy relevadoras que son facilitadores clave de los dominios de salud mental con el alto desarrollo de los modelos basados en la comunidad, donde las personas reciben atención en su entorno cotidiano.
- **Características contextuales.** Las desigualdades sociales y económicas, como el desempleo, la pobreza y la discriminación, junto con la falta de inversión en las regiones vulnerables, son barreras importantes. Los facilitadores incluyen políticas de equidad que prioricen las áreas desfavorecidas, los servicios adaptados a las condiciones sociales y la colaboración entre los servicios sociales y los sanitarios para abordar los determinantes sociales de la salud mental.
- **Zonas urbanas y rurales.** La concentración de los servicios en las áreas urbanas y las dificultades logísticas en las zonas rurales son barreras relevantes. Los facilitadores incluyen el uso de la teleconsulta, equipos de atención comunitaria que alcancen regiones remotas y centros comunitarios con mayor cobertura geográfica.
- **Imágenes públicas y estigmatización.** Aunque los esfuerzos por reducir el estigma han mostrado logros, la salud mental sigue siendo un área poco aceptada como derecho básico. Es clave mejorar la percepción social, disminuir la distancia social y promover la inclusión de la salud mental en contextos educativos, laborales y comunitarios.

- **Ajuste entre demanda y servicios**. Las barreras incluyen listas de espera prolongadas, recursos insuficientes y déficits de formación profesional, lo que resulta en la falta de atención o en una atención parcial. Los facilitadores incluyen la implementación de sistemas de gestión eficientes, la asignación de profesionales de referencia y la evaluación financiera basada en el retorno social para una mayor inversión en salud mental.
- **Coordinación de cuidados**. Las barreras incluyen la falta de colaboración entre los servicios sociales y sanitarios, la fragmentación de sistemas y la ausencia de servicios ocupacionales específicos. Los facilitadores proponen sistemas integrados, acuerdos interinstitucionales y reuniones interdisciplinarias para mejorar la continuidad del cuidado y evitar el desenrolamiento social de las personas usuarias.
- **Competencias profesionales**. Las barreras incluyen insuficiencia en competencias técnicas y actitudinales, así como agotamiento profesional o *burnout*. Los facilitadores incluyen la formación continua, la supervisión de equipos interdisciplinarios y la mejora del clima laboral, lo que impacta tanto en los recursos humanos como en los resultados de las personas usuarias.
- **Tecnologías e innovación**. Las sociedades tecnológicas avanzadas generan brechas sociales significativas, intensificando problemas como la pobreza, migraciones forzosas, adicciones, aislamiento social y pérdida de identidad cultural. Sin embargo, estas mismas tecnologías ofrecen importantes oportunidades en la atención a la salud mental. Las intervenciones digitales permiten tratamientos y seguimientos remotos, mientras que la inteligencia artificial y la robótica desarrollan productos de apoyo para reducir la soledad, gestionar los síntomas, tratamientos farmacológicos y actividades de la vida diaria. Estas soluciones tecnológicas superan barreras geográficas y económicas, ampliando el acceso a los servicios esenciales de salud mental (OHCHR, 2023; OMS, 2023b y 2023c).

Estas tendencias requieren un compromiso global para abordar la reducida accesibilidad e inequidad, fortalecer los servicios centrados en la comunidad y garantizar que las personas con problemas de salud mental reciban apoyo en todas las etapas de su vida para un desempeño ocupacional centrado en los dominios de salud, participación, calidad de vida, competencia de roles, bienestar y justicia ocupacional (AOTA, 2020a; OMS, 2013; OPS, 2023).

ROLES DE LA TERAPIA OCUPACIONAL Y GRUPOS DE INTERÉS

En los siguientes apartados se detallan las contribuciones específicas de la terapia ocupacional en los equipos transdisciplinares, el emprendimiento en los bienes, productos y servicios ocupacionales en salud mental, y la dirección y el liderazgo de la terapia ocupacional en salud mental.

Contribuciones específicas de la terapia ocupacional en los equipos transdisciplinares

La terapia ocupacional incorpora una visión clara, resolutiva, de carácter integral y holístico a la mirada que puede realizar un equipo técnico interdisciplinar y transdisciplinar. Una mirada que parte de las fortalezas y oportunidades de las personas, y que busca el desarrollo de habilidades y patrones de desempeño que permitan el desarrollo ocupacional. Una mirada que, además, busca adaptaciones de los contextos en sus dimensiones personales y ambientales para construir unos espacios y lugares para el cambio positivo, reducir el sufrimiento psíquico y promocionar el bienestar (AOTA, 2020a; CGCTO, 2020).

La terapia ocupacional desempeña un papel ético y metodológico fundamental dentro de los equipos interdisciplinarios de salud mental, al aportar un enfoque especializado. Los resultados para evidenciar en la atención a la salud mental por parte de los servicios específicos de terapia ocupacional se centran en el fortalecimiento de los dominios de salud, participación, calidad de vida, competencia de roles, bienestar y justicia ocupacional (AOTA, 2016 y 2020a).

Estas contribuciones se estructuran en torno a varios roles clave y las interacciones con grupos de interés específicos:

- **Evaluación integral desde una perspectiva ocupacional**. Valoración más allá de la sintomatología y razonamiento clínico. Explora las habilidades, patrones y contextos de la vida de las personas identificando barreras y facilitadores en áreas como el autocuidado, la productividad y el ocio, aportando un enfoque centrado en la persona en la planificación de las intervenciones individualizadas.
- **Diseño e implementación de programas de intervención**. Desarrollo de programas que promueven la prevención, la promoción y la recuperación, logrando impactos sobre la autonomía personal y disminuyendo la dependencia, a través de la participación en actividades significativas, interviniendo sobre los déficits funcionales, promoviendo las habilidades y patrones, y modificando elementos de los contextos.
- **Facilitación de la visión transdisciplinar de la vida ocupacional de las personas**. La terapia ocupacional es un puente entre las perspectivas biomédicas, psicológicas y sociales dentro del equipo, equilibrando los procesos de diagnóstico y de intervención hacia las necesidades de la vida diaria de las personas.
- **Promoción de la justicia ocupacional**. Promoción de nuevas oportunidades para la exploración, competencia y logro en la gestión de oportunidades de participación, defendiendo los derechos de las personas a una vida plena e integrada.
- **Formación y entrenamiento de grupos de interés**. Funciones educativas a las personas usuarias, familiares y otros profesionales sobre los modelos ocupacionales y su vinculación con intervenciones eficientes en la salud mental y procesos de recuperación en la enfermedad mental.
- **Innovación, investigación y desarrollo**. Procesos de liderazgo de proyectos enfocados en la innovación de prácticas, diseño de proyectos de investigación o gestión del conocimiento a través del diseño de procedimientos y protocolos de buenas prácticas basadas en la evidencia.

En la **tabla 5-2** se exponen algunas de las contribuciones específicas de la terapia ocupacional en los equipos transdisciplinares.

Emprendimiento en los bienes, productos y servicios ocupacionales en salud mental

Los servicios de terapia ocupacional tienen como fin la igualdad de oportunidades en un mundo lleno de diversidad. Esta praxis pretende generar acciones para que las personas puedan desarrollar proyectos de vida dignos, y de este modo las poblaciones avancen hacia un sentido de ejercicio de derechos y ciudadanía. Por lo tanto, implica la puesta en marcha de nuevos productos, bienes y servicios ocupacionales destinados a la promoción de un cambio social y económico para incrementar la conciencia individual, comunitaria y política, los recursos y la igualdad de oportunidades para el desarrollo de ocupaciones que permitan a las personas alcanzar su potencial y experimentar bienestar (Guzmán Lozano, 2016; Hocking, 2017; Kronenberg *et al.*, 2007).

Por lo tanto, el emprendimiento en el ámbito de la salud mental requiere de actitudes centradas en la ingeniería ocupacional y en la gestión de oportunidades innovadoras para desarrollar bienes, productos y servicios ocupacionales que respondan a las necesidades específicas de la salud mental de las personas y comunidades. Algunas oportunidades se centran en:

- **Productos ocupacionales adaptados**. El diseño y la comercialización de productos ocupacionales adaptados permite a las personas usuarias acceder a herramientas que faciliten su participación en actividades significativas. Están vinculados con el diseño

Tabla 5-2. Dimensiones de los programas específicos de terapia ocupacional en salud mental

Programas	Finalidad	Ejemplos de propuestas
Significado ocupacional, identidad ocupacional, proyecto de vida de la persona o su proceso de existencia	Facilitar el sentido y el significado de vida, así como el acceso a la reconstrucción de su proyecto de vida	• Asesoramiento individual en diferentes contextos • Orientación ocupacional (individual y grupal) • Grupos de proyecto de vida • Análisis del significado en grupos asamblearios, etc.
Desempeño ocupacional, funcionalidad o factores de participación ocupacional de los individuos y/o colectivos	Mejorar, compensar, mantener y/o prevenir el desempeño ocupacional de la población en base a los proyectos de vida individuales y a las demandas del contexto presente y futuro	• Manejo comunitario, desarrollo de programas innovadores, etc. • Preparación, búsqueda y mantenimiento de empleo, etc. • Gestión y entrenamiento de competencias funcionales y emocionales básicas, domésticas, ocio en sus diferentes formatos (acceso universal a la cultura, artístico...), etc.
Componentes relacionados con el desempeño: motivación, hábitos, responsabilidades, etc.	Mejorar, compensar, mantener y/o prevenir los componentes del desempeño ocupacional	• Dinámicas de grupo en diversos formatos, programas de activación, etc. • Programas de responsabilidades, remotivación, estructuración de rutinas, etc.
Estructuras y/o funciones de la persona	Mejorar, compensar, mantener y/o prevenir las funciones y/o estructuras de la persona que repercuten en el desempeño ocupacional	• Rehabilitación de elementos del cuerpo y la mente: relajación, yoga, intervención psicomotriz, etc. • Abordaje sensorial, etc.
Contextos de las personas y poblaciones	Adaptar, facilitar y/o graduar las demandas de los entornos para facilitar el desempeño ocupacional, la mejora de los componentes o los elementos de las funciones y/o estructuras	• Diseños arquitectónicos, graduación de los tiempos y los grupos, adaptación de la actividad, graduación de las dietas sensoriales y ambientales, modificación de las dinámicas ambientales, adaptación de formatos de las ocupaciones, etc.
Contextos de las organizaciones, equipos de atención, agentes clave y/o creación de oportunidades de participación	Facilitar el desarrollo de los proyectos de vida, el significado ocupacional y el desempeño en contextos normalizados y socioculturales	• Programas de participación comunitaria a través del deporte, los animales, el arte, la cultura, etc. • Propuestas de participación comunitaria con y sin apoyo profesional, etc. • Formación especializada a los profesionales, etc.

Adaptado de Guzmán, 2016.

de dispositivos tecnológicos de apoyo, servicios de terapias diversas y diseño de aplicaciones móviles para gestionar dominios ocupacionales específicos.

- **Servicios ocupacionales especializados.** El emprendimiento en el diseño y la gestión de nuevos servicios se centra en la cobertura de vacíos en la atención y produce impactos y retorno social. Pueden estar vinculados, entre otros, a servicios personalizados de atención psicosocial en días festivos, terapia individual de apoyo formativo-laboral, asesoramiento a empresas en materia de responsabilidad social corporativa (RSC) en salud mental, servicios de ocio con apoyo, consultoría de formación en salud mental, etc.
- **Plataformas tecnológicas de terapia ocupacional en salud mental.** Permiten el desarrollo de diversos productos, entre otros, los servicios de terapia ocupacional virtual o teleterapia, formación en línea y recursos interactivos para la recuperación y promoción del bienestar. Pueden facilitar el acceso a intervenciones ocupacionales en áreas rurales o para personas con movilidad limitada.

Dirección y liderazgo de la terapia ocupacional en salud mental

La terapia ocupacional aporta una visión integral, holística y explicativa sobre las dimensiones de la salud y enfermedad mental que implica una misión más compleja que la atención clínica.

Además, ha demostrado ser un pilar fundamental en los contextos de la atención a la salud mental y, por lo tanto, su proyección hacia roles de liderazgo y dirección de proyectos amplía los niveles de impacto sobre la recuperación y el bienestar psíquico de las personas y poblaciones. Estos roles permiten liderar procesos innovadores y garantizar un enfoque centrado en la persona y basado en la evidencia. Un reto fundamental se vincula al incremento de planes de formación específica en gestión y liderazgo, incremento del potencial estratégico de la imagen corporativa de la terapia ocupacional

y desarrollo de la marca personal de cada terapeuta ocupacional como líder especializado en salud mental.

Así, actualmente la terapia ocupacional ofrece competencias para el liderazgo en los siguientes contextos:

- **Gestión de políticas públicas.** Formando parte de la evaluación, diseño e implementación de políticas públicas centradas en la salud mental y puesta en marcha de planes, estrategias y proyectos específicos. El conocimiento de la terapia ocupacional sobre los derechos humanos, las necesidades sobre la salud mental de las personas y poblaciones, y el manejo de metodologías de intervención la posiciona como grupo de interés en puestos clave, bien a nivel de cargos políticos especializados, asesoramiento técnico o consultoría externa.
- **Dirección técnica.** Asumir responsabilidades asociadas a la planificación estratégica en diversas organizaciones sociales y sanitarias, así como la gestión del diseño de proyectos, el desarrollo de proyectos de investigación y publicaciones, la gestión de los recursos materiales, la coordinación técnica y supervisión de los recursos humanos, y la evaluación de resultados de impacto.
- **Dirección de centros y servicios.** Liderar proyectos que aborden de manera integral las necesidades de las personas usuarias en aspectos sanitarios y sociales en puestos de dirección o coordinación de equipos multidisciplinares. Implica formación especializada de posgrado y formación continua en competencias para la gestión de proyectos y de recursos humanos.
- **Supervisión de casos y equipos.** Los servicios de terapia ocupacional se pueden centrar en roles de supervisión y mediación en equipos interdisciplinarios de salud mental, garantizando que las intervenciones estén alineadas con la cartera específica de servicios, diagnóstico y necesidades de las personas usuarias y las metas del equipo, construyendo la eficacia, bienestar en el trabajo interdisciplinar y gestión transdisciplinar en el abordaje de los casos.

EXPERIENCIA OCUPACIONAL: evaluación y diagnóstico ocupacional

Miguel, de 50 años, es el segundo hijo de una familia tradicional, con fuertes valores religiosos y una red familiar cercana. Desde joven destacó académicamente, logrando una licenciatura en Ingeniería Agrónoma a los 23 años. A los 28 años se casó con Cristina, con quien tuvo un hijo, Carlos, actualmente de 8 años. Desempeñaba roles significativos como padre, esposo, hijo y trabajador, y disfrutaba de la cocina como una actividad central en su vida familiar.

A los 35 años, Miguel alcanzó un puesto destacado como técnico en riesgos laborales y calidad en una empresa estatal, donde lideraba equipos y realizaba viajes, consolidando así su sentido de responsabilidad y logro. Los fines de semana los dedicaba a su familia, combinando equilibradamente su vida laboral y personal. Sin embargo, a los 43 años un grave accidente cambió su vida. Aunque se recuperó físicamente, comenzó a experimentar ansiedad y comportamientos erráticos, lo que afectó a su desempeño laboral, que implicó su desvinculación profesional.

A los 45 años, Miguel se mudó a una vivienda aislada, alejándose de su familia y de sus roles significativos. Durante este tiempo se acentuaron el aislamiento, la acumulación de objetos y la pérdida de su estructura diaria, mientras se enfocaba en experimentos agrónomos con la esperanza de realizar un descubrimiento importante. A los 47 años, tras una visita de sus padres, fue hospitalizado involuntariamente y diagnosticado con trastorno esquizoafectivo (CIE 11: 6A2), lo que evidenció déficits relevantes en sus habilidades y patrones de desempeño, y un abandono significativo de roles sociales y autocuidado. Su red de apoyo se redujo a sus padres, quienes mostraban sentimientos de sobrecarga y desorientación, mientras que la separación de su pareja y el alejamiento de su hijo intensificaron su sensación de soledad y duelo.

De regreso a la casa de sus padres, Miguel enfrentó un bloqueo emocional profundo. Sus padres asumieron un papel fusionado con el sufrimiento psíquico de Miguel, alternando entre la sobreprotección materna, la crítica paterna y un duelo por las expectativas no cumplidas, lo que exacerbó las tensiones familiares.

Las conclusiones diagnósticas asociadas, con un enfoque centrado en el modelo de ocupación humana (MOHO) son:

- Volición: Miguel tuvo que afrontar un proceso de estrés postraumático con un gran conflicto interno con respecto a sus valores y una pérdida marcada de motivación. Su percepción de la eficacia personal disminuyó tras el accidente, desarrollando sentimientos de culpa asociados a creencias religiosas («Yo no merecía esto... Dios me ha castigado»). Sus rutinas profesionales e intereses previos, como la cocina y la interacción familiar, quedaron relegados, dificultando la conexión con metas significativas.

- Habituación: las rutinas y roles ocupacionales de Miguel se desestructuraron tras el accidente y el aislamiento. Perdió patrones de desempeño organizados y significativos, experimentando desregulación del sueño y autocuidados deficientes, acumulando objetos y abandonando funciones clave como trabajador, padre y esposo, lo que afectó a su identidad ocupacional.

- Entorno: el traslado a la vivienda de sus padres incrementó su percepción de dependencia e incapacidad, mientras que las dinámicas familiares tensas y la falta de actividades comunitarias cercanas acentuaron su desconexión y aislamiento.

- Cuerpo vivido (desempeño subjetivo): Miguel se percibe como un enfermo incapaz, con un desempeño marcado por ansiedad, bloqueo emocional y anticipación de incapacidad. Este sentimiento le llevó a evitar actividades significativas, limitando su reintegración.

- Desempeño objetivo: conserva patrones de ejecución en roles sociales, pero su capacidad atencional está afectada por el bloqueo emocional y una vivencia de indefensión aprendida.

(Continúa)

EXPERIENCIA OCUPACIONAL: evaluación y diagnóstico ocupacional (*cont.*)

Plan de intervención ocupacional

El plan de intervención de Miguel se diseñó para integrar múltiples recursos de atención y garantizar la continuidad del proceso de rehabilitación y cuidados mediante un enfoque interdisciplinario centrado en la persona y orientado hacia la recuperación ocupacional. Fue derivado a un centro de rehabilitación psicosocial en coordinación con su servicio de salud mental comunitaria. El proceso se estructuró en tres fases:

1. Fase inicial: reconstrucción del propósito y estabilización

Objetivo: que Miguel reconstruya su narrativa ocupacional y empiece a participar en actividades significativas.

En el centro de rehabilitación psicosocial se construyó un vínculo seguro, se validó su experiencia personal y se establecieron objetivos personalizados para su recuperación. A través de actividades exploratorias, como la cocina, Miguel trabajó con el apoyo de sus padres y su hermana, promoviendo su sentido de pertenencia, vinculación y autonomía. Paralelamente, se inició un trabajo intensivo en el restablecimiento de hábitos de autocuidado y rutinas diarias, fomentando también su papel como cuidador principal dentro de su familia.

2. Fase intermedia: participación comunitaria y consolidación de roles

Objetivo: que Miguel se integre en actividades comunitarias fortaleciendo sus patrones ocupacionales familiares y de participación social.

Asociado a su formación universitaria en ingeniería agrónoma, Miguel participó en el diseño técnico de talleres de jardinería terapéutica en la comunidad y en actividades de arte en un centro cultural, mejorando sus habilidades de interacción social. Además, asumió un papel activo en acciones de sensibilización comunitaria, liderando proyectos en colegios e institutos para la difusión de información sobre salud mental y lucha contra el estigma. En el ámbito familiar, Miguel comenzó a involucrarse más activamente en el cuidado de sus padres y en las dinámicas del hogar, fortaleciendo su rol como padre mediante encuentros informales con su hijo en coordinación con su exesposa, Cristina. A nivel profesional, decidió iniciar un proceso legal contra su anterior empleador por despido improcedente, obteniendo una sentencia favorable con indemnización. Posteriormente, el sistema de seguridad social le reconoció una incapacidad permanente absoluta, garantizándole una prestación económica mensual que cubría sus necesidades básicas.

3. Fase avanzada: inclusión laboral y autonomía personal

Objetivo: que Miguel reanude su vida profesional desarrollando competencias y patrones vinculados a dimensiones de la calidad de vida.

Miguel fue dado de alta en el centro de rehabilitación psicosocial tras coordinar su derivación a un centro de rehabilitación laboral, donde se evaluaron sus competencias y se diseñó un plan de orientación profesional. Durante 2 meses, Miguel realizó prácticas en un centro especial de empleo, con las que se logró su incorporación a un puesto con apoyo en el área de logística, compatible con su situación de incapacidad laboral permanente absoluta y prestación contributiva. Paralelamente, Miguel consolidó su papel en el ámbito familiar, retomando su interés por la cocina y asumiendo responsabilidades regulares en el hogar. Finalmente, decidió explorar su independencia solicitando y obteniendo una vivienda pública en un barrio cercano a sus padres, avanzando hacia una vida más autónoma y equilibrada.

(Continúa)

EXPERIENCIA OCUPACIONAL: evaluación y diagnóstico ocupacional (*cont.*)

Indicadores de resultados

Principalmente son:

- Recuperación de patrones de desempeño en cuanto a hábitos y rutinas para la autonomía y roles significativos, especialmente en el ámbito familiar y profesional.

- Participación social activa en la comunidad, mejorando su red social, reduciendo la autoestima asociada a la salud mental y promoviendo sus competencias de liderazgo.

- Continuidad de cuidados a través de la coordinación entre el centro de salud mental comunitario, el centro de rehabilitación psicosocial, el centro de rehabilitación laboral y el centro especial de empleo, logrando un impacto positivo y sostenible en su calidad de vida.

 PREGUNTAS DE REFLEXIÓN

- ¿Cómo tienen que abordar los servicios de salud mental la participación y opinión de las personas desde un enfoque de los derechos humanos?

- ¿Qué roles y funciones debe adoptar la terapia ocupacional en la configuración de espacios y lugares para el abordaje de los determinantes contextuales de la salud mental y la disminución de las amenazas y debilidades de los sistemas de atención?

- ¿Qué valor añadido tiene la terapia ocupacional para ocupar puestos de dirección y liderazgo respecto a la atención a la salud mental?

- ¿Cuáles son las estrategias y retos futuros que tiene que asumir la terapia ocupacional para cubrir las necesidades ocupacionales de las sociedades actuales para promocionar los dominios de salud mental?

PUNTOS CLAVE

- En la descripción general de los recursos y servicios en salud mental es importante considerar los modelos de atención a la salud mental, la accesibilidad universal a la atención, la equidad, las formas de trato y tratamiento, y las competencias de los profesionales, especialmente centradas en las diversas funciones de la terapia ocupacional.

- El análisis debe centrarse en las necesidades y oportunidades de participación ocupacional de manera equitativa con un enfoque de los derechos humanos. Este enfoque debe reflejar la gestión de bienes, producto y servicios ocupacionales centrados en las personas.

- Además, las oportunidades deben ser equitativas para todas las personas, con un enfoque centrado en la diversidad como forma de enriquecimiento universal y una visión innovadora desde la atención a la salud mental y de los servicios de terapia ocupacional.

REFERENCIAS BIBLIOGRÁFICAS

AOTA (2016). *Mental health promotionl, prevention and intervention.* American Occupational Therapy Association. https://www.aota.org/-/media/corporate/files/practice/mentalhealth/distinct-value-mental-health.pdf

AOTA (2020a). Occupational Therapy Practice Framework: Domain and Process—Fourth Edition. *The American Journal of Occupational Therapy, 74*(Supplement_2), 7412410010p1-7412410010p87. https://ajot.aota.org/article.aspx?articleid=2766507

AOTA (2020b). Occupational Therapy Code of Ethics. *The American Journal of Occupational Therapy, 74*(Supplement_3), 7413410005p1-7413410005p13.

CGCTO (2020). *Código deontológico de terapia ocupacional.* Consejo General de Colegios de Terapeutas Ocupacionales. https://consejoterapiaocupacional.org/wp-content/uploads/2020/10/CODIGO-DEONTOLOGICO-TERAPIA-OCUPACIONAL-CGCTO.pdf

De las Heras de Pablo, C. (2015). *Modelo de ocupación humana.* Editorial Síntesis.

Guzmán Lozano, S. (Coord.) (2016). *Manual práctico de salud mental en terapia ocupacional.* Editorial Síntesis.

Hocking, C. (2017). Occupational justice as social justice: The moral claim for inclusion. *Journal of Occupational Science, 24*(1), 29-42.

Kronenberg , F., Simó Algado, S. y Pollard, N. (2007). *Terapia ocupacional sin fronteras.* Editorial Médica Panamericana.

OHCHR (2023). Innovación digital, tecnologías y derecho a la salud. Oficina del Alto Comisionado de Derechos Humanos de la Organización de las Naciones Unidas. https://www.ohchr.org/es/documents/thematic-reports/ahrc5365-digital-innovation-technologies-and-right-health

OMS (2013). *Plan de acción integral sobre salud mental 2013-2030.* Organización Mundial de la Salud.

OMS (2016). Marco sobre servicios de salud integrados y centrados en la persona. Organización Mundial de la Salud.

OMS (2019). Recovery practices for mental health and well-being. WHO QualityRights Specialized training. Organizacion Mudial de la Salud. https://www.who.int/publications/i/item/who-qualityrights-guidance-and-training-tools

OMS (2020). *Atlas de salud mental 2020.* Organización Mundial de la Salud. https://doi.org/978-92-4-003670-3

OMS (2022). *Informe mundial sobre salud mental: Transformar la salud mental para todos/as.* Organización Mundial de la Salud. https://www.who.int/publications/i/item/9789240049338

OMS (2023a). Determinantes sociales de la salud. Progresos respecto del informe mundial sobre los determinantes sociales de la equidad en la salud. https://apps.who.int/gb//ebwha/pdf_files/EB154/B154_21-sp.pdf

OMS (2023b). Leveraging innovations to accelerate health impact and shape well-being. Aprovechar las innovaciones para acelerar el impacto en la salud y dar forma al bienestar. Organización Mundial de la Salud. https://cdn.who.int/media/docs/default-source/wpro---documents/regional-committee/session-74/fact-sheets/innovation-factsheet.pdf?sfvrsn=e60ddd10_1&download=true

OMS (2023c). *Mental health, human rights and legislation: guidance and practice.* Organización Mundial de la Salud. https://www.who.int/publications/i/item/9789240080737

OMS (2025). Reunión de Alto Nivel de la Asamblea General sobre la Prevención y Control de las Enfermedades no Transmisibles, que se celebrará en 2025. https://www.paho.org/es/enfermedades-no-transmisibles-salud-mental/rumbo-al-2025-proceso-preparacion-para-cuarta-reunion

ONU (2006). Convención sobre los derechos de las personas con discapacidad. Asamblea General. https://www.un.org/esa/socdev/enable/documents/tccconvs.pdf

OPS (2023). *Política para mejorar la salud mental.* Organización Panamericana de Salud. https://www.paho.org/es/documentos/politica-para-mejorar-salud-mental

Sánchez, Ó., Polonio, B. y Pellegrini, M. (2012). *Terapia ocupacional en salud mental: teoría y técnicas para la autonomía personal.* Editorial Médica Panamericana.

 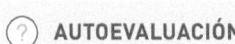

AUTOEVALUACIÓN

Diagnóstico ocupacional y planificación de la intervención en salud mental

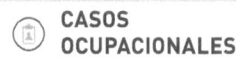 CASOS OCUPACIONALES

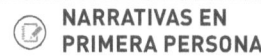 NARRATIVAS EN PRIMERA PERSONA

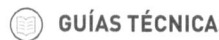 GUÍAS TÉCNICAS

Modelos de práctica en terapia ocupacional en salud mental 6

P. A. Cantero Garlito y R. Morrison Jara

 OBJETIVOS

- Explorar los diversos modelos teóricos y prácticos utilizados en terapia ocupacional en el contexto de la salud mental.
- Analizar la aplicabilidad y eficacia de diferentes modelos de práctica en contextos clínico-ocupacionales específicos.
- Identificar las implicaciones de la elección del modelo de práctica en la planificación y ejecución de intervenciones ocupacionales.

«La ocupación es todo lo que las personas hacen para dar forma a sus vidas; es a la vez la fuente de salud y el medio por el que se transforman a sí mismas y su entorno».

Model of Human Occupation, Gary Kielhofner (2008)

INTRODUCCIÓN

La terapia ocupacional ha experimentado un desarrollo significativo a lo largo de su historia, guiada por distintos paradigmas que han moldeado sus principios, valores y enfoques de intervención. Cabe destacar la evolución desde el paradigma de la ocupación, que subraya el papel central de la ocupación en la salud y el bienestar, hasta el paradigma social de la ocupación, que amplía esta visión al considerar la ocupación como un fenómeno tanto individual como colectivo, con dimensiones políticas, sociales e interculturales. Desde estas dos diferentes perspectivas, aunque ambas pueden coexistir en diferentes momentos y lugares, merece la pena prestar atención a la concreción conceptual y metodología de algunos modelos teóricos que tienen una mayor relevancia en el ámbito de la salud mental.

La disciplina no es ajena a los profundos cambios sociales acaecidos en las últimas décadas a nivel internacional, que han hecho que la práctica profesional se oriente más hacia postulados que se alejan de planteamientos biomédicos y clínicos, apostando por la recuperación personal y por perspectivas más comunitarias.

Actualmente, la integración de los modelos de práctica en terapia ocupacional en salud mental implica una transición hacia enfoques que combinan el trabajo en contextos clínicos con la intervención comunitaria y centrada en los contextos significativos de la vida de las personas y que, además, se vincula con la garantía de sus derechos humanos.

Los contemporáneos modelos transdisciplinares, como el de rehabilitación basada en la comunidad, modelo de rehabilitación psicosocial, el de educación popular y el de recuperación, se centran en promocionar la salud, la participación, la calidad de vida, la competencia de roles, el bienestar y la justicia ocupacional. Estos fines constituyen el eje de los resultados e impactos específicos de la terapia ocupacional, y promueven la gestión de espacios y lugares de intervención más allá de los entornos sanitarios tradicionales, promoviendo estrategias de inclusión, empoderamiento y sostenibilidad en los contextos cotidianos de las personas.

En este contexto contemporáneo es fundamental que la terapia ocupacional continúe adaptándose y evolucionando, incorporando enfoques innovadores que respondan a las cambiantes necesidades de las personas y las poblaciones respecto a las correlaciones entre los dominios de la salud mental y los dominios ocupacionales, y consolidando un enfoque centrado en la persona, sus contextos significativos y sus derechos, favoreciendo así intervenciones equitativas, accesibles y sostenibles que evidencien resultados.

MODELOS TEÓRICOS EN TERAPIA OCUPACIONAL

A lo largo de su historia, la terapia ocupacional ha sido influida por múltiples paradigmas que han configurado sus principios, valores y prácticas terapéuticas. A continuación se presentan los más relevantes que han dado forma a la disciplina, explorando su desarrollo, sus fundamentos y su aplicación en diferentes contextos de intervención, con especial atención al ámbito de la salud mental.

Paradigmas en terapia ocupacional

El concepto de paradigma se refiere a una forma específica de entender la realidad compartida por un grupo particular de personas, quienes intercambian significados comunes que les permiten interpretar y distinguir su entorno. Cada paradigma tiene un eje central y describe el proceso, en este caso, de una disciplina, sus valores y principales características (Vidal y Morrison, 2023). En el desarrollo histórico de la terapia ocupacional se han descrito cuatro paradigmas fundamentales que han moldeado su práctica clínica, sus valores, sus objetivos y la base científica que respalda la profesión.

Primero, el **paradigma de la ocupación**, conformado a raíz del desarrollo inicial de la profesión en Estados Unidos. Abarca aproximadamente las primeras cuatro décadas del siglo xx, y su eje central es la ocupación y el papel que cumple en la salud y el bienestar de las personas. Establece la convicción de que las ocupaciones son potenciales herramientas terapéuticas en las personas, y sus valores son la dignidad humana y la mirada holística hacia los procesos de comprensión de la salud. Sus soportes teóricos se sustentaron en el pragmatismo, el tratamiento moral, el movimiento de artes y oficios y la higiene mental, entre otros, y fue fuertemente impulsado por la segunda ola del feminismo.

El segundo paradigma descrito es el **paradigma mecanicista**, que se establece debido al cambio global en las formas de comprender la práctica médica y la salud. La terapia ocupacional pasa a vincularse como un servicio de apoyo médico y se centra en la funcionalidad como el eje central. La temporalidad de este paradigma abarca las siguientes tres décadas (1950, 1960 y 1970 con mayor presencia), y es bajo este paradigma que la terapia ocupacional se expande a diferentes latitudes como España y Latinoamérica. Los principales desarrollos teóricos durante este paradigma son los relacionados con los componentes intrapsíquicos y neuromusculoesqueléticos del cuerpo humano, desde una perspectiva segmentada.

El siguiente paradigma es el **paradigma contemporáneo**, o **segundo paradigma de la ocupación**, según otros autores (Vidal y Morrison, 2023). Este paradigma se desarrolla desde la década de 1980 hasta nuestros días y retoma los principios del primer paradigma. En este paradigma se desarrollan importantes teorías –como la naturaleza ocupacional de los seres humanos–, disciplinas –como la ciencia de la ocupación– y muchos de los modelos de la práctica de la terapia ocupacional centrados en la ocupación. El énfasis de este paradigma está en la persona en tanto ser único.

Desde mediados de la primera década del siglo xxi se ha propuesto el desarrollo de un nuevo paradigma, denominado **paradigma social de la ocupación** (Vidal y Morrison, 2023), que tiene como eje central la ocupación, pero entendida como un fenómeno, tanto individual como colectivo, revelando sus aspectos políticos, sociales, interculturales y ecológicos, e integrando perspectivas sociocríticas desde el género e interseccionales, entre otras (Vidal y Morrison, 2023). Esta perspectiva enfatiza en la ocupación como un fenómeno colectivo y comunitario y, por ende, su abordaje también se hace desde esta mirada.

Es importante señalar la posibilidad de coexistencia de estos paradigmas, lo que implica una mayor o menor presencia de cada uno, dependiendo de las instituciones donde se trabaje o los países, entre otros muchos aspectos (Vidal y Morrison, 2023). De forma particular, los abordajes de salud mental se posicionan en algunos de estos y, por consiguiente, en sus modelos, como se verá a continuación.

Revisión de los modelos teóricos fundamentales según su vinculación específica con los dominios de salud mental

De cada paradigma han emergido una serie de modelos que han guiado la práctica de la profesión. Algunos de los más conocidos son:

- **Modelo de ocupación humana (MOHO)**. Es un modelo integral en terapia ocupacional que destaca la influencia de la volición, la habituación, la capacidad de desempeño y el ambiente en la participación en actividades significativas. En el ámbito de la salud mental, este modelo es particularmente relevante, porque ayuda a comprender cómo las problemáticas ocupacionales pueden impactar en el bienestar y la calidad de vida de la persona. Al abordar factores como la motivación y el ambiente, el modelo de ocupación humana permite diseñar intervenciones que promuevan la salud mental mediante la mejora del desempeño ocupacional, facilitando la recuperación y la integración social (Taylor *et al.*, 2023).
- **Modelo canadiense de participación ocupacional**. Se enfoca en la persona y su participación ocupacional en interacción con la ocupación y el entorno. Este modelo considera las ocupaciones para dar sentido a la vida, promoviendo la salud y el bienestar, y las valora como dinámicas y en constante evolución. De aplicación universal, se emplea con personas, grupos y poblaciones en diversos contextos. Sus principios clave incluyen: la relación terapéutica, que posiciona a la persona como protagonista; la motivación para la participación en actividades significativas; la espiritualidad, entendida como el sentido de la vida; y la ética, basada en principios humanistas y bioéticos, respetando siempre las decisiones de la persona. Este enfoque es particularmente relevante en salud mental, al apoyar la autonomía y el bienestar integral (Egan y Restall, 2022).
- **Modelo persona, ambiente, ocupación y desempeño (PEOP)**. Este modelo se enfoca en la interacción dinámica entre la persona, el ambiente y la ocupación, guiando la práctica hacia el desarrollo de un desempeño ocupacional satisfactorio. La persona es vista de manera holística, con factores intrínsecos como lo psicológico, cognitivo, fisiológico y espiritual, además de con valores, intereses y competencias. El ambiente incluye aspectos físicos, culturales, sociales y temporales, mientras que la ocupación hace referencia a actividades significativas con un propósito común. En salud mental, este modelo promueve intervenciones para desarrollar habilidades, ajustar el entorno, aprovechar los recursos existentes, prevenir los problemas y crear nuevas rutinas, aunque no tiene pautas de evaluación propias (Baum *et al.*, 2022).
- **Modelo Kawa**. Utiliza la metáfora del río para facilitar un proceso de acompañamiento e intervención terapéutica en diversos contextos. La familiaridad de esta metáfora otorga una gran facilidad para aplicar el modelo de manera eficaz y altamente relevante con diferentes personas, y se adapta a distintas necesidades culturales, evitando así una orientación exclusivamente occidental. El modelo ve a la persona como parte integral de su entorno, sin jerarquías, y busca armonía y equilibrio como objetivo central. Conceptualmente, el río representa el bienestar, con componentes como el agua (flujo vital), las paredes (entorno social), los troncos (atributos personales) y las rocas (circunstancias problemá-

ticas). En salud mental, este modelo permite visualizar, a través del dibujo de un río, los obstáculos y las oportunidades en la vida de una persona en su participación ocupacional, facilitando intervenciones para mantener o restaurar el equilibrio emocional y prevenir futuras obstrucciones que afecten a su bienestar (Iwama, 2022).

MODELOS DE PRÁCTICA BASADOS EN LA RECUPERACIÓN EN SALUD MENTAL

El concepto de recuperación en salud mental ha ido evolucionado significativamente a lo largo del tiempo. Inicialmente, asumiendo una perspectiva profundamente biomédica y clínica, la recuperación se entendía fundamentalmente como la ausencia de síntomas, un enfoque que ha sido ampliamente criticado por ser excesivamente simplista, parcial y limitado (Anthony, 1993; Cruwys *et al.*, 2020). A partir de la década de 1980 surge una nueva perspectiva, impulsada principalmente por el movimiento de personas usuarias de los dispositivos psiquiátricos, que reacciona de forma organizada y con firmeza contra los modelos médicos reduccionistas que dominaban los servicios de salud mental (Treichler *et al.*, 2019). Esta corriente, enormemente influida por los movimientos sociales por los derechos civiles en Estados Unidos acaecidos desde la década de 1970, se va a trasladar al ámbito de la salud mental, buscando restaurar los derechos humanos y la plena inclusión comunitaria de las personas con enfermedad mental (Nugent *et al.*, 2017; Pelletier *et al.*, 2015).

La recuperación personal se centra de manera nuclear en la experiencia subjetiva de la persona y en la posibilidad de vivir una vida plena y satisfactoria, a pesar de las limitaciones impuestas por la enfermedad mental (Ellison *et al.*, 2018). La definición clásica formulada por Anthony (1993) plantea que «la recuperación es un proceso único, hondamente personal, de cambio de actitudes, valores, sentimientos, metas, habilidades y roles de una persona. Es una forma de vivir una vida satisfactoria, con esperanza y aportaciones, incluso con las limitaciones causa-

das por la enfermedad. La recuperación implica desarrollar un nuevo sentido y propósito en la vida, a la vez que la persona crece más allá de los efectos catastróficos de la enfermedad mental».

Conceptos clave del modelo de recuperación en salud mental

La recuperación personal se constituye como un proceso único, no lineal y en constante evolución, en el cual las personas que experimentan problemas de salud mental se convierten en agentes, protagonistas y líderes de su propio camino hacia el bienestar (Nugent *et al.*, 2017). Este proceso incluye varios componentes fundamentales, entre los cuales destacan (Cruwys *et al.*, 2020; Doroud *et al.*, 2015; Ellison *et al.*, 2018; Kanehara *et al.*, 2021; Stuart *et al.*, 2017; Thongsalab, 2020; Treichler *et al.*, 2019):

- **Empoderamiento**: capacidad de las personas para tomar el control de sus propias vidas y decisiones, incluso frente a los retos que presenta la enfermedad mental. El empoderamiento implica fomentar la autodeterminación, la agencia personal y la capacidad de abogar por las propias necesidades huyendo de procesos de intervención estandarizados y homogeneizados (Ellison *et al.*, 2018; Fawor *et al.*, 2024).
- **Conexión social**: las relaciones interpersonales y el apoyo social son claves en el proceso de recuperación. La conexión con los demás, ya sea a través de la familia, amigos, grupos de apoyo o la comunidad en general, proporciona un sentido de identidad y pertenencia, reduce el aislamiento y fomenta las posibilidades de sostén por parte del entorno en los momentos necesarios (Ricci *et al.*, 2021).
- **Esperanza**: la creencia en la posibilidad de un futuro mejor es un componente relevante para la recuperación. La esperanza ayuda a las personas a mantener la motivación, a perseverar en los momentos difíciles y a visualizar un camino hacia una vida plena y satisfactoria (Winsper *et al.*, 2020).

- **Identidad**: la recuperación personal también implica la reconstrucción de una identidad positiva que vaya más allá de la enfermedad mental. Esto implica un proceso personal de lucha contra el estigma, redefinir la propia narrativa personal y desarrollar una imagen de uno mismo que abarque las fortalezas y aspiraciones individuales.
- **Significado**: encontrar un sentido de propósito y significado en la vida es un proceso fundamental para la recuperación. Esto puede implicar la participación en actividades significativas, tanto de manera individual como en la comunidad, buscando la satisfacción y un sentido de realización personal.

Integración de los principios de la recuperación en la práctica de la terapia ocupacional en la salud mental

Actualmente existe un amplio reconocimiento internacional de esta concepción de la recuperación, la cual ha tenido un impacto directo a distintos niveles. En general ha influido en el ámbito político, promoviendo que los servicios adopten un enfoque más orientado hacia la recuperación en las políticas y marcos de práctica de salud mental a nivel global. Y más específicamente ha guiado el particular diseño de los dispositivos de la red y las prácticas que implementan los profesionales que forman parte de ella (Stuart *et al.*, 2017; Winsper *et al.*, 2020). En este sentido, la práctica de la terapia ocupacional en salud mental se ha visto influida de manera notable en las dos últimas décadas por los postulados de la recuperación, junto con un cambio en la forma de entender la ocupación desde una perspectiva más individual a una más social y colectiva, como se ha mencionado con anterioridad (Zango Martín, 2017). Es más, muchos de los conceptos fundamentales de la recuperación son absolutamente coherentes con los postulados paradigmáticos sobre los que se construye la propia terapia ocupacional, como son, entre otros, la práctica centrada en la persona, la conexión con el entorno, la participación en ocupaciones significativas o la capacidad de la persona para decidir sobre el propio proceso del trato y del tratamiento (Sánchez Rodríguez *et al.*, 2012).

No obstante, la integración de los principios de la recuperación en la práctica de la terapia ocupacional sigue siendo un reto importante en el ámbito de la salud mental. Este enfoque, basado en el empoderamiento, la ocupación significativa y la colaboración genuina en una relación más horizontal entre profesionales y personas usuarias, busca ofrecer una perspectiva mucho más esperanzadora, vinculada a los derechos humanos y a la justicia en el proceso de recuperación. Si bien persisten dilemas y retos, especialmente relacionados con los derechos humanos y la capacidad de las personas para tomar decisiones y ejercer su autodeterminación, también existen obstáculos derivados de las inercias de modelos más asistencialistas y tradicionalistas (Fawor *et al.*, 2024).

La sinergia entre los postulados de la recuperación y la terapia ocupacional se centra en principios fundamentales que incluyen un enfoque centrado en la persona, el valor de la ocupación y el empoderamiento. Ambos modelos priorizan a la persona como el eje del proceso, adaptando la atención a sus necesidades, valores y metas únicas, y reconociendo su papel activo en la recuperación (Tan *et al.*, 2020). La ocupación, entendida como actividades significativas en la vida cotidiana, es clave en ambos enfoques, ya que promueve el bienestar y la reconstrucción de la identidad, además de facilitar el desarrollo de habilidades y la conexión social (Synovec, 2015). La autodeterminación, por otro lado, es clave para permitir que las personas tomen el control de sus vidas y adopten decisiones informadas, lo cual en terapia ocupacional se traduce en una colaboración auténtica entre cada terapeuta y la persona, respetando su autonomía y agencia (Fawor *et al.*, 2024).

Integrar los principios de la recuperación en la terapia ocupacional también implica entender la recuperación como un «viaje ocupacional» (Doroud *et al.*, 2015). Este proceso abarca el reenganche gradual en ocupaciones significativas, el manejo satisfactorio de las demandas de la vida diaria y la participación plena en la comunidad (Bailliard *et al.*, 2021). El proceso de apoyo a las personas en este viaje implica actuaciones para superar barreras, establecer metas realistas y construir habilidades para funcionar eficazmente en su entorno. Sin embargo, la integración de este modelo presenta importantes retos, como la necesidad de alejarse de un enfoque centrado en el déficit, ceder control a la persona en recuperación y fomentar una visión optimista sobre sus posibilidades de recuperación. Estos fines resaltan la importancia de la formación continua, la reflexión crítica sobre la práctica y el papel de la terapia ocupacional como defensora de un cambio sistémico hacia contextos inclusivos y favorables para la recuperación (Arblaster *et al.*, 2019; Kuek *et al.*, 2023; Nugent *et al.*, 2017; Synovec, 2015).

MODELOS DE PRÁCTICA CENTRADOS EN LA COMUNIDAD

En los últimos años, se ha incrementado el interés por enfoques que promuevan la participación activa de las personas en su comunidad como parte fundamental de la recuperación y el bienestar en salud mental. Desde el paradigma social de la ocupación, se busca situar a la persona en el centro de la atención y considerar su contexto y su interacción con el entorno. Esto implica una transición de enfoques individualistas hacia modelos que valoran el papel de la comunidad en los procesos de recuperación de las personas que experimentan problemas de salud mental. A continuación, se analizan algunos de los modelos conceptuales más relevantes que abordan la participación comunitaria desde distintas perspectivas, y cómo estos pueden integrarse en la práctica de la terapia ocupacional para promover la inclusión, la autonomía y el desarrollo personal en contextos reales.

Análisis de modelos que enfatizan la participación comunitaria

Desde el paradigma social de la ocupación es posible comprender cómo los diferentes modelos y enfoques consideran a la persona como el elemento central y sus contextos. Varios de los modelos revisados anteriormente pueden emplearse en comunidad; sin embargo, a continuación se describen otros que se centran directamente en esta (Vidal y Morrison, 2023):

- **Modelo de psiquiatría comunitaria**. Surge como una respuesta a la crisis de la psiquiatría tradicional, enfatizando la interacción entre lo biológico y lo social en la salud mental. Influido por el movimiento de antipsiquiatría, este modelo destaca la importancia del entorno social en la génesis y tratamiento de las enfermedades mentales. Se centra en la intervención social y en la creación de servicios alternativos a los tradicionales, promoviendo una atención integral que incluye prevención, promoción y protección de la salud mental (Pino y Ceballos, 2015).
- **Modelo de rehabilitación basado en la comunidad**. Redefine el concepto de comunidad más allá del territorio, incluyendo pertenencia, interrelación y cultura común como elementos clave. Se centra en la intervención comunitaria para mejorar el bienestar psicosocial, promoviendo la participación, el empoderamiento y la autodirección, y critica los modelos tradicionales de asistencia. En terapia ocupacional aplicada a la salud mental este enfoque se integra al trabajar en espacios comunitarios, valorando la diversidad y los recursos individuales. La intervención se realiza en el entorno inmediato, reconstruyendo redes de apoyo y potenciando el cambio desde la propia comunidad. La participación activa y la comprensión de la vida cotidiana son dimensiones imprescindibles para fortalecer el tejido social y mejorar la salud mental comunitaria. Se centra en la igualdad de oportunidades y la integración social para las personas con discapacidad, y tiene una estrecha conexión con la terapia ocupacional en salud mental. Este modelo aboga por la participación activa de las personas con discapacidad y sus familias en sus comunidades, identificando y superando barreras que limitan su involucramiento (Pino y Ceballos, 2015).

Implica colaborar con unidades de rehabilitación, promover el cuidado en el hogar, en lugar de en instituciones, y desarrollar redes de apoyo que faciliten la inclusión y la mejora de la calidad de vida (Zango Martín, 2017). Al integrar la rehabilitación basada en la comunidad en la práctica de la terapia ocupacional se favorece la participación plena de las personas con discapacidad en los contextos cotidianos que son relevantes.

- **Modelo de rehabilitación psicosocial.** Se centra en las relaciones entre los procesos de pérdida de la salud mental, sufrimiento psíquico, habilidades y vinculación funcional de las personas con sus contextos vitales. Este enfoque se focaliza en la configuración de servicios de proximidad en contextos comunitarios y con programas destinados al desarrollo de habilidades específicas y dominios de salud: autocuidados, cognición social y habilidades sociales, estrategias de afrontamiento, gestión de redes familiares y soporte social, deconstrucción de la desesperanza y resignificación de plan de vida, etc. Igualmente, aborda programas de abordaje de los contextos comunitarios: lucha contra el estigma, inclusión formativa y laboral a través de responsabilidad social corporativa, etc.

- **Modelo de educación popular.** Busca la transformación social y la dignidad humana a través de la metodología participativa. Se enfoca en la adquisición de conocimiento, comprensión crítica de la realidad y empoderar a las personas para ser protagonistas de su propio cambio. En terapia ocupacional en salud mental, este enfoque se utiliza para trabajar con grupos con situaciones de vulnerabilidad, promoviendo la participación activa y la autogestión en el proceso terapéutico. Fomenta la reflexión y el diálogo, que son claves para superar la opresión y construir autonomía, impactando positivamente en la salud mental y la inclusión social.

- **Modelo de redes sociales.** Se basa en la teoría de sistemas para promover el apoyo social a través de vínculos entre nodos. Se aplica para mejorar la interacción y el apoyo dentro de las comunidades, fomentando redes de apoyo efectivas y adaptadas a las necesidades de las personas. Ayuda a conectar la vida cotidiana entre las personas y sus contextos de interacción social, promoviendo la participación activa y el fortalecimiento de redes de apoyo, para mejorar el bienestar general. Permite un abordaje inclusivo y adaptado a la realidad de cada persona, facilitando su integración y desarrollo en el contexto comunitario (Caro-Vines *et al.*, 2020).

Desarrollo de estrategias para la implementación de la terapia ocupacional en entornos comunitarios

La terapia ocupacional en salud mental en entornos comunitarios se centra en facilitar la participación plena y significativa de las personas en sus contextos cotidianos, contribuyendo a su bienestar y desarrollo. La implementación efectiva de la terapia ocupacional en estos entornos requiere un enfoque estratégico que considere la integración de los fundamentos disciplinares con las características y necesidades específicas de la comunidad (Arntzen *et al.*, 2019; Doroud *et al.*, 2015; Tan *et al.*, 2020). A continuación, se plantean algunas estrategias como parte del proceso de intervención comunitaria:

- **Evaluación integral del entorno comunitario.** El primer paso en este proceso es realizar una evaluación exhaustiva y comprensiva del entorno comunitario. Este diagnóstico participativo debe involucrar a las personas de la comunidad, identificar problemas de salud mental prevalentes y mapear los recursos disponibles y las barreras para la participación (Alsina-Santana y Zango-Martín, 2022; Vidal-Sánchez *et al.*, 2021). Comprender la dinámica social y cultural local permite adaptar las intervenciones para que sean pertinentes y efectivas.

- **Empoderamiento y participación activa.** La terapia ocupacional debe facilitar la participación de las personas en la planificación y ejecución de actividades terapéuticas, fortaleciendo su autonomía y su conexión con la comunidad. Este enfoque coterapéutico mejora el compromiso con el tratamiento y el bienestar general de los participantes (Fawor *et al.*, 2024; Jørgensen y Rendtorff, 2018; Webber y Fendt-Newlin, 2017).

- **Capacitación y desarrollo de recursos locales**. Para asegurar la sostenibilidad y efectividad de la terapia ocupacional es necesario formar a promotores locales y agentes comunitarios en salud mental. Estos grupos de interés comunitarios actúan como facilitadores en la identificación de recursos, la adaptación de actividades y el apoyo a la integración de personas con problemas de salud mental en sus entornos cotidianos, y se constituyen como referentes para el anclaje de la intervención en la red. Mantener un contacto constante con ellos es central (Cofiño *et al.*, 2012, 2016; Coverdale *et al.*, 2015).
- **Integración de servicios comunitarios y especializados**. Establecer alianzas con los servicios gubernamentales y organizaciones no gubernamentales en áreas como la salud, la educación y el trabajo permite una atención integral y coordinada. Además, promueve que las personas reciban apoyos accesibles y personalizados, combinando los servicios especializados con la intervención comunitaria (Sobrino Armas *et al.*, 2018).
- **Adaptación del cuidado: enfoque comunitario**. Se centra en la intervención en el hogar y los contextos comunitarios significativos de las personas y poblaciones, promoviendo la adaptación de espacios y lugares. Los procesos se centran en la promoción del desarrollo de habilidades para manejar situaciones de salud mental en la vida diaria, la gestión de ajustes en los contextos y el uso de tecnologías que faciliten la participación y el bienestar (Cantero-Garlito *et al.*, 2020; Vidal Sánchez *et al.*, 2018).
- **Desarrollo de redes de apoyo y participación social**. Las intervenciones deben enfocarse en activar y ampliar redes de apoyo que promuevan el bienestar emocional y social de las personas. Fomentar la inclusión en la vida comunitaria y el uso de facilitadores locales ayuda a construir una red de apoyo robusta y accesible para fomentar la participación ocupacional en la comunidad (Avelar y Malfitano, 2022; Killaspy *et al.*, 2022).
- **Sistematización y evaluación del impacto**. La recopilación de información sobre el impacto en la vida diaria de los participantes permite realizar ajustes y asegura que las estrategias permanezcan relevantes y efectivas. La evaluación debe realizarse siempre en colaboración con la comunidad para garantizar que las intervenciones y apoyos respondan adecuadamente a sus necesidades (Llena *et al.*, 2009).

IMPLICACIONES ÉTICAS Y CULTURALES EN LA ELECCIÓN DEL MODELO DE PRÁCTICA

La práctica de la terapia ocupacional en el ámbito de la salud mental requiere una reflexión profunda y fundamentada, especialmente en lo que respecta a las decisiones sobre los modelos de intervención que se van a aplicar. Estos modelos guían el proceso terapéutico y también implican una serie de consideraciones éticas y culturales que impactan tanto en la relación con la persona usuaria como en la efectividad de la intervención. Al abordar temas como las responsabilidades éticas y la influencia de factores culturales en la selección y adaptación de modelos, es posible avanzar hacia una práctica más respetuosa, inclusiva y justa, en la que cada persona se sienta reconocida y apoyada en sus particularidades y necesidades. A continuación, se desarrollan dos aspectos fundamentales: las consideraciones éticas y el reconocimiento de la influencia cultural en la elección de los modelos de práctica.

Consideraciones éticas al aplicar modelos en terapia ocupacional

La selección y aplicación de modelos de práctica en terapia ocupacional en salud mental, aunque pueda parecer algo neutral o que se realiza orientado por la formación, la tradición, el lugar de trabajo o la población concreta en que se está, conlleva una serie de consideraciones éticas que deben tenerse en cuenta de forma muy cuidadosa. Por un lado, resulta clave que cada profesional tenga la competencia adecuada en el modelo de práctica que elige aplicar. Esto implica una formación adecuada, experiencia práctica y conocimiento actualizado sobre la evidencia científica que lo respalda. Como apuntan Laborda Soriano *et al.* (2024), «la competencia profesional que capacita para atender las peculiaridades de este ámbito requiere de la debida formación y experiencia necesaria para aplicar los enfoques y las teorías más apropiadas para atender a esta población, saber utilizar las evaluaciones más adecuadas a la persona, así como saber reconocer los recursos que están a disposición para atenderlas».

Por otro lado, el modelo de práctica seleccionado debe ser relevante para las necesidades, objetivos y valores de la persona usuaria (Leclair, 2010). La atención debe estar centrada en la persona y en sus aspiraciones de bienestar ocupacional, con el foco en la justicia ocupacional (Durocher *et al.*, 2014a). Esto implica reconocer el derecho de todas las personas a participar en ocupaciones significativas, independientemente de su condición de salud mental, y abogar por la eliminación de las barreras que limitan su acceso a las oportunidades ocupacionales.

Es fundamental y, además, está condicionado jurídicamente por su vinculación a los derechos humanos respetar la autonomía de las personas en la toma de decisiones sobre su propio proceso de atención. En ese mismo sentido, la elección del modelo de práctica debe contribuir a una relación terapéutica sólida y ética. Cada terapeuta debe ser consciente de los efectos de su propia conducta en la persona y utilizar estrategias de comunicación que fomenten la confianza, el respeto y la colaboración. La evaluación en terapia ocupacional en salud mental debe realizarse de manera ética (Taylor *et al.*, 2023), considerando tanto los déficits y disfunciones como las fortalezas, los recursos y las capacidades de la persona. El modelo de práctica debe guiar la evaluación

hacia un enfoque que tenga en cuenta la complejidad de la experiencia humana y el contexto social en el que se desarrolla.

En la práctica de la terapia ocupacional hay procesos éticos que implican analizar estas situaciones, utilizando un razonamiento ocupacional sólido y recurriendo a los códigos de ética de la profesión para guiar la toma de decisiones. Los modelos de resolución de conflictos éticos pueden ser herramientas útiles para abordar estos dilemas de manera sistemática y reflexiva (Laborda Soriano *et al.*, 2024).

Dado que cada vez más profesionales ligan su práctica a la investigación, es relevante considerar las implicaciones éticas de la investigación en terapia ocupacional en salud mental. Los estudios de investigación que involucran a personas con problemas de salud mental deben ser cuidadosamente diseñados y ejecutados, con un enfoque en la protección de los participantes, la obtención del consentimiento informado y el respeto por su autonomía (Drolet y Girard, 2020).

Reconocimiento de la influencia cultural en la selección y adaptación de los modelos de práctica

La elección de un modelo de práctica en terapia ocupacional implica una serie de decisiones que no son culturalmente neutrales y que influyen profundamente en la efectividad y ética de la intervención (Castro *et al.*, 2014). Es importante poner el valor en una conciencia cultural profunda en cada fase del proceso terapéutico, ya que la cultura colorea las perspectivas individuales sobre la salud y la enfermedad, así como la definición de lo que cada persona considera como una participación significativa en su vida cotidiana (Vij y Webb, 2022). Para ofrecer una práctica que verdaderamente responda a las necesidades de los clientes, es necesario reconocer que la cultura no es un simple complemento, sino un elemento fundamental en la configuración de experiencias de vida y salud (Agner, 2020; Beagan, 2015).

La tensión entre universalidad y relativismo cultural se hace evidente al escoger un modelo. Los modelos desarrollados en el norte global, donde predominan valores como la independencia y la productividad, pueden no resonar en culturas que valoran más la colectividad, el apoyo familiar o la espiritualidad (Hammell, 2013; Wilson *et al.*, 2020). Aplicar estos modelos de forma directa, sin una reflexión crítica sobre su aplicabilidad en otros contextos, puede llevar a prácticas que no responden a las necesidades reales de las personas y que pueden invalidar sus perspectivas, generando una visión etnocéntrica que patologiza o minimiza sus modos de vida. Este aspecto es particularmente crítico en la terapia ocupacional, ya que los modelos que ignoran la dimensión cultural pueden afectar negativamente a la relación terapéutica, limitando el éxito del tratamiento, al generar incomprensión o resistencia en la persona usuaria (Agner, 2020; Iwama, 2004; Vij y Webb, 2022).

La justicia ocupacional y el empoderamiento deben ser principios rectores al seleccionar un modelo, ya que reconocen el derecho de cada persona a participar en ocupaciones significativas, sin importar su contexto cultural. Un enfoque consciente y respetuoso de la diversidad permite identificar y desmantelar las barreras culturales que restringen el acceso a las oportunidades ocupacionales (Durocher *et al.*, 2014b; Hammell, 2013). La flexibilidad y la creatividad en terapia ocupacional son habilidades imprescindibles, ya que muchas veces será necesario adaptar los modelos para integrar elementos culturales específicos o, incluso, desarrollar nuevos enfoques que realmente respondan a la experiencia de vida de la persona. Modelos culturalmente relevantes, como el Kawa (Iwama *et al.*, 2009), demuestran la importancia de enfoques adaptativos que permiten la integración de valores culturales diversos, facilitando una práctica más justa, equitativa e inclusiva. Así, la elección de un modelo culturalmente sensible fomenta el bienestar de la persona y enriquece el proceso terapéutico, promoviendo un cuidado que respete y valore las diferencias culturales (Chang *et al.*, 2012; Singh *et al.*, 2018 y 2022).

 EXPERIENCIA OCUPACIONAL: Mariana

Mariana, una mujer de 28 años, acude a un centro de rehabilitación psicosocial en una pequeña ciudad, derivada por su psiquiatra, debido a dificultades para reintegrarse a la comunidad después de un período de hospitalización.

Mariana ha sido diagnosticada con un trastorno del ánimo (CIE 11: 6A8Z) y ansiedad (CIE 11: 6B00). Ha experimentado varios episodios de crisis que han requerido hospitalización. Vive sola y no tiene trabajo.

Análisis de los problemas para el diagnóstico ocupacional

Los principales problemas detectados en Mariana son:

- Aislamiento social: Mariana ha perdido el contacto con sus amistades y familiares, y tiene dificultades para interactuar con nuevas personas. Se siente incómoda en situaciones sociales, pues teme ser juzgada.

- Dificultades ocupacionales: Mariana no ha podido retomar sus actividades previas a la enfermedad, incluyendo su trabajo y sus pasatiempos. Le cuesta concentrarse, motivarse y organizarse para llevar a cabo las tareas cotidianas. Se siente alienada ocupacionalmente porque sus necesidades internas relacionadas con las actividades diarias no están satisfechas.

(Continúa)

EXPERIENCIA OCUPACIONAL: Mariana (*cont.*)

- Pérdida de sentido y propósito: Mariana se siente perdida y sin rumbo en su vida. Le cuesta encontrarle sentido a su existencia y no tiene metas claras para el futuro.

- Baja autoestima: Mariana tiene una imagen negativa de sí misma y se siente incapaz de lograr sus objetivos. Se siente abrumada por sus problemas y no confía en sus propias capacidades.

- Miedo a la recaída: Mariana teme volver a experimentar una crisis y ser hospitalizada. Esta ansiedad le dificulta avanzar en su proceso de recuperación.

¿Qué objetivos de intervención se podrían establecer con el acuerdo de Mariana?, ¿qué enfoque terapéutico se podría utilizar en este caso?

Plan de intervención

Objetivos:

- Fomentar la conexión social:
  - Integrar a Mariana en grupos de apoyo con personas que comparten experiencias similares.
  - Facilitar la creación de nuevas relaciones sociales a través de actividades grupales dentro del centro.
  - Trabajar la comunicación asertiva y las habilidades sociales para aumentar su confianza en situaciones sociales.

- Promover la autonomía ocupacional:
  - Identificar las actividades significativas para Mariana y desarrollar un plan de acción para retomarlas.
  - Implementar estrategias para mejorar la concentración, la motivación y la organización.
  - Explorar opciones de trabajo o voluntariado que se ajusten a sus intereses y capacidades.

- Reforzar el sentido de identidad y propósito:
  - Ayudar a Mariana a redefinir su identidad más allá de su enfermedad.
  - Trabajar en la construcción de una narrativa de recuperación que le permita dar sentido a sus experiencias.
  - Facilitar el establecimiento de metas realistas y alcanzables que le permitan proyectarse hacia el futuro.

Enfoque terapéutico:

- Se utilizará un enfoque basado en el modelo de recuperación, centrado en las fortalezas, las aspiraciones y la autodeterminación de Mariana, estableciendo sistemas de apoyo y facilitadores.

- Se trabajará en colaboración con Mariana para establecer metas y estrategias que se ajusten a sus necesidades y deseos.

- Se promoverá la participación activa de Mariana en su propio proceso de recuperación, fomentando la toma de decisiones informadas y la responsabilidad sobre su bienestar.

PREGUNTAS DE REFLEXIÓN

- ¿Qué diferencias puede encontrar entre el paradigma ocupacional y el paradigma social de la ocupación? ¿Cómo influyen estos paradigmas en la práctica de la terapia ocupacional en salud mental?
- ¿Por qué es importante considerar la influencia cultural en la selección y adaptación de modelos de práctica en terapia ocupacional?
- ¿Cómo se asegura que los modelos de práctica de la terapia ocupacional en salud mental sean garantes de servicios respetuosos, inclusivos y culturalmente sensibles?

PUNTOS CLAVE

- Distintos paradigmas y modelos han influido en la terapia ocupacional a lo largo de su historia, así como en su aplicación en el ámbito de la salud mental.
- Los principales paradigmas que han influido en la terapia ocupacional son: el paradigma de la ocupación, el paradigma mecanicista, el paradigma contemporáneo y el paradigma social de la ocupación. Cada uno de estos paradigmas se caracteriza por un eje central y describe el proceso, los valores y las características principales de la disciplina en un momento histórico determinado.
- En la historia de la terapia ocupacional se han empleado diversos modelos teóricos, como el modelo de ocupación humana, el modelo canadiense de participación ocupacional, el modelo persona-ambiente-ocupación-desempeño y el modelo Kawa. Cada uno de estos modelos ofrece un marco de referencia para comprender la interacción entre la persona, el ambiente y la ocupación, y proporciona herramientas para diseñar intervenciones que promuevan la salud mental y el bienestar de las personas.
- Para entender la práctica actual en el ámbito de la salud mental resulta funda-

mental centrar la atención en dos planteamientos teóricos: el modelo de recuperación en salud mental –que se basa en el empoderamiento, la conexión social, la esperanza, la identidad y el significado para promover una vida plena y satisfactoria, a pesar de las limitaciones impuestas por la enfermedad mental– y los modelos de práctica centrados en la comunidad –que enfatizan la importancia del contexto social en los procesos de recuperación–.
- Algunos de estos modelos son el de rehabilitación basada en la comunidad, rehabilitación psicosocial, educación popular, psiquiatría comunitaria y redes sociales, que describen estrategias para implementar la terapia ocupacional en entornos comunitarios, incluyendo la evaluación del entorno, el empoderamiento de los participantes, la capacitación de los recursos locales, la integración de los servicios y el desarrollo de redes de apoyo.
- Las implicaciones éticas y culturales son importantes a la hora de escoger el modelo de práctica determinado, así como las competencias propias de cada terapeuta, el respeto por la autonomía de la persona y la sensibilidad cultural, con el fin de garantizar una práctica justa, inclusiva y efectiva.

REFERENCIAS BIBLIOGRÁFICAS

Agner, J. (2020). Moving From Cultural Competence to Cultural Humility in Occupational Therapy: A Paradigm Shift. *The American Journal of Occupational Therapy*, *74*(4), 7404347010p1-7404347010p7.

Alsina-Santana, R. y Zango-Martín, I. (2022). El abordaje de terapia ocupacional considerando los activos para la salud en población joven: un análisis de la literatura. *Cadernos Brasileiros de Terapia Ocupacional*, *30*(23).

Anthony, W. A. (1993). Recovery from mental illness: The guiding vision of the mental health service system in the 1990s. *Psychosocial Rehabilitation Journal*, *16*(4), 11-23.

Arblaster, K., Mackenzie, L., Gill, K., Willis, K. y Matthews, L. (2019). Capabilities for recovery-oriented practice in mental health occupational therapy: A thematic analysis of lived experience perspectives. *British Journal of Occupational Therapy*, *82*(11), 675-684.

Arntzen, C., Sveen, U., Hagby, C., Bonsaksen, T., Dolva, A.-S. y Horghagen, S. (2019). Community-based occupational therapy in Norway: Content, dilemmas, and priorities. *Scandinavian Journal of Occupational Therapy, 26*(5), 371-381.

Avelar, M. y Malfitano, A. (2022). Occupational therapy and intersectoral networks: Concepts and experiences in debate. *Cadernos Brasileiros de Terapia Ocupacional, 30*, e3236.

Bailliard, A., Schafer, Z. y Hart, L. J. (2021). Occupational Reflection as Intervention in Inpatient Psychiatry. *The American journal of occupational therapy: official publication of the American Occupational Therapy Association, 75*(5), 7505205080.

Baum et al, (2022). Modelo Persona-Ocupación-Ambiente-Desempeño: (PEOP) Fundamentos para la práctica en terapia ocupacional/coord. por Edward A. S. Duncan; Jenny Preston (pr.), Miguel Ángel Talavera Valverde (ed. lit.), Ana Isabel Souto Gómez (ed. lit.), Elsevier España.

Beagan, B. L. (2015). Approaches to culture and diversity: A critical synthesis of occupational therapy literature. *Canadian Journal of Occupational Therapy, 82*(5), 272-282.

Cantero-Garlito, P. A., Flores-Martos, J. A. y Moruno-Miralles, P. (2020). Dependency and Care: Perspectives from the Point of View of Professionals Assessing Situations of Dependency in Spain. *International Journal of Environmental Research and Public Health, 17*(4), 1178.

Caro-Vines, P., Morrison, R., & Palacios, M. (2020). Cincuenta años de terapia ocupacional en Chile: prácticas, epistemologías y realidades locales. (Vol. II). Colegio de Terapeutas Ocupacionales de Chile A.G.

Castro, D., Dahlin-Ivanoff, S. y Mårtensson, L. (2014). Occupational therapy and culture: A literature review. *Scandinavian Journal of Occupational Therapy, 21*(6), 401-414.

Chang, E. S., Simon, M. y Dong, X. (2012). Integrating cultural humility into health care professional education and training. *Advances in Health Sciences Education: Theory and Practice, 17*(2), 269-278.

Cofiño, R., Aviñó, D., Benedé, C. B. et al. (2016). Promoción de la salud basada en activos: ¿cómo trabajar con esta perspectiva en intervenciones locales? *Gaceta Sanitaria, 30*, 93-98.

Cofiño, R., Pasarín, M. y Segura, A. (2012). ¿Cómo abordar la dimensión colectiva de la salud de las personas? Informe SESPAS 2012. *Gaceta Sanitaria, 26*, Suppl. 1, 88-93.

Coverdale, J. H., Roberts, L. W., Balon, R., Beresin, E. V., Tait, G. R. y Louie, A. K. (2015). Integrated Care in Community Settings and Psychiatric Training. *Academic Psychiatry, 39*(4), 419-421.

Cruwys, T., Stewart, B., Buckley, L., Gumley, J. y Scholz, B. (2020). The recovery model in chronic mental health: A community-based investigation of social identity processes. *Psychiatry Research, 291*, 113241.

Doroud, N., Fossey, E. y Fortune, T. (2015). Recovery as an occupational journey: A scoping review exploring the links between occupational engagement and recovery for people with enduring mental health issues. *Australian Occupational Therapy Journal, 62*(6), 378-392.

Drolet, M.-J. y Girard, K. (2020). The ethical issues of research in occupational therapy: A worrying portrait. *Canadian Journal of Bioethics-Revue Canadienne De Bioethique, 3*(3), 21-40.

Durocher, E., Gibson, B. E. y Rappolt, S. (2014). Occupational Justice: A Conceptual Review. *Journal of Occupational Science, 21*(4), 418-430.

Durocher, E., Rappolt, S. y Gibson, B. E. (2014). Occupational justice: Future directions. *Journal of Occupational Science, 21*(4), 431-442.

Egan, Restall (2022). *Promoting occupational participation: collaborative relationship-focused occupational therapy: 10th Occupational.* Canadian. Canadian Association of Occupational Therapists.

Ellison, M. L., Belanger, L. K., Niles, B. L., Evans, L. C. y Bauer, M. S. (2018). Explication and Definition of Mental Health Recovery: A Systematic Review. *Administration and Policy in Mental Health and Mental Health Services Research, 45*(1), 91-102.

Fawor, J., Hancock, N., Scanlan, J. N. y Hamilton, D. E. (2024). Supporting self-determination in mental health recovery: Strategies employed by occupational therapists. *Australian Occupational Therapy Journal, 71*(1), 88-101.

Freire, Paulo (1970) Pedagogía del oprimido , 21ª Ed. México: Siglo Veintiuno, 1970.

Hammell, K. R. W. (2013). Occupation, well-being, and culture: Theory and cultural humility / Occupation, bien-être et culture: La théorie et l'humilité culturelle. *Canadian Journal of Occupational Therapy, 80*(4), 224-234.

Iwama, M. K. (2004). Meaning and inclusion: Revisiting culture in occupational therapy. *Australian Occupational Therapy Journal, 51*(1), 1-2.

Iwama, M. K., Thomson, N. A., Macdonald, R. M., Iwama, M. K., Thomson, N. A. y Macdonald, R. M. (2009). The Kawa model: The power of culturally responsive occupational therapy. *Disability and Rehabilitation, 31*(14), 1125-1135.

Iwama, M. (2022). Modelo «kawa» (río). Fundamentos para la práctica en terapia ocupacional/coord. por Edward A. S. Duncan; Jenny Preston (pr.), Miguel Ángel Talavera Valverde (ed. lit.), Ana Isabel Souto Gómez (ed. lit.), 2022, ISBN 978-84-1382-218-1, págs. 111-126.

Jørgensen, K. y Rendtorff, J. D. (2018). Patient participation in mental health care – perspectives of healthcare professionals: An integrative review. *Scandinavian Journal of Caring Sciences, 32*(2), 490-501.

Kanehara, A., Koike, H., Fujieda, Y. et al. (2021). Culture-dependent and Universal Constructs and Promoting Factors for the Process of Personal Recovery in users of Mental Health Services: Qualitative Findings from Japan. *BMC Psychiatry, 22*(1), 105.

Killaspy, H., Harvey, C., Brasier, C. et al. (2022). Community-based social interventions for people with severe mental illness: A systematic review and narrative synthesis of recent evidence. *World Psychiatry: Official Journal of the World Psychiatric Association (WPA), 21*(1), 96-123.

Kuek, J. H. L., Tan, B. L., Tan, C. J. N. et al. (2023). Occupational therapy students' perception on mental health recovery: A descriptive qualitative exploration. *British Journal of Occupational Therapy, 86*(8), 568-576.

Laborda Soriano, A. A., Cantero Garlito, P. A. y Emeric Meáulle, D. (2024). *Ética en terapia ocupacional.* Editorial Síntesis. https://www.sintesis.com/libro/etica-en-terapia-ocupacional

Leclair, L. L. (2010). Re-Examining Concepts of Occupation and Occupation-Based Models: Occupational Therapy and

Community Development. *Canadian Journal of Occupational Therapy*, *77*(1), 15-21.

Llena, A., Parcenisa, A. y Úcar, X. (2009). *La acción comunitaria*. GRAO.

Nugent, A., Hancock, N. y Honey, A. (2017). Developing and Sustaining Recovery-Orientation in Mental Health Practice: Experiences of Occupational Therapists. *Occupational Therapy International, 2017*, 5190901.

Pelletier, J.-F., Corbière, M., Lecomte, T. et al. (2015). Citizenship and recovery: Two intertwined concepts for civic-recovery. *BMC Psychiatry*, *15*(1), 37.

Pino, J. y Ceballos, M. (2015). Terapia ocupacional comunitaria y rehabilitación basada en la comunidad: hacia una inclusión sociocomunitaria. *Revista Chilena de Terapia Ocupacional*, *15*(2).

Ricci, Cristina, É., Leal, Maria, E., Davidson, L. y Costa, M. (2021). Narratives about the Experience of Mental Illness: The recovery Process in Brazil. *Psychiatric Quarterly*, *92*(2), 573-585.

Sánchez Rodríguez, Ó., Polonio López, B. y Pellegrini Spangenberg, M. (2012). *Terapia ocupacional en salud mental: teoría y técnicas para la autonomía personal*. Editorial Médica Panamericana. https://dialnet.unirioja.es/servlet/libro?codigo=661827

Singh, G., Owens, J. y Cribb, A. (2018). Practising 'social paediatrics': What do the social determinants of child health mean for professionalism and practice? *Paediatrics and Child Health (United Kingdom)*, *28*(3), 107-113.

Singh, H., Sangrar, R., Wijekoon, S. et al. (2022). Applying 'cultural humility' to occupational therapy practice: A scoping review protocol. *BMJ Open*, *12*(7), e063655.

Sobrino Armas, C., Hernán García, M. y Cofiño, R. (2018). ¿De qué hablamos cuando hablamos de «salud comunitaria»? Informe SESPAS 2018. *Gaceta Sanitaria*, *32*, 5-12.

Stuart, S. R., Tansey, L. y Quayle, E. (2017). What we talk about when we talk about recovery: A systematic review and best-fit framework synthesis of qualitative literature. *Journal of Mental Health*, *26*(3), 291-304.

Synovec, C. E. (2015). Implementing Recovery Model Principles as Part of Occupational Therapy in Inpatient Psychiatric Settings. *Occupational Therapy in Mental Health*, *31*, 50-61.

Tan, B.-L., Zhen Lim, M. W., Xie, H., Li, Z. y Lee, J. (2020). Defining Occupational Competence and Occupational Identity in the Context of Recovery in Schizophrenia. *American Journal of Occupational Therapy*, *74*(4), 7404205120p1.

Taylor, R., Bowyer, P. y Fisher, G. (2023). *Kielhofner's model of human occupation*. Lippincott Williams & Wilkins.

Thongsalab, J. (2020). Personal Recovery from Serious Mental Illness. *Babali Nursing Research*, *1*(2), 68-80.

Treichler, E. B. H., Li, F., O'Hare, M., Evans, E. A., Johnson, J. R. y Spaulding, W. D. (2019). Psychosocial and functional contributors to personal recovery in serious mental illness. *Journal of Mental Health*, *28*(4), 427-435.

Vidal, D. y Morrison, R. (2023). *Terapia ocupacional. Paradigmas, filosofías y prácticas*. Ril Editores.

Vidal Sánchez, M. I., López Frago, E. y Royo López, N. (2018). Visibilizando los cuidados desde una perspectiva feminista en terapia ocupacional. *Revista TOG*, *15*(27), 185-190.

Vidal-Sánchez, M. I., Laborda-Soriano, A. A., Cambra-Aliaga, A., Sanz-Valer, P. y Gasch Gallén, Á. (2021). Childhood Health Assets in a Spanish Neighborhood: Children and Families' Perception. *OTJR Occupation, Participation and Health*, *41*(3), 185-195.

Vij, S. B. y Webb, M. L. (2022). Culturally Competent Occupational Therapy Practice for South Asians in the United States of America: A Narrative Review. *The Indian Journal of Occupational Therapy*, *54*(1), 4-9.

Webber, M. y Fendt-Newlin, M. (2017). A review of social participation interventions for people with mental health problems. *Social Psychiatry and Psychiatric Epidemiology*, *52*(4), 369-380.

Wilson, S., Smith, C. R., Hunter-Bennett, C., Hoyt, C. R., Dorsey, J. y DeAngelis, T. (2020). Occupational Therapy's Commitment to Diversity, Equity, and Inclusion. *The American Journal of Occupational Therapy*, *74*(Supplement_3), 7413410030p1-7413410030p6.

Winsper, C., Crawford-Docherty, A., Weich, S., Fenton, S.-J. y Singh, S. P. (2020). How do recovery-oriented interventions contribute to personal mental health recovery? A systematic review and logic model. *Clinical Psychology Review*, *76*, 101815.

Zango Martín, I. (2017). *Terapia ocupacional comunitaria*. Editorial Síntesis.

 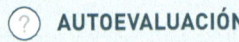 **AUTOEVALUACIÓN**

Evaluación en terapia ocupacional en salud mental

7

C. Vergara Zamorano, C. Garrido Manzanares y Ó. Sánchez Rodríguez

---

◎ OBJETIVOS

- Comprender los procesos de evaluación utilizados en terapia ocupacional en salud mental.
- Explorar herramientas y métodos específicos para evaluar la ocupación y el desempeño ocupacional.
- Desarrollar habilidades de entrevista ocupacional en salud mental.
- Integrar la información recopilada en la evaluación para establecer procesos de diagnóstico ocupacional.
- Comprender los procesos de razonamiento ocupacional para integrar la información recopilada en la evaluación en un diagnóstico ocupacional individualizado.
- Definir los procesos del plan de intervención según las actuaciones asociadas al diagnóstico y fundamentadas en fuentes de evidencia.

«Conoce todas las teorías, domina todas las técnicas, pero al tocar un alma humana, sé apenas otra alma humana».

Carl Jung, 1964

INTRODUCCIÓN

La evaluación en el ámbito de la terapia ocupacional en salud mental constituye un conjunto de procesos fundamentales de razonamiento que permiten comprender las complejas interacciones entre las ocupaciones, patrones y habilidades de desempeño, contextos y otros factores de las personas, grupos y poblaciones con respecto a los dominios de salud mental y su vinculación con el sufrimiento psíquico y los diagnósticos clínicos asociados. Estos procesos tienen el fin de establecer un diagnóstico ocupacional individualizado y un plan de intervención consensuado basado en el logro de resultados hacia la salud, participación, calidad de vida, competencia de roles, bienestar y justicia ocupacional (AOTA, 2020).

La evaluación requiere de diversos procesos que se vinculan con el razonamiento ocupacional y que determinan las decisiones específicas y actuaciones técnicas de la práctica. Es fundamental estructurar la evaluación en varias etapas, las cuales tienen que aplicarse de manera flexible y fenomenológica haciendo adaptaciones *ad hoc* y gestionando diversas fuentes en función de los contextos y características de cada persona. Los procesos se centran en lograr la descripción del perfil ocupacional y el análisis del funcionamiento ocupacional para llegar a establecer una síntesis razonada y que va a determinar el diagnóstico ocupacional centrado en cada persona.

En este capítulo se empieza por explorar los principios éticos y prácticos que guían la evaluación en la terapia ocupacional en salud mental, destacando la importancia de las características culturales, la individualidad, los dominios de salud de la persona y la colaboración y consenso del proceso. Posteriormente se analiza la importancia del razonamiento ocupacional en todo el mapa de procesos de la terapia ocupacional. Y a continuación se exploran las fuentes, herramientas y el desarrollo de las habilidades para gestionar entrevistas ocupacionales en salud mental. El eje de la evaluación se fundamenta en el abordaje de descripción del perfil ocupacional y análisis del desempeño ocupacional, gestionando los componentes descriptivos, explicativos e indicios para finalizar con una síntesis comprensiva del diagnóstico ocupacional. Estos procesos aportan un marco de razonamiento fundamental para asegurar un diseño de la intervención centrada en lograr resultados en la participación, calidad de vida, competencia de roles, bienestar y justicia ocupacional (AOTA, 2020).

Procesos de evaluación ocupacional

La evaluación en terapia ocupacional, según la American Occupational Therapy Association, se centra en identificar lo que la persona desea y necesita hacer, determinar qué puede hacer y qué ha hecho, y reconocer los facilitadores y barreras para la gestión de los dominios de la salud y dominios ocupacionales, la participación, la calidad de vida, la competencia de roles, el bienestar y la justicia ocupacional (AOTA, 2020). En la **tabla 7-1** se exponen los aspectos de los dominios ocupacionales (AOTA, 2020). Otras fuentes de referencia asociadas al diseño de procedimientos de evaluación son la Federación Mundial de Terapeutas Ocupacionales, la Clasificación Internacional del Funcionamiento y la Discapacidad (OMS, 2001) y la Asociación Canadiense de Terapeutas Ocupacionales, que aportan diversos marcos y procesos especializa-

dos de evaluación. El uso de fuentes de evidencia actualizadas, a través de búsquedas en PubMed, Google Scholar y ResearchGate, por ejemplo, y de CIBERSAM permite la integración de las mejores prácticas a la práctica diaria.

Una clave del diseño y de buenas prácticas del proceso de evaluación es la sistematización de las actuaciones a través del diseño de un protocolo específico adaptado a cada contexto o servicio de atención, y siempre ajustando su desarrollo *ad hoc* según las características contextuales y de cada persona.

Gestión de los principios éticos de la evaluación ocupacional

Los principios éticos de la atención ocupacional implican cuidar cualquier perversión y mala praxis, considerando las relaciones asimétricas que enmarcan los servicios de atención a la salud mental, siendo claves el marco jurídico de los derechos humanos, el enfoque ético, el propio análisis del profesional y la supervisión de casos. La ética del cuidado pone en el centro el trato y el tratamiento, y releva la importancia de la empatía y el respeto en el proceso evaluativo, asegurando que todas las interacciones con la persona se realicen con dignidad y consideración (Cortina, 2007; Navarrete Salas, 2015; Rumbo Prieto y Arantón Areosa, 2014).

Cada uno de los encuentros del binomio persona-terapeuta ocupacional es una oportunidad para construir un vínculo basado en la garantía de los derechos humanos, individualidad de la persona y consenso para la colaboración terapéutica como persona experta

Tabla 7-1. Aspectos del dominio de la terapia ocupacional (AOTA, 2020)
Ocupaciones: actividades básicas e instrumentales de la vida diaria, manejo de la salud, descanso y sueño, educación, trabajo, juego, ocio, participación social
Contextos: factores ambientales, factores personales
Patrones de desempeño: hábitos, rutinas, funciones, rituales
Habilidades de desempeño: motoras, de procesamiento, de interacción social
Factores del cliente: valores, creencias y espiritualidad, funciones corporales, estructuras corporales

por experiencia sobre su propio proceso, diseñando espacios para poner en relevancia su voz y voluntades en el proceso de recuperación (Kronenberg *et al.*, 2007).

Razonamiento ocupacional

El razonamiento ocupacional es un proceso complejo vinculado a diversos procesos cognitivos, los cuales permiten describir el perfil y analizar el desempeño ocupacional estableciendo correlaciones con los dominios de salud mental para concluir el diagnóstico, establecer prioridades, definir los objetivos de tratamiento y diseñar actuaciones que logren mejorar los indicadores de partida. Implica un conjunto de conocimientos (*know*) y la gestión de dichos conocimientos a través de actuaciones profesionales (*know-how*) en diversos contextos específicos que le aportan valor (*know-social*), con una identidad específica sobre los saberes (*know-identity*) e incorporando procesos de medición de indicadores (*know-management indicators*), configurando así la práctica en las mejores evidencias (*evidence of knowledge*) (Sánchez Rodríguez, 2020). Además, implica el establecimiento de hipótesis sobre las posibles causas de los problemas identificados, delimitando la línea base del diseño de la intervención. A partir los diferentes tipos de razonamiento ocupacional que han planteado varios autores (Alsop, 1997; Moruno-Millares *et al.*, 2019; Moruno Miralles y Romero Ayuso, 2003; Pellegrini, 2012; Rogers y Holm, 1991; Sánchez *et al.*, 2013; Sánchez Rodríguez, 2020; Talavera, 2015; Talavera Valverde, 2007), se pueden sintetizar cuatro tipologías de razonamiento para la práctica de la terapia ocupacional en salud mental:

- **Método analítico.** Parte del modelo tradicional sanitario, que establece una relación entre los síntomas, signos y diagnósticos, configurando la evidencia a través de los datos existentes y la tipificación de los criterios diagnósticos.
- **Método hipotético-deductivo.** Contiene diversas fases: observación de la demanda, obtención de información ocupacional, exploraciones y análisis del desempeño ocupacional, generación de hipótesis sobre el desempeño ocupacional, correlación de los datos obtenidos con las hipótesis planteadas, y confirmación o no de la hipótesis a través de pruebas.
- **Método centrado en la experiencia.** Permite reconocer los dominios ocupacionales y las dimensiones clínicas desde un enfoque de la experiencia previa en la gestión de casos en salud mental. Permite un juicio fundamentado por asociaciones de similitud basadas en las revisiones bibliográficas sobre salud mental con la atención directa.
- **Metodología fenomenológica centrada en la persona.** Considera que los dominios ocupacionales en cada persona van a estar conformados de manera específica y dinámica. Por lo tanto, los juicios del proceso de terapia ocupacional implican una correlación individualizada en cada uno de los casos y situaciones ocupacionales.

Surgen, del análisis de dichas metodologías, las siguientes preguntas: ¿cómo se establece en la práctica el proceso de evaluación ocupacional?, ¿cómo se llega a las conclusiones diagnósticas?, ¿qué procesos implica?

En la **figura 7-1** se exponen los procesos clave y en la **tabla 7-2**, un cuadro explicativo que recoge algunos elementos facilitadores.

Descripción del perfil ocupacional

El perfil ocupacional muestra un primer conjunto descriptivo sobre los dominios ocupacionales. Da respuesta a describir quién y cómo es la persona, y las relaciones con el desempeño ocupacional, detallando las demandas en cuanto a las necesidades expresadas o no expresadas de los servicios de terapia ocupacional, hitos del logro detallando significados positivos o negativos, descripción de facilitadores o barreras en su historia ocupacional –considerando qué elementos de los contextos respaldan e inhiben su compromiso con las ocupaciones–, definición de los patrones y

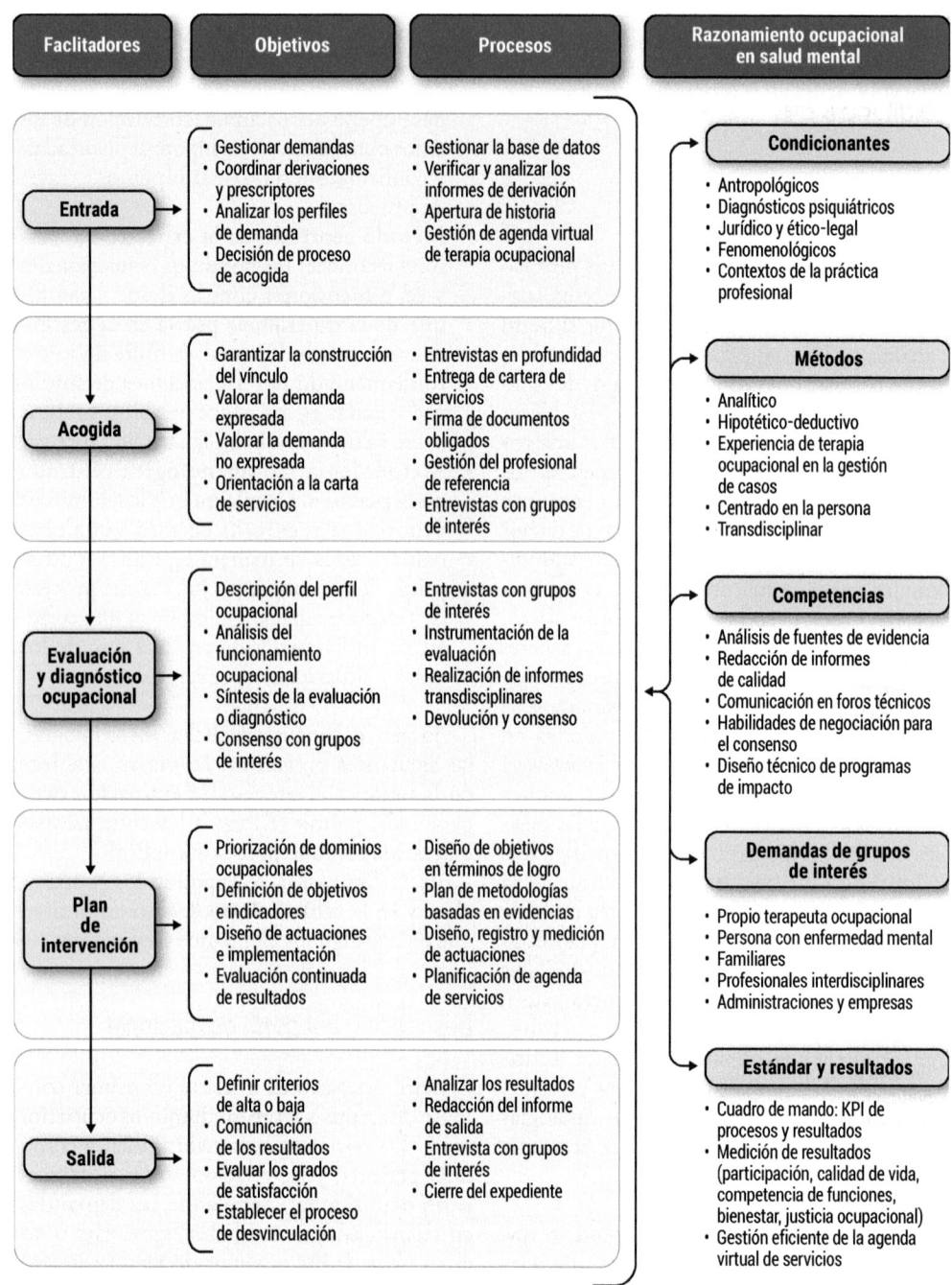

Figura 7-1. Componentes de los procesos asociados al razonamiento ocupacional en salud mental. KPI: key peroformance indicator.

Tabla 7-2. Procesos facilitadores de la gestión de la evaluación y del diagnóstico ocupacional en salud mental	
Perfil ocupacional	• Razón por la que la persona busca servicio e inquietudes relacionadas con la participación en ocupaciones: ¿por qué la persona busca servicio?, ¿cuáles son los procesos de sufrimiento y malestar psíquico de la persona en relación con la participación en ocupaciones y actividades de la vida diaria? • Historia ocupacional: ¿cuáles son los hitos significativos clave en la narrativa de la persona en las experiencias de vida?, ¿cómo están caracterizados desde el constructo del bienestar-malestar?, ¿cómo está construido el sufrimiento psíquico en su trayectoria ocupacional? • Ocupaciones en las que la persona tiene éxito: ¿cuáles son las ocupaciones de la persona con percepción de competencia y logro, y cuáles están asociadas a déficits en los dominios ocupacionales?, ¿en qué ocupaciones siente placer y en cuáles displacer? • Volición: ¿cuáles son los valores, motivaciones e intereses de la persona que son elementos potenciadores o inhibitorios de la actuación ocupacional? • Patrones de desempeño: ¿cuáles son los patrones de participación de la persona en las ocupaciones y cómo han cambiado con el tiempo?, ¿cuáles son las funciones de la vida diaria de la persona? • Contextos: ¿qué aspectos de los contextos de la persona son barreras y cuáles facilitadores?, ¿qué correlación tienen con el sufrimiento psíquico y con la participación o inhibición ocupacional?
Análisis del desempeño ocupacional	• Síntesis de dominios ocupacionales: sintetizar información del perfil ocupacional para determinar las ocupaciones y contextos específicos que deben abordarse • Demandas: completar un análisis ocupacional o de actividad para identificar las demandas de ocupaciones y actividades de la persona • Profundización: seleccionar y usar evaluaciones específicas para medir los factores de la persona que influyen en las habilidades y los patrones de desempeño • Instrumentación: seleccionar y usar evaluaciones específicas para medir la calidad del desempeño de la persona o los déficits de desempeño mientras completa ocupaciones o actividades relevantes para las ocupaciones deseadas, notando la efectividad de las habilidades de desempeño y los patrones de desempeño • Contextos: seleccionar y administrar evaluaciones para identificar y medir más específicamente los contextos de la persona y su impacto en el desempeño ocupacional
Síntesis del proceso de evaluación-diagnóstico ocupacional	• Valores: determinar los valores y prioridades de la persona para la participación ocupacional • Barreras y facilitadores: interpretar los datos de la evaluación para identificar barreras y facilitadores del desempeño ocupacional • Razonamiento: desarrollar y perfeccionar hipótesis sobre las fortalezas y deficiencias del desempeño ocupacional de la persona • Contextos: considerar los contextos y sistemas de apoyo existentes, y su capacidad para apoyar el proceso de intervención • Resultados ocupacionales: determinar los resultados deseados de la intervención • Metas: crear metas en colaboración con la persona que aborden los resultados deseados • Indicadores: seleccionar medidas de resultado y determinar procedimientos para medir el progreso hacia los objetivos de la intervención, que pueden incluir evaluaciones repetidas utilizadas en el proceso de evaluación

habilidades de desempeño, definición de los factores de interseccionalidad que potencian o inhiben el desempeño ocupacional, descripción de las prioridades y expectativas, y los resultados deseados por parte de la persona.

Además, se pueden emplear algunos modelos específicos de la terapia ocupacional, como el modelo de ocupación humana (Kielhofner, 2004), estableciendo algunos ejes de análisis:

- **Identidad ocupacional.** Conformada por los hitos y experiencias pasadas de la persona, grupo o población, considerando el impacto de la sintomatología clínica en la construcción de la identidad: debilidades y fortalezas, oportunidades o amenazas, necesidades cubiertas y no cubiertas, facilitadores o barreras, expectativas y objetivos significativos de la vida.
- **Relación entre la identidad ocupacional y los patrones de desempeño.** Muestra en qué medida los síntomas interfieren en los patrones de desempeño (roles, rutinas, hábitos y rituales) y su correlación con la construcción de la identidad ocupacional. Se vincula con los valores, intereses y causalidad personales. En las personas con un diagnóstico de salud mental, los valores e intereses persisten, mientras que la causalidad personal se ve especialmente afectada.
- **Habilidades de desempeño.** La forma en que apoya o interfiere el desempeño de las ocupaciones que definen la identidad ocupacional de la persona.
- **Contextos.** Son potenciadores de la estabilidad o de la inestabilidad psicopatológica, y ofrecen facilitadores o barreras hacia el desarrollo de dominios ocupacionales.

Análisis del funcionamiento ocupacional

Si el perfil ocupacional mostraba cómo es el desempeño ocupacional, el análisis del desempeño permite averiguar por qué es así el desempeño ocupacional. Implica el análisis correlacional entre el desempeño ocupacional y aquellos elementos clínicos clave (constructos, comorbilidades, tratamientos farmacológicos,

efectos secundarios de los tratamientos, riesgos, atenciones sanitarias especializadas). Una estrategia eficiente para el razonamiento ocupacional es la propuesta por Rogers y Holm, la cual implica discriminar y relacionar los siguientes componentes (Rogers y Holm, 1991):

- **Descriptivos:** establecen de manera descriptiva cómo se configura el desempeño ocupacional de personas, grupos y poblaciones. Este proceso da respuesta a cómo se producen los hechos ocupacionales en la vida de la persona. Implica establecer un relato objetivo, claro y neutro sobre el desempeño ocupacional, considerando las formas en las que las personas realizan las ocupaciones, así como los facilitadores o barreras existentes para su desempeño y para cumplir con las demandas de los contextos. Los patrones, habilidades, factores de la persona y contextos se relacionarán con los componentes explicativos, y explicarán por qué la persona, grupos o poblaciones se desempeñan de ese modo.
- **Explicativos:** conjunto de hipótesis formuladas para explicar en profundidad las causas del funcionamiento ocupacional. Este proceso da respuesta a por qué se producen los hechos ocupacionales descritos. Es decir, implica profundizar en la raíz de los hechos ocupacionales observables en la vida ocupacional y qué correlación tienen con el bienestar o sufrimiento psíquico.
- **Indicios:** evidencias que permiten contrastar los datos analizados y que constatan las explicaciones desarrolladas y la correlación existente entre la raíz causal y los impactos ocupacionales. Es decir, son los elementos objetivos que ponen de manifiesto la relación entre los componentes descriptivos y los explicativos. Están compuestos por todo el conjunto de fuentes de los datos compilados que aportan argumentaciones del análisis del funcionamiento ocupacional.

La relación de los aspectos del dominio de la terapia ocupacional y estos componentes en el razonamiento ocupacional permite profundizar de manera analítica en el razonamiento ocupacional, lo cual va a permitir establecer el diagnóstico ocupacional y una relación comprensiva entre las ocupaciones, contextos, patrones, habilidades y factores personales.

Síntesis de la evaluación

Implica un proceso integral que permite organizar y analizar la información recopilada durante todo el proceso evaluativo. Este proceso tiene como objetivo establecer un diagnóstico ocupacional centrado en la persona, considerando sus prioridades, fortalezas y debilidades, así como los facilitadores y las barreras de los contextos.

Los puntos clave en el proceso de síntesis incluyen:

- **Identificación de los valores y prioridades ocupacionales.** Se establecen las ocupaciones significativas para la persona, priorizando aquellas que reflejan sus deseos, expectativas y metas a corto y largo plazo.
- **Análisis de las relaciones entre las fortalezas y los desafíos ocupacionales.** Se exploran las conexiones entre las fortalezas y debilidades de la persona, considerando cómo estas influyen en su desempeño ocupacional. Este análisis se complementa con la identificación de las amenazas y oportunidades contextuales que pueden afectar a su participación. En la redacción es fundamental combinar los déficits y amenazas con las fortalezas y oportunidades en el mismo párrafo, iniciando las frases por las debilidades y amenazas y terminándolas con las fortalezas y oportunidades, destacando el camino de la recuperación basado en los anclajes positivos.
- **Determinación de las barreras y facilitadores contextuales.** Se consideran los elementos de la interseccionalidad de los factores personales, como los factores ambientales, describiendo las barreras o facilitadores del desempeño ocupacional. Este análisis incluye una revisión de los apoyos disponibles y su adecuación para el proceso de intervención.
- **Definición de los resultados ocupacionales esperados.** Se establecen los resultados ocupacionales deseados que guiarán el proceso de intervención, alineados con un enfoque centrado en la persona, sus necesidades y preferencias. Estos resultados reflejan cambios esperados en la salud, participación, calidad de vida, competencia de roles y bienestar.
- **Selección de las medidas de resultado.** Se determinan las herramientas y los procedimientos para medir el progreso hacia los objetivos establecidos. Este proceso incluye incorporar un sistema de evaluación continua a lo largo del plan de intervención para realizar ajustes según la evolución.

TÉCNICAS DE EVALUACIÓN OCUPACIONAL

A continuación se definen diferentes técnicas de evaluación ocupacional.

Fuentes de información

La determinación y la priorización de las fuentes dependen del juicio y el razonamiento ocupacional, del contexto de atención (hospital, servicio de atención comunitaria, domicilio, centro educativo, centro especial de trabajo o empresa ordinaria, etc.), de la cartera de servicios (apoyos y rehabilitación de las actividades de la vida diaria, inclusión formativo-laboral, ocio, etc.), de la adecuación específica para cada persona según los contextos (factores ambientales y personales) y de otros factores (valores, creencias y espiritualidad, funciones y estructuras corporales personales) (Brown *et al.*, 2019). Las principales fuentes de información son:

- **Primarias.** La voz y narrativa de la persona. En salud mental, es fundamental desarrollar una relación de confianza y respeto con la persona, facilitando un ambiente facilitador de la historia ocupacional, significados, preocupaciones, deseos y expectativas. La metodología de entrevistas con un enfoque fenomenológico centradas en la persona y las autoevaluaciones ocupacionales basadas en instrumentos estandarizados son prioritarias, al permitir comprender las subjetividades de la persona en relación con su bienestar o sufrimiento psíquico y las correlaciones con su desempeño ocupacional.

- **Secundarias:**
  - **Historia clínica.** A través de la compilación y el análisis de informes, así como de los datos facilitados por otros profesionales de interés. Se realiza una anamnesis de datos clínicos (trayectoria clínica, diagnósticos, sintomatología, comorbilidades, impactos funcionales) y un primer análisis de factores clave e hitos ocupacionales significativos (trayectoria vital, unidad de convivencia, educación, empleo, nivel socioeconómico).
  - **Sistema familiar.** Herramientas como el genograma o el ecomapa facilitan la comprensión de la configuración de la red social, las características de los vínculos y la influencia de estos en la participación ocupacional. Permite identificar los sistemas facilitadores y las barreras ocupacionales considerando la funcionalidad o disfuncionalidad de los subsistemas conyugales o de pareja, parental o de crianza, filial y descendencia, fraternal o de hermanos, intergeneracional. En este contexto es muy relevante garantizar la ética del cuidado y la protección de los derechos de la persona, respetando la privacidad y la autonomía en todo momento.
  - **Contextos.** Los elementos y dinámicas que configuran los contextos diarios aportan información clave respecto a situaciones ocupacionales, explicaciones causales e impactos asociados a las condiciones de salud y funcionamiento ocupacional de la persona (OMS, 2001). Factores como el ambiente físico (accesibilidad, seguridad, confort), el contexto social (apoyos comunitarios, participación social) y los factores antropológicos (cultura, tradición, espiritualidad) influyen de manera significativa en la construcción de los elementos de bienestar o malestar, así como en la gestión de oportunidades para el disfrute o vulneración de los derechos.

En la compilación de fuentes hay tres procesos que resultan muy relevantes. En primer lugar, hay que recordar que el manejo de la información debe cumplir con normativas legales, garantizando la confidencialidad y considerando que el proceso de consentimiento informado es de carácter obligatorio. En segundo lugar, el respeto a la dignidad humana con un enfoque centrado en la persona, asegurando que la compilación de datos no reproduzca relaciones asimétricas de poder que puedan vulnerar los derechos humanos. Y, en tercer lugar, la triangulación de fuentes, es decir, la convergencia de la información obtenida a partir de diferentes métodos, contrastando y validando la información, lo que aporta una síntesis evaluativa rigurosa en la que los datos subjetivos (narrativa de la persona) se complementan con los datos objetivos (observaciones directas, historia clínica, etc.).

Entrevistas ocupacionales

Las entrevistas ocupacionales en salud mental requieren una metodología adaptada a las necesidades particulares de la persona, con un enfoque centrado en su narrativa personal y en los significados que se atribuyen a sus experiencias ocupacionales. La interacción terapéutica durante la entrevista es clave para establecer un vínculo de confianza que facilite la apertura y el intercambio de información valiosa. Existen diferentes tipos de entrevistas ocupacionales que se utilizan según el contexto, la fase del proceso de intervención y las características de la persona. Las más destacadas son:

- **Entrevistas estructuradas:** siguen un protocolo riguroso, con preguntas previamente determinadas y en un orden específico. Aportan estandarización en la recopilación de los datos que pueden ser valiosos para estudios de investigación o para garantizar datos clave en contextos de alta complejidad.
- **Entrevistas semiestructuradas:** combinan preguntas abiertas con temas previamente definidos que permiten obtener información clave. Resultan especialmente útiles cuando es necesario seguir una guía para garanti-

zar que se aborden todas las áreas relevantes (ocupaciones, contextos, habilidades de desempeño, factores personales y ambientales), pero al mismo tiempo permiten la adaptación a la respuesta de la persona.

• **Entrevistas en profundidad**: se basan en un marco fenomenológico y humanista con metodologías de *focused interview* (entrevistas focales) vinculadas a estudios antropológicos (Merton *et al.*, 1956). Adaptan la conversación para profundizar en los aspectos más significativos para la persona, creando un espacio de reflexión y construcción conjunta del relato ocupacional. Están centradas en el análisis de constructos de la persona, permitiendo una comprensión profunda del mundo ocupacional de cada persona y su vinculación con los dominios de salud.

Los componentes clave de las entrevistas ocupacionales en salud mental son (Sánchez Rodríguez, 2018):

• **Construcción del vínculo**: escucha, comprensión y respeto con habilidades de escucha activa, empatía, validación de experiencias y respeto por la autonomía de la persona.
• **Análisis de dominios de salud mental**: exploración de experiencias subjetivas relacionadas con el sufrimiento psíquico (ansiedad, depresión, pensamientos distorsionados, alucinaciones, etc.) y cómo afectan al desempeño ocupacional.
• **Identificación de preocupaciones ocupacionales y demandas no expresadas**: identificar las características de la demanda identificando tanto los elementos expresados explícitamente por la persona como aquellos que permanecen implícitos o no verbalizados, considerando que el contexto de la entrevista puede estar mediatizado por diversas variables inhibitorias.
• **Relación con los contextos y patrones ocupacionales**: incluye una evaluación de las correlaciones entre los contextos ambientales y personales sobre el bienestar y dominios clave del desempeño ocupacional, considerando la relación bidireccional con los patrones y habilidades de desempeño.

Las entrevistas influyen de manera continuada en el proceso y razonamiento ocupacional analizando y comprendiendo la relación entre las demandas de los contextos, los patrones y habilidades de desempeño, y los factores personales con respecto a las ocupaciones y los dominios de la salud mental. En la **figura 7-2** se aportan los principales componentes.

Instrumentación de la evaluación ocupacional

Existen múltiples herramientas específicas y transdisciplinares que ofrecen un catálogo relevante para usar en la práctica. Se invita a la revisión de los bancos de herramientas disponibles que ofrecen información actualizada útil para la práctica, como el que ofrece el Centro de Investigación Biomédica y en Red-Salud mental (CIBERSAM, 2024), que los autores recomiendan consultar por su relevancia técnica para la práctica de la terapia ocupacional.

En la **tabla 7-3** se exponen diversos instrumentos de aplicación en la práctica.

Observación y análisis de actividades ocupacionales

La observación y el análisis de actividades ocupacionales aporta un conjunto de técnicas fundamentales que permiten captar, de manera directa, cómo la persona interactúa en los diferentes contextos, los niveles de influencia de los factores personales y ambientales, y la relación de las ocupaciones con los procesos de la sintomatología psicopatológica. En la atención a la salud mental, la observación en terapia ocupacional se enfoca en compilar y analizar los componentes de la actuación humana en las ocupaciones, centrándose en comprender las relaciones entre el desempeño ocupacional y la sintomatología de los dominios de salud mental (cognición, pensamiento, lenguaje, emoción, motricidad, etc.) (Kronenberg F *et al.*, 2007; Navarrete Salas *et al.*, 2015; Rogers y Holm, 1991).

Marco conceptual

Contextos de las entrevistas

- Sanitarios: hospitales de ingreso, hospitales de día
- Comunitarios: centros de atención primaria, centros de salud mental, rehabilitación y apoyo psicosocial
- Estructuras ocupacionales: escuelas y universidades, empresas, centros especiales de empleo
- Íntimos: hogar, residencia, habitación
- Investigación: muestras en diversos espacios y contextos

Tipologías de entrevistas

- Estructura: estructuradas, semiestructuradas, en profundidad
- Fines: triaje, diagnóstico ocupacional, apoyo diagnóstico clínico, investigación
- Mapa de procesos: acogida, evaluación, intervención, seguimiento, salida
- Situaciones de riesgo: desestabilización, crisis

Componentes

- Dimensiones clínicas: diagnósticos médicos, sintomatología (conciencia, cognición, comunicación, motricidad, conducta), constructos de bienestar y malestar psíquico
- Dominios: ocupaciones, patrones y habilidades de desempeño, contextos y otros factores del cliente
- Resultados ocupacionales: salud, participación, calidad de vida, competencia de funciones, bienestar y justicia ocupacional

Marco metodológico

Marco jurídico

- Derechos humanos: vida digna, justicia, calidad de vida, formación, empleo, hogar, familia, sanidad y servicios sociales
- Ética: buen trato, respeto, concepto de cliente, voluntariedad
- Protección de datos: solo los mínimos imprescindibles, autorización expresa por escrito para el tratamiento de datos
- Participación familiar: promoverla, respetando siempre el marco jurídico de secreto profesional y autodeterminación

Centralidad de la persona

- Criterios de influencia: clínicos (estabilidad frente a desestabilización), emocionales (afectos, comportamientos), funcionales (cognición, motricidad, comunicación)
- Estructuración de la trayectoria ocupacional e hitos clave
- Valores, constructos, significados y preferencias
- Gestualización corporal, facial y emocional
- Dominios ocupacionales vinculados al sufrimiento psíquico

Áreas de contenido

- Descripción del perfil ocupacional: narrativa de la trayectoria vital (infancia, juventud, adultez, vejez); hitos clave fuentes de bienestar y malestar, preferencias ocupacionales
- Descripción de contextos ocupacionales: red social, hogar, barrio, centro educativo, empleo
- Análisis del funcionamiento ocupacional: constructos sobre los hitos, vinculación de ocupaciones con emoción psíquica

Marco operativo

Estrategias metodológicas

- Entrevistas en profundidad centradas en significados
- Construcción del vínculo seguro de confianza y respeto
- Neutralidad en el diagnóstico de valores diversos
- Confidencialidad como eje de la relación de equipo-persona
- Simetría: persona-experta de vida/profesional-experto técnico
- Registro de las entrevistas con narrativas literales del discurso en ficha o registro de la institución o centro comunitario
- Uso de *software* de gestión de casos
- Transdisciplinariedad de los datos: formatos centralizados

Factores personales

- Sociodemográficos: edad, identidad de género, nombre social
- Geográficos: origen, raza/etnia, residencia, alojamiento
- Datos civiles: estado civil, grado de discapacidad, capacidad civil
- Red social: sistema familiar, convivencia, red comunitaria
- Cultura: identidad social, costumbres, estatus, ecosistema
- Cualificación: nivel educativo y aprendizajes
- Laboral: profesión, actividad profesional, ingresos económicos
- Salud: diagnósticos clínicos, historial clínico, tratamiento farmacológico u otros tratamientos

Preguntas y frases clave

- Cuéntame...
- ¿Cómo podrías contarme tu historia de vida? Por ejemplo, empezamos por la infancia... Ahora continuamos con la siguiente etapa...
- ¿Podrías explicarme más esto que comentas sobre...?
- ¿Qué es lo que te preocupa? ¿Qué es lo que deseas?
- ¿A qué te refieres con eso? ¿Podrías darme un ejemplo?
- ¿En qué necesitas que te apoye?
- ¿Cómo podríamos colaborar? ¿Qué te gustaría?

Figura 7-2. Modelo metodológico de entrevistas ocupacionales en salud mental.

Tabla 7-3. Instrumentos de utilidad de la evaluación en salud mental por dominios ocupacionales

Dominios de salud mental	• Escala Breve de Evaluación Psiquiátrica, BPRS. (Overall, J. E. y Gorham, D. R., 1970) • Escala de Evaluación de la Actividad Global, EEAG/GAF. (American Psychiatric Association, 1987) • Escala de Impresión Clínica Global, CGI-esquizofrenia. (Guy, W., 1976) • Escala de Depresión de Beck-II, BDI-II. Adaptación española (Sanz *et al.*, 2003) • Escala Hamilton de Niveles de Ansiedad, HAM-A. (Hamilton, M., 1959) • Escala de Síntomas Positivos y Negativos, PANSS. (Kay, S. R., Fiszbein, A. y Opler, L. A., 1991) • Global Assessment of Functioning, GAF. (American Psychiatric Association, 1987) • Escala de Valoración del Desempeño Psicosocial, EVDP. (Muñoz, M. A. *et al.*, 1993) • Escala de evolución HoNOS Health of the Nation Outcome Scales, HoNOS. (Martínez, 2004) • Processes of Change Scale (DiClemente, C. C., Prochaska, 1991) • General Self-Efficacy Scale, GSE. (Schwarzer, R. y Jerusalem, M., 1995) • Questionnaires on Motivation for Change, QMC. (Gard, Rivano y Grahn, 2005)
Ocupaciones	• Entrevista histórica del desempeño ocupacional MOHO-OPHI. (Kielhofner *et al.*, 2002) • Entrevista de evaluación de las circunstancias ocupacionales MOHO-OCAIRS. (Kielhofner *et al.*, 2005) • Autoevaluación ocupacional MOHO-OSA. (Kielhofner *et al.*, 2005) • Cuestionario canadiense de medida de desempeño ocupacional, COPM. (Law *et al.*, 2000) • Habilidades básicas de la vida diaria, BELS. Versión española (Jiménez *et al.*, 2000) • Participation Scale, P-Scale. (Anderson, 2016) • Perfil ocupacional hacia el ocio, POO. (Sánchez, 2013) • Cuestionario ocupacional del autoconcepto profesional, CO-ADP (Sánchez, 2013) • Perfil ocupacional de competencias para la búsqueda de empleo, COC-BAE (Sánchez, 2013) • Perfil de ajuste profesional por competencias ocupacionales, PAPCO (Sánchez, 2013) • Cuestionario de intereses ocupacionales hacia profesiones y actividades, CIO (Sánchez, 2013) • Cuestionario ocupacional sobre señales de ansiedad profesional, COSAP. (Sánchez, 2013)
Contextos	• Ecomapa - Evaluación de la red social (Social Network Map) (Hartman, 1975) • Genograma. (Friedman *et al.*, 1996) • Escala de impacto ambiental del trabajo MOHO-WEIS. (Kielhofner *et al.*, 1998) • Escala del ambiente escolar MOHO-SSI. (Kielhofner *et al.*, 2000) • Análisis y descripción de puestos de trabajo. (De Diego Vallejo, R., 2015) • Escala de valoración de los niveles de atención residencial, ENAR-CPB. (López, J. *et al.*, 2010) • Indicador de calidad en los servicios de rehabilitación en salud mental, QuIRC. (Slade, M. *et al.*, 2006) • Cuestionario de percepción sobre personas con enfermedad mental, AQ-27. (Alvarado, R. *et al.*, 2003) • Cuestionario de apoyo social comunitario, PCSQ (Gracia, Musitu y Herrero, 1996) • Cuestionario de sobrecarga del cuidador, ZARIT. (Zarit, S. H. *et al.*, 1980) • Evaluación de capacidad organizacional para cumplimiento de derechos humanos, OCAI. (Dussel, I. *et al.*, 2010) • Impacto del entorno laboral. (Work Environment Impact Scale, WEIS). (Moore-Corner, Kielhofner, Olson, 1988) • Cuestionario de evaluación de riesgos psicosociales en el trabajo SUSESO/ISTAS21 (Gobierno de Chile, 2021) • Evaluación de factores psicosociales FPSICO (Gobierno de España, 2022)

(Continúa)

Tabla 7-3. Instrumentos de utilidad de la evaluación en salud mental por dominios ocupacionales (*cont.*)	
Patrones de desempeño	• Cuestionario volitivo MOHO-VQ. (Kielhofner *et al.*, 1998) • Inventario de intereses ocupacionales MOHO-OIC. (Kielhofner *et al.*, 1985) • Entrevista del rol de trabajador MOHO-WRI, MOHO. (Kielhofner *et al.*, 1989) • Escala de participación ocupacional (Participation Scale, P-Scale-CIF). (Anderson, 2016)
Habilidades de desempeño	• Evaluación de las habilidades motoras y de procesamiento MOHO-AMPS. (Kielhofner *et al.*, 1997) • Evaluación de las habilidades de comunicación e interacción MOHO-ACIS. (Kielhofner *et al.*, 1992) • Occupational Therapy Adult Perceptual Screening Test, OT-APST. (Cooke, D. M., 2005) • Protocolo de observación del desempeño ocupacional, PODO. (Pellegrini y Zerbonia, 2010) • Cuestionario para la evaluación de la discapacidad WHODAS. (OMS, 2001) • Miniexamen del estado mental, MMEM-MEC. (Lobo, 1979) • Montreal Cognitive Assesment, MoCA. (Nasreddine, *et al.*, 2005) • Occupational Therapy Adult Perceptual Screening Test, OT-APST. (Cooke, D. M., 2005)
Factores del cliente	• Cuestionario de calidad de vida WHOQOL-BREF. (Organización Mundial de la Salud, 1996) • Escala de calidad de vida GENCAT (INICO, 2000) • Escala de calidad de vida. Mayores y personas con discapacidad. FUMAT (INICO, 2000) • Cuestionario SF-36 de calidad de vida relacionada con salud, CVRS, V3. Versión española (Alonso *et al.*, 2003)

En cuanto a las técnicas específicas de observación, pueden emplearse diversas estrategias:

- **Observación directa**. Función de observación externa mientras la persona realiza una ocupación en un contexto significativo (hogar, puesto de trabajo, escuela, comunidad, etc.) o en un contexto controlado (sala de consulta, sala de grupos, etc.). Se observan las características de la interactuación entre la actividad, contextos y factores personales que pueden influir.
- **Observación participante**. Implica la colaboración activa en la actividad junto con la persona. Permite capturar los datos sobre el desempeño ocupacional, la identificación de las barreras y facilitadores y la construcción conjunta de estrategias ocupacionales de afrontamiento. Resulta especialmente útil para comprender las dificultades relacionadas con las habilidades motoras, de procesamiento y de interacción social, y la correlación con la sintomatología psiquiátrica.

El proceso de análisis aborda dos dimensiones:

- **Análisis del contexto y los entornos**. Diversos factores como las características geopolíticas (geografía, recursos, tipo de estado), valores (cultura, criterios éticos y morales, normativas, etc.), estructuras ocupacionales (instituciones, sistemas formativos, marco productivo, puestos de trabajo, etc.), tipología de las demandas (físicas, cognitivas, sociales, etc.) y características de los apoyos (recursos, oportunidades, apoyos y seguridad social, etc.) configuran facilitadores o barreras para la ocupación. Por lo tanto, implica el desarrollo de procesos específicos de análisis y descripción de los contextos (entre otros, los contextos de la red social; contextos de vivienda y hogar; contextos culturales, educativos y formativos; contexto virtual, contextos laborares; contextos de ocio), estableciendo un alto nivel de conocimiento contextual por parte de cada terapeuta ocupacional y el establecimiento de los niveles de influencia en el desempeño.

- **Observación de componentes de la actividad.** Supone sistematizar la recogida de datos sobre las habilidades motoras, procesamiento e interacción social en cada contexto. El uso de instrumentos estandarizados que guíen la observación permite analizar con precisión el desempeño. Sin embargo, la selección de estos instrumentos dependerá de los procesos de razonamiento ocupacional en cada contexto de atención, manteniendo un enfoque flexible y diseñando metodologías *ad hoc* que sean coherentes con las propias narrativas de la persona como experta de vida y el consenso asociado al vínculo terapéutico.

 EXPERIENCIA OCUPACIONAL: Milagro, identificación de dominios ocupacionales

Milagro, de 39 años, está casada con Lucas desde hace 14 años y tiene una hija de 13 años, Cristina. Milagro tiene un diagnóstico clínico de esquizofrenia (CIE-11: 6A20). Hace algunos meses empezó con un alto grado de sufrimiento psíquico y sintomatología psicótica (alucinaciones, delirios y trastornos del pensamiento), por lo que requirió una hospitalización cerrada breve. Fue dada de alta a las 3 semanas y derivada al servicio de terapia ocupacional como apoyo terapéutico para retomar su cotidianidad.

Evaluación y diagnóstico ocupacional

El informe de derivación la describía con información muy escueta: persona tranquila con dificultades para recordar sus obligaciones e intereses por la costura. Durante el período de regreso a casa, Milagro refería que no lograba desarrollar las actividades de cuidado del hogar ni recordaba cómo organizar las rutinas de cuidados de su hija ni las de su mascota (un perro llamado Fede). Milagro, en esta etapa, pasaba la mayor parte del tiempo en su habitación cosiendo alguna prenda de ropa.

Durante la entrevista individual se identificaron dificultades en las funciones cognitivas (como la atención, memoria y resolución de problemas) y alteraciones en el contenido del pensamiento (incluyendo la presencia de ideas distorsionadas o confusas), lo cual impacta en su desempeño ocupacional en diversas áreas de la vida. Milagro también expresa constructos asociados a: «No hacerme cargo de mis obligaciones como madre y esposa», «Lo que mejor hago y me gusta es ser dueña de casa». Se tuvieron entrevistas con su familia, en las que se analizaron las dinámicas del sistema familiar y estilos de convivencia. Lucas expresó, entre otros aspectos: «Solo quiere estar en el dormitorio», «Solo se le ocurre coser», «No se hace cargo de la casa», «Rechaza hacer cualquier otra cosa juntos, pero organizamos juntos las actividades». Cristina comentó: «Es que no tiene ganas de hacer nada y eso me enfada, porque quiero que esté bien». Narrativas ocupacionales relevantes que se analizaron con entrevistas en profundidad para comprender los constructos clave de Milagro y familiares.

Se gestionó con Milagro el WHODAS 2.0 (world health organization disability assessment schedule) explicándole el objetivo de obtener una visión integral de las relaciones entre su sufrimiento psíquico y su vida diaria. A partir de la evaluación realizada se observan los siguientes resultados:

- Cognición: Milagro presenta dificultades graves para concentrarse, recordar información y organizar tareas diarias, lo que afecta a su capacidad para cuidar de su hija y manejar las rutinas del hogar, y autopercepción de incapacidad para los cuidados familiares, lo cual le genera frustración.

- Movilidad: no se observan dificultades significativas en este dominio, pero su aislamiento en la habitación podría limitar su movilidad y participación social.

(Continúa)

EXPERIENCIA OCUPACIONAL: Milagro, identificación de dominios ocupacionales (*cont.*)

- Autocuidado: tiene problemas para organizar las actividades de autocuidado y las tareas domésticas, lo que contribuye a la desorganización en su vida familiar y genera tensiones con su esposo e hija.

- Relaciones interpersonales: las graves dificultades en este ámbito incluyen el aislamiento social y la desconexión emocional con su familia, lo que ha generado frustración y tristeza en su esposo e hija.

- Actividades de la vida diaria: Milagro ha perdido la capacidad de gestionar las actividades del hogar, afectando tanto a su sentido de identidad como ama de casa como a la funcionalidad familiar, lo que ha incrementado el estrés entre los miembros de la familia.

- Participación en la sociedad: tiene dificultades graves para participar en la vida social fuera del hogar, lo que contribuye a su privación ocupacional y aislamiento.

En el proceso de síntesis de la evaluación se evidenciaron las etapas con alta funcionalidad de Milagro, el interés genuino por las actividades de costura y la relevancia que tienen sus constructos domésticos, de pareja y progenitora, poniendo en relevancia la garantía de apoyos familiares. Sin embargo, la privación ocupacional y el aislamiento son rasgos asociados a la sintomatología psicótica, aunque su participación ocupacional en diversas etapas y contextos evidencia que puede tener patrones de desempeño saludables y habilidades ajustadas a diversos contextos, siendo protectores relevantes de los elementos clínicos.

Milagro estuvo de acuerdo con los procesos de descripción, análisis y diagnóstico ocupacional. Priorizó de manera expresa la posibilidad de recibir apoyos para poder prestar los cuidados a su familia, demanda que se incluye de manera prioritaria en el plan de intervención. También se mantuvo una entrevista con Lucas, Cristina y Milagro para informar de manera conjunta sobre el plan de intervención y el establecimiento de acuerdos, priorizando la realización de actividades fuera del hogar como un elemento positivo para Milagro y toda la familia, fundamentalmente la inserción laboral y el disfrute del ocio.

Plan de intervención ocupacional

Se hizo entrega del diagnóstico, plan de objetivos y propuesta de actuaciones, consensuando los procesos clave a desarrollar y servicios de terapia ocupacional y en coordinación con otros profesionales del equipo, fundamentalmente psiquiatría y psicología.

Los objetivos se centraron en:

- Mejorar los hábitos y rutinas de cuidado del hogar de Milagro, con la mejora de la gestión del tiempo, planes conjuntos de cuidados e incorporación de rituales familiares gratificantes. Se desarrollan sistemas de entrenamiento y compensación de las habilidades de procesamiento (fundamentalmente en los procesos cognitivos, de organización del tiempo y espacios domésticos, estableciendo indicadores de rendimiento del cuidado del hogar). Indicadores de resultados: número de horas dedicadas a las tareas del hogar/semana; número de actividades de placer compartidas/semana; satisfacción en el sistema familiar (narrativas).

- Incorporarse a actividades en la comunidad, fundamentalmente en algún empleo vinculado con el área textil, en las relaciones con el centro educativo de Cristina y la gestión de relaciones con contextos del barrio que le permitan establecer vínculos de apoyo y de ocio (centro cultural y polideportivo). Se le prestarán servicios de prospección, mediación y acompañamiento, entrenando las habilidades de interacción social. Indicadores de resultados: firma de un contrato (sí/no); número de días de cotización laboral/año; número de reuniones en el centro escolar de Cristina; nivel de satisfacción laboral y calidad de vida (narrativa y encuesta).

PREGUNTAS DE REFLEXIÓN

- ¿Qué procesos y componentes tiene que integrar el razonamiento ocupacional en la atención a la salud mental y en la comprensión diagnóstica de los procesos de sufrimiento psíquico de las personas y poblaciones?

- ¿Cuáles son las características de los principios éticos que hay que integrar en los procesos de evaluación ocupacional?

- ¿Cuáles son las características de los resultados ocupacionales que busca la terapia ocupacional en la salud mental de las personas o poblaciones y que deben configurar los estándares sobre los que sustentar el proceso de evaluación?

PUNTOS CLAVE

- La evaluación en terapia ocupacional dentro del contexto de la atención a la salud mental de las personas y poblaciones destaca la importancia del razonamiento ocupacional. Para comprender el mundo ocupacional de cada persona y los dominios de su salud mental es fundamental posicionarla en el centro, enfatizando en la individualidad, los contextos de referencia y el vínculo, integrando los procesos fenomenológicos del sufrimiento psíquico y su impacto en la vida diaria.

- Los procesos de evaluación ocupacional incluyen la determinación del perfil ocupacional y el análisis del funcionamiento ocupacional, que determinan la tipificación de componentes rigurosos descriptivos, y lograr concluir componentes explicativos fundamentados en los indicios y la evidencia.

- Las conclusiones tienen que permitir una comprensión integral del ser y hacer de cada persona con un enfoque transdisciplinar, promocionando la participación, el vínculo y el consenso de la persona manteniendo la ética del cuidado y la garantía plena de los derechos humanos.

- El proceso debe asociarse a la determinación del funcionamiento ocupacional según estándares y resultados globales de salud, participación, calidad de vida, competencia de roles, bienestar y justicia ocupacional.

REFERENCIAS BIBLIOGRÁFICAS

Alonso, J., Prieto, L., & Antó, J. M. (1995). La versión española del SF-36 Health Survey (Cuestionario de Salud SF-36): Un instrumento para la medida de los resultados clínicos. Medicina Clínica, 104(20), 771-6.

Alsop, A. (1997). Evidence-based practice and continuing professional development. *British Journal of Occupational Therapy*, 60(11), 503-508. https://journals.sagepub.com/doi/10.1177/030802226970600112.

Alvarado, R., Vega, J., & Morales, R. (2003). Cuestionario de Actitudes hacia la Enfermedad Mental (AQ-27) [Cuestionario]. Pontificia Universidad Católica de Chile.

American Psychiatric Association. (1987). Diagnostic and statistical manual of mental disorders (3rd ed., rev.). Author. [Incluye la Global Assessment of Functioning, GAF/EEAG].

Anderson, R. M. (2016). Participation Scale (P-Scale) [Escala de participación]. Leonard Cheshire Disability and Inclusive Development Centre.

Anderson, A. M. (2016). Participation scale development programme. Rehabilitation Leprosy control AIDS prevention.

Anderson, R. M. (2016). Participation Scale based on the ICF (P-Scale-CIF) [Escala de participación]. Leonard Cheshire Disability and Inclusive Development Centre.

AOTA (2020). Marco de trabajo para la práctica de la terapia ocupacional. Dominio y proceso. American Occupational Therapy Asociation (AOTA). www.aota.org

Assessment, MoCA: A brief screening tool for mild cognitive impairment. Journal of the American Geriatrics Society, 53(4), 695-699.

Brown, C., Stoffel, V. C. y Phillip Muñoz, J. (2019). *Occupational Therapy in Mental Health: A Vision for Participation*. FA Davis Co.

CIBERSAM (2024). Centro de Investigación Biomédica y en Red-Salud Mental. Cibersam. https://bi.cibersam.es/busqueda-de-instrumentos.

Cooke, D. M. (2005). Occupational Therapy Adult Perceptual Screening Test (OT-APST) [Test de cribado perceptual]. Pearson.

Cooke, D. M., McKenna, K., Fleming, J. y Darnell, R. (2005). The reliability of the Occupational Therapy Adult Perceptual Screening Test (OT-APST). *British Journal of Occupational Therapy, 68*(11).

Cortina, A. (2007). *Ética de la razón cordial. Educar en la cuidadanía.* Madrid: Ediciones Nobel.

De Diego Vallejo, R. (2015). Análisis y descripción de puestos de trabajo [Manual]. Ediciones Díaz de Santos.

DiClemente, C. C., & Prochaska, J. O. (1985). Processes and stages of self-change: Coping and competence in smoking behavior change. In S. Shiffman & T. A. Wills (Eds.), Coping and substance use (pp. 319-344). Academic Press.

Dussel, I., Pineau, P., & Caruso, M. (2010). Organizational Capacity Assessment Instrument (OCAI) [Escala]. UNESCO.

Fisher, A. G. (1997). Assessment of Motor and Process Skills (AMPS) [Escala de habilidades motoras y de procesamiento]. Three Star Press.

Forsyth, K., Lai, J.-S., & Kielhofner, G. (1992). Assessment of Communication and Interaction Skills (ACIS) [Escala]. MOHO Clearinghouse, University of Illinois at Chicago.

Friedman, H., Bowden, V. R., & Jones, E. (1996). Family Nursing: Research, theory & practice (3rd ed.). Prentice Hall. [Incluye el Genograma].

Gard, G., Rivano, M., & Grahn, B. (2005). Questionnaire on Motivation for Change (QMC) [Test psicológico]. Lund University.

Gobierno de Chile. (2021). Cuestionario de evaluación de riesgos psicosociales en el trabajo SUSESO/ISTAS21 [Cuestionario]. Superintendencia de Seguridad Social.

Gracia, E., Musitu, G., & Herrero, J. (1996). Cuestionario de apoyo social comunitario (PCSQ) [Cuestionario]. Universidad de Valencia.

Guy, W. (1976). ECDEU assessment manual for psychopharmacology (Revised ed.). U.S. Department of Health, Education, and Welfare.

Hamilton, M. (1959). The assessment of anxiety states by rating. British Journal of Medical Psychology, 32(1), 50-55.

Hartman, A. (1975). Diagrammatic assessment of family relationships. Social Casework, 56(9), 529-533. [Base del Ecomapa / Social Network Map].

Instituto Nacional de Seguridad y Salud en el Trabajo. (2022). FPSICO: Manual de la herramienta de evaluación de factores psicosociales [Cuestionario]. Ministerio de Trabajo y Economía Social.

Jiménez, J., Olaz, A., & Muñoz, L. (2000). Basic Everyday Living Skills (BELS). Versión española [Escala de habilidades de la vida diaria]. TEA Ediciones.

Kay, S. R., Fiszbein, A., & Opler, L. A. (1987). The Positive and Negative Syndrome Scale (PANSS) for schizophrenia. Schizophrenia Bulletin, 13(2), 261-276. https://doi.org/10.1093/schbul/13.2.261

Kielhofner, G., Burke, V., & Igi, C. (1998). Volitional Questionnaire (VQ) [Cuestionario volitivo]. MOHO Clearinghouse, University of Illinois at Chicago.

Kielhofner, G. (2004). *Terapia ocupacional. Modelo de ocupación humana: teoría y aplicación* (3ª ed). Buenos Aires: Editorial Médica Panamericana.

Kielhofner, G., Forsyth, K., Kramer, J., & Melton, J. (2005). Occupational Self Assessment (OSA) [Cuestionario]. MOHO Clearinghouse, University of Illinois at Chicago.

Kielhofner, G., Forsyth, K., Kramer, J., & Melton, J. (2005). Occupational Circumstances Assessment Interview and Rating Scale (OCAIRS) [Entrevista]. MOHO Clearinghouse, University of Illinois at Chicago.

Kielhofner, G., Henriksson, C., Parker, D., & Tham, K. (2000). The School Setting Interview (SSI) [Entrevista]. MOHO Clearinghouse, University of Illinois at Chicago.

Kielhofner, G., Lloyd, C., & Mattingly, C. (1989). Worker Role Interview (WRI) [Entrevista]. MOHO Clearinghouse, University of Illinois at Chicago.

Kielhofner, G., Mallinson, T., Forsyth, K., & Lai, J.-S. (2002). Occupational Performance History Interview-II (OPHI-II) [Entrevista]. University of Illinois at Chicago.

Kielhofner, G., Mattingly, C., & Kielhofner, J. (1985). Occupational Interests Checklist (OIC) [Inventario]. MOHO Clearinghouse, University of Illinois at Chicago.

Kielhofner, G., Wressle, E., & Eklund, M. (1998). Work Environment Impact Scale (WEIS) [Escala de impacto ambiental en el trabajo]. MOHO Clearinghouse, University of Illinois at Chicago.

Kronenberg, F., Salvador, S. A. y Pollard, N. (2007). *Terapia ocupacional sin fronteras. Aprendiendo del espíritu de supervivientes.* Buenos Aires, Madrid: Editorial Médica Panamericana.

Law, M., Baptiste, S., Carswell, A., McColl, M. A., Polatajko, H., & Pollock, N. (2000). Canadian Occupational Performance Measure (COPM) [Cuestionario]. Canadian Association of Occupational Therapists.

Lobo, A., Ezquerra, J., Gómez Burgada, F., Sala, J. M., & Seva Díaz, A. (1979). El "Mini-Examen Cognoscitivo" (un test sencillo y práctico para detectar alteraciones intelectuales en pacientes médicos). Actas Luso-Españolas de Neurología, Psiquiatría y Ciencias Afines, 7(3), 189-202.

López, M. y Gómez, A. (2020). El razonamiento clínico con enfoque didáctico. *InterCambios, 7* (2).

López, J., Rodríguez, A., & García, M. (2010). Escala de valoración de los niveles de atención residencial (ENAR-CPB) [Escala]. Ministerio de Sanidad y Política Social.

Merton, R., Fiske, M. y Kendall, P. (1956). *The Focused Interview: A Manual of Problems and Procedures.* Free Press.

Moore-Corner, R. A., Kielhofner, G., & Olson, L. (1988). Work Environment Impact Scale (WEIS) [Escala de impacto del entorno laboral]. MOHO Clearinghouse, University of Illinois at Chicago.

Moruno Miralles, P. y Romero Ayuso, D. (2003). Evaluación ocupacional. En D. Romero Ayuso y P. Moruno Miralles, *Fundamentos metodológicos y terapia ocupacional* (Cap. 15., pp. 203-224). Barcelona: Editorial Masson.

Moruno-Millares, P., Talavera-Valverde, M. y Reyes-Torres, A. (2019). Razonamiento clínico en terapia ocupacional. Una revisión narrativa. *Revista de la Facultad de Medicina, 67*(1), 153-159. http://www.scielo.org.co/pdf/rfmun/v67n1/0120-0011-rfmun-67-01-153.pdf

Muñoz, M., Vázquez, C., & Bermejo, M. (1993). Escala de Valoración del Desempeño Psicosocial (EVDP) [Test psicológico]. Universidad Complutense de Madrid.

Nasreddine, Z. S., Phillips, N. A., Bédirian, V., Charbonneau, S., Whitehead, V., Collin, I., Cummings, J. L., & Chertkow, H. (2005). The Montreal Cognitive. Assessment, MoCA: A brief screening tool for mild cognitive impairment. Journal of the American Geriatrics Society, 53(4), 695–699.

Navarrete Salas, E., Cantero Garlito, P. A., Guajardo Cordoba, A. y Sepúlveda, R. (2015). *Terapia ocupacional y exclusión social. Hacia una praxis basada en los derechos humanos.* Editorial Segismundo.

OMS (2001). Clasificación internacional del funcionamiento de la discapacidad y de la salud: CIF. Organización Mundial de la Salud. World Health Organization. https://iris.who.int/handle/10665/42419

OMS (2012). Subsanar las desigualdades en una generación-¿Cómo? Informe de la Comisión de los Determinantes Sociales de la salud. https://www.who.int/health-topics/social-determinants-of-health#tab=tab_1

Overall, J. E., & Gorham, D. R. (1962). The Brief Psychiatric Rating Scale. Psychological Reports, 10(3), 799-812.

Pellegrini, M. (2012). Proceso de evaluación para el diagnóstico ocupacional. En O. Sánchez, B. Polonio López y M. Pellegrini Spangenberg, *Terapia ocupacional en salud mental. Teorías y técnicas para la autonomía personal* (pp. 185-96). Madrid: Editorial Médica Panamericana.

Pellegrini, L., & Zerbonia, D. (2010). Protocolo de Observación del Desempeño Ocupacional (PODO) [Protocolo]. Universidad de Buenos Aires.

Rogers, J. C. y Holm, M. B. (1991). Occupational Therapy Diagnostic Reasoning: A Component of Clinical Reasoning. *American Journal of Occupational Therapy,* 45, 1045-1105.

Ruiloba, J. V. (2015). *Introducción a la psicopatología y la psiquiatría.* Barcelona: Elsevier Masson.

Rumbo Prieto, J. M. y Arantón Areosa, L. (2014). Liderazgo Ético, la sabiduría de decidir bien, de Alfred Sonnenfeld [comentario de texto]. Ética de los Cuidados. 2014 jul-dic; 7(14). Disponible en https://www.index-f.com/eticuidado/n14/et1400.php

Sánchez, O. (2013). Cuestionario de intereses ocupacionales hacia profesiones y actividades (CIO) [Cuestionario]. Grupo 5.

Sánchez, O. (2013). Cuestionario ocupacional del autoconcepto profesional (CO-ADP) [Cuestionario]. Grupo 5.

Sánchez, O. (2013). Cuestionario ocupacional sobre señales de ansiedad profesional (COSAP) [Cuestionario]. Grupo 5.

Sánchez, O. (2013). Perfil de ajuste profesional por competencias ocupacionales (PAPCO) [Cuestionario]. Grupo 5.

Sánchez, O. (2013). Perfil ocupacional de competencias para la búsqueda de empleo (COC-BAE) [Cuestionario]. Grupo 5.

Sánchez, O. (2013). Perfil ocupacional hacia el ocio (POO) [Cuestionario]. Grupo 5.

Sánchez Rodríguez, Ó. (2020). Razonamiento ocupacional en salud mental. Jornadas de Terapia Ocupacional de la Universidad de Santa Paula. Costa Rica.

Sánchez, Ó., Polonio, B. y Pellegrini, M. (2013). *Terapia ocupacional en salud mental.* Madrid: Editorial Médica Panamericana.

Sanz, J., Navarro, M. E., & Vázquez, C. (2003). BDI-II: Inventario de depresión de Beck-II. Adaptación española [Test psicológico]. Pearson Educación.

Slade, M., Thornicroft, G., Loftus, L., Phelan, M., & Wykes, T. (2006). User-rated outcome measures in mental health: Psychometric properties and applications (QuIRC). Gaskell.

Schwarzer, R., & Jerusalem, M. (1995). Generalized Self-Efficacy scale (GSE). In J. Weinman, S. Wright, & M. Johnston (Eds.), Measures in health psychology: A user's portfolio. Causal and control beliefs (pp. 35-37). NFER-Nelson.

Talavera Valverde, M. (2007). Guía orientativa de recomendaciones para la intervención del terapeuta ocupacional en trastorno mental grave. *Revista Electrónica de Terapia Ocupacional Galicia, TOG,* 52.

Talavera, M. (2015). *Razonamiento clínico y diagnóstico en terapia ocupacional.* Madrid: Síntesis.

TB Üstün, N. K. (2010). *Manual for WHO Disability Assessment Schedule WHODAS 2.0.* WHO Library Cataloguing-in-Publication Data.

Verdugo, M. A., Arias, B., Gómez, L. E., & Schalock, R. L. (2009). Escala FUMAT de calidad de vida para personas mayores y con discapacidad [Escala]. Instituto Universitario de Integración en la Comunidad (INICO), Universidad de Salamanca.

Verdugo, M. A., Gómez, L. E., Arias, B., & Schalock, R. L. (2009). Escala GENCAT de calidad de vida [Escala]. Instituto Universitario de Integración en la Comunidad (INICO), Universidad de Salamanca.

Wing, J. K., Curtis, R. H., & Beevor, A. S. (1996). Health of the Nation Outcome Scales (HoNOS) [Test psicológico]. Royal College of Psychiatrists. [Versión española: Martínez, J. (2004). Ministerio de Sanidad y Consumo.

WFOT (1951). World Federation of Occupational Therapists. https://wfot.org/

World Health Organization. (1996). WHOQOL-BREF: Introduction, administration, scoring and generic version of the assessment WHO.

World Health Organization. (2001). WHO Disability Assessment Schedule II (WHODAS 2.0) [Cuestionario]. WHO.

Zarit, S. H., Reever, K. E., & Bach-Peterson, J. (1980). Relatives of the impaired elderly: Correlates of feelings of burden. The Gerontologist, 20(6), 649-655.

 AUTOEVALUACIÓN

Evaluación de los contextos en salud mental

8

Ó. Sánchez Rodríguez, C. Garrido Manzanares y C. Vergara Zamorano

---

⊙ OBJETIVOS

- Analizar la importancia de evaluar el entorno y los contextos en el diagnóstico ocupacional en salud mental.
- Explorar herramientas y metodologías específicas para evaluar el impacto del entorno y del contexto en la ocupación y en los dominios de salud mental.
- Integrar la evaluación del entorno y de los contextos en la planificación de intervenciones centradas en diversos contextos.
- Desarrollar habilidades para identificar barreras y facilitadores ambientales que afectan al desempeño ocupacional.

«Las intervenciones de promoción y prevención deben centrarse en identificar los determinantes individuales, sociales y estructurales de la salud mental, para luego intervenir a fin de reducir los riesgos, aumentar la resiliencia y crear contextos favorables para la salud mental».

OMS, 2025

INTRODUCCIÓN

La evaluación de los contextos en salud mental es un pilar fundamental en la práctica de la terapia ocupacional, ya que permite identificar y analizar las barreras y facilitadores que influyen en la salud, calidad de vida, bienestar, competencia de roles, participación y justicia ocupacional. El contexto es un concepto amplio integrado por factores ambientales y personales específicos de cada cliente (persona, grupo, población), y que influyen en el compromiso y la participación en las ocupaciones (AOTA, 2020; OMS, 2001).

Así, la accesibilidad universal emerge como un concepto clave, definiéndose como la condición que deben cumplir los entornos, procesos, bienes, productos y servicios para ser comprensibles, utilizables y practicables por todas las personas en condiciones de seguridad, comodidad y autonomía, enmarcado en el artículo 9 de la Convención sobre los Derechos de las Personas con Discapacidad (ONU, 2006).

El marco de trabajo para la práctica de terapia ocupacional (dominio y proceso) (AOTA, 2020) se alineó con la Clasificación Internacional del Funcionamiento y de la Discapacidad (CIF) (OMS, 2001) conceptualizando el proceso de desempeño ocupacional que está afectado por las deficiencias funcionales y cambios estructurales de los componentes de funcionamiento del cuerpo, dificultades en la realización de las actividades y en la participación. Estos componentes interaccionan de manera dinámica con los factores contextuales, que aportan facilitadores y barreras respecto a los factores ambientales y los factores personales.

En la construcción de la salud mental y diagnósticos asociados influyen múltiples y complejos componentes, considerando clave las funciones mentales (funciones corporales: b1) y las estructuras del sistema nervioso (estructuras corporales: s1) dentro de los componentes del funcionamiento.

Los factores contextuales constituyen elementos de influencia sobre la vida de las personas. La CIF engloba en los factores contextuales:

- **Factores personales**: no tienen una clasificación cerrada por estar definidos en cada persona. Están asociados, entre otros, a la edad, raza/etnia, estado civil, identidad de género, identidad sexual, lugar de nacimiento, lugar de residencia, grado de discapacidad, situación civil, alojamiento, unidad de convivencia, sistema familiar, identificación y costumbres culturales, antecedentes sociales, estatus social y socioeconómico, estilo de vida, nivel educativo, profesión, actividad profesional, ingresos económicos, diagnósticos clínicos, tratamiento farmacológico.
- **Factores ambientales**: 253 categorías. La CIF establece un calificador de barreras (1, ligera; 2, moderada; 3, grave; 4, completa; 9, no especificada) y facilitadores (1, ligero; 2, moderado; 3, sustancial; 4, completo; +8, no especificado); con 0 no hay barrera o facilitador y 9 es no aplicable.

La CIF define los siguientes factores contextuales, que son considerados desagregados en segundo y tercer nivel: e1, productos y tecnología; e2, medio ambiente natural y cambios ambientales provocados por el ser humano; e3, apoyo y relaciones; e4, actitudes; e5, servicios, sistemas y políticas. Para incrementar la comprensión de las dimensiones de la salud mental y el sufrimiento psíquico que se vincula a los diagnósticos psiquiátricos, es necesario ser consciente de que la capacidad para desempeñar ocupaciones está condicionada por barreras contextuales. Vinculado al concepto de los espacios y contextos de desempeño está el de justicia ocupacional, definido como «una justicia que reconoce los derechos ocupacionales a la participación inclusiva en las ocupaciones cotidianas para todas las personas en la sociedad, independientemente de su edad, capacidad, género, clase social u otras diferencias» (Townsend E, 2004).

Por lo tanto, la relevancia de evaluar estos factores implica la disposición de procedimientos, explorando herramientas y metodologías para identificar barreras y facilitadores ambientales.

PROCESOS DE EVALUACIÓN E INTERVENCIÓN DE BARRERAS Y FACILITADORES CONTEXTUALES

A continuación se analiza el impacto de los contextos en la calidad de vida de las personas y poblaciones, la relación entre el contexto y los dominios de salud mental, y la evaluación de las dimensiones contextuales en salud mental.

Impacto de los contextos en la calidad de vida de las personas y las poblaciones

Los contextos en los que una persona vive impactan significativamente en la salud, participación, calidad de vida, competencia de roles, bienestar y justicia ocupacional de cada persona, grupo y población (AOTA, 2020). Este complejo proceso de identificación a través de la actividad cotidiana y de la participación en el entorno, es decir, de hacer para ser y para llegar a ser, produce un universo propio vinculado a cada sujeto y afín a su tiempo vital, siendo ambos elementos fundamentales para el desarrollo del bienestar y la salud (Wilcock, 1998). La construcción de la identidad ocupacional, que surge a través de la participación en actividades cotidianas, está profundamente influida por los contextos y las dinámicas de las trayectorias vitales con respecto al pasado, al presente y al futuro: el tiempo del ser, el tiempo del mundo, el tiempo social, el tiempo de la conciencia y el del inconsciente (Derrida, 1989).

Así, los entornos seguros y accesibles, redes sociales de apoyo y contextos inclusivos contribuyen positivamente al bienestar y a la construcción de los dominios mentales. Por el contrario, los entornos inseguros o excluyentes son factores vinculados al incremento de los riesgos en la salud mental, incremento de los diagnósticos psiquiátricos con mayor gravedad, sintomatología psicopatológica de larga duración y reducidos logros de indicadores de recuperación.

Partiendo de este concepto de identidad ocupacional vinculada a los contextos, la participación ocupacional del ser humano pasa por un proceso de significación del universo y espacios que le rodean. Los contextos estructuran la vinculación entre la identidad ocupacional y la actividad humana, y determinan las formas de expresión en los diferentes contextos diarios. Esta conceptuación expresiva del acto ocupacional implica (Sánchez *et al.*, 2012):

- **Desarrollo en el tiempo.** No existe un proceso de significado inmediato, sino que este se establece de manera dinámica a través de un recorrido vital.
- **La importancia de enlazar el acto de hacer, racionalmente, a algún objetivo.** Este es un proceso que vincula a las personas a la acción para la cobertura de necesidades y, por lo tanto, orienta a la persona a través de las habilidades motoras, procesamiento, interacción social y significados.
- **Validación normativa basada en estructuras y criterios de valor.** Determina estándares dinámicos sobre los conceptos de participación inclusiva y exclusiva. Los sistemas ocupacionales están marcados por dimensiones explícitas e implícitas vinculadas a las demandas y requerimientos sobre los recursos humanos (capital social) y la prestación de bienes y servicios a la sociedad (capital productivo). Todo elemento (estructura, institución, grupo, persona, etc.) tiene un valor social y productivo con características dinámicas que definen un juego de valorización o de devaluación.

En la **tabla 8-1** se muestra una pequeña síntesis de la tipificación de contextos, su concep-

Tabla 8-1. Síntesis sobre las relaciones entre los contextos y los dominios de salud y enfermedad mental

Productos y tecnologías: bienes y servicios que facilitan o limitan la participación activa y significativa de las personas en sus ocupaciones. La disponibilidad de bienes, productos y servicios, así como la accesibilidad a la tecnología, se relaciona con la independencia y la mejora de la calidad de vida

- La privación de productos básicos para la vida diaria y la limitación del acceso a las tecnologías adecuadas pueden incrementar la dependencia, la pobreza, la soledad no deseada, el estrés, los riesgos para la salud mental y los síntomas de enfermedades mentales
- Las sociedades tecnológicas avanzadas están produciendo una etapa convulsa en cuanto a su relación con los dominios de la salud mental. La brecha digital está relacionada con el incremento de los índices de pobreza, conflictividades bélicas, explotación geológica y desplazamiento de poblaciones. La sobreexposición a las tecnologías puede fomentar conductas adictivas y exacerbar los problemas de salud mental
- Sin embargo, el acceso a las tecnologías y la inteligencia artificial permite una gran revolución en los servicios sociales y de la salud, disminuyendo la distancia que, a lo largo de la historia, simplificaba la relación entre profesionales y las personas y construyendo un presente y futuro basado en el diseño de nuevos espacios que permiten gestionar apoyos de alta eficacia en la vida diaria de las personas: programas de teleterapia, apoyos virtuales en las actividades de la vida diaria, sistemas digitales de apoyo educativo y laboral en el propio contexto laboral, fomento de redes sociales de apoyo mutuo, etc.

Medio ambiente natural: espacios naturales y ecosistemas accesibles y sostenibles que influyen en la vida cotidiana de las personas

- Un ecosistema accesible y sostenible se relaciona con el bienestar de las poblaciones y comunidades, ofreciendo oportunidades para el desarrollo de vida significativas en entornos protectores y promotores del bienestar y la continuidad generacional
- Además, la conexión con los espacios naturales es un elemento vinculado a la seguridad, confort, reducción del estrés, descanso y mejora del estado de ánimo, y su fomento da la sensación de conexión con el entorno, aspectos fundamentales en los dominios de la salud mental

(Continúa)

Tabla 8-1. Síntesis sobre las relaciones entre los contextos y los dominios de salud y enfermedad mental (*cont.*)

Medio ambiente natural: espacios naturales y ecosistemas accesibles y sostenibles que influyen en la vida cotidiana de las personas

- Sin embargo, los cambios ambientales provocados por la humanidad, asociados a la modificación de las estructuras comunitarias, la urbanización y despoblación rural, el incremento progresivo de la contaminación, la destrucción de espacios naturales y la globalización son elementos que se vinculan con la inestabilidad de los sistemas comunitarios sostenibles, los desastres naturales, los conflictos bélicos asociados a la lucha económica, territorial y energética, la migración, el envejecimiento poblacional y los riesgos epidémicos de gran escala, y pueden aumentar los niveles de estrés y ansiedad
- Esto afecta negativamente a la construcción de dominios estables de la salud mental, contribuyendo a la aparición o exacerbación de problemas graves y duraderos de salud mental que afectan a personas y poblaciones: estrés postraumático, trastornos ansioso-depresivos, suicidios, adicciones, consumo de psicofármacos, aislamiento social

Medio ambiente construido: estructuras físicas: edificios, viviendas, infraestructuras urbanas y espacios públicos

- El acceso a una vivienda o la privación de esta es uno de los elementos más relevantes en cuanto a la inclusión y exclusión ocupacional de las personas
- El diseño de contextos que posibilitan la expresión de la diversidad (afectivo-sexual, de género, cognitiva, social, etc.) posibilitan la construcción de identidades comunitarias, garantiza los derechos de todas las personas siempre en relación con el respeto de las otras y mejora la gestión de oportunidades de movilidad social, seguridad, socialización, reducción de los factores de estrés y calidad de vida
- Los entornos degradados o inseguros pueden contribuir al aislamiento, la ansiedad, la depresión y aumentar el riesgo de accidentes y estrés crónico
- La calidad de los entornos construidos de atención a la salud mental está directamente relacionada con la capacidad de las personas para participar en actividades significativas y mantener un buen desempeño ocupacional. Los recursos con espacios escasamente cuidados en las arquitecturas, diseños estéticos y reducido mantenimiento para el confort definen los «no lugares», cercanos a la represión e inhibición ocupacional y la exclusión
- Los centros que diseñan lugares y contextos para vivir con dignidad ofrecen espacios de participación destinados a la gestión de oportunidades diversas centradas en cada persona, garantizando el confort y apoyos individualizados, relaciones y calidad de vida que se vinculan a la recuperación en la salud mental

Apoyo y relaciones: relaciones interpersonales y el apoyo social recibido de familiares, amistades y comunidades, que son esenciales para la gestión del bienestar en las ocupaciones, patrones y habilidades de desempeño y otros factores de la persona

- El apoyo social positivo y las relaciones saludables pueden mejorar la resiliencia, reducir el estrés y promover la salud mental positiva. Proporcionan resultados en el aumento y mejoría del desempeño ocupacional, prevención, salud, calidad de vida, bienestar, competencia de funciones, participación y justicia ocupacional. El apoyo social adecuado es crucial para el desempeño ocupacional, ya que proporciona los recursos emocionales y prácticos necesarios para participar en actividades significativas y manejar los desafíos diarios
- La falta de apoyo, el aislamiento social y las relaciones conflictivas pueden contribuir a la depresión, ansiedad, baja autoestima y otros problemas de salud mental. Igualmente, la cantidad y la calidad de la red social son factores positivos determinantes en los procesos de recuperación

Actitudes: creencias y percepciones de las personas y comunidades hacia la salud mental

- Las actitudes positivas hacia la salud mental pueden facilitar la búsqueda de ayuda, reducir el estrés y promover la recuperación
- Las actitudes negativas y estigmatizantes pueden contribuir al aislamiento, la vergüenza, el retraso en la búsqueda de ayuda y el empeoramiento de los problemas de salud mental

(*Continúa*)

Tabla 8-1. Síntesis sobre las relaciones entre los contextos y los dominios de salud y enfermedad mental (*cont.*)
Actitudes: creencias y percepciones de las personas y comunidades hacia la salud mental
• Las creencias y percepciones sobre la salud mental impactan directamente en la disposición de las personas a participar en actividades significativas y buscar apoyo, afectando así a su desempeño ocupacional y bienestar general
Servicios, sistemas y políticas: disponibilidad, accesibilidad y calidad de los servicios de salud mental, así como las políticas públicas relacionadas
• Unos servicios de salud mental accesibles y de alta calidad, junto con unas políticas inclusivas, pueden mejorar el acceso a la atención, reducir el estrés y promover la salud mental positiva • La falta de servicios adecuados y las políticas ineficaces pueden contribuir a las disparidades en salud mental, dificultar el acceso a la atención y agravar los problemas de salud mental, especialmente en las poblaciones vulnerables • La disponibilidad y la calidad de estos servicios influyen en la capacidad de las personas para mantener un buen desempeño ocupacional y participar plenamente en la sociedad

tualización ocupacional y su vinculación con los dominios de la salud mental.

Relación entre los contextos y los dominios de la salud mental

La interacción entre los dominios de la salud mental y los contextos es compleja y está configurada por factores multidimensionales. Diversos documentos globales y relevantes proponen un marco universal que permite introducir modelos, procesos normativos y elementos metodológicos, vinculándolos a los espacios y contextos de participación ocupacional y su asociación con los dominios de salud mental. Se citan por su relevancia:

• **Conferencias mundiales sobre la promoción de la salud**. A partir de la Carta de Ottawa de 1986, Naciones Unidas ha continuado en sus numerosas conferencias hacia la construcción del camino para crear «sociedades del bienestar, equidad y desarrollo sostenible», priorizando la relación de los dominios de la salud con el ecosistema de los contextos medioambientales, sociales, económicos y políticos (ONU, 2021).
• **Atlas de salud mental**. La Organización Mundial de la Salud lo publica cada 3 años, y en él ofrece una recopilación de datos proporcionados por países de todo el mundo sobre la contextualización de las políticas, legislación, financiación, recursos humanos, disponibilidad y utilización de los servicios de salud mental. Integra los objetivos de salud mental según los planes de acción integral de salud mental, así como indicadores e informes de evolución, e instrumentos asociados (conferencias mundiales, estrategias sectoriales, observatorios, etc.) (OMS, 2020).
• **Objetivos de desarrollo sostenible**. Derivados de sus planes previos mundiales y del Programa de las Naciones Unidas para el Desarrollo y el Pacto Mundial, desde 2015 se gestiona un hito relevante de los Estados miembros de las Naciones Unidas para elaborar estrategias clave destinadas a erradicar la pobreza, proteger el planeta y garantizar que todas las personas disfruten de la paz y la prosperidad. Se incluyen 17 objetivos de desarrollo sostenible vinculados a 169 metas y varios indicadores con adaptación contextual a cada país y región (ONU, 2015).

Además, en las diferentes fuentes documentales publicadas se puede encontrar cómo la gran parte de los modelos de terapia ocupacional aportan una visión holística de la vida ocupacional humana, entendiendo que está conformada por la interacción entre cada persona y los diferentes contextos en los que se desempeña, definiendo perfiles ocupacionales de los que deriva la construcción del bienestar o el malestar. Así, se pone en relevancia la vinculación que hacen con los contextos el modelo de comportamiento ocupacional (Reilly, 1962), el modelo de adaptación a través de la ocupación (Reed, 1983), el modelo canadiense del desempeño ocupacional (CAOT, 1997), el modelo de habilidades adaptativas o recapitulación de la ontogénesis (Cronin Mosey, 1986), el modelo de ocupación humana (Kielhofner, 2004) y el modelo Kawa (Iwama, 2006). En la explicación de los diversos modelos de terapia ocupacional se pueden considerar dos ejes sobre los contextos:

- **Individual**: son los contextos inmediatos de la persona (hogar, barrio, trabajo, formación, etc.). En este nivel están incluidas las propiedades físicas y materiales del ambiente con las que una persona tiene que enfrentarse, así como los elementos del vínculo relacional con otras personas, como la familia, las amistades, el vecindario, los colegas.
- **Colectivo**: son las estructuras comunitarias formales e informales y los servicios o sistemas globales existentes en la comunidad que se correlacionan con la participación de las personas. En este nivel se incluyen las estructuras, organizaciones y servicios relacionados con las actividades comunitarias en las que también está inmerso el eje individual.

Es evidente que esta construcción del bienestar está vinculada a los procesos de exploración, competencia y logro, elementos clave para una autopercepción e identidad saludables. La vida implica potencialidad de obrar, reconfigurando con ello su propia estructura, pero no de una forma mecánica, sino, precisamente, orgánica, adaptativa y creadora de normas, pues la vida es un conjunto de experiencias diarias a través de actividades normativas desempeñadas en diversos contextos. El control del yo y del entorno es, a través de la ocupación, equiparable a los estados saludables del ser. La conformación de dominios de salud, más o menos saludables, está mediatizada por la de la actividad y por la construcción de los actos diarios, a través de los cuales el yo se vincula con el entorno desde la mayor coherencia posible. El resultado de esos procesos constituye un juego de relaciones entre elementos que se determinan y transforman históricamente de manera mutua, y es el que rige, para cada individuo, un perfil psicosocial y ocupacional específico; Sánchez, 2012).

Evaluación de las dimensiones contextuales en salud mental

En los procesos de desarrollo ocupacional de las personas con enfermedad mental existe un deseo social, conformado por el propio motor de la identidad y traducido en promesa por el entorno, para que la persona con un diagnóstico psiquiátrico en situación de exclusión pueda estar en igualdad con las otras personas. Sin embargo, si se echa una mirada al pasado histórico, se pueden ver los graves errores conceptuales cometidos en el diseño de los entornos y contextos para las personas afectadas de un diagnóstico psiquiátrico, abocándolas a entornos de exclusión de los grupos de población y a maltratos inhumanos conceptualizados como tratamiento.

Actualmente se puede reflexionar sobre cómo se construirá la mirada hacia nuestra época y considerar cómo se siguen produciendo, lamentablemente, contextos caracterizados por la exclusión desde la perspectiva de los principios ocupacionales y derechos humanos básicos. Esta perspectiva se puede enlazar con el concepto de psicopatología como un proceso de alienación, en el que se produce un alejamiento de uno mismo en el contexto de un distanciamiento del universo propio. Además, en el ámbito de la salud mental se produce frecuentemente el efecto de adhesión al dictamen ajeno, por lo que se externaliza el control del destino y se establece una creencia hacia la moda de los modelos de rehabilitación o modelos de recuperación, aunque pueda suponer un alejamiento explícito o implícito de los contextos primarios comunitarios e íntimos. La enfermedad mental adquiere distintas figuras en función del trato social. Así, se puede acuñar cómo la mirada social de la enfermedad mental está impregnada de una mirada clínica, traduciendo y convirtiendo la vida social de las personas diagnosticadas a través de espacios descontextualizados de los entornos de referencia. Esto configura un enrolamiento vital clínico y produce un desenrolamiento ocupacional ecológico (Foucault, 1961).

Los movimientos de pertenencia o no pertenencia social son muy sutiles. Los espacios, los entornos y los contextos para la inclusión y exclusión deben ser medidos desde el paradigma del multiverso. En este sentido, las personas con una enfermedad mental desarrollan, a partir del diagnóstico psiquiátrico, un incremento de su participación en contextos homogéneos de la atención sanitaria o psicosocial, que configura una alta inclusión en espacios específicamente diseñados para sus perfiles clínicos; sin embargo, se produce un efecto paradójico de exclusión de aquellos espacios naturales de referencia. Este movimiento de cambio en los contextos de participación ocupacional produce un desenrolamiento con respecto a contextos cotidianos para la identidad y el desarrollo vital saludable.

Por tanto, con respecto al abordaje del horizonte de la atención al desarrollo ocupacional de las personas con enfermedad mental, se puede reflexionar sobre cómo «los procesos vitales para ser y llegar a ser» vienen dados en entornos y contextos pervertidos históricamente, al estar situados en un «presente de significación clínica» desde «el sentido paradójico». Por tanto, la identidad de las personas con una enfermedad mental queda configurada a través de espacios para la exclusión frente a la participación en los contextos sociales naturales, abocando a situaciones graves de injusticia ocupacional y desarrollo psicosocial. Por lo tanto, se lanza la reflexión sobre el papel clínico frente al ocupacional de la terapia ocupacional y cómo se construyen los espacios, los contextos, los términos, los procesos y las identidades en la práctica.

DIMENSIONES DE CONTEXTOS CLAVE EN LA EVALUACIÓN OCUPACIONAL EN SALUD MENTAL

En los siguientes apartados se tratan los diversos contextos clave en la evaluación ocupacional en salud mental: contextos de la red social, de la vivienda y hogar, culturales, educativos y formativos, laborales y de ocio.

Contextos de la red social

La evaluación del contexto de la red social implica analizar la cantidad y calidad de las relaciones sociales de una persona y cómo estas influyen en su desempeño ocupacional, salud mental y procesos de recuperación. Las redes sociales (familiares, amigos y comunidad) funcionales promueven la resiliencia y la participación significativa en la comunidad, proporcionando mayores recursos para enfrentarse a las amenazas y desarrollar estrategias de afrontamiento, mientras que las redes sociales no funcionales limitan las oportunidades vitales y los apoyos para la vida diaria, influyendo en un mayor riesgo de soledad no deseada, falta de apoyo en situaciones vitales críticas y mayor riesgo de problemas de salud mental. La red social es la fuente de la que emanan recursos vinculados a las necesidades ocupacionales, que se pueden configurar en sistemas: emocionales (afectos, empatía, comprensión, espiritualidad), estructurales (edificios e infraestructuras, organizaciones e instituciones) e instrumentales (apoyos, información, bienes, productos, servicios). Uno de los factores clave del proceso de recuperación en el campo de la salud mental es el mantenimiento y la promoción de redes sociales de vínculo seguro y la posibilidad de participar en contextos comunitarios diversos.

Se pueden utilizar entrevistas con la persona y redes primarias, centradas en describir la estructura del sistema social y analizar la relación de los niveles de funcionalidad respecto al desempeño ocupacional. Los procesos de evaluación específicos son:

- **Entrevistas en profundidad con la persona, sus familiares o amistades cercanas**: técnicas que revelan la dinámica relacional y la calidad del apoyo en la vida diaria.
- **Observación directa**: sistematizar espacios para poder observar y analizar a la persona en diversos contextos sociales, rescatando datos clave sobre las interacciones, la calidad de los vínculos y las habilidades de interacción social.
- **Instrumentación**: genograma y ecomapa ocupacional (estructura y vinculaciones sociales de la persona, analizando las fortalezas y debilidades de las redes de apoyo), cuestionario sobre intimidación/maltrato entre iguales, cuestionario de soporte social, cuestionario de apoyo social funcional Duke-UNC y Escala Multidimensional de Apoyo Social Percibido.

Contextos de la vivienda y el hogar

El contexto de la vivienda y el hogar es un bien fundamental para el desarrollo personal y social, y para la gestión de los dominios de la salud mental, ya que constituye un marco indispensable para la dignidad, la intimidad y el ejercicio de los derechos fundamentales. En un mundo donde más de 1.600 millones de personas viven en la pobreza y más de 100 millones carecen de un hogar, este contexto se vuelve crucial para los dominios de la salud mental (ONU-Habitat, 2022).

Antropológicamente, la casa y el hogar trascienden lo físico, siendo espacios simbólicos relacionados con los cuidados, el parentesco y la organización social (Lévi-Strauss, 1949). El hogar es una frontera entre lo íntimo y lo público, asociado a la seguridad y pertenencia. Mientras que los «lugares» ofrecen significados profundos y conexión comunitaria, los «no lugares» son espacios de transitoriedad, anonimato y exclusión (Augé, 1992).

Un hogar adecuado (seguro, accesible y con recursos) facilita la autonomía, la estabilidad emocional y el bienestar, promoviendo patrones saludables de desempeño. Por el contrario, un hogar inadecuado o la falta de un hogar genera barreras significativas e incrementa la vulnerabilidad física, social y mental.

La evaluación de este contexto incluye la variable cuantitativa de disponer de un techo/vivienda/hogar y los criterios cualitativos de accesibilidad, seguridad y confort de la vivienda. Los procesos de evaluación específicos son:

- **Entrevistas con la persona y familiares**: centradas en identificar cuestiones patrimoniales (tipo de vivienda, propiedad, alquiler, deudas, etc.), en comprender los diversos constructos y significados de la persona, su participación en espacios cotidianos de la vivienda y entorno (vecindario, comercios, etc.), así como facilitadores disponibles y barreras que enfrenta en el desempeño ocupacional.
- **Visitas domiciliarias**: permiten una observación directa del entorno físico del hogar. Es importante cuidar estas visitas desde la discrecionalidad y protección, dado que se entra en el espacio más íntimo de las personas y grupos de convivencia. Es necesario recoger: metros cuadrados, distribución, número de personas convivientes, estado de los suministros (agua, electricidad, etc.), disponibilidad de provisiones (alimentación, colchones, etc.), higiene adecuada (ventilación, materiales, limpieza, etc.), estructuración diaria funcional (limpieza, cocina, horarios), relaciones de convivencia (alianzas, apegos, cuidados) y relaciones secundarias (vecindario, barrio).
- **Instrumentación**: ETHOS (tipología europea de personas sin hogar y exclusión de vivienda) (FEANTSA, 2017), *Basic Everyday Living Skills*, evaluación del hogar de terapia ocupacional (Sánchez y Romero, 2003), listas de verificación de criterios de accesibilidad en cuanto a barreras y facilitadores.

Contextos culturales, educativos y formativos

La Asociación Americana de Terapia Ocupacional define la educación como las actividades necesarias para aprender y participar en entornos educativos, incluyendo la educación formal, la exploración de necesidades educativas personales informales y la participación en educación informal (AOTA, 2020). La UNESCO destaca la educación como clave para la paz, el desarrollo sostenible y la igualdad de género, pero señala que millones de personas siguen excluidas por factores como el género, la orientación sexual, el origen étnico o la discapacidad (UNESCO, 2020 y 2025).

Los contextos educativos y formativos son esenciales para el desarrollo de competencias, la identidad y la comprensión de la realidad, integrando dimensiones cognitivas, afectivas y axiológicas. Sin embargo, los entornos excluyentes generan aislamiento, inhibición ocupacional y sufrimiento psíquico, afectando al desarrollo de competencias y provocando problemas de salud mental duraderos (Sánchez Rodríguez, 2012).

En consecuencia, resulta fundamental que los sistemas educativos modifiquen sus estructuras, servicios y métodos para atender las necesidades de salud mental. Esto incluye la adaptación de métodos de enseñanza, la prevención del acoso escolar (*bullying*), la disponibilidad de servicios de terapia ocupacional y la colaboración entre organizaciones de salud mental y las que gestionan estos espacios, así como entre docentes, terapeutas ocupacionales y otros profesionales sociosanitarios, para promover trayectorias curriculares exitosas para las personas con una enfermedad mental.

La evaluación implica medir la accesibilidad, el apoyo educativo y la participación de la persona en actividades culturales, educativas y formativas. Los procesos de evaluación específicos son:

- **Análisis de sistemas culturales, educativos y formativos**: marco normativo (derechos humanos, políticas públicas y legislación), marco metodológico (estructuras educativas y culturales, sistema educativo, planes de estudios), convocatorias (reglada, no reglada, continua para el empleo), sistemas de apoyo (becas, programas específicos para personas con discapacidad, equipos de orientación psicopedagógica).

- **Entrevistas con la persona**: centradas en el análisis de demandas curriculares acompañadas de fuentes de evidencia (certificaciones, planes de estudios, normativas, etc.), analizar los informes académicos (títulos, calificaciones, competencias), análisis de contextos vinculados a hitos significativos (rutinas, horarios, lugar de estudio en el domicilio, etc.), análisis de constructos ocupacionales asociados a los contextos de participación (vocación, estilos de aprendizaje, apoyos familiares, niveles de estrés, etc.).

- **Análisis del contexto del hogar y la convivencia**: describir y analizar elementos del hogar vinculados a la educación y formación (rutinas, equipamientos disponibles), tipo de contexto socioeducativo (familia, barrio, recursos culturales y formativos, relaciones).

- **Entrevistas con personal docente**: centradas en compilar información sobre los planes curriculares, valores educativos, metodologías de enseñanza y sistemas de apoyo para la diversidad de estilos de aprendizaje, y por otro lado en los criterios de evaluación.

- **Observaciones**: análisis ambiental (estresores, barreras arquitectónicas, dinámicas relacionales entre iguales, dinámicas relacionales de profesorado, exigencias curriculares, sistemas de apoyo), estilos de aprendizaje (rutinas, lugares de estudio, recursos instrumentales, habilidades de procesamiento).

- **Instrumentación**: *Assessment of Motor and Process Skills* para medir las habilidades motoras y de procesamiento, evaluación del procesamiento sensorial y funcionamiento ejecutivo en la infancia en el ámbito escolar, perfil sensorial de adolescentes y adultos, cuestionario de acoso entre iguales, cuestionario de cibervictimización, inventario de inteligencia emocional de BarOn (versión para adultos y para jóvenes), programa de evaluación internacional de estudiantes de 15 años y TALIS (estudio internacional de enseñanza y aprendizaje).

Contextos laborares

El artículo 23 de la Declaración Universal de los Derechos Humanos garantiza el derecho al trabajo, unas condiciones equitativas y la protección contra el desempleo, promoviendo una existencia digna (ONU, 1948). El trabajo, como actividad humana compleja, está intrínsecamente vinculado al contexto social e histórico, influyendo en la estructuración sociocupacional de las personas y las comunidades, y generando procesos de inclusión o exclusión social, determinantes en la injusticia ocupacional. Según la clasificación internacional de ocupaciones (CIUO) de 2008, un empleo comprende tareas asignadas a una persona, mientras que una ocupación agrupa empleos con tareas similares. La Organización Internacional del Trabajo define la empleabilidad como las competencias necesarias para acceder y conservar un empleo decente, y la ocupabilidad como la probabilidad de encontrar trabajo según factores como antigüedad y amplitud de búsqueda (OIT, 2008 y 2022).

Los contextos laborales dignos e inclusivos son cruciales para la salud mental, ya que proporcionan seguridad en las necesidades básicas, y fomentan el propósito y la pertenencia. El apoyo social y la satisfacción laboral son claves para reducir el estrés y prevenir problemas de salud mental. En contraste, contextos laborales que no son accesibles o que no gestionan adecuadamente los riesgos, como el estrés y el acoso laboral, aumentan la vulnerabilidad a trastornos de ansiedad y depresión. Las personas con una enfermedad mental se enfrentan a exclusiones y limitaciones en su desarrollo profesional, con altos niveles de inactividad y desempleo de larga duración. En cambio, las intervenciones que abordan los contextos laborales han demostrado ser efectivas para la inclusión y la mejora de la calidad de vida, contribuyendo positivamente a la recuperación clínica (Sánchez Rodríguez, 2012).

La evaluación del entorno laboral incluye la accesibilidad y adecuación del lugar de trabajo, las relaciones y el desempeño laborales. Los procesos de evaluación específicos son:

- **Análisis del sistema laboral**: implica el análisis del marco general de derechos humanos (Organización de las Naciones Unidas, Organización Internacional del Trabajo y otros organismos derivados), normativas internacionales sobre desarrollo profesional y empleo, investigación sobre estructuras productivas y clasificación ocupacional (bancos de datos de empleabilidad, clasificaciones internacional o estatal de ocupaciones), responsabilidad social empresarial (informes *Global Reporting Initiative, ranking* de empresas responsables).
- **Análisis y descripción de los puestos de trabajo**: el puesto de trabajo determina en gran medida el papel que las personas juegan en las organizaciones. El análisis es el conjunto de procesos objetivos de investigación (análisis de normativas laborales, observación, entrevistas a expertos y empresa, etc.) y compila todos los elementos que caracterizan un puesto de trabajo y las relaciones entre estos, con el objetivo de garantizar las demandas y estándares de productividad de la organización y su entorno. La descripción es el conjunto de procesos asociados a mostrar de manera organizada, clara y sencilla los componentes que se vinculan a un puesto de trabajo.
- **Profesiograma**: proceso que implica el análisis de las correlaciones existentes entre las demandas del contexto profesional (lugar de trabajo, puesto, funciones, tareas) y el perfil de la persona, estableciendo un diagnóstico basado en el ajuste de las competencias técnicas (cultura, formación, experiencias), metodológicas (cognitivas y motoras), sociales (relaciones con clientes, colegas, supervisores y proveedores) y participativas (actitudes, cumplimiento de normativa, mejora continua, calidad, identidad corporativa).

Contextos de ocio

El concepto de ocio ha atravesado diversas etapas históricas. En la antigua Grecia se consideraba una actividad noble, reservada para los ciudadanos libres, mientras que el trabajo era propio de los esclavos. En el Renacimiento comenzó a valorarse la productividad, diluyendo así la separación entre el trabajo y el ocio. En la tradición judeocristiana, el trabajo se asoció al castigo divino, limitando las fuentes de ocio. Actualmente, el ocio se entiende como una elección libre orientada al bienestar, la felicidad y el placer, en oposición al trabajo (neg-ocio: negocio).

La conceptualización del ocio está ligada al perfil ocupacional individual y colectivo, conformado por configuraciones antropológicas (Epicuro de Samos, s. IV A. C.) (Sánchez Rodríguez, 2012; Morrison Jara, 2022). Entre sus elementos clave destacan:

- **Existencia humana**: vinculada al concepto de placer, cuyo origen proviene de los términos latino *placere* (dar gusto) e indoeuropeo *plak* (plano), conceptualmente asociado a placenta, aplacar, plácido, plaza, playa y a otros constructos diversos de la filosofía, la religión, la política, la cultura y la tradición. Entendida como ausencia de dolor y perturbación del alma (ataraxia). Este concepto, relacionado con la filosofía, la religión y la cultura, da al placer un valor central en la vida humana.
- **Actuación humana**: vertebrada por el disfrute, deriva de *dis* (separación, diverso) y *fructus* (gozar, consumir, fruta) y se entiende como un proceso de percepción placentera de los sentidos y como eje de la significación vital particular y colectiva a través del *ethos* (actos de las personas y poblaciones sobre su cuerpo y su alma con los que construyen la percepción de felicidad, pureza, sabiduría o inmortalidad), configurándose en diversos contextos (cultural, deportivo, comunitario) que estructuran la identidad individual y colectiva.

El ocio tiene un impacto positivo en la salud mental, al fomentar la resiliencia emocional y la calidad de vida. En cambio, su ausencia genera vulnerabilidad y afecta de manera específica a las personas con enfermedad mental en cuanto

a privación ocupacional y desequilibrio en la vida diaria, caracterizadas por mal manejo del tiempo libre, desvinculación social y soledad no deseada. Se producen limitaciones de participación en diversos contextos, escasez de recursos diversos (red social, económicos, comunitarios), exceso de tiempo libre con escasa percepción de tiempo libre como fuente de placer, con un alto nivel de desequilibrio entre los actos de la vida diaria (ruptura de rutinas organizadas, roles no vinculados a grupos de iguales, desconexión contemporánea con la comunidad), con índices elevados de soledad no deseada y desvinculación social, y con factores críticos de comorbilidad (adicciones, falta de actividad física, reducida estimulación cognitiva).

La evaluación de este contexto incluye la definición de los perfiles de ocio de las poblaciones, según su evolución histórica, y de los patrones ocupacionales contemporáneos de las personas que forman parte de una comunidad, así como la tipificación y definición de los recursos existentes para los diversos perfiles de actividades para el disfrute del ocio. Los procesos de evaluación específicos son:

- **Estadísticas sociológicas de poblaciones**: definen los estilos de vida de la población general y establecen niveles de participación en actividades vinculadas con los diversos contextos de ocio.
- **Entrevistas estructuradas y en profundidad con las personas**: pretenden identificar el perfil de la persona sobre el ocio, estableciendo un análisis específico de los contextos de participación en cuanto a barreras y facilitadores: características de los espacios (tipo de edificación o ambiente, ubicación, horarios), características del perfil de participantes (características sociales, estilos relacionales y de comportamiento), demandas (económicas, desplazamientos, normativos).
- **Instrumentación**: perfil ocupacional sobre ocio de Sánchez Rodríguez, ecomapa ocupacional (análisis específico de la estructura del entorno para el ocio).

EXPERIENCIA OCUPACIONAL: Juan, el complejo equilibrio entre las barreras y los facilitadores durante la juventud

Juan es un joven de 24 años que vive con su madre en un barrio urbano de clase media. Durante los últimos 4 años ha mostrado dificultades significativas en su capacidad para participar en actividades educativas y sus habilidades de interacción social. Abandonó los estudios que estaba realizando de Sociología debido a la ansiedad recurrente que manifestaba ante las demandas académicas y en las relaciones sociales. Hace 2 años fue diagnosticado con trastorno de ansiedad generalizada (CIE 11: 6B00) y trastorno depresivo, sin especificación (CIE 11: 6A7Z). Actualmente no está estudiando y está desempleado. Aunque le gustaba mucho nadar, montar en bicicleta y el teatro, actualmente pasa la mayor parte del tiempo en casa, evitando las interacciones sociales. Sigue manifestando su deseo de continuar con sus estudios de Sociología.

Evaluación del perfil ocupacional y análisis del desempeño ocupacional centrado en los contextos

- Entrevistas con Juan: se centran en comprender las percepciones, experiencias y necesidades de Juan respecto a su entorno cultural, educativo y formativo. A través de entrevistas semiestructuradas y utilizando técnicas de entrevista motivacional, para fomentar la exploración y visión hacia el compromiso. Contextos:

  — Contexto familiar: Juan percibe una alta preocupación por parte de su madre por su desarrollo profesional y el futuro que puede tener si no soluciona los problemas emocionales, sobre todo incidiendo en que tiene que relacionarse con otras personas y no pasar todo el tiempo en casa. Para su madre, el abandono de la carrera fue un hito traumático.

  — Contexto cultural: Juan se siente desconectado de su comunidad y de su grupo de iguales. Considera que no tiene suficientes conocimientos sociales para mantener relaciones y se siente incomprendido por su entorno debido a sus problemas de salud mental.

  — Contexto formativo: Juan describe su experiencia universitaria como estresante y poco comprensiva. Manifestó dificultades para gestionar la carga académica y el estrés. Juan expresa que le gustaría retomar sus estudios en el campo de la sociología, pero se siente inseguro sobre cómo manejar el estrés académico y las barreras que percibe en la universidad.

- Entrevista con el personal docente: con el objetivo de comprender las necesidades y desempeños específicos de Juan en el entorno educativo y explorar posibles adaptaciones, se llevan a cabo entrevistas con la directora de la carrera y un técnico de la oficina de atención a la discapacidad. Se evidenció que Juan mostraba un buen desempeño en términos de conocimientos, pero el estrés percibido y la ansiedad que mostraba le afectaban de manera relevante en la continuidad de la participación y en la asistencia a las clases. Sugirieron la necesidad de adaptaciones académicas, como posible formación virtual o a distancia, y algunas estrategias curriculares como ofrecer un tiempo adicional, el desarrollo de un porfolio práctico y exámenes. Además, el técnico de la oficina de atención a la discapacidad incidió en la falta de programas de apoyo a la salud mental en la universidad y la necesidad de integrar estos servicios para estudiantes que viven trayectorias académicas similares.

- Observaciones:

  — Análisis del plan de estudios de Sociología y su correlación con los elementos vocacionales y competenciales de Juan.

  — Análisis contextual:

    ▪ Barreras: mucha concurrencia de estudiantes en las clases y los pasillos, que producía malestar a Juan con conductas de evitación, ausencia de espacios tranquilos para estudiar y falta de grupos de apoyo de iguales de estudiantes colegas.

(Continúa)

EXPERIENCIA OCUPACIONAL: Juan, el complejo equilibrio entre las barreras y los facilitadores durante la juventud (*cont.*)

- Facilitadoras se identificaron: posibilidad de cambio a un plan curricular virtual en otra universidad a distancia, posibilidad de bibliotecas con escasa afluencia y estímulos sociales reducidos, universidad con disponibilidad de grupos virtuales de apoyo al estudio con tutorización de un especialista en estilos de aprendizaje y salud mental.

Plan de intervención ocupacional

- Objetivos terapéuticos:

  - Retomar los estudios en un contexto facilitador de las habilidades de aprendizaje de Juan, en una universidad de educación a distancia o virtual. Indicador clave: matriculación en la universidad.

  - Desarrollar competencias de estudio y aprendizaje, asociadas a la gestión del tiempo y al desarrollo de técnicas específicas de estudio adaptadas a cada materia del plan de estudios. Indicador clave: asignaturas superadas con apto.

  - Incrementar las estrategias de afrontamiento vinculadas a conversaciones y vínculos relaciones con otras personas, y creación de redes con intereses comunes vinculadas al disfrute del ocio. Indicador clave: incremento del número de personas de la red social, niveles de satisfacción con la red de apoyo, disminución de la sintomatología.

- Estrategias de intervención:

  - Orientación profesional y formación con apoyo, con entrenamiento en habilidades y técnicas de estudio, y adaptaciones académicas en coordinación con el equipo docente.

  - Terapia cognitivo-conductual en coordinación con psicología y terapia ocupacional centrada en el desarrollo de habilidades de interacción social en los contextos académicos (estudiante), laborales (prácticas, profesional) y sociales (colega, amigo).

  - Orientación y apoyo hacia el ocio centrados en el incremento de la red social (en los contextos de su barrio y virtual) asociada a intereses clave y competencias de logro: piscina, montar en bici, teatro.

PREGUNTAS DE REFLEXIÓN

- ¿Cómo influyen la accesibilidad y la calidad de los entornos físicos, sociales y culturales en la construcción de los dominios de salud mental y el bienestar ocupacional de las personas y poblaciones? ¿En qué medida se está subestimando su importancia en los procesos de evaluación y diagnóstico ocupacional?

- ¿Qué tipo de diseños contextuales son necesarios para promocionar la salud mental comunitaria y promover una inclusión más efectiva y el bienestar integral de las personas con y sin trastornos mentales?

- Considerando las tendencias y variables que definen los espacios, estructuras y lugares de los diversos contextos humanos, ¿qué tipo de actuaciones sostenibles y eficientes se pueden incorporar en la cartera de servicios de la terapia ocupacional y que produzcan impactos sobre la correlación entre los contextos y la salud mental de las personas?

PUNTOS CLAVE

- Los factores contextuales son importantes en la construcción de la salud mental y el desempeño ocupacional. La CIF (OMS, 2001) y el marco de práctica de la terapia ocupacional: dominio y proceso (AOTA, 2020) definen determinados contextos de manera similar.
- Los contextos sociales, culturales, educativos, formativos, laborales y de ocio impactan en la calidad de vida y en los procesos de atención a la salud mental.

- La accesibilidad universal, la justicia ocupacional, la recuperación y la inclusión constituyen unos pilares fundamentales, por lo que resulta necesario abordar la reducción de las barreras y la promoción de los facilitadores contextuales para mejorar la salud mental y el desempeño ocupacional de las personas, grupos y poblaciones.

REFERENCIAS BIBLIOGRÁFICAS

AOTA (2020). Occupational Therapy Practice Framework: Domain and Process—Fourth Edition. *American Journal of Occupational Therapy*, 74 (Supplement_2), 7412410010p1-7412410010p87. https://ajot.aota.org/article.aspx?articleid=2766507

Augé, M. (1992). *Los no lugares. Espacios del anonimato*. Barcelona: Gedisa Editorial. https://designblog.uniandes.edu.co/blogs/dise2609/files/2009/03/marc-auge-los-no-lugares.pdf

CAOT (1997). *Enabling occupation: An Occupational therapy perspective*. Canadian Association of Occupational Therapists.

Cronin Mosey, A. (1986). *Psychosocial components of occupational therapy*. Nueva York: Raven.

Derrida, J. (1989). *La deconstrucción en las fronteras de la filosofía*. Barcelona: Paidós.

Epicuro de Samos. (s. iv a. C.). Carta a Meneceo. Carta de la felicidad. https://dialnet.unirioja.es/buscar/documentos?querysDismax.DOCUMENTAL_TODO=Carta+a+-Meneceo

FEANTSA (2017). ETHOS - European Typology of Homelessness and Housing Exclusion. European Federation of National Associations Working with the Homeless AISBL. https://www.feantsa.org/download/ethos2484215748748239888.pdf

Foucault, M. (1961). *Historia de la locura en la época clásica*. Fondo de Cultura Económica.

Iwama, M. (2006). *The Kawa Model: Culturally Relevant Occupational Therapy*. Elsevier.

Jiménez, J. F., Torres, F., Laviana, M., Luna, J. D., Trieman, N. y Rickard, C. (2000). Evaluación del funcionamiento de la vida diaria en personas con trastorno mental de larga evolución. Adaptación y fiabilidad de la versión española del «Basic Everyday Living Skills». *Actas Españolas de Psiquiatría*, 28(5), 284-288. https://actaspsiquiatria.es/index.php/actas/article/view/1301

Kielhofner, G. (2004). *Terapia ocupacional. Modelo de ocupación humana. Teoría y aplicación*. Editorial Médica Panamericana.

Lévi-Strauss, C. (1949). *Las estructuras elementales del parentesco*. Barcelona: Paidós. https://antropologiapoliticaenah.files.wordpress.com/2014/10/ap-levi-strauss.pdf

Morrison Jara, R. (2022). *Terapia ocupacional y pragmatismo: contribuciones teóricas para la práctica*. Editorial Universitaria.

OIT (2008). Clasificación Internacional Uniforme de Ocupaciones (CIUO-08). Organización Internacional del Trabajo. https://webapps.ilo.org/public/spanish/bureau/stat/isco/index.htm

OIT (2022). Informe anual 2022 OIT/Cinterfor. Organización Internacional del Trabajo. https://www.oitcinterfor.org/recursos/InformeCinterfor2022

OMS (2001). Clasificación Internacional del Funcionamiento, de la Discapacidad y de la Salud (CIF). Organización Mundial de la Salud. https://icd.who.int/dev11/l-icf/en

OMS (2020). Atlas de salud mental. Organización Mundial de la Salud.

ONU (1948). Declaración Universal de Derechos Humanos. Organización de las Naciones Unidas. https://www.un.org/es/about-us/universal-declaration-of-human-rights

ONU (2006). Convención sobre los derechos de las personas con discapacidad. Asamblea General. https://www.un.org/esa/socdev/enable/documents/tccconvs.pdf

ONU (2015). Objetivos de Desarrollo Sostenible. Organización de las Naciones Unidas. https://www.un.org/sustainabledevelopment/es/objetivos-de-desarrollo-sostenible/

ONU (2021). 10ª Conferencia Mundial sobre Promoción de la Salud para el Bienestar, la Equidad y el Desarrollo Sostenible. Organización de las Naciones Unidas. https://10gchp.org/

ONU-Habitat (2022). Visualizando el futuro de las ciudades. Organización de las Naciones Unidas. https://onu-habitat.org/WCR/

Reed, K. (1983). *Models of Practice in Occupational Therapy*. Williams & Wilkins.

Reilly, M. (1962). Occupational therapy can be one of great ideas of 20th century medicine. *American Journal of Occupational Therapy*, 16(1), 1-9.

Sánchez Rodríguez, Ó. (2012). *Desarrollo profesional e inserción laboral en personas con enfermedad mental*. Ciclo Grupo 5. https://dialnet.unirioja.es/servlet/libro?codigo=660690

Sánchez, Ó., Polonio, B. y Pellegrini, M. (2012). *Terapia ocupacional en salud menta: teoría y técnicas para la autonomía personal*. Editorial Médica Panamericana.

Sánchez y Romero (2003). Terapia ocupacional: teoría y técnicas. En Dulce María Romero Ayuso, Pedro Moruno Miralles (coord.) Masson, ISBN 84-458-1278-5, págs. 359-392.

Townsend E, Wilcock AA (2004) . Occupational justice and clientcentred practice: a dialogue in progress. Can J Occup Ther. 71(2):75-87.

UNESCO (2020). Informe de seguimiento de la educación en el mundo, 2020: inclusión y educación: todos y todas sin excepción. Organización de las Naciones Unidas para la Educación, la Ciencia y la Cultura.

UNESCO (2025). El mandato y la misión de la UNESCO en resumen. Naciones Unidas. https://www.unesco.org/es/brief

Wilcock, A. A. (1998). Reflections on doing, being and becoming. *Canadian Journal Occupational Therapy*, 65(5), 248-256.

 ⑦ **AUTOEVALUACIÓN**

Diagnóstico ocupacional en salud mental

9

C. Garrido Manzanares, Ó. Sánchez Rodríguez y C. Vergara Zamorano

 OBJETIVOS

- Explorar los procesos y métodos utilizados en el diagnóstico ocupacional en salud mental.
- Comprender la importancia de la formulación de diagnósticos ocupacionales precisos y centrados en la persona.
- Desarrollar el razonamiento ocupacional integrando la descripción y análisis de información recopilada de los dominios ocupacionales y de salud mental.
- Desarrollar competencias de comunicación sobre los diagnósticos ocupacionales con las personas y otros profesionales.

«Esta vida de todos, en lo que tiene de cotidiano, lejos de desarrollarse en la quietud, se construye en permanente movimiento y el hombre transita por ella de manera dinámica. […] Ese viaje nos nutre, azota y modela como el escultor trabaja su barro; al contrario que la escultura resultante, que se yergue presente e inmóvil, el vulnerable sujeto que somos atraviesa con esfuerzo un pasillo hacia el futuro en cuyo transcurso se da forma y contenido a sí mismo».

Colis, 2019

INTRODUCCIÓN

La ciencia de la ocupación proporciona una forma de pensar que permite comprender la actividad humana con respecto a las influencias de los contextos y la propia naturaleza ocupacional de los seres humanos vinculándose con la salud y bienestar (WFOT, 2009).

La síntesis de la evaluación ocupacional tiene el fin de establecer un diagnóstico ocupacional. Por lo tanto, en el área de la salud mental es el resultado de un proceso de razonamiento ocupacional que permite identificar cómo los dominios de la salud mental se correlacionan con las dimensiones ocupacionales, analizando los procesos causales e impactos en la salud, participación, calidad de vida, competencia de roles, bienestar y justicia ocupacional de cada persona, grupo y población (AOTA, 2020). Este proceso de razonamiento ocupacional en la salud mental es de carácter

dinámico y contempla elementos complejos. Por un lado, se vincula desde una perspectiva clínica con la capacidad de analizar el concepto y construcción del síntoma, y cómo se producen relaciones bidireccionales entre los procesos psicopatológicos y las ocupaciones de las personas. Y, por otro, se gestiona a lo largo de todo el proceso de terapia ocupacional centrado en la persona, iniciando en la evaluación y síntesis, así como en el diseño de los objetivos del plan de intervención, en la coherencia metodológica de cada una de las actuaciones y en su fundamento en las evidencias y el seguimiento de la evolución poniendo en relevancia los resultados.

Cabe destacar que el diagnóstico ocupacional es el elemento clave en la intervención centrada en la persona, ya que refleja la situación ocupacional fenomenológica y específica en la que se encuentran las personas, los grupos y las poblaciones. Por lo tanto, el diagnóstico ocupacional es individualizado e integral, diferenciándose así de diagnósticos basados en estructuras nosológicas o centrados exclusivamente en un proceso de razonamiento clínico sobre la identificación y categorización de los problemas de salud (Moruno y Talavera, 2012; Sánchez *et al.*, 2013).

En este capítulo se aborda la conceptualización del diagnóstico ocupacional, considerando la prospección y comprensión profunda y técnica de las necesidades de la persona, con un enfoque basado en la persona y sus derechos humanos, así como con una metavisión transdisciplinar. La ética es la reflexión sobre los valores que sustentan nuestra conciencia y nuestras decisiones, y sin ella se pierde el sentido del cuidado humano y, por lo tanto, el contenido argumenta, articula, cada proceso para asegurar la autonomía, beneficencia, no maleficencia y justicia dentro del marco de la ética ocupacional, el respeto a la dignidad y la promoción de los derechos de las personas (Cortina, 1992).

CONCEPTUALIZACIÓN DEL DIAGNÓSTICO OCUPACIONAL EN TERAPIA OCUPACIONAL

En los siguientes apartados se define el diagnóstico ocupacional, se acota su propósito en la terapia ocupacional y se analiza la relación entre la evaluación, el diagnóstico ocupacional y la planificación de las intervenciones.

Definición y propósito del diagnóstico ocupacional

El proceso de diagnóstico ocupacional en salud mental implica conocer el perfil ocupacional de cada persona y comprender las dinámicas del desempeño ocupacional que se vinculan con el bienestar o malestar psíquico. Está configurado por la correlación de los dominios de la salud mental y la trayectoria vital, los contextos de participación, los patrones y habilidades de desempeño, y los factores del cliente que definen los valores, los intereses, la espirituali-

dad, las estructuras y las funciones corporales, con respecto a las características y demandas de los contextos. Esta comprensión implica identificar las barreras y los facilitadores sobre la participación, calidad de vida, competencia de roles, bienestar y justicia ocupacional. Incluye, además, conocer en profundidad los constructos de la persona sobre su desempeño ocupacional pasado, presente y futuro (Arenas de la Cruz, 2016; Garrido *et al.*, 2008).

El diagnóstico ocupacional se configura como una síntesis razonada de la información del perfil ocupacional y el análisis del desempeño ocupacional. Es decir, el diagnóstico ocupacional es el proceso que, a través del razonamiento profesional, permite describir y clasificar el desempeño ocupacional de una persona formulando juicios técnicos basados en indicios y evidencias asociados a debilidades y fortalezas de las personas, y su correlación con amenazas y oportunidades de los contextos, de manera que se pueda planificar una intervención orientada a impactos positivos respecto a la situación de partida. El razonamiento ocupacional que conlleva dicho proceso permite obtener una comprensión profunda de las interrelaciones entre los aspectos del dominio de la terapia ocupacional que afectan al desempeño y apoyan las intervenciones y los resultados centrados en el cliente (AOTA, 2020; Garrido *et al.*, 2008; Talavera *et al.*, 2022).

En la atención a la salud mental, dicha síntesis está configurada por los siguientes elementos clave:

- Identificación de constructos clave de la persona y de significados sobre el mundo, sí misma, sus ocupaciones y contextos de la vida diaria.
- Análisis y conclusión de manera objetiva de las barreras y los facilitadores, considerando que se configuran por las relaciones entre los componentes internos (debilidades y fortalezas) y los externos (amenazas y oportunidades).
- Establecimiento de hipótesis de correlación entre los dominios ocupacionales y los de salud mental en cuanto a elementos causales e impactos.

- Previsión de los resultados deseados y esperados con la intervención, logrando cambiar diversos factores respecto al punto de partida a través de la orientación a objetivos que aborden las causas.

Relación entre evaluación, diagnóstico ocupacional y planificación de intervenciones

El proceso de terapia ocupacional en salud mental comprende una interacción continua entre la evaluación, la intervención y los resultados (AOTA, 2020).

- **Proceso de evaluación y diagnóstico.** El diagnóstico ocupacional se convierte en el elemento central del proceso, ya que ha de considerar los resultados de la evaluación realizada con la persona. Implica establecer el perfil ocupacional, determinando qué y cómo es la persona a nivel ocupacional, realizar el análisis del desempeño ocupacional que permita entender las relaciones entre salud mental, sufrimiento psíquico y desempeño ocupacional, y sintetizar dicho análisis, detallando y argumentando las complejas dinámicas implícitas en estas relaciones. Por lo tanto, implica una visión clínico-ocupacional y analizar las diversas causas-raíz de los problemas identificados, delimitando la línea base para el tratamiento, en base al nivel de disfunción que presenta la persona en relación con sus roles ocupacionales (Pellegrini, 2012; Talavera *et al.*, 2022).
- **Proceso de diseño de la intervención.** Supone establecer la priorización de los dominios ocupacionales que son clave para la intervención, focalizando en aquellos que están asociados a las características de la sintomatología psicopatológica, a las características específicas del sufrimiento psíquico y a los niveles de disfunción, y contrastando con aquellos que son potencialmente anclajes de los procesos de exploración, competencia y logro. Se vincula con el proceso de diseño de los objetivos de intervención, considerando la relevancia que tienen el proceso de consenso y la coherencia con los significados, prioridades y expectativas, así como con el diseño específico de las diversas actuaciones y metodologías de intervención.
- **Proceso de valoración de resultados.** A lo largo del razonamiento ocupacional que da lugar al diagnóstico ocupacional, se han ido identificando los indicios vinculados al binomio salud-enfermedad mental que impactan sobre el desempeño de las ocupaciones y patrones de dicho desempeño. Estos indicios permitirán establecer los indicadores mediante los cuales poder realizar una valoración de resultados, es decir, monitorizar el progreso y contrastar la consecución de los objetivos establecidos en el plan de intervención con la persona. Disponer de estos criterios objetivos para ir valorando la evolución de la mejora respecto a la situación de partida facilitará la comunicación con la persona, su comprensión del proceso y su sentido de capacidad y motivación para la exploración, competencia y logro.

PROCESOS DE FORMULACIÓN DE DIAGNÓSTICOS OCUPACIONALES

Dentro del proceso de terapia ocupacional y siguiendo el marco de trabajo de la AOTA, el diagnóstico ocupacional implica realizar el perfil ocupacional, el análisis del desempeño ocupacional y las conclusiones diagnósticas o síntesis de la evaluación. A continuación se analiza la fase de síntesis (AOTA, 2020).

Diagnósticos ocupacionales centrados en la persona

Diversos organismos internacionales inciden en la necesidad de nuevos paradigmas en salud mental definidos por la atención centrada en la persona, un modelo de servicios de continuidad de cuidados integrados y metodologías garantistas de la humanización considerando a cada persona como un ser único. Son múltiples los diversos instrumentos, resoluciones y estrategias en salud mental que recogen estos principios de la atención en salud mental. Definen un enfoque basado en los derechos humanos, la reorientación del poder hacia las personas con experiencias vividas, la toma de decisiones informada y la alfabetización sanitaria, la implicación de la comunidad en redes sanitarias y sistemas de salud más amplios, la experiencia vivida como evidencia y conocimientos, el abordaje de la exclusión centrada en la implicación de los grupos de población que están marginados y la defensa y promoción de los derechos humanos (OMS, 2016, 2023 y 2025; ONU, 1991).

Por lo tanto, es una visión que trasciende los espacios sociosanitarios de atención para englobar los contextos de la comunidad. Implica un proceso de desenrolamiento clínico hacia un enrolamiento social y ocupacional (Sánchez *et al.*, 2013).

En esta línea, además, existen modelos de terapia ocupacional cuyo enfoque humanista se expresa en la síntesis de la evaluación o en las conclusiones diagnósticas. Destacan principalmente:

- **Modelo de ocupación humana**: se enfoca en cómo los síntomas y el proceso de diagnóstico afectan al desempeño ocupacional de las personas. Problemas como la pérdida del sentido de causalidad personal son comunes, y este modelo ofrece prácticas, como la asesoría individual o grupal, que promueven la participación activa en el proceso de cambio. Las personas desarrollan identidad y competencia ocupacional, gestionan rutinas, hacen elecciones significativas y mejoran en la planificación y toma de decisiones (De las Heras, 2015).
- **Modelo canadiense de desempeño ocupacional**: se basa en los valores y prioridades de la persona. Las personas con enfermedades mentales y sus familias a menudo se enfrentan a temores relacionados con la autonomía. En este modelo, el diagnóstico ocupacional se fundamenta en los valores de la persona, facilitando la elección de los objetivos y apoyando los procesos de toma de decisiones de manera acompañada (Simó y Urbanowski, 2006).

- **Modelo Kawa**: enfatiza la influencia cultural en las manifestaciones clínicas de problemas de salud mental. La terapia ocupacional utiliza este enfoque para diseñar intervenciones culturalmente sensibles, promoviendo la armonía entre los elementos que forman parte de la vida de las personas (Iwama y Simó, 2008).

Además de contemplar los modelos propios de la terapia ocupacional a la hora de establecer un diagnóstico ocupacional, también es importante considerar los modelos compartidos con otras disciplinas del campo de la salud mental como:

- **Modelo de atención primaria orientada a la comunidad**: da prioridad a la participación comunitaria (individual y colectiva) en las actividades del cuidado y mejora de la salud. Pone en relevancia la relación del comportamiento, las actitudes y las creencias con las decisiones de las personas respecto a su salud (Gofin y Gofin, 2007).
- **Modelo de atención psicosocial**: establece la priorización de la atención sobre los dominios de salud mental en concordancia con las necesidades psicosociales, abordando la prevención primaria, evitando situaciones de deterioro funcional y exclusión, y centrando la intervención en las dificultades y barreras del funcionamiento autónomo, promocionando la rehabilitación, la recuperación de competencias y la disponibilidad de apoyos para la inclusión comunitaria (Rodríguez, 2003).
- **Modelo de recuperación**: plantea la recuperación como «un proceso único, hondamente personal [...], que implica desarrollar un nuevo sentido y propósito en la vida, a la vez que la persona crece más allá de los efectos de la enfermedad...» (Anthony, 1993).
- **Modelo de atención centrada en la persona**: desarrollado por Carl Rogers, este modelo plantea que cada persona posee los recursos necesarios para crecer y desarrollarse de manera saludable (Rogers, 1981).

Herramientas y estrategias para la síntesis y el diagnóstico ocupacional

El diagnóstico ocupacional tiene como visión el establecimiento de conclusiones objetivas de los dominios ocupacionales de la persona y las correlaciones con los procesos de salud-enfermedad mental. Por lo tanto, implica la misión de establecer procesos de análisis, interpretación, descripción, explicación y predicción de la realidad ocupacional de las personas, de las organizaciones y de las poblaciones.

Para gestionar estos procesos es de relevancia el uso de diferentes metodologías, que provienen de diversos campos del conocimiento y de la planificación estratégica. A continuación se exponen algunas herramientas útiles para la práctica (Sánchez Rodríguez, 2018):

- **Gráfico de hitos y constructos ocupacionales**: utilizando modelos como el de ocupación humana, se analizan hitos significativos a lo largo de la historia de vida. Esto implica un sistema gráfico que categoriza hitos por etapas y correlaciona causas e impactos ocupacionales. La entrevista en profundidad es esencial en este proceso, y se pueden emplear herramientas tecnológicas (SmartArt, Canva o Visio) y diversas aplicaciones para representar visualmente los hitos y constructos ocupacionales. Por un lado, implica establecer sistemas gráficos analíticos que combinen elementos claramente descriptivos de los hitos clasificados por etapas vitales (por edad cronológica, por fases significativas, etc.). Y, por otro, supone el análisis de significados, constructos y anclajes que las personas han construido sobre las etapas vitales o hitos experimentados en su trayectoria, considerando la correlación entre las causas-raíz y los impactos sobre los dominios ocupacionales. Es fundamental abordar de manera equitativa la descripción y el análisis de los eventos negativos y positivos, por lo que la entrevista en profundidad es una herramienta clave en este proceso. La representación gráfica sobre estos constructos se puede realizar también utilizando *softwares* específicos (SmartArt, Canva, Prezi, Visio, etc.) o aplicaciones tecnológicas, que facilitan los elementos visuales y conceptuales.

- **DAFO**, también conocido como **FODA ocupacional**, es un acrónimo de debilidades, amenazas, fortalezas y oportunidades: permite identificar, tipificar y analizar los elementos internos de la persona (debilidades y amenazas) y los elementos externos de los diversos contextos (amenazas y oportunidades). Por un lado, la matriz permite identificar los elementos negativos o barreras. A nivel interno, a modo de ejemplo, se hablaría de debilidades (sintomatología alucinatoria, escasa formación académica, situación de pobreza, etc.) y, a nivel externo, de escasas oportunidades formativas en el entorno, contexto de convivencia familiar con escasos apoyos instrumentales, etc. Por otro lado, permite analizar los elementos positivos o facilitadores. A nivel interno, a modo de ejemplo, como fortalezas (identificación clara de pródromos y voluntad de recuperación, finalización de estudios reglados de grado medio, ingresos económicos estables, etc.) y, a nivel externo, como oportunidades (vínculo seguro con atención terapéutica de psiquiatra de referencia y pautas farmacológicas, alto nivel de ofertas de empleo protegido para personas trabajadoras con discapacidad, red con plazas en viviendas con apoyo, etc.).

- **Marco lógico de diseño de proyectos y planes de intervención**: permite articular el análisis de problemas y necesidades con la profundización en las causas-raíz e impactos, definidos en el árbol de problemas, estableciendo la formulación coherente del árbol de soluciones efectivas y el diseño de componentes (productos, bienes y servicios), así como la definición de indicadores específicos y verificables que facilitan el monitoreo y la evaluación del impacto (Ortegón *et al.*, 2005). El marco lógico aplicado al proceso de diagnóstico ocupacional en salud mental se fundamenta en una estructura sistemática que se utiliza para identificar y priorizar los factores o problemas más relevantes que afectan a las personas, y analiza los grupos de interés o personas involucradas y los factores de influencia de los contextos estableciendo claramente las causas e impactos ocupacionales. Además, permite diseñar los servicios para abordar las causas, planificar y optimizar las intervenciones y evaluar de manera eficiente centrándose en los resultados. Asimismo, permite integrar y utilizar diversas metodologías de análisis, como la entrevista en profundidad, grupos focales, diagrama de Ishikawa, diagrama de Pareto, etc.

• **Inteligencia artificial aplicada a los servicios sociales y sanitarios**: múltiples desarrollos con metadatos y algoritmos resultan especialmente útiles en el apoyo al diagnóstico diferencial, detección del riesgo de desarrollar una enfermedad mental y actuaciones basadas en las mejores evidencias (Perera-Lluna *et al.*, 2022). Existen diversas aplicaciones presentes y tendencias futuras relevantes para la aplicación de la inteligencia artificial en la salud mental: herramientas de soporte al diagnóstico clínico y ocupacional (grabación síncrona del discurso en los contextos de atención y análisis automatizado de variables, definición de conclusiones diagnósticas basada en datos, integración de biodatos clínicos o rutinas en sistemas de análisis automatizados, etc.), herramientas de prevención (identificación de sintomatología prodrómica en el funcionamiento diario asociada a cambio de patrones ocupacionales, prevención del suicidio asociado a detección de sintomatología) y herramientas para las intervenciones centradas en la evidencia y eficiencia (pautas comportamentales saludables, aplicaciones para reducir la soledad no deseada, robótica de apoyo de la salud y de funciones psicosociales). Uno de los retos fundamentales en la gestión de la inteligencia artificial es la necesidad de realizar un abordaje ético en el desarrollo de herramientas, la coherencia del paralelismo con el razonamiento humano y su aplicación sobre personas (OMS, 2021; Sallent, 2022).

Características principales de la síntesis del diagnóstico ocupacional

La síntesis de la información diagnóstica nos permitirá tener una idea clara sobre la situación y la problemática ocupacional de personas, grupos y poblaciones, y aquello que se espera conseguir a través del proceso de intervención desde la terapia ocupacional. En la **figura 9-1** se exponen los elementos fundamentales a considerar.

La síntesis implica determinar (AOTA, 2020):

• Valores y prioridades de la persona.
• Hipótesis sobre las debilidades frente a las fortalezas y las correlaciones con las amena-

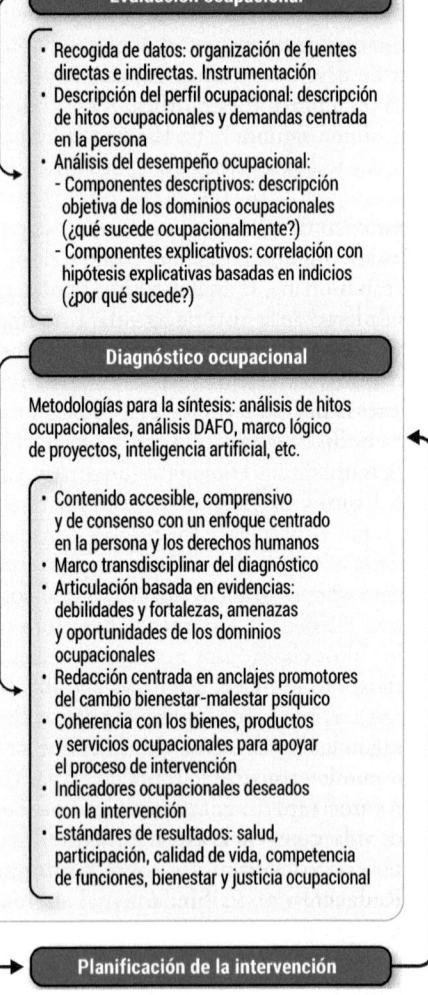

Figura 9-1. Componentes de los procesos de síntesis del diagnóstico ocupacional en salud mental. DAFO: debilidades, amenazas, fortalezas y oportunidades.

zas y oportunidades, concluyendo las barreras y los facilitadores en el desempeño ocupacional.

- Sistemas, estructuras y contextos que son bienes, productos y servicios para la intervención.
- Orientación a los objetivos en colaboración y en consenso con la persona.
- Indicadores de resultados deseados con la intervención y procedimientos para medirlos.

Los contextos y la evolución clínica de cada persona son determinantes en la configuración de las necesidades y la priorización de estas. Por lo tanto, la estructura de la síntesis o conclusiones diagnósticas ha de contemplar la concordancia de los procesos con los contextos de intervención y cartera de servicios sanitarios (plantas hospitalarias de salud mental, hospitales de día, servicios de salud mental comunitaria, etc.) o sociales (centros de rehabilitación psicosocial, servicios de rehabilitación e inclusión laboral, equipos asertivos comunitarios, centros educativos y formativos, centros especiales de trabajo, empresas ordinarias, etc.).

El estilo de redacción es otro aspecto que se debe tener en cuenta en la síntesis del diagnóstico ocupacional, teniendo presente:

- **Objetividad centrada en las evidencias**: evitar los juicios subjetivos de valor que se basen en opiniones más personales que profesionales, que se suelen reflejar con el uso de adjetivos hacia la persona, grupos o poblaciones. Los juicios diagnósticos deben ser objetivos, argumentados a través de los indicios en los dominios ocupacionales y siguiendo estándares asociados a la salud, participación, calidad de vida, competencia de roles, bienestar y justicia ocupacional.
- **Redacción accesible**: utilizar una terminología propia de la terapia ocupacional, evitando la terminología exclusivamente clínica, y usar contenidos basados en los dominios ocupacionales de las personas y ajustándolos al perfil de cada persona, facilitando así la accesibilidad en cuanto a la identidad personal y comprensión. Es reco-

mendable no emplear tecnicismos ni siglas, ya que son elementos que dificultan la accesibilidad universal.

- **Temporalidad de los hitos ocupacionales**: cuidar la temporalidad de la redacción como elemento clave de los significados que se dan a los hechos ocupacionales en salud mental y las trayectorias vitales para el cambio. Para la redacción de hechos del pasado se utilizan tiempos verbales pasados; para la situación presente, tiempos verbales en presente, y para los hechos del futuro, los condicionales.
- **Significados centrados en las fortalezas y oportunidades**: iniciar las frases exponiendo las dificultades o las amenazas y finalizarlas reflejando las competencias, fortalezas y oportunidades. De este modo se ilumina el camino de la recuperación, transmitiendo a la persona una imagen positiva de sí misma y su proceso, y se favorece un enfoque de esperanza. Evitar los «pero…» y utilizar «aunque» o «sin embargo» para resaltar las fortalezas y las oportunidades. Por ejemplo: «La persona presenta dificultades respecto a…, aunque destaca positivamente y hay claras evidencias sobre las competencias que tiene respecto a…».

COMUNICACIÓN Y CONSENSO DE DIAGNÓSTICOS OCUPACIONALES

Durante la evaluación, un momento clave en la comunicación es el de trasladar la síntesis de la evaluación o conclusiones diagnósticas a la persona, familiares, comunidades, profesionales, etc. Además, es el espacio en el que se consensúan los resultados que se espera conseguir con la intervención desde la terapia ocupacional.

Comunicación y consenso del diagnóstico con las personas clientes

La comunicación sobre el diagnóstico ocupacional que se realiza a lo largo de todo el proceso de razonamiento ocupacional contribuye a que las personas, grupos o poblaciones se sientan protagonistas de su proceso, incrementando así el sentido de capacidad personal y autoeficacia. El diálogo y vínculo que conlleva la comunicación no tiene un mero sentido informativo. Se trata de un acto de conexión continuado, base para la comprensión conjunta y la toma de decisiones compartidas (Valverde Eizaguirre e Inchauspe Aróstegui, 2017).

Las características básicas de las comunicaciones con las personas clientes son:

- **Generar un espacio de seguridad, confianza y permanencia en la relación.** La mayoría de las personas atendidas en los servicios de salud mental han sido dañadas en algún momento de su historia, por lo que permanecen activadas y en estado de alerta. Ante esta circunstancia, es responsabilidad de cada profesional conseguir que se sientan en un espacio seguro y de confianza (Valverde Eizaguirre e Inchauspe Aróstegui, 2017).
- **Lenguaje basado en la persona y sus derechos.** Hay que cuidar el lenguaje que se emplea a la hora de trasladar las conclusiones diagnósticas, evitando el uso de adjetivos y juicios subjetivos de valor. En este intercambio de información, tiene especial relevancia la validación, como reconocimiento y respeto a la persona y su papel para definir sus propias cuestiones, de modo que se fomente la autovalidación y la autoaceptación.
- **Apoyo flexible en las decisiones.** En este proceso de comunicación se puede encontrar como obstáculo la dificultad del cliente para tomar decisiones (Kusznir y Scott, 1999). En estos casos, una vez que el profesional ha generado un contexto de seguridad, confianza y validación hacia la persona, es importante que comparta la información de forma clara y detallada sobre las posibilidades reales y alcanzables en un lenguaje comprensible, ofreciendo alternativas basadas en la técnica y los valores e intereses de la persona.
- **Flexibilidad centrada en las etapas del cambio.** En función del momento clínico en el que se encuentra la persona, puede darse una falta de ajuste entre la autovaloración sobre su propio desempeño ocupacional y el

diagnóstico sobre este. Como profesionales, es imprescindible no caer en acciones coercitivas en la comunicación, facilitando que la persona se reconozca a través de la exploración y proceso competencial, analizando cada situación de desempeño y basando dicho análisis en sus valores y prioridades.
- **Contextualizar el camino de la recuperación.** Implica construir anclajes cognitivos centrados en la fortaleza y oportunidad ocupacional. Iniciar la comunicación con elementos de fortaleza que contribuyan a la apertura de la confianza y el vínculo, continuar con los elementos de dificultad y amenaza, y acabar la sesión con elementos objetivos de fortaleza y oportunidad aporta un enfoque esperanzador y contribuye a la autovalidación y proceso volitivo.
- **Profesional de referencia.** Integra la responsabilidad de gestionar la perspectiva y el enfoque transdisciplinar, asumiendo un papel clave en la relación terapéutica. Supone actuaciones dirigidas a una construcción segura del vínculo, basándose en la confianza, la coordinación de procesos internos y externos, el apoyo en las decisiones, el acompañamiento cercano durante el período de intervención, el asesoramiento en momentos de conflicto y la gestión continuada de la valoración de la satisfacción y la reducción de riesgos.

Comunicación del diagnóstico con otros grupos de interés

En la atención a las personas con un diagnóstico dentro del campo de la salud mental es necesario considerar los grupos de interés que intervienen en los procesos, siendo determinantes en la facilitación de datos, la metodología y los resultados. Los principales grupos de interés son:

- **Familiares.** Es frecuente que la familia sea la red de referencia y apoyo para las personas con problemas de salud mental. Contar con ella, compartir información y establecer apoyos contribuye de manera significativa a la evolución del proceso de la persona. En estos casos, es imprescindible considerar que la coordinación con los familiares implica la autorización por parte de la persona cliente y la protección de su derecho a la confidencialidad. Si la persona consiente dicha coordinación, es importante incidir sobre la influencia de la familia en el proceso de recuperación de la persona, identificando los elementos que facilitan (empatía, respeto, confianza, acciones de apoyo, etc.) y obstaculizan (sobreprotección, sobreexigencia, alta emoción expresada, etc.) el desempeño, y concretar los apoyos necesarios para una evolución favorable en su proceso.

- **Equipos interdisciplinares.** El trabajo en un equipo interdisciplinar implica entregar nuestro saber disciplinario al servicio de un propósito común, que conlleva respetar los otros saberes y construir un enfoque transdisciplinar centrado en cada persona (Zárate, 2021). Cabe destacar en este caso la importancia del uso de un lenguaje profesional, en el que poner en valor los dominios y los procesos de la terapia ocupacional, posicionando la disciplina dentro del equipo, contribuyendo con nuestro papel al progreso de la persona hacia su recuperación.

Los espacios más habituales de coordinación en los que se comparte información sobre las conclusiones diagnósticas, con el objetivo de consensuar objetivos en el equipo, establecer el abordaje y la gestión de los casos, y valorar los recursos más oportunos en cada momento de los procesos, son: juntas de evaluación y de planificación de la intervención, sesiones clínicas y mesas de coordinación y seguimiento de casos con otros recursos que atienden a la persona.

- **Recursos jurídico-administrativos.** Los informes periciales son necesarios para determinados procesos administrativos y jurídicos y, en el caso de la salud mental, especialmente para la valoración y el reconocimiento de la situación de dependencia, grado de discapacidad, situaciones de incapacidad laboral, necesidad de apoyos para la capacidad de obrar, etc. (CGCTO, 2025). La síntesis del diagnóstico ocupacional recogida en los informes periciales aporta información clave sobre las manifestaciones clínicas, el proceso de enfermedad, los niveles de autonomía personal en el desempeño de los dominios ocupacionales y la determinación de las necesidades específicas de apoyos para la vida diaria.

 EXPERIENCIA OCUPACIONAL: Sara, perfil y análisis ocupacional centrado en el dominio ocupacional de trabajo

Sara es una mujer de 40 años diagnosticada de un trastorno obsesivo-compulsivo (CIE-11: 6B20) hace 5 años. Estudió el grado de Biología. Ella se define como bióloga, aficionada al cine y al baloncesto, y amiga. Actualmente no participa en actividades sociales, como el cine o el baloncesto.

Ha estado trabajando en el mismo laboratorio durante 10 años, desempeñando su trabajo de forma eficaz mientras estaba en el laboratorio de química. Su discurso se centra en la relevancia que tiene para ella trabajar, narrando que está entre sus principales valores y alto nivel de satisfacción. Durante el último año está en situación de incapacidad laboral temporal como bióloga, aunque identifica entre sus principales objetivos poder reincorporarse al mundo laboral. Refiere que, desde hace 1 año, cuando la trasladaron al laboratorio de biología, empezó a tener dificultades para manejar las muestras biológicas en sus investigaciones, cuestión que relacionaba con temor al contagio (que surgieron tras una pandemia por virus) y los pensamientos recurrentes e intrusivos que le afectaban en toda su vida diaria con un alto nivel de ansiedad generalizada. Expresa que experimentaba estos pensamientos cada vez que se intentaba exponer a esa situación, y que le hacían realizar rituales de limpieza, lo que impedía que finalizara las tareas en el tiempo de su jornada laboral.

(Continúa)

EXPERIENCIA OCUPACIONAL: Sara, perfil y análisis ocupacional centrado en el dominio ocupacional de trabajo (*cont.*)

Razonamiento ocupacional centrado en la ocupación: trabajo

- Componentes descriptivos:
    - Licenciada en Biología y con alta trayectoria profesional durante 10 años.
    - Dificultades con una de las principales funciones del puesto de bióloga en el contexto del laboratorio que actualmente tiene asignado con el manejo de muestras víricas.
    - Desempeño funcional adecuado cuando trabajaba en el laboratorio de química.
- Componentes explicativos:
    - Pensamientos intrusivos, rumiaciones y otros elementos interpretativos sobre riesgos de contagio en el manejo de las muestras, con alta repercusión en sintomatología ansiosa que, a su vez, impacta en la reducción del rendimiento laboral (conductas desorganizadas, lentitud, verificaciones repetidas), así como impacto social (conflictividad con los supervisores, malestar con los colegas, aislamiento social).
    - Reducción de la autoestima y sentido de competencia profesional, con alta expresión emocional respecto a la falta de eficacia para trabajar y retomar su carrera profesional. Sin embargo, trabajando ha tenido una trayectoria satisfactoria durante muchos años, y uno de sus valores y objetivos es poder reincorporarse a su trabajo.
    - Dispone de conocimientos y habilidades suficientes para el desempeño del trabajo.
- Indicios:
    - Desde hace 1 año se encuentra en situación de incapacidad laboral temporal debido al incremento de sintomatología obsesivo-compulsiva y ansioso-depresiva, tras haber sido trasladada al laboratorio de biología y percibir no poder afrontar las demandas del puesto de trabajo.
    - Cotización a la seguridad social durante 10 años. Continuidad contractual en la misma organización con reportes positivos respecto al desempeño laboral y menciones positivas de sus supervisores.

Síntesis-diagnóstico ocupacional respecto al dominio ocupacional: trabajo

Sara empezó a presentar un alto nivel de sintomatología asociada a su desempeño profesional como bióloga, con una preocupación recurrente por poder tener un contagio con muestras biológicas, mostrando pensamientos intrusivos frecuentes, compulsiones de limpieza y ansiedad generalizada. Tanto sus habilidades como sus patrones de desempeño en el contexto laboral empezaron a verse comprometidos negativamente, disminuyendo su sentido de competencia profesional y autoeficacia, produciendo una situación de incapacidad laboral temporal.

Sin embargo, Sara dispone de un alto nivel de competencias profesionales para el desempeño ocupacional como bióloga, ya que cuenta con la formación necesaria y una larga experiencia. Además, aunque durante los períodos más complejos de ansiedad generalizada ha tenido dificultades relevantes en su bienestar diario, actualmente mantiene un adecuado nivel de autonomía en las actividades básicas e instrumentales de la vida diaria, descanso y sueño, ocupaciones que para Sara son muy importantes para su percepción de manejo de su salud.

Los contextos laborales asociados a funciones de biología dentro de laboratorios con muestras infecciosas son una variable crítica en esta etapa vital y profesional de Sara debido a los significados de temor, pensamientos intrusivos e incapacidad laboral de Sara.

(*Continúa*)

EXPERIENCIA OCUPACIONAL: Sara, perfil y análisis ocupacional centrado en el dominio ocupacional de trabajo (*cont.*)

Sin embargo, existen otros contextos asociados a este sector profesional sin estas funciones que pueden ser espacios de promoción profesional, competencia y logro. Además, Sara ha desarrollado diversas estrategias de exposición y afrontamiento respecto a las situaciones que le han ido produciendo pensamientos intrusivos y conductas compulsivas, reduciendo así su sintomatología ansiosa y mejorando la productividad. Así, en su trayectoria laboral hay evidencia de experiencia profesional satisfactoria reciente durante 10 años continuados, con tiempo de baja por incapacidad reducida a los últimos meses.

Los resultados esperados con la intervención se centran en:

- Incorporación laboral en un contexto facilitador del desempeño laboral, asociado a su trayectoria laboral previa de logro. Indicadores: número de días de cotización a la seguridad social, evidencia de alta de la incapacidad laboral temporal, discurso de bienestar en su carrera profesional y percepción de salud.

- Reducción de los niveles de ansiedad en contextos profesionales. Indicadores: entrevistas en profundidad asociadas a constructos ocupacionales en el desempeño laboral, registro de la escala *Hamilton Anxiety Rating Scale* (Hamilton, 1959).

- Reducción de los pensamientos intrusivos y conductas compulsivas en el desempeño de las funciones laborales. Indicadores: registro de pensamientos y conductas en situaciones de exposición ocupacional, desarrollo de estrategias de afrontamiento alternativas.

 PREGUNTAS DE REFLEXIÓN

- ¿Cómo se relaciona el diagnóstico ocupacional en salud mental con el resto de los procesos de terapia ocupacional en la atención en salud mental?

- ¿Qué niveles de oportunidad y de amenazas existen en el desarrollo de procesos de diagnóstico ocupacional para garantizar la calidad total en la prestación de bienes, productos y servicios de terapia ocupacional en salud mental?

- ¿Qué dimensiones y procesos hay que integrar para ofrecer diagnósticos ocupacionales en salud mental con un enfoque centrado en la persona y en los derechos humanos?

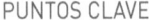 PUNTOS CLAVE

- La síntesis de la evaluación y el diagnóstico ocupacional son el resultado de la descripción del perfil y el análisis del funcionamiento ocupacional. Es un proceso vinculado directamente con el razonamiento ocupacional y es el punto de partida del proceso de intervención.

- El diagnóstico con un enfoque centrado en la persona y en los derechos humanos tiene como objetivo poner de manifiesto cómo los dominios de la salud mental y los dominios ocupacionales impactan en la salud, participación, calidad de vida, competencia de roles, bienestar y justicia ocupacional.

- Es fundamental que el proceso de evaluación y diagnóstico se comparta con cada persona, considerando la accesibilidad y el consenso. Asimismo, es importante que se comunique y comparta con otros profesionales e instituciones, construyendo una visión transdisciplinar de los productos, bienes y servicios.

REFERENCIAS BIBLIOGRÁFICAS

Anthony, W. A. (1993). Recovery from mental illness: the guiding vision of the mental health service system in the 1990s. *Psychosocial Rehabilitation Journal, 16,* 11-23.

AOTA (2020). Marco de trabajo para la práctica de terapia ocupacional: dominio y proceso. Cuarta edición. Concepción: [versión en castellano: Barros Tapia, S, Figueroa Burgos, C. et al. (2020). Proyecto de traducción y adaptación desde el Centro de Estudiantes 2020 de Terapia Ocupacional de la Universidad San Sebastián, Sede Concepción].

Arenas de la Cruz, J. D.-V. (2016). *Libro blanco de la terapia ocupacional en salud mental de Castilla-La Mancha.* Colegio Oficial de Terapeutas Ocupacionales de Castilla-La Mancha.

CGCTO (2025). *Trabajar como perito en terapia ocupacional.* Consejo General de Colegios de Terapeutas Ocupacionales. https://consejoterapiaocupacional.org/

Colis, J. (2019). La vida de todos. *Revista de la Asociación Madrileña de Rehabilitación Psicosocial, 33,* 76-79.

Cortina, A. (1992). Ética comunicativa. En F. Salmerón, O. Guariglia y V. Camps (Eds.), *Concepciones de la ética* (pp. 177-200). Editorial Trotta.

De las Heras, C. G. (2015). *Modelo de ocupación humana.* Síntesis.

Delgado, B., Dominique, D., Cobo Panchi, D., Pérez Salazar, K., Pilacuan Pinos, R. y Rocha Guano, M. (2021). El diagrama de Ishikawa como herramienta de calidad en la educación: una revisión de los últimos 7 años. *Revista Electrónica TAMBARA, 84,* 1212-1230. https://tambara.org/wp-content/uploads/2021/04/DIAGRAMA-ISHIKAWA_FINAL-PDF.pdf

Forsyth, K., Salamy, M., Simon, S., Kielhofner, G. y De las Heras, C. (1998). *Evaluación de las habilidades de comunicación e interacción (ACIS).* UIC.

Garrido, C., González, M. y Hernández, M. (2008). Buscando la reconstrucción personal, retomando el control de la propia vida (un diseño para favorecer procesos de «recovery» y «empowerment»). *Informaciones Psiquiátricas, 194,* 379-392.

Gofin, J. y Gofin, R. (2007). Atención primaria orientada a la comunidad: un modelo de salud pública en la atención primaria. *Revista Panamericana de Salud Pública, 21,* 177-185.

Hamilton, M. (1959). The assessment of anxiety states by rating. *British Journal of Medical Psychology, 32*(1), 50-55.

Iwama, M. y Simó, S. (2008). El modelo Kawa (Río). *Revista Electrónica de Terapia Ocupacional Galicia, TOG, 5*(8), 24. https://www.revistatog.com/num8/pdfs/modelo2.pdf

Kielhofner, G. (2004). *Terapia ocupacional. Modelo de ocupación humana: teoría y aplicación* (3ª ed.). Buenos Aires: Editorial Médica Panamericana.

Kusznir, A. y Scott, E. (1999). The challenges of client-centred practice in mental health settings. En C. Craik y J. Glossop, *Client-Centred Practice in Occupational Therapy: a gide to implementation* (pp. 75-87). Churchill Livingstone.

Moruno, P. y Talavera, M. (2012). *Terapia ocupacional en salud mental.* Barcelona: Masson.

OMS (2016). Marco sobre servicios de salud integrados y centrados en la persona. Organización Mundial de la Salud. https://apps.who.int/gb/ebwha/pdf_files/WHA69/A69_39-sp.pdf

OMS (2021). Ethics and governance of artificial intelligence for health. Organización Mundial de la Salud. https://www.who.int/es/news/item/28-06-2021-who-issues-first-global-report-on-ai-in-health-and-six-guiding-principles-for-its-design-and-use

OMS (2023). El poder de las personas. Organización Mundial de la Salud. https://iris.who.int/bitstream/handle/10665/366762/9789240071599-spa.pdf?sequence=1

OMS (2025). Reunión de Alto Nivel de la Asamblea General sobre la Prevención y Control de las Enfermedades no Transmisibles, que se celebrará en 2025. https://www.paho.org/es/enfermedades-no-transmisibles-salud-mental/rumbo-al-2025-proceso-preparacion-para-cuarta-reunion

ONU (1991). Principles for the Protection of Persons with Mental Illness and the Improvement of Mental Health Care. Asamblea General de las Naciones Unidas. https://digitallibrary.un.org/record/162032

Ortegón, E., Pacheco, J. y Prieto, A. (2005). *Metodología del marco lógico para la planificación, el seguimiento y la evaluación de proyectos y programas.* Cepal.

Pellegrini, M. (2012). Proceso de evaluación para el diagnóstico ocupacional. En Ó. Sánchez, B. Polonio y M. Pellegrini, *Terapia ocupacional en salud mental. Teorías y técnicas para la autonomía personal* (pp. 185-196). Madrid: Editorial Médica Panamericana.

Perera-Lluna, A., Manzini, E. y Garrido-Aguirre, J. (2022). Aprendizaje automático y salud mental: de la promesa a la aplicación clínica. *Business, Research, Ageing, Innovation, Neurosciences & Social Journal, Brains, 2*(2), 25-31.

Rodríguez, A. (2003). Organización de cuidados comunitarios: el papel de la atención psicosocial y social en la atención comunitaria a las personas con enfermedad mental grave y crónica. En M. Á. Verdugo Alonso (Coord.), *Atención comunitaria, rehabilitación y empleo. Actas II Congreso de Rehabilitación en Salud Mental, II Congreso Ibérico de Saúde Mental* (pp. 67-95). Instituto Universitario de Integración en la Comunidad.

Rogers, C. (1981). *Psicoterapia centrada en el cliente: práctica, implicaciones y teoría.* Paidós.

Rogers, J. y Holm, M. (1991). Occupational therapy diagnostic reasoning: a component of clinical reasoning. *Am J Occup Ther, 45*(11), 1045-1053.

Saavedra, J., Vázquez-Morejón, A., Vázquez-Morejón, R., Arias-Sánchez, S., González-Alvarez, S. y Corrigan, P. (2021). Spanish Validation of the Recovery Assessment Scale (RAS-24). *Psicothema, 33*(3), 500-508.

Sallent, J. (2022). Consideraciones del uso de datos y la inteligencia artificial aplicada a la industria del sector de salud mental. *Business, Research, Ageing, Innovation, Neurosciences & Social Journal, Brains, 2*(2), 07-10.

Sánchez Rodríguez, Ó. (2018). *Evaluación y diagnóstico ocupacional en salud mental.* España.

Sánchez, Ó., Polonio, B. y Pellegrini, M. (2013). *Terapia ocupacional en salud mental.* Madrid: Editorial Médica Panamericana.

Shepherd, G., Boardman, J. y Slade, M. (2008). *Hacer de la recuperación una realidad.* Servicio Andaluz de Salud. https://www.consaludmental.org/publicaciones/Hacerrecuperacionrealidad.pdf

Simó, S. y Urbanowski, R. (2006). El modelo canadiense del desempeño ocupacional. *Revista Gallega de Terapia Ocupacional, 3*(3), 1-27. https://www.revistatog.es/num3/pdfs/ExpertoI.pdf

Talavera, M. (2015). *Razonamiento clínico y diagnóstico en terapia ocupacional.* Madrid: Síntesis.

Talavera, M. Á., Souto, A. y Moruno, P. (2022). Diagnóstico ocupacional y el marco de trabajo para la práctica de la terapia ocupacional. *Revista Gallega de Terapia Ocupacional, 19*(1E).

Valverde Eizaguirre, M. y Inchauspe Aróstegui, J. (2017). El encuentro entre el usuario y los servicios de salud mental: consideraciones éticas y clínicas. *Revista de la Asociación Española de Neuropsiquiatría, 37*(132), 529-552.

WFOT (2009). *Guiding Principles on Diversity and Culture in Occupational Therapy.* World Federation of Occupational Therapists. https://www.wfot.org/about-occupational-therapy, https://wfot.org/resources/guiding-principles-on-diversity-and-culture-archived

Zárate, P. (2021). Reflexiones en torno a los desafíos éticos del trabajo en equipo interdisciplinario. *Perspectivas: Revista de Trabajo Social, 38*, 135-158.

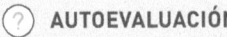

AUTOEVALUACIÓN

Gestión de la intervención ocupacional en salud mental

10

Ó. Sánchez Rodríguez

OBJETIVOS

- Analizar los procesos y consideraciones clave en el diseño de intervenciones ocupacionales en salud mental.
- Desarrollar habilidades para seleccionar y aplicar intervenciones basadas en la evidencia.
- Integrar la participación de las personas en la planificación de intervenciones ocupacionales.
- Comprender la importancia de la adaptabilidad centrada en la persona y flexibilidad en el diseño de intervenciones ocupacionales.

«La planificación de intervenciones en salud mental debe estar fundamentada en enfoques centrados en la persona, basados en la evidencia y guiados por principios de equidad y derechos humanos. Solo así podemos garantizar que las personas reciban el apoyo necesario para llevar vidas plenas y significativas».

Vikram Harshad Patel, 2018

INTRODUCCIÓN

El diseño de intervenciones ocupacionales en salud mental se basa en un paradigma fundamental sobre la correlación de los dominios ocupacionales con respecto a los dominios para la salud, el bienestar y la calidad de vida de las personas. En el contexto de la salud mental, los seres humanos tienen que afrontar las trayectorias vitales en un conglomerado de barreras o facilitadores para el desempeño ocupacional, que van a estar determinados por infinidad de variables dinámicas que suceden en los tránsitos vitales de las personas, grupos y poblaciones.

La terapia ocupacional se centra en la gestión de servicios especializados para incrementar los facilitadores y disminuir las barreras para lograr la salud, la participación, la calidad de vida, la competencia de roles, el bienestar y la justicia ocupacional (AOTA, 2020). Para lograrlo

se parte de modelos específicos de la terapia ocupacional y, además, de los modelos propios de salud mental fundamentados en la atención centrada en la persona, rehabilitación psicosocial y recuperación, intervención centrada en la comunidad y garantía plena de los derechos humanos. Además, implica el diseño de planes de intervención flexibles y adaptables, cimentando sobre las prácticas basadas en la evidencia y garantizando que las intervenciones respondan a las necesidades ocupacionales de cada persona, ofreciendo indicadores de resultados.

La gestión de la intervención se fundamenta en diseñar un plan de intervención individualizado (estructurando los objetivos y las metodologías que se van a desarrollar de manera consensuada con la persona), aplicar la intervención (prestación de la cartera de servicios e implementación de las actuaciones para lograr los objetivos), revisar la intervención (evaluar la eficacia y eficiencia según los indicadores de proceso y de resultados) y evaluar los resultados (determinación de los logros ocupacionales alcanzados) (Pellegrini Spangenberg, 2012; Sánchez Rodríguez *et al.*, 2012).

En este capítulo se proporcionan los elementos fundamentales para desarrollar intervenciones vinculadas a las demandas y necesidades ocupacionales de las personas, comprendiendo y respetando los constructos nucleares y los derechos humanos, y ofreciendo resultados de calidad a través de metodologías basadas en la evidencia y en el logro de impactos sobre los dominios ocupacionales. Por lo tanto, partiendo de estas premisas, en este capítulo se analizarán los principios que guían el diseño de intervenciones ocupacionales, considerando la dimensiones éticas y transdisciplinares del diseño de intervenciones, e incluyendo la planificación centrada en la ocupación, el uso de evidencia para seleccionar estrategias de intervención y la participación activa de las personas usuarias. Además, se pone en relevancia la evaluación continua basada en los resultados, el ajuste del plan de intervención y las garantías de que los procesos se adapten a la evolución ocupacional de las personas y sus derechos.

CONCEPTUALIZACIÓN DEL DISEÑO DE INTERVENCIONES OCUPACIONALES

El diseño de las intervenciones ocupacionales se fundamenta en la definición de metas ocupacionales de la persona usuaria, la reducción de la sintomatología psiquiátrica y la mejora en la funcionalidad en la vida diaria. Estos principios se estructuran en varios procesos: el proceso de evaluación y diagnóstico ocupacional, el diseño e implementación de la intervención y la gestión de los resultados (AOTA, 2020).

En el ámbito de la salud mental, el diseño de las intervenciones se enfoca, por un lado, en identificar las barreras que producen sufrimiento/malestar psíquico y que impiden o limitan el desempeño ocupacional y, por otro, en la definición de los facilitadores que promueven el bienestar psíquico y un desarrollo ocupacional saludable. Las intervenciones ocupacionales en salud mental deben abordar de manera integral los factores positivos y negativos e internos y externos que influyen en el desempeño ocupacional, incluyendo como eje fundamental las dimensiones y los elementos que influyen en los contextos ocupacionales. Este proceso del diagnóstico ocupacional en salud mental integra una metavisión de cada profesional sobre los constructos asociados a las debilidades y fortalezas (factores internos), en conjunción con las amenazas y oportunidades (factores externos), que permita establecer un razonamiento ocupacional centrado en cada persona e iluminando un camino viable para la recuperación.

Principios fundamentales para el diseño efectivo de intervenciones en salud mental

La terapia ocupacional en salud mental abarca un amplio rango de servicios diseñados e implementados en multitud de contextos para facilitar la participación ocupacional significativa en personas, grupos y poblaciones. Estos se fundamentan en diversos enfoques y tipologías de intervención (AOTA, 2020):

- **Enfoques de la intervención**. Incluyen crear o promover (enriquecer experiencias contextuales para mejorar el desempeño en entornos naturales), establecer o restaurar (desarrollar o recuperar habilidades para el desempeño ocupacional), mantener (preservar el desempeño ocupacional alcanzado, evitando el deterioro funcional), modificar (adaptar los contextos o las actividades mediante estrategias compensatorias) y prevenir (dirigido a reducir riesgos y mejorar factores protectores, promoviendo los dominios ocupacional y de la salud, así como la prevención de discapacidades)
- **Tipologías de intervención**. Fundamentación según el dominio y proceso de la terapia ocupacional incluyendo ocupaciones y actividades (intervenciones centradas en los dominios ocupacionales según las necesidades específicas de cada persona), apoyo en ocupaciones (metodologías centradas en la

adaptación de la persona en el desempeño ocupacional), educación y entrenamiento (gestión de los conocimientos y habilidades necesarias para promover el desempeño ocupacional), promoción (garantizar y defender los derechos humanos de las personas para la autodeterminación y autonomía personal), intervenciones colectivas (intervenciones grupales y comunitarias para fomentar habilidades en diversos contextos colectivos) e intervenciones tecnológicas (uso de diversos productos vinculados a dominios ocupacionales a través de tecnologías de la información y comunicación, y otros elementos robóticos y de inteligencia artificial).

El diseño de intervenciones ocupacionales efectivas en salud mental requiere la aplicación de varios principios fundamentales, cuyas características clave podemos ver en la **tabla 10-1**:

Tabla 10-1. Dimensiones fundamentales de los servicios de terapia ocupacional en salud mental	
Derechos humanos	Garantizar el respeto por los derechos humanos, promoviendo la inclusión y la equidad en el acceso a ocupaciones significativas como principios de la justicia ocupacional. Implica identificar y abordar barreras contextuales que limitan la participación, asegurando la gestión de oportunidades y apoyos
Calidad de vida	Constituye un eje central, abordando el bienestar emocional, bienestar físico, bienestar material, relaciones interpersonales, desarrollo personal, autodeterminación, inclusión social y derechos. Hay que diseñar espacios, contextos y actividades que fomenten la reducción del sufrimiento psíquico, el equilibrio ocupacional, la resiliencia y la conexión emocional con fuentes de placer
Centrados en la persona	Es fundamental el reconocimiento de la historia ocupacional de cada persona, rescatando necesidades, expectativas, fortalezas y oportunidades. Requiere servicios que integren los valores, creencias y preferencias en el diseño e implementación de las intervenciones, permitiendo el autocontrol sobre los procesos de recuperación
Recuperación	Facilitar procesos de recuperación que promuevan la autoeficacia, el desarrollo de habilidades y la participación activa en ocupaciones significativas y desarrollo de patrones ocupacionales valiosos. Incluye el uso de estrategias para disminuir la distancia social, reconstruir identidades ocupacionales positivas y fomentar la participación social en la comunidad
Evidencia y resultados	Es necesario prestar servicios medibles y orientados a impactos, con intervenciones basadas en la evidencia que demuestren resultados en la salud, la participación, la calidad de vida, la competencia de funciones, el bienestar y la justicia ocupacional. Implica la evaluación continua de los programas, el uso de indicadores y flexibilidad para adaptar las intervenciones a las necesidades
Vinculación segura	Hay que garantizar la confianza sobre el trato y el tratamiento, que tienen que ser dinámicos y adaptarse continuamente a las necesidades y cambios de las personas. Esto implica un análisis continuo del vínculo terapéutico y seguimiento constante de los avances y ajustes necesarios en las intervenciones, para garantizar que estas sean relevantes y eficaces, y estén alineadas con los objetivos de cada persona
Transdisciplinariedad	La integración y la coordinación entre diversos profesionales y disciplinas se centran en la misión de establecer planes de intervención integrales efectivos. La colaboración interdisciplinar asegura que los servicios sean comprensivos con la complejidad humana y aborden las múltiples dimensiones de las necesidades de cada persona

- **Enfoque basado en los derechos humanos.** Las intervenciones deben garantizar los derechos, la dignidad y la autodeterminación de las personas usuarias y, por lo tanto, hay que garantizar que las personas tengan la oportunidad de tomar decisiones informadas sobre su tratamiento y que sus valores y deseos sean respetados a lo largo del proceso de intervención. Para ello es fundamental la implementación del modelo de profesional de referencia, la posibilidad de elección del profesional por parte de la persona usuaria, el consenso comprensivo y la firma del plan de intervención, la definición de canales seguros para sugerencias y quejas, el diseño de hitos para la evaluación de impactos y la implementación de sistemas de valoración de la experiencia y satisfacción de la persona usuaria.
- **Enfoque centrado en la persona.** Las intervenciones deben estar alineadas con los constructos nucleares y habilidades de las personas. Esto implica la participación activa de las personas usuarias en la toma de decisiones sobre los objetivos y metodologías de intervención. Este proceso garantiza un enfoque centrado en los derechos humanos y que las intervenciones se vinculen a anclajes significativos que sean potenciadores de la actuación ocupacional, promoviendo el vínculo terapéutico, la identidad, la adherencia y el compromiso.
- **Participación ocupacional significativa y recuperación.** Un principio clave es que la metodología de la intervención tiene que centrarse en la promoción de la participación en ocupaciones significativas, es decir, en aquellas actividades que proporcionan sentido y estructura a la vida diaria. Es necesario romper las metodologías tradicionales de algunos contextos clínicos en los que se aplican actividades repetitivas en contextos grupales sin ningún tipo de significación saludable con la etapa evolutiva ni con las identidades ocupacionales de las personas. En el contexto de la salud mental en necesario disminuir el enrolamiento clínico y promover enrolamientos para reconstruir hábitos, rutinas, roles y rituales ocupacionales, y mejorar la calidad de vida. Este enrolamiento clínico tradicional

de algunos contextos invade el diseño de las estructuras, edificios, equipo multiprofesional y al propio profesional de la terapia ocupacional. Implica, por lo tanto, el diseño de las metodologías de intervención con una gobernanza profesional basada en actos revolucionarios que promocionen los derechos humanos de las personas, las buenas prácticas basadas en criterios éticos, la innovación técnica, las prácticas basadas en la evidencia y la medición de los resultados.

- **Intervenciones basadas en la evidencia.** Este principio implica la utilización de un enfoque basado en tres componentes clave: la investigación científica más actual, la individualización basada en las necesidades del perfil ocupacional de cada persona y la experiencia clínico-ocupacional/madurez técnica de cada profesional. Supone diseñar los servicios de terapia ocupacional con un nivel excelente en la prospección de datos, análisis de fuentes bibliográficas, investigación, evidencia de impactos sobre grupos de interés y sostenibilidad basada en el retorno social de los servicios. Además, implica una evaluación supervisada, crítica y continua de la efectividad de las intervenciones.
- **Vinculación.** Las dimensiones vitales de las personas son dinámicas y con un alto nivel de influencia de elementos externos y de procesos subjetivos que caracterizan cada etapa vital o cada situación. Por lo tanto, implica un diseño de planes de intervención centrados en el vínculo y que posibiliten el ajuste de las metodologías según la evolución de diversos factores cínicos y psicosociales, gestionando respuestas diversas a la intervención y los cambios contextuales de la vida de la persona. Por lo tanto, la revisión periódica, basada en el respeto y los derechos, de manera consensuada con la persona, es un factor fundamental del diseño de los procedimientos asociados al plan de intervención.
- **Colaboración transdisciplinar.** Es necesario garantizar sistemas de cooperación, colaboración y coordinación entre los profesionales clave de psiquiatría, psicología, enfermería, trabajo social y educación social, sin descartar otros profesionales fundamentales

(técnicos de cuidados de enfermería, técnicos de integración social, etc.). Igualmente, resulta indispensable diseñar planes integrales que no estén segmentados por áreas profesionales, sino que estén vinculados a los dominios de salud mental de las personas, sobre los que cada profesional aporta su área de conocimiento. Se necesitan equipos de alto rendimiento basados en una visión holística de la evolución clínica y funcional de cada persona, centrados en el diseño, la cartera de servicios individualizados y la implementación de metodologías de alto impacto sobre las complejas dimensiones vitales de los procesos de salud-enfermedad mental.

Consideraciones éticas en la planificación de las intervenciones

Las intervenciones ocupacionales en salud mental deben estar fundamentadas en principios metodológicos basados en la evidencia y guiadas por el compromiso ético. Por un lado, el diseño de la planificación y la implementación del plan de intervención tienen que influir en la mejora de los resultados sobre los dominios de salud mental con mejora de la sintomatología clínica, adherencia al tratamiento, bienestar psíquico e incremento de la funcionalidad. Y, por otro, tienen que impactar sobre los dominios ocupacionales de las personas usuarias con una mejora significativa en la salud, participación, calidad de vida, competencia de roles, bienestar y justicia ocupacional, permitiendo la recuperación y satisfacción en las ocupaciones cotidianas (AOTA, 2020).

Estas premisas aseguran que las intervenciones estén alineadas con los derechos y la promoción del bienestar psíquico de las personas, así como un marco de actuación centrado en un marco lógico de planificación estratégica.

A continuación se ofrece un decálogo ético sobre los planes de intervención ocupacional en salud mental:

1. **Derecho a la participación ocupacional. Toda persona tiene derecho a la exploración, desarrollo competencial y logro de objetivos vitales, participando en ocupaciones significativas que construyan un sentido de autonomía personal, identidad, propósito y bienestar.** El diseño de las intervenciones debe prevenir la dependencia y fomentar la autonomía personal, asegurando actividades conectadas con contextos relevantes y accesibles.

2. **Autodeterminación. Toda persona tiene el derecho de tomar decisiones informadas sobre las intervenciones.** La toma de decisiones informadas por parte de las personas usuarias es clave. Esto implica metodologías participativas que respeten sus valores, intereses y metas ocupacionales, así como procesos de consentimiento informado claros y comprensibles.

3. **Promoción de la autonomía personal. Toda persona tiene derecho al máximo nivel de autonomía personal y facilitadores para la construcción de la salud mental.** Las intervenciones deben empoderar a las personas para desarrollar habilidades, superar barreras y participar plenamente en la vida comunitaria. Esto incluye abordar conductas de rechazo, delitos de odio y exclusión en contextos civiles, culturales, sociales, políticos y económicos.

4. **Beneficencia y no maleficencia. Toda persona tiene derecho a unos servicios de máxima calidad y no permitir servicios basados en malas prácticas ni negligentes sobre su vida.** Las intervenciones deben maximizar los beneficios para las personas usuarias, reduciendo los riesgos y evitando las prácticas negligentes. Esto exige una evaluación continua para garantizar que cada acción contribuya al bienestar y la funcionalidad.

5. **Justicia. Toda persona tiene derecho a tener un acceso equitativo a los servicios de terapia ocupacional con intervenciones de máxima calidad, independientemente de las características diversas de los factores personales y ambientales.** El acceso a unos servicios de calidad debe ser equitativo, considerando las necesidades específicas de grupos vulnerables, como menores, personas mayores, LGTBIQ+,

migrantes, racializadas o en exclusión residencial. La interseccionalidad de los factores debe guiar las estrategias de intervención.

6. **Competencia antropológica y cultural. Toda persona tiene derecho al máximo desarrollo de su identidad ocupacional asociada a las variables antropológicas y culturales.** Las intervenciones deben reconocer y respetar las diferencias culturales y antropológicas, ajustándose a las creencias, valores y normas de las personas usuarias. La personalización de los servicios asegura que estos sean significativos, relevantes y culturalmente apropiados, promoviendo un trato igualitario.

7. **Confidencialidad y privacidad centrada en la identidad. Toda persona tiene derecho a que toda la información clínica y ocupacional se maneje de manera confidencial.** El manejo de la información clínica debe cumplir estrictamente con las normativas vigentes, asegurando la confidencialidad y privacidad de las personas usuarias. Esto incluye evitar el uso de medios no seguros y garantizar que la identidad de las personas no se reduzca a etiquetas diagnósticas. Además, la transparencia en la gestión de los datos fortalece la confianza en la relación terapéutica.

8. **Responsabilidad y competencia profesional. Toda persona tiene derecho a recibir servicios de terapia ocupacional garantes del más alto nivel de competencia profesional.** Los terapeutas ocupacionales tienen la responsabilidad de garantizar un nivel elevado de competencia profesional, basado en un aprendizaje continuo y en prácticas fundamentadas en la evidencia. Esto incluye la actualización regular sobre los últimos avances en terapia ocupacional y la transparencia en la implementación de intervenciones.

9. **Colaboración interdisciplinar. Toda persona tiene derecho a una atención holística que no segmente la atención en servicios descoordinados.** La atención integral requiere un enfoque colaborativo entre diversos profesionales, garantizando que las intervenciones sean integrales y centradas en la persona, promoviendo la comunicación efectiva y asegurando la calidad del trabajo conjunto.

10. **Transparencia e integridad.** Toda persona tiene derecho a un vínculo terapéutico de base segura, fundamentado en la máxima confianza, buena praxis y honestidad. Implica diseñar intervenciones con la máxima transparencia en la toma de decisiones con la persona usuaria y su red social de referencia, ofreciendo comportamientos e imagen de máxima integridad profesional y evitando cualquier conflicto de interés.

PROCESOS PARA EL DISEÑO DE LA INTERVENCIÓN OCUPACIONAL EN SALUD MENTAL

El diseño de la intervención en salud mental se centra en la promoción de la salud; establecimiento, restablecimiento o recuperación; mantenimiento; modificación, adaptación o compensación, y prevención. El área de conocimiento y especialización de la terapia ocupacional se centra en la siguiente tipología de intervenciones en salud mental: gestión de la ocupación y de la actividad saludable; gestión de apoyos para las ocupaciones; gestión de la educación y entrenamientos para la recuperación y calidad de vida; gestión de la defensa, justicia ocupacional y derechos, y gestión de contextos de intervenciones individuales, grupales y virtuales (AOTA, 2020; Talavera-Valverde *et al.*, 2022). A continuación, se describen el mapa de procedimientos del diseño de la intervención y los procesos clave e indicadores de calidad de cada uno de ellos. Igualmente, en la **figura 10-1** se exponen los procesos fundamentales en la planificación de la intervención ocupacional en salud mental.

Desarrollo de objetivos de tratamiento centrados en la ocupación

Los objetivos centrados en la ocupación se centran en procesos intermedios que abordan diversos aspectos de los dominios ocupacio-

- **Modelos de práctica centrados en las personas.** Además de los modelos de práctica propios de la terapia ocupacional (modelo de ocupación humana, modelo persona-entorno-ocupación), la incorporación de modelos específicos de salud mental que se fundamentan en planes de atención consensuados, participativos y garantes de derechos humanos: modelo de atención centrada en la persona, modelo de recuperación, modelo de cero contenciones, modelo de atención psicosocial, modelo de salud mental comunitaria (Delta Project, 2025; IMSERSO, 2007; OMS, 2016 y 2019; 0 contenciones, 2025).
- **Integración de evidencias cualitativas y cuantitativas.** Incorporación de métodos de evaluación que aporten resultados sobre las dimensiones subjetivas (satisfacción e índice de recomendación de los servicios, nivel de calidad de vida) y las objetivas (impactos en los dominios ocupacionales en las dimensiones clínicas), aportando una visión integral basada en resultados de la cartera de servicios y del proceso de intervención.
- **Documentación y seguimiento continuo.** Registro detallado de las intervenciones en el expediente clínico, facilitando una continuidad en la intervención y permitiendo ajustes basados en el consenso de las intervenciones y en la trazabilidad de los cambios en los dominios ocupacionales.

Colaboración transdisciplinar en el diseño de las intervenciones

La colaboración transdisciplinar permite abordar eficazmente las múltiples dimensiones del desempeño ocupacional de las personas usuarias. Siguiendo las fuentes de evidencia, la American Occupational Therapy Association y el Plan de Acción Integral sobre Salud Mental 2013-2030 de la Organización Mundial de la Salud, la práctica transdisciplinar mejora la calidad de las intervenciones, promoviendo una atención más personalizada adaptada a las complejidades de cada persona usuaria y optimizando los resultados terapéuticos al integrar diferentes perspectivas que afectan al desempeño

ocupacional. Además, en el contexto de la salud mental facilita la comprensión integral de los factores internos (fortalezas y debilidades de la persona) y externos (oportunidades y amenaza), y la configuración de las barreras y los facilitadores que afectan a la vida diaria de las personas y a su calidad de vida (AOTA, 2020; OMS, 2013).

La colaboración transdisciplinar, requiere:

- **Realización de reuniones técnicas periódicas del equipo transdisciplinar.** Diseño y planificación del plan de intervención, coherencia interdisciplinar, seguimiento de las intervenciones y medición de los resultados.
- **Cartera de servicios.** Definición de roles y responsabilidades claras dentro del equipo, compartiendo el área de conocimiento, definiendo la cartera de servicios especializada y estableciendo criterios de valor añadido según indicadores de calidad de cada área, transparentes y medibles de manera compartida.
- **Planes integrales de intervención.** Implementación de planes individuales de intervención centralizados e integrados que contemplen los diversos dominios de la persona usuaria y evitando la sectorización y simplificación por áreas profesionales.
- **Coordinación continua.** Sistematizar registros compartidos y actuaciones de coordinación interna y externa para garantizar planes de continuidad de cuidados y de rehabilitación de alto impacto y centrados en la persona.

Evaluación continua y ajuste de intervenciones

Un componente esencial para asegurar que las estrategias implementadas sigan siendo pertinentes es la verificación de la eficacia de las metodologías y su coherencia con los objetivos y la obtención de resultados. Hay que poner en relevancia que la terapia ocupacional en salud mental se desarrolla en contextos dinámicos de variables cambiantes a lo largo del tiempo, lo que requiere ajustes periódicos en el plan de intervención.

Por lo tanto, es necesario medir el progreso en la evolución de los indicadores de logro de los objetivos (dominios ocupacionales) y en la medición del logro de los indicadores de procesos (cartera de servicios), teniendo en cuenta los siguientes **procesos clave:**

- **Realización de evaluaciones periódicas.** Diseño de herramientas específicas *ad hoc* y uso de otras estandarizadas.
- **Monitoreo de indicadores de desempeño ocupacional.** Sistematizar un cuadro de mando integral (*balanced scorecard*) con incorporación de diversos tipos de indicadores de procesos, resultados, calidad e innovación. La gestión de los *key performance indicators* implica diseñar un sistema de indicadores basados en la gestión del total de personas usuarias para identificar estadísticamente el rendimiento evolutivo sobre diversos procesos de la cartera de servicios y resultados ocupacionales; por ejemplo, índice de recomendación de servicios, número de personas usuarias que logran sus objetivos ocupacionales dentro de un período deter-

minado, frecuencia de participación en actividades ocupacionales significativas, índice de satisfacción con el desempeño ocupacional y calidad de vida de las personas usuarias según escalas (modelo canadiense de desempeño ocupacional, GENCAT, WHO-QOL-BREF [world health organization quality of life-BREF]), reducción de la interferencia de sintomatología en el desempeño ocupacional, número y tipología de sesiones de intervención individual o número y tipo de actividades grupales.

- **Adaptabilidad.** Ajuste de los objetivos ocupacionales y las intervenciones en función de los cambios en las capacidades o circunstancias de la persona usuaria, asegurando que el tratamiento siga siendo relevante y orientado a los resultados.
- **Vínculo y comunicación.** Incorporación de la retroalimentación directa de la persona usuaria en el proceso de ajuste, garantizando que las modificaciones sean acordes a sus necesidades, preferencias y experiencias vividas.

 EXPERIENCIA OCUPACIONAL: Juan, cambios vitales, ocupacionales y constructos de significados

Juan es un hombre de 34 años que vive en una ciudad de provincia de tamaño mediano (200.000 habitantes). Después de un período largo de disfunción ocupacional (abandono de sus actividades académicas de bellas artes y contratos esporádicos en galerías de arte/museos como controlador de sala, abandono del *running*, déficit del autocuidado y consumo de sustancias), diversa sintomatología (delirios, alucinaciones, comportamiento desorganizado), sufrimiento psíquico (aislamiento, ideación autolítica) y atención de varios profesionales, con 23 años fue diagnosticado de esquizofrenia (CIE 11: 6A20). Juan pasó varias etapas con hospitalizaciones en urgencias, así como en media estancia, asociadas a episodios psicóticos agudos y recurrentes. A lo largo del último año se ha producido una estabilización clínica, con regulación de la adherencia a la medicación antipsicótica y al sistema de seguimiento, y apoyos en el servicio de salud mental. Actualmente Juan vive en un piso supervisado. Percibe una prestación no contributiva asociada al reconocimiento de un grado de discapacidad, lo que supone unos bajos ingresos económicos y le impide incrementar su autonomía personal. Además, Juan sigue teniendo relevantes barreras en la participación ocupacional, particularmente en el autocuidado, desarrollo profesional y participación social. Se evidencian elementos inhibitorios de la actuación ocupacional con una tendencia a gestionar patrones de desempeño desestructurados para un nivel de vida saludable. Juan cuenta con un apoyo familiar limitado: su madre, con quien residía y con la que mantenía una estrecha relación, había fallecido recientemente, lo que aumentó su aislamiento y sintomatología depresiva; su padre falleció cuando Juan tenía 17 años, y su hermana vive en otra ciudad y mantiene un contacto esporádico con él (ha decidido ceder a Juan la herencia del piso de sus progenitores).

(Continúa)

EXPERIENCIA OCUPACIONAL: Juan, cambios vitales, ocupacionales y constructos de significados (*cont.*)

Diagnóstico ocupacional

Juan muestra dificultad para los patrones de desempeño, fundamentalmente en los hábitos perseverantes, se levanta tarde, no tiene una rutina de autocuidados y presenta escasa vinculación social (reducida red social y participación comunitaria, abandono de sus expectativas profesionales). Sin embargo, muestra una narrativa de alta preocupación por su situación y deseo de cambio, y el contexto de una vivienda supervisada puede proporcionar apoyos para adquirir rutinas y hábitos saludables en su vida diaria.

Juan muestra dificultades en las habilidades de interacción social, asociadas a percibirse excluido en diversos contextos y a percibir una limitada competencia social, culpándose del abandono profesional y no sentirse a la altura de su grupo de iguales. Sin embargo, sigue mostrando un alto interés por el *running* (se compra ropa, ve programas deportivos asociados, sigue redes sociales) y el arte (sigue a múltiples artistas en las redes sociales y eventualmente visita exposiciones).

Juan mantiene sus habilidades cognitivas intactas, como el interés previo en actividades creativas como la pintura, y una buena adherencia al tratamiento farmacológico.

Juan expresa como metas personales:

- Establecer patrones diarios estructurados, comenzando por mejorar el autocuidado.

- Aumentar la participación en actividades sociales y recreativas, superando el miedo al contacto social.

- Reanudar su interés por el arte, como una actividad significativa y como posible contexto de inserción laboral.

Plan de intervención

Consta de:

- Instaurar una rutina diaria estructurada centrada en el autocuidado (levantarse a la misma hora, higiene diaria, cuidado de la ropa y vinculación de horarios con su participación activa comunitaria):

    - Indicadores: número de días laborales que se levanta antes de las 8:00, número de duchas semanales, número de días con cambio de ropa vinculado a actividad comunitaria, modificación de elementos de discurso sobre su imagen y patrones de desempeño, grado de satisfacción con la calidad de vida e interferencia de la sintomatología psicótica con el autocuidado.

    - Orientación ocupacional y soporte diario en la vivienda: tres días a la semana, entre terapeuta ocupacional y monitor; estructuración de las rutinas asociadas a responsabilidades externas significativas y ciclo de descanso-productividad, utilizando estrategias visuales como recordatorios y horarios gráficos, apoyo mutuo con compañeros del piso; promoción de anclajes cognitivos vinculados a potenciadores de la actuación ocupacional (*running*, exposiciones, producción artística) (Gowda e Isaacc, 2022).

- Que Juan retome la vinculación y actividad profesional y creativa en contextos artísticos significativos y productivos:

    - Indicadores: finalización de prácticas en contextos artísticos, número de días/año con participación en actividades artísticas comunitarias, número de días/año con contrato laboral, grado de satisfacción con la calidad de vida profesional, niveles de ansiedad percibida en contextos sociales y grado de cognición social.

(*Continúa*)

EXPERIENCIA OCUPACIONAL: Juan, cambios vitales, ocupacionales y constructos de significados (*cont.*)

— Orientación profesional: 1 día a la semana con entrevistas vocacionales centradas en incrementar la vinculación de Juan en contextos artísticos (prácticas como recepcionista en museos con protocolos cerrados de atención al cliente) y matriculación en un centro cultural en un taller de escultura y pintura. Se abordará la prospección e intermediación en colaboración con técnicos de empleo municipales para la contratación con empresas protegidas de la ciudad que gestionan centros y proyectos artísticos. Se abordará una metodología de empleo con apoyo, con sistemas específicos centrados en Juan y en el propio contexto de trabajo (Bond *et al.*, 2023; Sánchez Rodríguez, 2012).

— Intervenciones grupales dirigidas a mejorar las habilidades sociales y reducir el aislamiento, utilizando técnicas de rehabilitación psicosocial: Juan asistirá a un grupo de cognición social, gestionado por terapia ocupacional y psicología, en el que se abordarán dimensiones de metavisión del mundo, habilidades de comunicación y manejo de situaciones de interacción social, con generalización a través de la participación activa en diversos contextos comunitarios, incrementando la demanda de habilidades de afrontamiento (Ercan Doğu *et al.*, 2021; Fasihi Harandi *et al.*, 2017).

— Citas individuales una vez a la semana: se realizará un trabajo entre psicología y terapia ocupacional para apoyar la reducción de los factores de ansiedad asociada a la participación social de Juan, implementando técnicas cognitivo-conductuales y procesos de análisis de constructos y anclajes erróneos de la cognición social y sobre su competencia. Asimismo, se mantendrán reuniones técnicas con psiquiatría de referencia para monitorear la adherencia y ajuste de tratamiento, y refuerzo de los nuevos afrontamientos de Juan (Rouy *et al.*, 2021).

PREGUNTAS DE REFLEXIÓN

• ¿Qué procesos hay que gestionar para que los objetivos de intervención ocupacional sean significativos para la persona usuaria y reflejen sus deseos, valores y contextos?

• ¿De qué manera se puede incorporar de forma práctica la evidencia científica más actualizada en el diseño de las intervenciones ocupacionales sin perder la flexibilidad y la adaptación?

• ¿Qué mecanismos o estrategias podrían implementarse en el equipo transdisciplinar para asegurar una evaluación continua de los indicadores de procesos y de resultados ocupacionales?

PUNTOS CLAVE

• En el diseño de intervenciones ocupacionales en salud mental es importante planificar estrategias centradas en las personas y su desarrollo ocupacional.

• En el proceso de planificación resulta fundamental tener presentes los principios éticos y un enfoque de los derechos humanos, así como la necesidad de ofrecer intervenciones coherentes con la descripción del perfil ocupacional, con el análisis del funcionamiento ocupacional y con el diagnóstico ocupacional para garantizar la coherencia de los objetivos con las necesidades de la persona.

(*Continúa*)

> **PUNTOS CLAVE** (*cont.*)
>
> - Algunos conceptos fundamentales son la creación de objetivos con un enfoque comprensivo y de consenso con la persona que considere las fortalezas frente a las debilidades y las oportunidades frente a las amenazas, configurando espacios de fortalecimiento de los apoyos y facilitadores, y la disminución de las barreras ocupacionales.
> - La selección de intervenciones basadas en la evidencia, los elementos a considerar en la participación activa de la persona usuaria en el diseño de la planificación de la intervención, la colaboración transdisciplinar y la evaluación continua de los indicadores de procesos y de resultados son procesos clave que guían el diseño de las intervenciones, para ajustar las intervenciones según el progreso y las necesidades *ad hoc* de cada persona o situación.

REFERENCIAS BIBLIOGRÁFICAS

0 Contenciones (2025). 0 contenciones. Colectivo LoComún. https://0contenciones.org/

AOTA (2020). Occupational Therapy Practice Framework: Domain and Process—Fourth Edition. *The American Journal of Occupational Therapy, 74*(Supplement_2), 7412410010p1-7412410010p87. https://ajot.aota.org/article.aspx?articleid=2766507

Bond, G., Al-Abdulmunem, M., Marbacher, J., Christensen, T. N., Sveinsdottir, V. y Drake, R. E. (2023). A Systematic Review and Metaanalysis of IPS Supported Employment for Young Adults with Mental Health Conditions. *Administration and Policy in Mental Health and Mental Health Services Research, 50*, 160-172.

CAOT (2024). Canadian Occupational Performance Measure. Asociación Canadiense de Terapeutas Ocupacionales. https://www.thecopm.ca/

Delta Project. (2025). Yo no ato. Delta Project. https://deltaproject.es/

Ercan Doğu, S., Kayıhan, H., Kokurcan, A. y Örsel, S. (2021). The effectiveness of a combination of Occupational Therapy and Social Skills Training in people with schizophrenia: A rater-blinded randomized controlled trial. *British Journal of Occupational Therapy, 84*(11), 684-693.

Fasihi Harandi, T., Taghinasa, M. y Dehghan Nayeri, T. (2017). The correlation of social support with mental health: A meta-analysis. *Electron Physician, 9*(9), 5212-5222.

Gowda, G. e Isaacc, M. (2022). Models of Care of Schizophrenia in the Community—An International Perspective. *Current Psychiatry Reports, 24*, 195-202.

IMSERSO (2007). *Modelo de atención a las personas con enfermedad mental grave.* Secretaría de Estado de Servicios Sociales, Familias y Discapacidad. España: Ministerio de Trabajo y Asuntos Sociales. https://imserso.es/documents/20123/0/atenenfermental.pdf/7ee2203a-daf9-ad27-f0d4-b7b97d4a42a5

OMS (2013). Plan de acción integral sobre salud mental. Organización Mundial de la Salud.

OMS (2016). Marco sobre servicios de salud integrados y centrados en la persona. Organización Mundial de la Salud.

OMS (2019). *Recovery practices for mental health and well-being. WHO QualityRights Specialized training.* Organizacion Mudial de la Salud. https://www.who.int/publications/i/item/who-qualityrights-guidance-and-training-tools

OMS (2023). *Mental health, human rights and legislation: guidance and practice.* Organización Mundial de la Salud. https://www.who.int/publications/i/item/9789240080737

Pellegrini Spangenberg, M. (2012). El proceso de terapia ocupacional. En Ó. Sánchez Rodríguez, B. Polonio López y M. Pellegrini Spangenberg, *Terapia ocupacional en salud mental: teoría y técnicas para la autonomía personal* (pp. 135-154). Editorial Médica Panamericana. https://dialnet.unirioja.es/servlet/articulo?codigo=5721179

Rouy, M., Saliou, P., Nalborczyk, L., Pereira, M., Roux, P. y Faivre, N. (2021). Systematic review and meta-analysis of metacognitive abilities in individuals with schizophrenia spectrum disorders. *Neuroscience & Biobehavioral Reviews, 126*, 329-337.

Sánchez Rodríguez, Ó. (2012). *Desarrollo profesional e inserción laboral en personas con enfermedad mental.* Ciclo Grupo 5. https://dialnet.unirioja.es/servlet/libro?codigo=660690

Sánchez Rodríguez, Ó., Polonio López, B. y Pellegrini Spangenberg, M. (2012). *Terapia ocupacional en salud mental: teoría y técnicas para la autonomía personal.* Editorial Médica Panamericana. https://dialnet.unirioja.es/servlet/libro?codigo=661827

Talavera-Valverde, M., Souto-Gómez, A. y Moruno-Miralles, P. (2022). Planificación de la intervención y el marco de trabajo para la práctica de la terapia ocupacional. *TOG (A Coruña), 19*(1).

 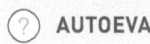 **AUTOEVALUACIÓN**

Terapia ocupacional basada en la evidencia en salud mental

11

O. López Martín

 OBJETIVOS

- Introducir los fundamentos de la terapia ocupacional basada en la evidencia en el contexto de la salud mental.
- Explorar los principios y procesos clave para la aplicación efectiva de la terapia ocupacional basada en la evidencia.
- Examinar la integración de la evidencia científica en la toma de decisiones en terapia ocupacional.
- Desarrollar habilidades para la búsqueda, evaluación y aplicación crítica de la evidencia relevante en la práctica de la terapia ocupacional.

«La salud mental basada en la evidencia es clave para proporcionar intervenciones eficaces que sean accesibles, equitativas y adecuadas al contexto social y cultural, promoviendo la recuperación y el bienestar de las personas y las comunidades».

OMS (Plan de Acción Integral sobre Salud Mental 2013-2030), 2013

INTRODUCCIÓN

La práctica de la terapia ocupacional basada en la evidencia (TOBE) es un proceso de toma de decisiones que integra, de manera equilibrada y coherente, tres pilares fundamentales: la mejor y más actualizada evidencia científica disponible, la experiencia de cada profesional y las preferencias y contextos de la persona usuaria. Esta aproximación multidimensional garantiza que los servicios sean eficaces, pertinentes y personalizados, promoviendo procesos de ajuste contextual y el logro de resultados de calidad.

El desarrollo científico de la terapia ocupacional ha permitido su posicionamiento como una disciplina clave en los equipos transdisciplinares y para garantizar servicios de salud mental destinados al desarrollo, recuperación y mantenimiento de los dominios ocupacionales necesarios para llevar una vida significativa y saludable. Desde este enfoque, la TOBE aporta una visión centrada en garantizar inter-

venciones integrales, accesibles, equitativas y adecuadas.

La integración de la TOBE en la salud mental es un proceso clave, debido a la complejidad de los dominios de salud mental y la diversidad clínica y ocupacional de las personas con sufrimiento psíquico y que tienen trastornos mentales. Para lograrlo, se requieren servicios que ofrezcan las mejores prácticas e intervenciones adaptadas a las necesidades individuales y a la realidad contextual de las diversas poblaciones. Este matiz incorpora la especificidad de los servicios de terapia ocupacional, resaltando la importancia de centrarse en la vida diaria y el diseño de intervenciones que logren evidenciar resultados sobre mejoras significativas en la salud, participación, calidad de vida, competencia en los roles, bienestar y justicia ocupacional, permitiendo la recuperación y satisfacción en las ocupaciones cotidianas (AOTA, 2020). Para lograr estos fines, es imprescindible diseñar estrategias y metodologías respaldadas por estudios de alto rigor científico, como son las revisiones sistemáticas y las guías de práctica clínica.

En este capítulo se aborda cómo familiarizarse con bases de datos académicas, cómo utilizar estrategias de búsqueda avanzadas y cómo aplicar herramientas de evaluación crítica para discernir la calidad y relevancia de los estudios. También se analiza cómo la implementación de la TOBE en la salud mental tiene que afrontar algunos retos relevantes asociados a las barreras que suponen el acceso limitado a recursos de calidad, la falta de tiempo y la resistencia al cambio. También se explora cómo mejorar la práctica de la TOBE mediante ejercicios prácticos para aplicar la evidencia en la planificación y ejecución de las intervenciones. Además, en el capítulo se abordan las consideraciones éticas fundamentales para asegurar que las intervenciones respeten la autonomía y los valores de las personas, y que la evidencia aplicada sea adecuada para diversos contextos.

CONCEPTUALIZACIÓN DE LA TERAPIA OCUPACIONAL BASADA EN LA EVIDENCIA

La TOBE se define como el proceso sistemático de identificación, evaluación y aplicación de la mejor evidencia disponible para tomar decisiones informadas sobre la atención a la persona. Este enfoque, que combina la investigación científica, la experiencia de cada terapeuta ocupacional y las preferencias de la persona, es esencial para garantizar la efectividad y la relevancia de las intervenciones terapéuticas (Magid, 2001).

Terapia ocupacional basada en la evidencia en el campo de la salud mental

La TOBE en salud mental permite diseñar planes de intervención que aborden los dominios ocupacionales de las personas. La integración de la TOBE en la salud mental promueve los procesos de autonomía personal, autoeficacia y resiliencia de las personas, mejorando su capacidad para gestionar las demandas sobre su salud, participación, calidad de vida, competencia de roles, bienestar y justicia ocupacional para facilitar la recuperación y satisfacción con las ocupaciones cotidianas. En la **tabla 11-1** se exponen algunos documentos globales centrados en las mejores prácticas en los servicios de atención a la salud mental.

En el campo de la salud mental, la TOBE se apoya en directrices y herramientas actualizadas, promovidas por la Organización Mundial de la Salud (OMS), que facilitan una atención integral y centrada en la persona. La *Guía de intervención mhGAP* (2017) proporciona protocolos prácticos que fortalecen la detección temprana y las competencias profesionales, favoreciendo una atención de calidad y combatiendo el estigma en el tratamiento de los trastornos mentales. En un documento posterior de la OMS sobre salud física en adultos con trastornos mentales graves (OMS, 2018), se destaca el impacto de los problemas físicos en la recuperación de estas personas, promoviendo intervenciones tempranas y un seguimiento de su salud física. Los materiales *QualityRights* (2019) orientan a los profesionales hacia una formación que integra los derechos humanos, defendiendo la dignidad y autonomía de las personas mediante servicios de salud inclusivos.

Con el objetivo de fomentar un enfoque comunitario, la OMS emitió en 2021 las orientaciones para servicios de salud mental comunitarios, que recomiendan la creación de modelos de atención basados en derechos y centrados en la persona, reemplazando las prácticas coercitivas por una asistencia accesible y adaptada a cada contexto. Complementariamente, en las *Directrices sobre salud mental en el trabajo* (2022) se aborda la importancia de crear entornos laborales saludables que protejan la salud mental, prevengan el agotamiento y faciliten la reintegración laboral de las personas con problemas de salud mental. En el *Atlas de salud mental* (2020) se proporcionan datos globales que revelan brechas en el acceso a servicios y la necesidad de una inversión adecuada, impulsando la integración de la salud mental en la atención primaria y el diseño de recursos públicos específicos.

Tabla 11-1. Guías de buenas prácticas en los servicios de atención a la salud mental	
Guía de intervención mhGAP para los trastornos mentales, neurológicos y por consumo de sustancias en el nivel de atención de salud no especializada. Versión 2.0 (OMS, 2017)	Ofrece herramientas prácticas y protocolos claros que facilitan la atención integral, promoviendo la detección temprana, con un enfoque centrado en el desarrollo de competencias profesionales para una atención de calidad, contribuyendo a las mejores prácticas y a la reducción del estigma
Manejo de las condiciones de salud física en adultos con trastornos mentales graves (OMS, 2018)	Analiza el riesgo de sufrir problemas de salud física en las personas con trastornos mentales graves, lo que puede afectar a su recuperación y calidad de vida, ofreciendo directrices en la intervención, enfatizando la importancia de la detección temprana, el tratamiento especializado y el seguimiento de las condiciones físicas
Materiales QualityRights para formación, orientación y transformación (OMS, 2019)	Guías para la formación e intervención centradas en un enfoque integral para la transformación de los sistemas de salud mental basados en los derechos humanos y en garantizar el respeto a la dignidad de las personas. Destaca la configuración de servicios inclusivos centrados en la autonomía de las personas
Orientaciones de la OMS sobre los servicios comunitarios de salud mental: promoción de enfoques centrados en la persona y basados en los derechos (OMS, 2021)	Conjunto de guías y pautas para garantizar la transformación de los sistemas de salud mental en modelos comunitarios que respeten los derechos humanos y promuevan la autonomía de las personas, reemplazando contextos con prácticas coercitivas por servicios comunitarios inclusivos, accesibles y centrados en las personas
Directrices sobre salud mental en el trabajo (OMS, 2022)	Guía de recomendaciones para crear contextos laborales que promuevan la salud mental y prevengan el estrés, el agotamiento y otros trastornos mentales relacionados con el trabajo, a través de la capacitación en salud mental, servicios de apoyo y asistencia en salud mental. Igualmente, incorpora guías para la inclusión y la reintegración de personas trabajadoras con problemas de salud mental
Atlas de salud mental (OMS, 2020)	Recopilación y análisis periódico de datos de 171 países sobre la carga significativa que representan los trastornos mentales, la desigualdad en el acceso a los servicios de salud mental y las necesidades de inversión en los sistemas de atención. Aporta evidencias sobre presupuestos y diseño de recursos públicos, relevancia de integrar la salud mental en la atención primaria y sistemas de atención para garantizar los derechos humanos
Paquete de intervenciones de rehabilitación en salud mental (OMS, 2023)	Intervenciones basadas en evidencias que buscan mejorar la funcionalidad, la calidad de vida y la inclusión social de personas y poblaciones, con un enfoque basado en la atención centrada en la persona y en los derechos humanos, promoviendo la participación activa en su proceso de recuperación
MiNDbank (OMS, 2024)	Recopila, comparte y analiza datos sobre salud mental a nivel global para la toma de decisiones informadas y la mejora de las políticas de salud mental, con indicadores sobre la prevalencia de trastornos mentales, el acceso a los servicios y el uso de recursos y mejores prácticas

A nivel de rehabilitación, en el *Paquete de intervenciones de rehabilitación en salud mental* (2023) se focaliza en la funcionalidad y calidad de vida de las personas con trastornos mentales, permitiendo su participación en el proceso de recuperación y promoviendo la inclusión social. Finalmente, en MiNDbank (2024) se ofrece una plataforma global para el análisis de datos en salud mental, lo que facilita la creación de políticas más equitativas y fundamentadas.

A modo de ejemplo, algunas de las evidencias en salud mental son:

- El entrenamiento sobre la cognición social, las habilidades de interacción social y la terapia cognitivo-conductual han sido respaldados por la evidencia como métodos efectivos para mejorar la cognición social y la interacción social, y para reducir los síntomas en la ansiedad y la depresión (Bellack, 2004).
- El uso de tecnologías asistidas también ha demostrado ser eficaz en la mejora de la autonomía personal y la calidad de vida de las personas con problemas de salud mental. La incorporación de dispositivos móviles y aplicaciones de apoyo para la vida diaria es un facilitador para integrar algunas variables de los planes de intervención ocupacional: registro de actividad diaria y vinculación con la sintomatología, disponibilidad de guías de apoyo y soporte *online*, seguimiento de la adherencia al tratamiento, sistemas de apoyo en tiempo real y soportes para diversas ocupaciones y desempeño en diversos contextos (Bauer *et al.*, 2017).
- El uso de sistemas de realidad virtual y realidad aumentada puede incrementar significativamente las habilidades de procesamiento y de interacción social, con impactos en la mejora de la calidad de vida y la autoestima de las personas con diagnóstico de esquizofrenia. Estos sistemas ofrecen un entorno seguro y controlado, favoreciendo la adherencia de las personas a la intervención (López-Martín *et al.*, 2016 y 2017). Además, el uso de esta tecnología ha demostrado ser efectivo para tratar fobias y trastornos de estrés postraumático, y para mejorar las habilidades de interacción social (Cieślik *et al.*, 2020).

Principios y procesos de la terapia ocupacional basada en la evidencia

La TOBE se fundamenta en un enfoque sistemático y riguroso para tomar decisiones clínicas informadas, combinando la mejor evidencia científica disponible, la experiencia clínica del terapeuta y las preferencias y valores de las personas. Los pasos de este proceso son:

- **Formulación de preguntas claras e identificación de las necesidades ocupacionales.** La TOBE comienza con la identificación de las necesidades ocupacionales de la persona, evaluando los dominios ocupacionales, comprendiendo la relación con los contextos personales y ambientales y las preferencias personales. Basándose en el diagnóstico de las necesidades ocupacionales, se establece un proceso de preguntas claras y específicas para guiar la búsqueda de evidencia. Utilizando el modelo PICO (persona, intervención, comparación y resultado), estas preguntas se estructuran para facilitar la identificación de información precisa y útil (Echevarria y Walker, 2014).
- **Búsqueda exhaustiva de la literatura científica y de la mejor evidencia disponible.** A continuación, es preciso realizar búsquedas en bases de datos académicas como PubMed, Cochrane Library y PsycINFO, utilizando palabras clave específicas, operadores booleanos y filtros de búsqueda avanzados para refinar los resultados y encontrar estudios pertinentes y de alta calidad.
- **Evaluación crítica de la evidencia.** Identificada la evidencia, se evalúa críticamente para determinar su validez, relevancia y aplicabilidad. Este proceso implica examinar el diseño del estudio, la metodología, el tamaño de la muestra y los posibles sesgos. Se pueden utilizar herramientas como listas de verificación de calidad, escalas de valoración de la evidencia y los diagramas de flujo PRISMA (Page *et al.*, 2021). La capacidad para discernir entre estudios de alta y baja calidad es esencial para asegurar que las decisiones sobre las metodologías de intervención ocu-

pacional se basen en información científica rigurosa.

- **Aplicación e integración de la evidencia en la práctica.** Los hallazgos de la evidencia se integran en el diseño de la metodología de intervención, incluyendo la experiencia y razonamiento ocupacional de cada terapeuta, el contexto de la intervención, la cartera de los servicios y las preferencias de la persona. Este proceso se correlaciona con la fase de diseño del plan de intervención y su implementación, ajustándose a las necesidades y contextos individuales de cada persona. Además, este proceso debe adaptarse a las circunstancias específicas de la persona para garantizar que las intervenciones sean efectivas y personalizadas (Sackett *et al.*, 1996).

- **Evaluación continua y retroalimentación.** Este proceso se lleva a cabo mediante herramientas estandarizadas de evaluación adecuadas a cada situación que evalúen el progreso de la persona en diferentes momentos. Además, se realizan sesiones de retroalimentación con la persona y reuniones interdisciplinarias para revisar los objetivos, ajustar las intervenciones y asegurar que las prácticas se mantienen basadas en la evidencia. Una

auditoría de casos, las comparaciones con guías clínicas y una monitorización continua de los resultados permiten ajustar y optimizar las intervenciones según las necesidades individuales de cada persona.

COMPETENCIAS PARA LA BÚSQUEDA, EVALUACIÓN Y APLICACIÓN DE LA EVIDENCIA

Para implementar eficazmente la TOBE se deben combinar diversos aspectos durante el proceso de razonamiento ocupacional, correlacionando el diagnóstico con la prospección de fuentes coherentes con los perfiles de atención, situaciones y criterios de necesidades clínico-ocupacionales, y analizando las fuentes de evidencia por niveles de rigor científico y de recomendación, así como la gestión de su aplicación en la práctica. El desarrollo de competencia en estos aspectos resulta esencial para gestionar eficientemente el gran multiverso de información disponible, analizando y seleccionando las fuentes más pertinentes y de más alta calidad para tomar las decisiones más adecuadas en cada contexto de intervención. En la **tabla 11-2** se exponen y argumentan las competencias clave a desarrollar.

Tabla 11-2. Habilidades para la búsqueda, evaluación y aplicación de la TOBE en salud mental

Habilidad	Descripción	Ejemplos prácticos
Formulación de preguntas PICO (persona, intervención, comparación y resultado)	Crear preguntas claras y específicas que guíen la búsqueda de evidencia	Usar el modelo PICO: por ejemplo, «En personas diagnosticadas de esquizofrenia, ¿son efectivas las intervenciones ocupacionales centradas en habilidades de interacción social en la comunidad comparadas con la terapia estándar en contextos clínicos para mejorar la funcionalidad diaria?»
Uso de bases de datos	Identificar y utilizar bases de datos académicas y científicas relevantes	Realizar búsquedas en PubMed, PsycINFO y Cochrane Library utilizando términos específicos y operadores booleanos ("AND", "OR", "NOT")
Selección de palabras clave	Elegir términos precisos y relevantes para la búsqueda de literatura científica	Palabras clave como "occupational therapy", "schizophrenia", "social skills", "daily living activities"

(Continúa)

Tabla 11-2. Habilidades para la búsqueda, evaluación y aplicación de la TOBE en salud mental (cont.)

Habilidad	Descripción	Ejemplos prácticos
Aplicación de operadores booleanos	Utilizar operadores booleanos para refinar y mejorar las búsquedas	Ejemplo: («occupational therapy» AND «schizophrenia») OR («social skills» AND «daily living activities»)
Evaluación crítica de los estudios	Analizar y valorar la calidad y la relevancia de los estudios encontrados	Utilizar herramientas de evaluación crítica para ensayos clínicos, considerar el diseño del estudio, tamaño de muestra y metodología
Jerarquía de la evidencia	Reconocer y aplicar la jerarquía de la evidencia en la selección de los estudios	Priorizar revisiones sistemáticas y metaanálisis sobre estudios de caso u opiniones de expertos
Síntesis de la evidencia	Integrar los resultados de múltiples estudios para obtener una visión global	Crear resúmenes y tablas comparativas de los hallazgos
Aplicación de la evidencia	Traducir la evidencia encontrada en prácticas clínicas concretas	Diseñar planes de intervención ocupacional basados en la evidencia, adaptándolos a las necesidades y preferencias de la persona
Monitoreo y evaluación continuos	Evaluar y ajustar continuamente las intervenciones basadas en evidencia, según los resultados	Realizar seguimientos regulares y ajustar el plan de tratamiento basado en la respuesta de la persona y de la nueva evidencia disponible
Documentación y reporte	Registrar y reportar de manera sistemática el proceso y los resultados de la intervención	Mantener registros detallados de las evaluaciones iniciales, intervenciones realizadas, progresos y ajustes en el tratamiento para contribuir a la base de datos de la TOBE

TOBE: terapia ocupacional basada en la evidencia.

Estrategias para realizar búsquedas efectivas en las bases de datos y la literatura científica

Para realizar búsquedas efectivas en las bases de datos y la literatura científica es necesario desarrollar una serie de competencias, que se resumen a continuación:

- **Uso de las principales bases de datos científicas.** Algunas de las más importantes, como PubMed, Cochrane Library y PsycINFO, se citan en la tabla 11-3, junto con otras fuentes de evidencia. Estas bases de datos disponen de artículos revisados por pares, revisiones sistemáticas y ensayos clí-

nicos que pueden proporcionar la mejor evidencia disponible para la práctica clínica. Para poder utilizar adecuadamente estas fuentes de datos se requiere:
- Usar palabras clave específicas para mejorar la precisión de las búsquedas. Las palabras clave deben ser relevantes y derivarse de la pregunta que se formula, utilizando el modelo PICO, mencionado anteriormente. Por ejemplo, si se está interesado en investigar la efectividad de la terapia de integración sensorial para personas con esquizofrenia, las palabras clave podrían incluir «sensory integration therapy», «schizophrenia» y «occupational therapy». Además, el uso de operadores booleanos

(«AND», «OR», «NOT») puede ayudar a combinar términos y refinar los resultados. Por ejemplo, utilizar «AND» entre «sensory integration therapy» y «schizophrenia» garantiza que ambos términos aparezcan en los resultados, mientras que con «OR» se amplía la búsqueda para incluir estudios sobre «occupational therapy» que podrían ser relevantes para la intervención.
  – Usar filtros de búsqueda avanzados permite restringir los resultados por fecha de publicación, tipo de estudio, idioma y otros criterios relevantes. Por ejemplo, al buscar estudios recientes sobre la terapia ocupacional para la ansiedad en adolescentes, se puede ajustar el filtro de fecha para incluir solo los artículos publicados en los últimos 5 años.
• **Guías de práctica clínica.** Ofrecen recomendaciones basadas en revisiones sistemáticas de la evidencia y pueden ser recursos inestimables para la toma de decisiones informadas.
• **Herramientas de alerta y suscripciones.** Configurar alertas en bases de datos como PubMed para recibir notificaciones o suscribirse a *newsletters* sobre estudios o eventos que cumplan con los criterios de búsqueda definidos (Schroeder, 2008) es una estrategia facilitadora para estar actualizado.

En la **tabla 11-3** se exponen algunos recursos para la práctica basada en la evidencia en salud mental.

Criterios para evaluar críticamente la calidad y relevancia de la evidencia

La evaluación crítica de la evidencia es un proceso básico para gestionar la TOBE, lo que facilita un diseño de las intervenciones ocupacionales basado en información científica. En la **tabla 11-4** se exponen los niveles de evidencia de las diversas fuentes de datos y los grados de recomendación según la calidad de los estudios. Los criterios básicos son:

• **Niveles de evidencia.** La jerarquía de la evidencia clasifica los estudios según su rigor metodológico y la confianza en sus resultados (Brown y Gutman, 2019; Yu *et al.*, 2016) en:

Tabla 11-3. Fuentes de evidencia en salud mental	
Recursos genéricos	• Cochrane: http://www.cochrane.org/search/site/reviews • Turning Research Into Practice: http://www.tripdatabase.com/ • Medline - PubMed: http://www.ncbi.nlm.nih.gov/pubmed • SUMSearch: http://Sumsearch.Org/ • Salud Mental Basada en la Evidencia: http://ebmh.bmj.com/ • PsycINFO: http://www.apa.org/pubs/databases/psycinfo/index.aspx • ISI Web of Knowledge: https://www.accesowok.fecyt.es/ • Google Academic: http://scholar.google.es/ • Dialnet: http://dialnet.unirioja.es/ • WHO guidelines: https://www.who.int/publications/who-guidelines • Bases de datos del CSIC (IME, ISOC, ICYT): http://www.cindoc.csic.es/servicios/dbinfo.htm • CiberSam: https://www.cibersam.es/
Recursos específicos de terapia ocupacional	• OTseeker: http://www.otseeker.com/ • Occupational Therapy Critically Appraised Topics: http://www.otcats.com/ • Terapia Ocupacional Basada en la Evidencia: http://www.otevidence.info/ • American Occupational Therapy Association: http://www.aota.org/ • Federación Mundial de Terapeutas Ocupacionales: http://www.wfot.org/ • OTdatabase: https://www.otdbase.org/

CSIC: consejo superior de investigaciones científicas; ICYT: índice de ciencia y tecnología; IME: índice médico español; ISOC: base de datos de ciencias sociales y humanidades.

Tabla 11-4. Niveles de evidencia y grados de recomendación	
Niveles de evidencia científica	• 1++. Metaanálisis de alta calidad, revisiones sistemáticas de ensayos clínicos o ensayos clínicos de alta calidad con muy poco riesgo de sesgo • 1+. Metaanálisis bien realizados, revisiones sistemáticas de ensayos clínicos o ensayos clínicos bien realizados con poco riesgo de sesgo • 1–. Metaanálisis, revisiones sistemáticas de ensayos clínicos o ensayos clínicos con alto riesgo de sesgo • 2++. Revisiones sistemáticas de alta calidad de estudios de cohortes o de casos y controles. Estudios de cohortes o de casos y controles con riesgo muy bajo de sesgo y con una alta probabilidad de establecer una relación causal • 2+. Estudios de cohortes o de casos y controles bien realizados con bajo riesgo de sesgo y con una moderada probabilidad de establecer una relación causal • 2–. Estudios de cohortes o de casos y controles con alto riesgo de sesgo y riesgo significativo de que la relación no sea causal • 3. Estudios no analíticos, como informes de casos y series de casos • 4. Opinión de expertos
Grados de recomendación	• Al menos un metaanálisis, revisiones sistemáticas o ensayo clínico clasificado como 1++ y directamente aplicable a la población diana de la guía; o un volumen de evidencia científica compuesto por estudios clasificados como 1+ y con gran consistencia entre ellos • Un volumen de evidencia científica compuesta por estudios clasificados como 2++, directamente aplicable a la población diana de la guía y que demuestren gran consistencia entre ellos; o evidencia científica extrapolada desde estudios clasificados como 1++ o 1+ • Un volumen de evidencia científica compuesta por estudios clasificados como 2+, directamente aplicables a la población diana de la guía y que demuestren gran consistencia entre ellos; o evidencia científica extrapolada desde estudios clasificados como 2++ • Evidencia científica de nivel 3 o 4; o evidencia científica extrapolada desde estudios clasificados como 2+

– Metaanálisis, revisiones sistemáticas: son los productos de mayor nivel de evidencia científica y recomendación. Sintetizan múltiples ensayos controlados aleatorizados para ofrecer conclusiones sólidas. Por ejemplo, una reciente revisión sistemática del modelo *Individual, Placement and Support* en personas trabajadoras con trastorno mental grave, desarrollada por terapeutas ocupacionales en España, proporciona información crucial para guiar la práctica ocupacional sobre el desarrollo profesional y la mejora de la calidad de vida de este grupo de población (Canal Pérez y López-Martín, 2024).

– Ensayos controlados aleatorizados: minimizan el sesgo mediante la asignación aleatoria y el control de variables confusas.

– Estudios de cohortes: son estudios observacionales y longitudinales que comparan resultados entre grupos de población expuestos y no expuestos a una intervención específica.

– Estudios de casos y controles: comparan retrospectivamente a personas con una condición específica con un grupo de control sin la condición.

– Series de casos y estudios de caso: proporcionan descripciones detalladas de la historia de una o varias personas en cuanto a su trayectoria en diversas dimensiones.

– Opinión de personas expertas y reportes de comités: se sitúan en el nivel más bajo de evidencia. Se basan más en la experiencia clínica que en la investigación empírica.

• **Validez del estudio**. La validez se refiere a la precisión con la que un estudio mide lo que pretende medir. Para evaluarla se deben considerar los siguientes aspectos (Sterne *et al.*, 2016):

– Aleatorización: asegura la asignación por azar de las personas participantes a los grupos de estudio y control, reduciendo así el sesgo de selección y garantizando que las diferencias observadas entre los grupos se deban a la intervención, y no a factores externos.

– Cegamiento: minimiza el sesgo al evitar que tanto las personas participantes como el equipo de investigación conozcan las asignaciones de grupo, lo cual es fundamental para prevenir que las expectativas influyan en los resultados.

– Seguimiento completo de las personas participantes: permite detectar y corregir posibles sesgos introducidos por la pérdida de personas de la muestra, asegurando que los resultados sean representativos y confiables.

- **Relevancia del estudio**. Se refiere a la aplicabilidad de los resultados obtenidos a la práctica clínica. Se debe evaluar:

– Relevancia: analizar si la población del estudio es similar a la de las personas destinatarias de la intervención ocupacional en términos de edad, género, condiciones clínicas y otros factores asociados a los dominios ocupacionales y de la salud mental. Asegura que los resultados sean pertinentes y útiles para la atención específica de una persona o grupo de población.

– Aplicabilidad: la capacidad de implementar los resultados del estudio en situaciones y contextos ocupacionales reales, considerando si las intervenciones descritas pueden ser llevadas a cabo en los contextos de intervención según la tipología del centro, contexto y cartera de servicios y, además, si los resultados del estudio son significativos. Incluye evaluar la gestión de los recursos y la relevancia de los resultados, asegurando que la implementación de las intervenciones propuestas sea viable y efectiva (Martín Conejero *et al.*, 2023).

- **Herramientas para la evaluación crítica**. Fortalecen la gestión del conocimiento, promoviendo el desarrollo de intervenciones en salud mental basada en la mejor evidencia disponible y mejorando la calidad de la atención. Además, identificar y evaluar sesgos, como los de selección, información y publicación, es necesario para disminuir o eliminar posibles distorsiones en los resultados de cada estudio, garantizando así la validez y la fiabilidad de la evidencia. Algunas herramientas fundamentales son (Page *et al.*, 2021):

– Lista de verificación CONSORT: facilita información sobre los aspectos relevantes del estudio, promoviendo la transparencia y la precisión en la investigación.

– Escala GRADE: permite evaluar la calidad de la evidencia disponible y la fuerza de las recomendaciones, facilitando la interpretación de los resultados en términos de confianza y relevancia.

– Diagrama de flujo PRISMA: facilita la revisión ordenada, sistemática y exhaustiva de todos los pasos de las revisiones sistemáticas.

Aplicación de la evidencia en la planificación y ejecución de las intervenciones

La aplicación de la evidencia en terapia ocupacional implica procesos cuyo fin es garantizar intervenciones basadas en información científica rigurosa, la calidad de los servicios hacia las personas y el logro de los fines terapéuticos. Las estrategias operativas de la aplicación son (Schroeder, 2008):

- **Estudios de casos**: análisis de las intervenciones y de los resultados en contextos reales, aplicando hallazgos científicos específicos.
- **Simulaciones clínico-ocupacionales en salud mental**: gestión de diversos escenarios con variables controladas y actividades interactivas guiadas por profesionales expertos para analizar diversas técnicas basadas en evidencias, controlando los niveles de riesgo para las personas.
- **Revisión de guías de práctica clínica**: prospección, análisis y discusión en el equipo interdisciplinar de diversos documentos elaborados bajo criterios de alto nivel de

evidencia, para la mejora de la gestión del conocimiento y aplicación en nuevas metodologías de intervención.

- **Supervisión de casos**: aportar retroalimentación directa sobre la aplicación de la evidencia en intervenciones ocupacionales y la vinculación de cada terapeuta con el contexto desde una visión de la calidad total, asociando la cartera de servicios y metodologías de la intervención a la gestión ética, a la construcción del vínculo, al diseño de metodológico y al desarrollo de competencias y resultados. Además, la reflexión continua en salud mental es un factor clave para el equipo de profesionales, vinculado a los procesos personales que cada uno experimenta por sus intervenciones en contextos de alta complejidad con personas con un nivel elevado de sufrimiento psíquico, pérdidas graves en sus trayectorias y barreras para la construcción vital.

DESAFÍOS Y CONSIDERACIONES ÉTICAS EN LA TERAPIA OCUPACIONAL BASADA EN LA EVIDENCIA EN SALUD MENTAL

La TOBE tiene el potencial de transformar los servicios de terapia ocupacional en salud mental al combinar la sinergia de la mejor evidencia disponible a nivel científico, la experiencia y competencias de cada profesional con las preferencias de cada persona. Además, supone afrontar diversas barreras asociadas a la gestión operativa (conocimientos, disponibilidad de recursos humanos o materiales) y procesos éticos (toma de decisiones informadas y respetuosas con la autonomía y derechos humanos de las personas). Por lo tanto, implica un enfoque sistemático para la reflexión ética continua y para asegurar que las intervenciones sean efectivas, justas y respetuosas.

Identificación de desafíos comunes en la implementación

Entre ellos se encuentran la falta de acceso a recursos de calidad, la limitación de tiempo

para realizar búsquedas y evaluaciones exhaustivas, y la resistencia al cambio por parte de algunos profesionales. A continuación se revisan brevemente:

- **Falta de acceso a recursos de calidad.** Es una barrera significativa asociada a la limitación del acceso libre a conocimientos rigurosos desde un criterio científico, dada la escasez de publicaciones de alto nivel de evidencia (sobre todo, metaanálisis o guías de intervención ocupacional especializadas).
- **Gestión del tiempo.** La falta de tiempo para destinarlo a la investigación o análisis de la documentación científica o las dificultades en la gestión de este son una barrera frecuente en los contextos de atención a la salud mental. La cartera de servicios suele estar influida por la presión de las *ratio* de personal y rutas de trabajo, dejando en un lugar secundario el tiempo de jornada y otros recursos para la gestión del conocimiento basado en la evidencia.
- **Resistencia al cambio.** La TOBE requiere de la gestión de competencias técnicas, metodológicas, sociales y actitudinales de alto nivel por parte de cada terapeuta ocupacional; implica un esfuerzo para aportar un valor añadido a las prácticas tradicionales, así como para ofrecer impactos y resultados basados en criterios de I+D+I. Varios factores negativos pueden influir en este desarrollo científico, como: reducidos conocimientos y formación especializada sobre los conceptos y la metodología de investigación y de las fuentes de evidencia, desconocimiento de los procesos de búsqueda y análisis de la evidencia, escasa percepción sobre la aplicación en los contextos de trabajo y escasa supervisión técnica sobre procesos de calidad en los contextos de atención. Para superar estas barreras es fundamental el cambio de la cultura investigadora de los equipos de profesionales de los servicios de salud mental, incorporar la gestión de recursos dentro de la cartera de servicios, desarrollar habilidades para el acceso a bibliotecas y bases de datos científicas, y desarrollar habilidades críticas para

evaluar la calidad y relevancia de la evidencia disponible, utilizando herramientas y criterios de consenso sobre la validez de estas, para asegurar las mejores prácticas hacia personas y poblaciones.

Consideraciones éticas en la aplicación de la evidencia en contextos de salud mental

La aplicación ética de la TOBE en salud mental requiere de la práctica basada en los derechos humanos, diversidad, equidad e inclusión. Implica garantizar que todas las personas, independientemente de su origen, raza, género o cualquier otra característica, tengan acceso a intervenciones basadas en la evidencia de alta calidad. Además, los valores de la diversidad, equidad e inclusión son los elementos éticos más complejos en la atención a la salud mental debido a su vulnerabilidad histórica vinculada a las estructuras, procesos y resultados sobre las personas con enfermedad mental. Algunas dimensiones clave son (Bailliard *et al.*, 2020; Reitz y Scaffa, 2020):

- **Autonomía de las personas**. Es necesario asegurar que las intervenciones estén alineadas con las preferencias de las personas y gestionar los procesos de toma de decisiones de manera consensuada y fundamentada en la voluntad de estas. Implica ofrecer información clara, comprensible y accesible sobre las opciones de tratamiento y la predicción de los posibles resultados. Este enfoque fortalece la relación terapéutica y mejora la adherencia al tratamiento y los resultados clínicos.

- **Dignidad y derechos**. Es necesario establecer criterios y procesos para garantizar los derechos fundamentales. En primer lugar, es necesario asegurar el cumplimiento de las normas jurídicas en materia de información y protección de datos. En segundo lugar, hay que establecer procesos transparentes asociados a los derechos y deberes, y su vinculación con la garantía de las mejores prácticas y el marco regulador de la mala praxis o la gestión de efectos secundarios a las intervenciones que no son deseados. Y, en tercer lugar, implica la gestión de resultados sobre las personas que evidencien que los servicios aportan una utilidad y, por lo tanto, son servicios con un enfoque centrado en el cliente que tienen un valor añadido.

- **Niveles de aplicabilidad**. Implica el análisis del nivel de oportunidades o de amenazas existente para la aplicación de evidencias constadas en unos contextos, para su generalización a otros contextos específicos o a las diversas poblaciones. En este proceso se producen dos factores clave: por un lado, está el riesgo de no poder establecer generalizaciones en salud mental, donde las experiencias y necesidades de las personas aportan situaciones fenomenológicas diversas, caracterizadas por variables cualitativas individuales y subjetivas; y, por otro, las variables antropológicas de las poblaciones están influidas por los contextos cultural y socioeconómico, y son determinantes en los niveles de correlación o falta de correlación de las evidencias con las personas, según sus contextos vitales. Esto requiere una evaluación cuidadosa y una adaptación de las intervenciones para que sean culturalmente sensibles y relevantes.

EXPERIENCIA OCUPACIONAL: Laura, la práctica de la terapia ocupacional basada en la evidencia

A continuación se propone una aplicación resumida de la TOBE en la práctica clínica de terapeutas ocupacionales que trabajan en el campo de la salud mental.

Laura tiene 28 años y fue diagnosticada con esquizofrenia (CIE 11: 6A20) hace 5 años. Laura ha estado recibiendo tratamiento antipsicótico y terapia psicológica, pero continúa experimentando dificultades significativas en la realización de actividades básicas e instrumentales de la vida diaria y en la participación social. En consecuencia, ha sido derivada a terapia ocupacional para mejorar su funcionalidad y calidad de vida.

Planteamiento de la propuesta de práctica basada en la evidencia

Consta de:

- **Evaluación inicial**: realizar una evaluación exhaustiva de las necesidades, habilidades y patrones de desempeño, facilitadores y barreras de los contextos personales y ambientales de Laura en sus actividades de la vida diaria y en la participación social.

- **Formulación de preguntas de razonamiento ocupacional**: utilizar el modelo PICO para guiar la búsqueda de evidencia. Por ejemplo: ¿qué tipo de intervenciones ocupacionales (grupales, individuales, comunitarias, etc.) centradas en las habilidades de interacción social son más eficientes en cuanto a los resultados?, ¿y en las actividades de la vida diaria para mejorar la funcionalidad en personas diagnosticadas de esquizofrenia?

- **Habilidades de búsqueda y evaluación de evidencia**: se gestionan diversas búsquedas en bases de datos como PubMed, PsycINFO y Cochrane Library, empleando operadores booleanos («AND», «OR», «NOT») para encontrar estudios relevantes sobre «intervenciones ocupacionales en personas con esquizofrenia», «intervenciones en habilidades de interacción social en personas con esquizofrenia» e «intervenciones en recuperación de las actividades básicas e instrumentales en personas con esquizofrenia». Realizar búsquedas utilizando términos específicos («occupational therapy», «schizophrenia», «social skills», «daily living activities»).

- **Análisis y evaluación de los resultados**: los estudios seleccionados se analizan de manera crítica, evaluando el diseño, tamaño de la muestra, metodología y resultados. Se utiliza la escala de Oxford para los ensayos clínicos.

- **Aplicación de la evidencia en la intervención**: las intervenciones basadas en el entrenamiento de habilidades de interacción social en contextos grupales, fundamentalmente comunitarios, han demostrado ser eficaces en personas con esquizofrenia, al fortalecer los procesos de cognición social y habilidades para afrontar diversos contextos de la vida diaria. Igualmente, el entrenamiento y el apoyo en actividades de la vida diaria básicas e instrumentales muestran resultados positivos sobre la funcionalidad y autonomía, produciendo impactos saludables sobre otros dominios ocupacionales y en los dominios clínicos de la salud mental. Por lo tanto, son procesos viables para su incorporación metodológica en el plan individualizado de atención de Laura.

- **Desafíos y consideraciones éticas**: identificar posibles desafíos como la adherencia al plan de intervención propuesto o la variabilidad en la respuesta a las intervenciones en función de las variables asociadas a los contextos personales y ambientales. Implica establecer un vínculo seguro con Laura para integrar el proceso de participación activa en la toma de decisiones, respetando las preferencias y valores, y estableciendo un plan conjunto entre experto-persona y experto-profesional.

(Continúa)

EXPERIENCIA OCUPACIONAL: Laura, la práctica de la terapia ocupacional basada en la evidencia *(cont.)*

- **Implementación y evaluación**: desarrollar un plan de intervención centrado en los objetivos ocupacionales específicos de Laura, diseñando indicadores cuantitativos y cualitativos asociados a las habilidades de interacción social, participación social y actividades básicas o instrumentales de la vida diaria, ajustando las metodologías según la trazabilidad de los resultados, cerrando el ciclo de mejora continua a través de una nueva gestión de evidencias y una contribución del *know-how* de caso único a la base de evidencia de terapia ocupacional en salud mental.

PREGUNTAS DE REFLEXIÓN

- ¿Cómo influyen las competencias asociadas a la búsqueda y evaluación crítica de la evidencia en la calidad de las intervenciones en terapia ocupacional? Reflexione sobre un caso en el que una búsqueda inadecuada o una evaluación superficial pudiera impactar negativamente en la práctica clínica.

- ¿Cuáles son los principales desafíos y retos de la terapia ocupacional en los procesos de gestión de la TOBE en salud mental? Considere todas las dimensiones de los procesos y técnicas para mejorar los resultados de la efectividad y ajuste de criterios éticos en las intervenciones.

- En un mundo globalizado con tendencia a comunidades tecnológicas avanzadas (inteligencia artificial, realidad virtual, etc.), ¿qué beneficios y limitaciones ofrecen en la gestión de servicios de terapia ocupacional en la salud y enfermedad mental según las fuentes de evidencia?

PUNTOS CLAVE

- La TOBE en el ámbito de la salud mental resulta fundamental para garantizar unas intervenciones efectivas y personalizadas.
- La terapia ocupacional es una disciplina clave centrada en las personas y el desarrollo ocupacional para lograr la salud, participación, calidad de vida, competencia de roles, bienestar y justicia ocupacional.
- Los principios y procesos de la TOBE incluyen la formulación de preguntas claras (persona, intervención, comparación y resultado), la búsqueda exhaustiva de literatura científica de alto nivel de evidencia y recomendación, la evaluación crítica de la evidencia y su aplicación en la cartera de servicios de terapia ocupacional.
- Para la gestión de la TOBE aplicada a la salud mental es necesario abordar diversos retos, priorizando la necesidad de que el terapeuta ocupacional desarrolle competencias superiores para ofrecer las mejores prácticas, integrando las consideraciones éticas en la gestión de la cartera de servicios.

REFERENCIAS BIBLIOGRÁFICAS

AOTA (2020). Occupational Therapy Practice Framework: Domain and Process—Fourth Edition. *The American Journal of Occupational Therapy, 74*(Supplement_2), 7412410010p1-7412410010p87. https://ajot.aota.org/article.aspx?articleid=2766507

Bailliard, A. L., Dallman, A. R., Carroll, A., Lee, B. D. y Szendrey, S. (2020). Doing Occupational Justice: A Central Dimension of Everyday Occupational Therapy Practice. *Canadian Journal of Occupational Therapy, 87*(2), 144-152.

Bauer, M., Glenn, T., Monteith, S., Bauer, R., Whybrow, P. C. y Geddes, J. (2017). Ethical perspectives on recommending digital technology for patients with mental illness. *International Journal of Bipolar Disorders, 5*(1), 6.

Bellack, A. S. (2004). Skills Training for People with Severe Mental Illness. *Psychiatric Rehabilitation Journal, 27*(4), 375-391.

Brown, T. y Gutman, S. A. (2019). Impact factor, eigenfactor, article influence, scopus SNIP, and SCImage journal rank of occupational therapy journals. *Scandinavian Journal of Occupational Therapy, 26*(7), 475-483.

Buscar en Medline con Pubmed: guía de uso en español - Fisterra (2009). https://www.fisterra.com/formacion/metodologia-investigacion/buscar-medline-con-pubmed-guia-uso-espanol/

Canal Pérez, A. y López-Martín, O. (2024). Effectiveness of the Individual Placement and Support model in severe mental disorder: a systematic review. *Cadernos Brasileiros de Terapia Ocupacional, 32.*

Cieślik, B., Mazurek, J., Rutkowski, S., Kiper, P., Turolla, A. y Szczepańska-Gieracha, J. (2020). Virtual reality in psychiatric disorders: A systematic review of reviews. *Complementary Therapies in Medicine, 52*, 102480.

Echevarria, I. M. y Walker, S. (2014). To make your case, start with a PICOT question. *Nursing, 44*(2), 18-19.

López-Martín, O., Segura Fragoso, A., Rodríguez Hernández, M., Dimbwadyo Terrer, I. y Polonio-López, B. (2016). Effectiveness of a programme based on a virtual reality game for cognitive enhancement in schizophrenia. *Gaceta Sanitaria, 30*(2), 133-136.

López-Martín, O., Segura Fragoso, A., Zabala Baños, M. C. y Polonio-López, B. (2017). Eficacia de un videojuego en el tratamiento de pacientes con esquizofrenia. *Revista Mexicana de Psicología, 34*(1), 55-64.

Magid, E. (2001). Evidence-Based Medicine. How to Practice and Teach EBM, 2nd ed. David L. Sackett, Sharon E. Straus, W. Scott Richardson, William Rosenberg, and R. Brian Haynes. Edinburgh: Churchill Livingstone, 2000, 261 pp. *Clinical Chemistry, 47*(9), 1747.

Martín Conejero, A. y Alonso García, M. (2023). Estudios epidemiológicos o cómo tenemos que diseñar nuestra investigación (primera parte). *Angiología, 75*(5), 321-325.

OMS (2017). Guía de intervención mhGAP para los trastornos mentales, neurológicos y por consumo de sustancias en el nivel de atención de salud no especializada. Versión 2.0. Organización Panaméricana de la Salud.

OMS (2018). Directrices de la OMS para el manejo de los problemas de salud física en adultos con trastornos mentales graves. Organización Mundial de la Salud.

OMS (2018). Directrices de la OMS para el manejo de los problemas de salud física en adultos con trastornos mentales graves. Organización Mundial de la Salud.

OMS (2019). Recovery practices for mental health and well-being. WHO QualityRights Specialized training. Organizacion Mudial de la Salud. https://www.who.int/publications/i/item/who-qualityrights-guidance-and-training-tools

OMS (2020). Atlas de salud mental. Organización Mundial de la Salud.

OMS (2021). Orientaciones y módulos técnicos de la OMS sobre los servicios comunitarios de salud mental: promover los enfoques centrados en las personas y basados en los derechos. Organización Mundial de la Salud

OMS (2022). Directrices de la OMS sobre salud mental en el trabajo. Organización Mundial de la Salud

OMS, (2023). Paquete de intervenciones de rehabilitación en salud mental. Organización Mundial de la Salud.

OMS (s.f.). MiNDbank: información sobre salud mental al alcance de la mano. Organización Mundial de la Salud.

Page, M. J., McKenzie, J. E., Bossuyt, P. M. et al. (2021). The PRISMA 2020 statement: an updated guideline for reporting systematic reviews. *British Medical Journal, 372*(71).

Reitz, S. M. y Scaffa, M. E. (2020). Occupational therapy in the promotion of health and well-being. *American Journal of Occupational Therapy, 74*(3), 7403420010p1-7403420010p14.

Sackett, D. L., Rosenberg, W. M. C., Gray, J. A. M., Haynes, R. B. y Richardson, W. S. (1996). Evidence based medicine: what it is and what it isn't. *British Medical Journal, 312*(7023), 3-5.

Sánchez-Martín, M., Navarro Mateu, F. y Sánchez-Meca, J. (2022). Systematic Reviews and Evidence-Based Education. *Espiral. Cuadernos del Profesorado, 15*(30).

Schroeder, J. (2008). An Overlap Analysis of Occupational Therapy Electronic Journals Available in Full-text Databases and Subscription Services. *Journal of Electronic Resources In Medical Libraries, 5*(4), 346-361.

Sterne, J. A., Hernán, M. A., Reeves, B. C. et al. (2016). ROBINS-I: a tool for assessing risk of bias in non-randomised studies of interventions. *British Medical Journal, 355.*

Yu, M. C., Wu, Y. C. J., Alhalabi, W., Kao, H. Y. y Wu, W. H. (2016). ResearchGate: An effective altmetric indicator for active researchers? *Computers in Human Behavior, 55*, 1001-1006.

 ? **AUTOEVALUACIÓN**

Intervención de terapia ocupacional en salud mental

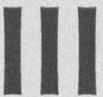

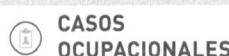
CASOS OCUPACIONALES

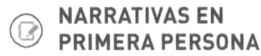
NARRATIVAS EN PRIMERA PERSONA

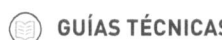
GUÍAS TÉCNICAS

Terapia ocupacional en la salud mental de la primera infancia

12

A. Araya Tijerino

OBJETIVOS

- Comprender los principios fundamentales de la terapia ocupacional aplicados a la salud mental en la primera infancia.
- Identificar y abordar los factores ocupacionales que influyen en el desarrollo en la primera infancia.
- Desarrollar habilidades específicas para la evaluación y planificación de intervenciones en la población de la primera infancia.
- Promover la colaboración interdisciplinaria para optimizar los resultados en la salud mental infantil.

> «Los primeros años de vida tienen una gran repercusión en el futuro de los niños y niñas: en su desarrollo cerebral, su salud, su felicidad, su capacidad de aprender en la escuela, su bienestar e incluso en la cantidad de dinero que tendrán cuando sean adultos».
>
> UNICEF, 2021

INTRODUCCIÓN

Según la Clasificación Internacional del Funcionamiento, de la Discapacidad y de la Salud de la Infancia y la Adolescencia (OMS, 2011), las dos primeras décadas de la vida se caracterizan por un rápido crecimiento y por la existencia de cambios significativos en el desarrollo físico, social y psicológico de los niños, niñas y jóvenes.

Los primeros años de vida proponen una serie de desafíos ocupacionales no solo para las familias, sino también para el propio infante, que en adelante enfrentará el reto de conocer el mundo por sus medios, con sus habilidades, destrezas y competencias, con sus recursos adquiridos y herramientas internas para el desempeño de una vida en sociedad. Estos desafíos se dan primeramente con su familia, más adelante en la interacción con las alternativas infantiles formales o informales de cuidado y,

finalmente, en los contextos educativos, de modo que los niños y las niñas, a través de su hacer, experimentan en el mundo, modifican ese mundo y, a la vez, se apropian de él (Polonio *et al.*, 2008). En definitiva, configuran el componente de comunicación e interacción social a temprana edad.

Pero ¿qué ocurre cuando el infante presenta déficits en su salud mental?, ¿se considera esta variable en la infancia o las patologías mentales se conciben como entidades aisladas? En ocasiones, la adquisición y el desarrollo del cúmulo de herramientas humanas citadas anteriormente cursan sin dificultades que comprometan el desempeño ocupacional en la medida que se avanza en el curso de vida; no obstante, en otras ocasiones el paso de una etapa a otra o la existencia de una condición genética, epigenética, metabólica, neurológica o psiquiátrica, entre otras, conllevan demandas ocupacionales considerables que requieren algún tipo de intervención y apoyo. En este contexto es en el que se visualiza el aporte de la terapia ocupacional en la salud mental de la primera infancia; «es en este lugar donde se pretende apoyar la salud mental y la participación sustantiva a través del compromiso con la ocupación» (Poblete *et al.*, 2016).

FACTORES OCUPACIONALES EN EL DESARROLLO INFANTIL

A continuación se analizan los determinantes ocupacionales en la salud mental infantil y la relación entre ocupación y salud mental en la primera infancia.

Exploración de los determinantes ocupacionales en la salud mental infantil

La terapia ocupacional, en general, se asocia con la salud y el bienestar, considerados como medio y finalidad (Schell *et al.*, 2015). Poblete *et al.* (2016) señalan que debe haber un relevo de la mirada adultocéntrica sobre niños, niñas y jóvenes, evitando vulnerabilizarlos al compararlos con el mundo adulto; más bien se deben reconocer sus capacidades y oportunidades, lo cual impacta en la oferta de servicios hacia esta población.

La salud mental se entiende como un estado de bienestar en el que la persona utiliza sus capacidades, supera el estrés normal de la vida, trabaja de forma productiva y fructífera, y aporta algo a su comunidad (OMS, 2013; citado en OMS 2023). De acuerdo con Barwick y Urajnik (2023), la salud mental en la infancia debe definirse de forma diferente a la salud mental de las personas adultas, de una manera más multifacética, debido a los hitos de desarrollo únicos que experimentan los niños y las niñas, haciendo así una llamada a su singularidad etaria.

Si bien los niños y las niñas pueden presentar una diversidad de conductas aisladas propias de la edad, existen otras circunstancias en que estos comportamientos pueden indicar un problema más grave (NIMH, 2021) como, por ejemplo, cuadros de ansiedad, depresión, trastorno por déficit de atención e hiperactividad, trastorno del espectro del autismo, trastornos de conducta en sus diversas manifestaciones, dificultades con la regulación emocional, el control de los impulsos y el procesamiento sensorial, entre otros. Los trastornos mentales pueden comenzar en la niñez y, sin tratamiento, estos trastornos de salud mental pueden impedir que los niños alcancen su máximo potencial (NIMH, 2021).

Un aspecto determinante es que los problemas de salud mental que pueden experimentar los niños y las niñas pueden reflejarse en dificultades en el desarrollo psicológico y emocional, las relaciones sociales y la conducta (Barwick y Urajnik, 2023), es decir, de una forma bastante amplia. Incluso cuando el *Manual diagnóstico y estadístico de los trastornos mentales, DSM-5* (APA, 2014) faculta para la consideración de cualquier diagnóstico en la infancia, antes subdivididos entre aquellos cuadros de inicio en la niñez y la adolescencia, y todos los demás en la adultez, esto abre un abanico de posibilidades para considerar el tratamiento desde la terapia ocupacional. No obstante, se debe tener en cuenta que el desafío consiste en definir protocolos o guías de intervención adaptados a la población y a las condiciones clínicas que subyacen, los diagnósticos médicos psiquiátricos y psicológicos o, mejor dicho, «los diagnósticos de enfermedad psicosocial».

Corresponde a la persona profesional en terapia ocupacional ser observadora de la naturaleza y la complejidad de los entornos en la primera infancia. Cada uno de estos cambios está relacionado con su creciente competencia, su participación social y su nivel de independencia (OMS, 2011), lo cual representa otro de los determinantes ocupacionales en la salud mental infantil.

El fortalecimiento de una «buena salud mental» ha sido objeto de mucha menos investigación empírica que la prevención de una «mala salud mental» (Fusar-Poli *et al.*, 2020); no obstante, uno de los aspectos más claros es que, al hacer referencia al constructo de salud mental, casi siempre se alcanza el concepto de enfermedad, y este no puede ser el único camino que marque una opción de tratamiento ocupacional en salud mental infantil. No puede perderse de vista la salud y el bienestar como una de las áreas de la práctica más importantes en terapia ocupacional (Baum, 2006; citado por Schell *et al.*, 2015).

Fusar-Poli *et al.* (2020) señalan que, aunque existe un amplio consenso sobre la importancia de lograr una buena salud mental, actualmente no está claro en qué dominios centrales se debe trabajar. Esto es particularmente problemático en las poblaciones jóvenes, ya que son las más vulnerables al impacto de los problemas de salud mental emergentes (Fusar-Poli, 2019), lo que representa un reto de grandes proporciones también para la terapia ocupacional.

Por último, es necesario identificar las conductas críticas de los infantes como determinantes de salud mental, de conformidad con las etapas del desarrollo, lo cual es un requisito para la evaluación diagnóstica y la intervención ocupacional posterior.

Relación entre ocupación y salud mental en la primera infancia

El hacer de los niños está íntimamente relacionado con el juego, como ocupación principal que favorece su carácter exploratorio del mundo que les rodea. Ahora bien, este puede sugerir algunos desafíos en la medida en que existe una condición de salud mental temporal o permanente que aqueja su desarrollo integral. Puerto *et al.* (2007) plantean que, si bien la terapia ocupacional infantil asume lo indicado, la presencia de un trastorno mental en la infancia trae como consecuencia la alteración de todas las áreas de desempeño del niño o la niña. Más ampliamente aún, pueden encontrarse desafíos diversos en las áreas de ocupación, como se menciona en la AOTA (2020) (actividades de vida diaria básicas e instrumentales, educación, juego, ocio/tiempo libre, participación social y manejo de la salud), así como en los factores del cliente, las habilidades y patrones de desempeño o los contextos y entornos.

[...] la salud mental del ser humano en cualquier etapa de la vida se refleja en la calidad de su desempeño, en la eficacia de sus acciones y en la satisfacción de las exigencias de su entorno. Por el contrario, el déficit mental produce alteraciones en la ejecución de las actividades diarias dentro de las áreas del desempeño ocupacional, observándose ineficiencia, respuestas desadaptadas y pobres a las demandas ambientales (Puerto *et al.*, 2007, p. 70).

De este modo, la terapia ocupacional se orienta a la facilitación de cada niña o niño para identtificar las habilidades y patrones saludables en el desempeño, en congruencia con lo señalado por López y Ortega (1992), citado por Puerto *et al.* (2007).

EVALUACIÓN OCUPACIONAL EN LA SALUD MENTAL DE LA POBLACIÓN INFANTIL

En los siguientes apartados se explican el método, las herramientas de evaluación de las intervenciones y los indicadores de resultados.

Metodología de evaluación

Polonio *et al.* (2008) refieren que los niños, niñas y adolescentes avanzan en el conocimiento del mundo a través de la exploración y la experimentación, a la vez que desarrollan y consiguen las habilidades esperadas según su cultura, sociedad y edad. En este sentido, el proceso de evaluación debe iniciarse por la obtención e interpretación de la información necesaria para planificar la intervención y revisar la eficacia (Schell *et al.*, 2015), implicando un proceso complejo de razonamiento clínico.

Al respecto, Polonio *et al.* (2008) sugieren algunos elementos fundamentales para el proceso de evaluación en población infantil, que se circunscribe en esta ocasión a la intervención en salud mental en este grupo etario. Estos elementos son:

- En todo comportamiento ocupacional, el juego es la base para el desarrollo de la vida.
- El juego se entrelaza con el crecimiento y el desarrollo, y busca información en las experiencias pasadas, a través de la historia ocupacional, para poder explicar el comportamiento actual.
- Las autoras, retomando a Reilly (1969) y Kielhofner (1995), señalan que, a efectos de la evaluación en población infantil, se considera el juego desde su etapa exploratoria, siguiendo el principio del *continuum* de la formación del comportamiento ocupacional (hacia las etapas de logro y competencia).
- El juego en esta etapa representa la oportunidad de aprender, descubrir y expresarse, generándose un sentimiento de curiosidad y excitación que nutre el desarrollo de las destrezas.

Ahora bien, es oportuno tener presente que una metodología de evaluación ocupacional debe ser éticamente sustentada y visualizar dicho proceso de una forma concienzuda. En este sentido, se consideran los pasos sugeridos por Schell *et al.* (2015) con respecto al proceso de evaluación de las personas:

- **Examen de antecedentes (*screening*):** consiste en una revisión rápida de la situación de la persona para decidir si se justifica un análisis de terapia ocupacional más profundo.
- **Evaluación:** usada en el proceso completo de obtención e interpretación de la información necesaria para planificar la intervención y revisar la eficacia.
- **Examen:** es la reunión de información específica mediante una herramienta de exploración. Se emplean instrumentos estandarizados (con referencias de criterios o de normas) y no estandarizados. La elección de los instrumentos debe ser muy cuidadosa.
- **Reevaluación:** proceso de análisis crítico de la respuesta de la persona a la intervención.

Un aspecto fundamental que debe tenerse presente es que la persona es capaz de ejecutar algunas actividades ocupacionales y cuenta con fortalezas en su desempeño; en síntesis, posee aspectos positivos de su ser ocupacional. Partir de ahí en el proceso de delimitación diagnóstica marca una diferencia sustancial y permite considerar su participación en un trabajo colaborativo.

Herramientas de evaluación adaptadas a la población infantil

El proceso de evaluación ocupacional sugiere un razonamiento clínico oportuno respecto a las condiciones de salud mental del infante, considerando su diagnóstico de enfermedad psicosocial, pero más importante aún, las áreas del desempeño que presentan déficits, para pensar en un proceso de transformación y oportunidades en la identificación de sus capacidades y encuentro con su ser ocupacional. En este sentido, es oportuna la propuesta diagnóstica de Wilcock (1988), citada por Polonio *et al.* (2008), en la que se consideran tres tipos de diagnóstico:

- El **desequilibrio ocupacional** entre las áreas del desempeño.
- La **deprivación ocupacional**, en tanto las limitaciones o circunstancias impiden que la persona adquiera, utilice o disfrute de la actividad.
- La **alienación ocupacional**, definida como la falta de satisfacción de una actividad considerada estresante, aburrida o no significativa.

Si bien se ha reiterado el recurso del juego como instrumento de evaluación e intervención en terapia ocupacional en la población infantil, también es oportuno considerar instrumentos de evaluación estandarizados en salud mental infantil o instrumentos potenciales que pueden contribuir al desarrollo de un plan de intervención adecuado y orientado a las necesidades ocupacionales del niño o la niña. La evaluación ocupacional se entiende como un «[...] procedimiento sistemático de adquisición de información a través del cual interpretamos la naturaleza, condición y evolución de la faceta ocupacional o estatus ocupacional del sujeto evaluado» (Moruno y Ayuso Romero, 2006, p. 54).

De este modo, para una evaluación exhaustiva se deben considerar las recomendaciones que se realizan en la **tabla 12-1**. Adviértase que cada profesional dispondrá de su juicio crítico para elegir los instrumentos que considere más pertinentes en atención a las particularidades de cada menor, comenzando por las entrevistas preliminares, consulta de fuentes documentales, revisión de expedientes médicos-escolares-psicológicos u otros informes de interés. Asimismo, siempre se recomienda llevar a cabo observaciones específicas en ambientes concretos (ecológicamente diseñados) como, por ejemplo, en el aula, el domicilio o el espacio de juego con sus pares, entre otros. De igual modo, también se sugiere que la evaluación ocupacional que habitualmente se realiza debe completarse con la evaluación de la salud mental infantil, dada la naturaleza dinámica de los diagnósticos de enfermedades psicosociales que pueden presentar las personas usuarias (Moruno y Ayuso Romero, 2006).

DESARROLLO DE PLANES DE INTERVENCIÓN CENTRADOS EN LA OCUPACIÓN

A continuación se presentan programas y técnicas de intervención, diferentes contextos de

Tabla 12-1. Evaluaciones estandarizadas recomendadas en salud mental infantil	
Área de evaluación	**Evaluaciones estandarizadas recomendadas en salud mental infantil**
Aspectos generales de la ocupación	
Patrones de desempeño (hábitos, rutinas, funciones y rituales)	Perfil de intereses del niño (Henry, 2000). Perfil ocupacional inicial del niño, SCOPE (2008). Autoevaluación ocupacional para niños, COSA (Keller *et al.*, 2006). Cuestionario volicional pediátrico, PVQ (Kramer, 2008).
Contextos (factores ambientales y personales)	Entrevista basada en rutinas (McWilliam, 2009). Evaluación pediátrica de la discapacidad, PEDI (Haley, 1992). Evaluación de la participación y el ambiente para niños y adolescentes (Coster *et al.*, 2012). Cuestionario de restricciones ambientales (Rosenber *et al.*, 2010)
Ocupaciones (AVDB, AVDI, manejo de la salud, descanso y sueño, educación, juego, ocio, participación social)	Marco de proceso y práctica (2020). Registro de observación de las AVD de Neistadt (2000). Evaluación de las AVD de Kohlman (1992). Cuestionario de situaciones domésticas (Barkley y Murphy, 1998). Autoevaluación ocupacional para niños, COSA (Keller *et al.*, 2006). Escala de somnolencia de Epworth (Johns, 1991). Entrevista del ambiente escolar, SSI (Hemmingssin *et al.*, 2005). Escala del juego prescolar de Susan Knox (1974). Historia del juego de Nancy Takata (1969). Evaluación de la participación y el ocio en niños/preferencias por actividades en los niños, CAPE-PAC (King *et al.*, 2004). Evaluación de la participación y el ambiente para niños y adolescentes (Coster *et al.*, 2012)
Habilidades de desempeño (énfasis en habilidades de procesamiento e interacción social)	Evaluación de las habilidades de comunicación e interacción (ACIS, 1998). Autoevaluación ocupacional para niños, COSA (Keller *et al.*, 2006). Evaluación cognitiva dinámica para terapia ocupacional de Loewenstein, DOTCA-CH (2007)
Aspectos específicos de la evaluación en salud mental infantil y su impacto en la ocupación	
Áreas globales de la salud mental	Evaluación exhaustiva de terapia ocupacional, KidCOTE (Kunz y Brayman, 1999) Escalas de conducta adaptativa de Vineland revisadas (Sparrow, 2005) Prueba de revisión del desarrollo FirstSTEP de Miller (1993)

AVD: actividad de la vida diaria; AVDB: actividad de la vida diaria básica; AVDI: actividad de la vida diaria instrumental.

intervención, sistemas de evaluación de las intervenciones e indicadores de resultados.

Programas y técnicas de intervención

Una vez identificadas las principales áreas de intervención ocupacional en los niños que presentan una condición de salud mental, sobreviene la determinación de objetivos ocupacionales específicos para abordar tales déficits. Los objetivos pueden ser muy diversos como, por ejemplo, mejorar las habilidades adaptativas, la confianza en uno mismo (sentido de autoeficacia y causalidad personal), desarrollar habilidades sociales y de interacción, proporcionar estrategias para apoyar cuando se presenta un compromiso cognitivo, mejorar la regulación emocional, promover la participación en distintos espacios o realizar modificaciones ambientales, entre otros.

Ahora bien, si se considera que la suma de acciones sostenidas en el tiempo deriva en programas establecidos (Ministerio de Educación Pública, 2019), es posible mencionar los siguientes programas:

- **De seguimiento**: acompañamiento al niño o niña y su familia posterior a las intervenciones realizadas. En este programa se estima prudente valorar la efectividad del programa, así como considerar los ajustes que sean necesarios hasta lograr el objetivo ocupacional deseado.
- **De apoyo individual**: abordaje personalizado en la medida de las necesidades ocupacionales más específicas que no se ven cubiertas en otras modalidades.
- **De asesoría**: se plantea desde un enfoque colaborativo en el que el profesional en terapia ocupacional trabaja con la familia, docentes y comunidad, entre otras personas que formen parte del ambiente infantil.

Si bien es cierto que cada profesional en terapia ocupacional es libre de diseñar su plan de trabajo con las personas con las que trabaja, este apartado se orienta a evidenciar los esfuerzos sistemáticos que han llevado a cabo distintas

entidades con el propósito de realizar aportaciones relevantes a la comunidad científica. Así, se menciona el **programa de intervención conductual para niños con autismo**, de igual modo, **para otros infantes con desafíos en la regulación conductual y emocional**, concibiendo el comportamiento cooperativo como el acto de trabajar en conjunto con otros para lograr un objetivo en común, el cual es un elemento crítico para los comportamientos sociales adaptativos de los seres humanos, impactando positivamente en las interacciones sociales y la resolución de problemas en conjunto (Gateño-Galemiri *et al.*, 2021).

Arbesman *et al.* (2013) señalan la existencia de programas y estrategias con evidencia sólida a partir de su artículo «Revisión sistemática de la terapia ocupacional y la promoción, prevención e intervención de la salud mental para niños y jóvenes», a saber:

- **Programas de intervenciones basados en la ocupación y la actividad**: se incluyen los programas que se centran en el aprendizaje de habilidades socioemocionales, la prevención del acoso escolar y las actividades extraescolares, de artes escénicas y de manejo del estrés.
- **Programas de habilidades sociales y para la vida**: eficaces para los niños que son agresivos, cuentan con un historial de rechazos en su vida temprana o bien son madres adolescentes.
- **Programas de habilidades sociales y actividades de juego, ocio y recreación**: usualmente empleados con niños con discapacidades intelectuales, retrasos en el desarrollo y discapacidades de aprendizaje. Sugieren evidencia sólida de la eficacia de los programas de habilidades sociales para los niños y niñas que requieren servicios a nivel intensivo (por ejemplo, aquellos con trastorno del espectro autista, enfermedad mental diagnosticada o trastornos graves de conducta) para mejorar el comportamiento social y la autogestión.

Read *et al.* (2018) proponen el **programa de remediación cognitiva y mejora del funcionamiento ocupacional general**, que sugiere que la educación con apoyo mejora los resultados sociales y ocupacionales, así como que la **psicoeducación** (capacitación desde los modelos de terapia ocupacional) mejora el funcionamiento general, la resolución de problemas y la rehospitalización en los casos más graves.

Un aspecto fundamental que considerar en el proceso de intervención en terapia ocupacional es que esta tiene sus alcances, pero también sus limitaciones, en el uso terapéutico de sí mismo en algunas condiciones psicosociales específicas. Por ello siempre es oportuna la realización de un trabajo transdisciplinar colaborativo con otras especialidades del ámbito de la rehabilitación y la educación, en donde cada niña o niño sea el centro de las intervenciones y que permita, incluso, derivar a la persona a otros servicios previos o simultáneos con los que podría beneficiarse (Schell *et al.*, 2015), de modo que se enriquezca la intervención integral.

Contextos de intervención

Previamente se señaló que, en la identificación de los determinantes ocupacionales en salud mental infantil, el contexto en el que se desenvuelven los niños representa un factor que atraviesa el curso, el diagnóstico y las posibilidades de intervención en el campo de la salud mental infantil. Ahora bien, es oportuno visualizar los contextos de intervención en salud mental en dos vías: *a)* considerando lo que sugiere la AOTA (2008), retomado por Sánchez Rodríguez (2012), en virtud del papel que juegan todos los contextos que delimitan la participación del ser ocupacional, a saber: **contexto cultural, social, personal, espiritual, temporal, físico, virtual** y **político**; y *b)* si se piensa en los contextos de intervención en los cuales se puede llevar a cabo la atención y abordaje de la población infantil con compromisos en su salud mental, es posible citar distintas instancias que estarán delimitadas por la edad y la vinculación a servicios e instituciones, considerando, a la vez, los contextos más amplios plasmados previamente. Estas son:

- Unidades de atención temprana de los centros de cuidado (estatales o privados).

- Servicios de atención familiar (propios de algunas municipalidades).
- Servicios de apoyo adscritos a los centros educativos iniciales.
- Escuelas infantiles dentro de los hospitales infantiles.
- Organizaciones no gubernamentales.
- Seguridad social.
- Servicios privados especializados de profesionales en el ejercicio liberal de la profesión.

Sistemas de evaluación de las intervenciones e indicadores de resultados

Una de las prácticas más recurrentes en terapia ocupacional es precisamente la consideración del pronóstico ocupacional (Polonio *et al.*, 2008) para dimensionar las necesidades de apoyo de cada menor.

Cuando los terapeutas ocupacionales se reúnen con un cliente por primera vez, deben determinar con rapidez la razón por la cual el cliente concurrió a la consulta, lo que le resulta importante, lo que podría ayudarle o interferir en la realización de sus ocupaciones deseadas **y lo que podría constituir una intervención posible para permitir que el cliente logre sus objetivos** (Shell *et al.*, 2015).

Lo descrito sugiere un razonamiento presente, a la vez que una proyección respecto a las posibilidades de cambio de la persona. Una vez realizada la evaluación ocupacional y llevada a cabo la intervención adecuada a las necesidades, la herramienta principal para esta tarea pronóstica viene dada por la estrategia de la reevaluación (Shell *et al.*, 2015), orientada al proceso de análisis crítico de la respuesta de la persona a lo largo de la intervención. Esto permite al terapeuta definir la respuesta de la persona a la intervención y cooperar con ella para definir cambios en el plan de intervención.

De este proceso de reevaluación es posible que se desprenda el éxito de los objetivos alcanzados y, por ende, que se perciban los cambios en la persona. Por otro lado, si el abordaje no resulta eficaz, se debe estar dispuesto a cambiarlo o adaptarlo (Shell *et al.*, 2015).

EXPERIENCIA OCUPACIONAL: Matías, desarrollo evolutivo y sintomatología compleja

Evaluación y diagnóstico ocupacional

Matías es un niño de 7 años que es derivado a terapia ocupacional.

En la entrevista inicial, su madre se pierde constantemente en el reporte de numerosas situaciones –y otros temas diversos–, entre ellos, que su hijo no es capaz de sacar siquiera los cuadernos de su mochila, que sus horas en el colegio se limitan a la deambulación por los pasillos, baños o cualquier otro lugar, que tiene pensamientos «raros», que no es violento, pero habla solo todo el tiempo como si estuviera respondiendo a lo que en apariencia una voz le indica recurrentemente y que esto ha hecho que las personas a su alrededor se burlen.

Además, Matías muestra un aspecto desaliñado y despreocupado por lo que le rodea.

En el primer contacto con Matías, el niño expresa que se desplazó desde su casa en un avión que lo dejó caer en un inflable «con puntas como de hojas de piña» y «que, así como su hermano, él también dice mal la palabra *caramote*» (refiriéndose a camarote o litera). Durante el primer encuentro una parte de la expresión motora y de la interacción social es incomprensible.

¿Cuáles son los procesos y contextos que habría que considerar en la evaluación para abordar el diagnóstico ocupacional?

Plan de intervención

Es posible que se encuentren retos considerables en los patrones ocupacionales, así como en varias áreas ocupacionales, en las habilidades de desempeño, en los componentes de procesamiento y de comunicación e interacción social. Ahora bien, surgen varias preguntas de entrada:

- ¿Qué elementos hay que tener en cuenta respecto a la conveniencia o no de iniciar un abordaje de terapia ocupacional en este momento?
- ¿Qué dimensiones básicas hay que considerar en el plan de intervención?
- ¿Qué tipo de profesionales deberían coordinar las actuaciones y en qué dominios sería necesario fundamentar las coordinaciones?

Es necesario un trabajo colaborativo, transdisciplinar, centrado en la persona y en las necesidades inmediatas del desarrollo evolutivo y de los contextos de la vida diaria.

Actualmente Matías está recibiendo tratamiento en el Hospital Nacional de Menores. Es importante destacar que la esquizofrenia en menores es poco común y puede presentar retos relevantes respecto al diagnóstico diferencial con otros trastornos del neurodesarrollo.

Su madre también recibe tratamiento por un diagnóstico de esquizofrenia.

PREGUNTAS DE REFLEXIÓN

- ¿Qué desafíos tiene la terapia ocupacional en la salud mental infantil?
- ¿Cuáles son las correlaciones que hay que analizar en la edad infantil entre el desarrollo evolutivo y los procesos de los dominios de salud mental y dominios ocupacionales?
- ¿Cuáles son las técnicas de intervención ocupacional con mayor evidencia para abordar el desarrollo evolutivo infantil ante elementos de riesgo en los dominios de salud mental?

PUNTOS CLAVE

- Los primeros años de vida suponen una serie de desafíos ocupacionales tanto para los niños como para sus familias. Los niños experimentan en el mundo, lo modifican y, a la vez, se apropian de él (Polonio *et al.*, 2008), aunque en ocasiones una condición de salud mental conlleva demandas ocupacionales considerables que requieren algún tipo de intervención y apoyo, en particular cuando hay un diagnóstico de enfermedad psicosocial.
- La salud mental en la infancia debe definirse de forma diferente de la salud mental de los adultos, de una manera más multifacética, debido a los hitos de desarrollo únicos que experimentan los niños y las niñas (Barwick y Urajnik, 2023). Si bien pueden presentar una diversidad de conductas aisladas propias de la edad, existen otras circunstancias en las que estos comporta-

mientos pueden indicar un problema más grave (NIMH, 2021).
- Existen distintos determinantes de los problemas de salud mental infantil, entre ellos la amplitud de diagnósticos posibles, la complejidad de los entornos en la primera infancia, los contextos en que se desenvuelven los niños y las niñas o las conductas críticas y los desfases que pueden presentar. De este modo, la terapia ocupacional se orienta hacia la facilitación del niño o la niña para identificar las habilidades propias, promover el establecimiento de hábitos y rutinas saludables individuales y grupales, y para promover el desarrollo del componente de comunicación e interacción social. Esto se logra por medio de la exploración y la experimentación del niño, el proceso de evaluación exhaustiva y considerando el juego como medio de evaluación e intervención.

REFERENCIAS BIBLIOGRÁFICAS

American Occupational Therapy Association. (2008). Occupational Therapy Practice Framework: Domain & Process (2.ª ed.). American Journal of Occupational Therapy, 62, 625-683.

American Occupational Therapy Association. (2020). *Occupational therapy practice framework: Domain and process* (4.ª ed.). *American Journal of Occupational Therapy, 74*(Suplemento 2), Article 7412410010.

American Occupational Therapy Association, AOTA (2020). Marco de trabajo para la práctica de terapia ocupacional: dominio y proceso. Traducción no oficial. https://pdfcoffee.com/aota-2020-espanol-revisada-y-corregida-3-pdf-free.html

American Psychiatric Association, APA (2014). *Manual diagnóstico y estadístico de los trastornos mentales, DSM-5.* Editorial Médica Panamericana.

Arbesman, M., Bazyk, S. y Nochajski, S. M. (2013). Systematic review of occupational therapy and mental health promotion, prevention, and intervention for children

and youth. *The American Journal of Occupational Therapy, 67*(6), e120-e130.

Barkley, R. A., & Murphy, K. R. (1998). *Attention-deficit hyperactivity disorder: A clinical workbook* (2nd ed.). New York, NY: Guilford Press.

Barwick, M. y Urajnik, D. (2023). Salud mental infantil. Britannica. https://www.britannica.com/topic/child-mental-health.

Basu, S., Kafkes, A., Schatz, R., Kiraly, A., & Kielhofner, G. (2008). *A user's manual for the Pediatric Volitional Questionnaire (PVQ)* (Version 2.1). Chicago, IL: MOHO Clearinghouse, University of Illinois at Chicago.

Bowyer, P. L., Kramer, J., Ploszaj, A., Ross, M., Schwartz, O., Kielhofner, G., & Kramer, K. (2008). *A user's manual for the Short Child Occupational Profile (SCOPE) (Version 2.2).* Chicago, IL: Model of Human Occupation (MOHO) Clearinghouse, University of Illinois at Chicago.

Coster, W., Law, M., Bedell, G., Khetani, M. A., Cousins, M., & Teplicky, R. (2012). Development of the Participation and Environment Measure for Children and Youth (PEM-CY): Conceptual basis. *Disability and Rehabilitation, 34*, 238–246. https://doi.org/10.3109/0963828.2011.603017

Forsyth, K., Salamy, M., Simon, S., & Kielhofner, G. (1998). *A user's guide to the Assessment of Communication and Interaction Skills (ACIS)* (Version 4.0). University of Illinois at Chicago.

Fusar-Poli, P. (2019). Integrated Mental Health Services for the Developmental Period (0 to 25 Years): A Critical Review of the Evidence. Frontiers in Psychiatry, 10, 355.

Fusar-Poli, P., Salazar de Pablo, G., De Micheli, A. et al. (2020). What is good mental health? A scoping review. *European Neuropsychopharmacology, 31*, 33-46.

Gateño-Galemiri, D., González-Murillo, A. y Arce-Chavarría, E. (2021). Acciones y alcances de la intervención del terapeuta ocupacional en niños con trastorno del espectro autista en escuelas regulares. *Revista Terapéutica, 15*(2), 22-41.

Grau, J., González, L. y Zango, I. (2023). *Instrumentos de valoración en terapia ocupacional. Guía para la práctica profesional e investigación.* Escola Universitària d'Infermeria i Teràpia Ocupacional de Terrassa.

Haley, S. M., Coster, W. J., Ludlow, L. H., Haltiwanger, J. T., & Andrellos, P. J. (1992). *Pediatric Evaluation of Disability Inventory (PEDI): Development, standardization and administration manual.* Boston, MA: Trustees of Boston University.

Hemmingsson, H., Egilson, S., Oshrat, H., & Kielhofner, G. (2005). *The School Setting Interview (SSI) Version 3.0.* Swedish Association of Occupational Therapists.

Henry, A. D. (2000). *Pediatric interest profiles: Surveys of play for children and adolescents (Kid Play Profile; Preteen Play Profile; Adolescent Leisure Interest Profile).* San Antonio, TX: Therapy Skill Builders.

Johns, M. W. (1991). A new method for measuring daytime sleepiness: The Epworth Sleepiness Scale. *Sleep, 14*(6), 540–545.

Katz, N., Golstand, S., Bar Ilan, R., & Parush, S. (2007). The Dynamic Occupational Therapy Cognitive Assessment for Children (DOTCA-Ch): A new instrument for assessing learning potential. *American Journal of Occupational Therapy, 61*(1), 41-52.

Keller, J., Kafkes, A., Basu, S., Federico, J., & Kielhofner, G. (2006). *A user's manual for the Child Occupational Self Assessment (COSA)* (Version 2.1). Chicago, IL: MOHO Clearinghouse, University of Illinois at Chicago.

King, G., Law, M., King, S., Rosenbaum, P., Kertoy, M., & Young, N. (2004). *Children's Assessment of Participation and Enjoyment (CAPE) & Preferences for Activities of Children (PAC).* Harcourt Assessment, Inc.

Knox, S. (1974). *A play scale.* En M. Reilly (Ed.), *Play as exploratory learning* (pp. 247-266). Beverly Hills, CA: SAGE.

Kohlman, C. V., & Lillie, S. E. (1992). Kohlman Evaluation of Living Skills (KELS) (3rd ed.). Bethesda, MD: American Occupational Therapy Association.

McWilliam, R. A., Casey, A. M., & Sims, J. L. (2009). The routines-based interview: A method for gathering information and assessing needs. *Infants & Young Children, 22*(3), 224–233.

Ministerio de Educación Pública (2019). Servicio de apoyo complementario de terapia ocupacional en los centros educativos para el estudiando con discapacidad. Viceministerio Académico. https://ddc.mep.go.cr/sites/all/files/ddc_mep_go_cr/archivos/documento_servicio_de_apoyo_complementario_de_terapia_ocupacional.pdf

Moruno, P. y Romero, D. M. (2006). *Actividades de la vida diaria.* Masson.

National Institute of Mental Healt, NIMH (2021). Los niños y la salud mental. ¿Es solo una etapa? https://www.nimh.nih.gov/sites/default/files/health/publications/espanol/los-ninos-y-la-salud-mental/los-ninos-y-la-salud-mental-es-solo-una-etapa.pdf.

Neistadt, M. E. (2000). Occupational Therapy Evaluation for Adults: A Pocket Guide. Lippincott Williams & Wilkins.

Organización Mundial de la Salud (2011). *Clasificación Internacional del Funcionamiento, de la Discapacidad y de la Salud: versión para la infancia y adolescencia: CIF-IA.* España. Ministerio de Sanidad, Política Social e Igualdad. Centro de Publicaciones. https://iris.who.int/handle/10665/81610

Organización Mundial de la Salud (2013). *Plan de acción integral sobre salud mental 2013-2030.* Ginebra: OMS. https://www.who.int/es/publications/i/item/9789240031029

Organización Mundial de la Salud (2023). *Política para mejorar la salud mental.* Washington. Organizaciones intergubernamentales de Creative Commons. https://iris.paho.org/bitstream/handle/10665.2/57236/OPASNMHMH230002_spa.pdf?sequence=1&isAllowed=y

Poblete, M. J., Troncoso, F. y Burgos, R. (2016). Experiencias de terapia ocupacional en salud mental infantil juvenil: una aproximación a prácticas de derecho y participación. *Revista Chilena de Terapia Ocupacional, 16*(2), 31-41. https://revistaterapiaocupacional.uchile.cl/index.php/RTO/article/view/44749/46791

Polonio, B., Castellanos, M. C. y Viana, I. (2008). *Terapia ocupacional en la infancia. Teoría y práctica.* Editorial Médica Panamericana.

Puerto, Y. A., Bernal, D. y Sánchez, K. (2007). Características del área de desempeño ocupacional de juego en niños con trastornos mentales. *Umbral Científico, 10*, 63-79. https://www.redalyc.org/pdf/304/30401006.pdf

Read, H., Roush, S. y Downing, D. (2018). Intervención temprana en salud mental para adolescentes y adultos jóvenes: una revisión sistemática. *The American Journal of Occupational Therapy, 72*(5), 7205190040p1-7205190040p8.

Rosenberg, L., Ratzon, N. Z., Jarus, T., & Bart, O. (2010). Development and initial validation of the Environmental Restriction Questionnaire (ERQ). *Research in Developmental Disabilities, 31*(6), 1323–1331.

Sánchez Rodríguez, Ó. (2012). El entorno como elemento central de la evaluación e intervención. En O. Sánchez Rodríguez, B. Polonio López & M. Pellegrini Spangenberg (Eds.), Terapia ocupacional en salud mental: teoría y técnicas para la autonomía personal (pp. 197-213). Editorial Médica Panamericana.

Schell, B. A., Gillen, G., Scaffa, M. E. y Cohn, E. S. (2015). *Willard & Spackman. Terapia Ocupacional.* México: Editorial Médica Paramericana.

Takata, N. (1969). *The Play History. American Journal of Occupational Therapy,* 23(4), 314-318.

 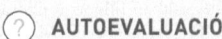

AUTOEVALUACIÓN

Terapia ocupacional en la salud mental de personas adolescentes y jóvenes 13

A. Uberuaga Etxebarria e I. Albert Piñero

 OBJETIVOS

- Analizar las características y retos específicos de la terapia ocupacional en la salud mental de los adolescentes y jóvenes.
- Diseñar estrategias de intervención que aborden las necesidades ocupacionales de la población adolescente y joven para el desarrollo de los dominios de salud mental.
- Facilitar la participación y la toma de decisiones informada de la población adolescente y joven en su proceso terapéutico.
- Evaluar la eficacia de las intervenciones ocupacionales mediante indicadores de bienestar y funcionalidad en la población adolescente y joven.

«Invertir en adolescentes y jóvenes contribuye a crear economías sólidas, comunidades inclusivas y sociedades dinámicas».

UNICEF

INTRODUCCIÓN

La adolescencia comprende la etapa entre los 10 y los 19 años, y la juventud, entre los 15 y los 24 años, según las definiciones de Naciones Unidas, y representan un período crucial marcado por profundos cambios físicos, emocionales y sociales. Con aproximadamente 1.200 millones de personas adolescentes en el mundo y un número similar de jóvenes, estos años aportan una realidad crítica respecto a los procesos de desarrollo evolutivo y la consolidación de diversos procesos ocupacionales. Sin embargo, estas fases también conllevan una vulnerabilidad relevante, especialmente en lo que respecta a la salud mental y el acceso a oportunidades ocupacionales equitativas (OHCHR, 2016).

Las directrices internacionales, destacando la Convención sobre los Derechos del Niño, subrayan la responsabilidad de garantizar que todas las personas adolescentes y jóvenes crezcan en entornos que promuevan el acceso universal a las necesidades básicas, a la educación obligatoria, a

la atención sanitaria, a la vivienda y al empleo. El cumplimiento de estos derechos es un reto fundamental para las políticas públicas y estructuras de los Estados, que deben proporcionar un marco de apoyo integral para prevenir y tratar los problemas de salud mental que emergen durante estas etapas (OMS, 2016; ONU, 1989).

En este aspecto, la terapia ocupacional se destaca por su enfoque integral en la promoción de la salud mental, abordando las necesidades para lograr la salud, participación, calidad de vida, competencia de roles, bienestar y justicia ocupacional (AOTA, 2020). Asimismo, también son múltiples los desafíos ocupacionales asociados a la gestión de contextos de oportunidad para afrontar situaciones de vulnerabilidad, como son la pobreza, las migraciones forzadas, el trabajo infantil o el abuso y el maltrato, frente a los que promueven el desarrollo saludable, con una alimentación nutritiva, realización de actividad física, acceso a la educación y la cultura o disponer de un trabajo digno, a lo que hay que añadir los factores asociados al desarrollo tecnológico y su vinculación con los dominios de salud mental y ocupacional (redes virtuales, dispositivos electrónicos, etc.).

Por lo tanto, los servicios de terapia ocupacional se posicionan como un componente vital en la promoción del bienestar integral de los adolescentes y jóvenes. Los profesionales deben estar preparados para abordar la complejidad de las influencias contextuales, desde el entorno familiar hasta los impactos socioculturales, asegurando que sus intervenciones contribuyan a un desarrollo saludable y a la mejora de la calidad de vida de esta población en constante evolución (UNICEF, 2021).

FACTORES OCUPACIONALES EN EL DESARROLLO DE LA ADOLESCENCIA Y JUVENTUD

A continuación se analizan los determinantes ocupacionales en la salud mental y la relación existente entre ocupación y salud mental en este grupo de población.

Determinantes ocupacionales en la salud mental de adolescentes y jóvenes

La prevención y la promoción de la salud mental de los adolescentes y jóvenes son una prioridad y una inversión, considerando los costes socioeconómicos y sanitarios que las amenazas suponen para el desarrollo humano a nivel global y regional. Los datos estadísticos ofrecen unas cifras terribles: uno de cada siete adolescentes de entre 10 y 19 años padece algún tipo de trastorno mental, el suicidio es la tercera causa de defunción en las personas de 15 a 29 años y uno de cada dos de los trastornos mentales en la edad adulta ya ha empezado a los 14 años (OHCHR, 2016; ONU, 1989 y 2017).

Los factores ambientales y personales están configurados por complejos procesos contextuales que influyen en la construcción de los dominios de salud mental de jóvenes y adolescentes, afectando al desarrollo global de la salud, participación, calidad de vida, competencia de roles, bienestar y justicia ocupacional (AOTA, 2020).

Por lo tanto, la configuración de factores protectores y facilitadores se conjuga con los factores amenazantes y las barreras en la construcción de la salud-enfermedad mental. Entre los muchos factores que inciden en el bienestar y la salud mental de los adolescentes destacan la pobreza, el tipo de alimentación, la violencia, el acoso escolar, las redes virtuales, el consumo de sustancias, las enfermedades transmisibles, la exclusión y la vida en entornos frágiles, y los movimientos migratorios forzados por crisis humanitarias. Por ello es necesario comprender de qué manera influyen, con el fin de poder contemplarlos de forma eficiente a la hora de planificar y desarrollar las intervenciones basadas en las mejores evidencias (OMS, 2021a, 2021c y 2023).

Para comprenderlos, es preciso explorar los factores que determinan la elección, participación y desempeño en sus ocupaciones. En la **tabla 13-1** se clasifican diferentes dimensiones ocupacionales asociadas a los determinantes sociales, ambientales, económicos y familiares, y su influencia en la configuración de la salud y el desempeño ocupacional.

Relación entre ocupación y salud mental en la adolescencia y juventud

La gestión eficiente de los dominios ocupacionales implica un conjunto de procesos clave en la adolescencia y juventud, configurando dinámicas que contribuyen a la construcción de la identidad y el bienestar mental. El análisis de la relación entre los dominios ocupacionales y la salud mental está condicionado por una serie de variables en constante cambio que requieren intervenciones adecuadas y sostenibles. Las directrices internacionales y la evidencia científica sobre la prevención y promoción de la salud mental en la adolescencia y juventud destacan la necesidad de fomentar ocupaciones significativas y contextos basados en derechos humanos que actúen como motores del bienestar integral (OMS, 2023).

A continuación se detallan algunos ejemplos que ilustran cómo la relación entre ocupación y salud mental se ve afectada en la adolescencia y la juventud:

Tabla 13-1. Determinantes ocupacionales en los dominios de salud mental en la adolescencia y juventud

Barreras de los dominios de salud mental	Facilitadores de los dominios de salud mental
Determinantes sociales	
• **Presión social y exploración de la identidad**: la presión social, la influencia de los medios de comunicación y la imposición de normas de género pueden exacerbar la discrepancia entre la realidad que vive el adolescente y sus percepciones o aspiraciones (OMS, 2021a) • **Violencia y acoso**: en particular, la violencia sexual y la intimidación son factores de riesgo significativo para la salud mental. Cuantas más experiencias traumáticas se tengan, más susceptible se es de tener problemas con el abuso de drogas, depresión, ansiedad y otras condiciones físicas crónicas (CDC, 2024)	• **Redes de apoyo social**: el apoyo social es un factor protector de la salud mental. Las relaciones interpersonales positivas y disponer de un entorno social favorable (pares, familia, instituto, extraescolares, etc.) son protectores del estrés y la adversidad (OMS, 2023) • **Participación comunitaria**: la vinculación y participación en actividades comunitarias y extracurriculares proporcionan un sentido de pertenencia y propósito; ayudan a reducir el aislamiento social, a desarrollar habilidades sociales, a aumentar la autoestima y a acceder a recursos y apoyo (Quintero-Jurado y Ossa-Henao, 2018)
Determinantes ambientales	
• **Entornos inseguros**: vivir en áreas con alta criminalidad y violencia aumenta el riesgo de problemas de salud mental en los adolescentes. La exposición a entornos inseguros deriva en trastornos de ansiedad y estrés postraumático (OMS, 2021a) • **Impacto de la pandemia de la COVID-19**: la privación ocupacional derivada del aislamiento social, interrupción de la educación, incertidumbre y consecuencias de impacto económico han producido un aumento de los niveles de estrés, ansiedad y depresión en los adolescentes y jóvenes (Checa y García-Gil, 2024; Save the Children España, 2021)	• **Ecosistema sostenible**: garantizar espacios para la sostenibilidad intergeneracional y reducción de riesgos ambientales predispone a ocupaciones saludables a realizar y mayores beneficios sociales, resiliencia y reducción de elementos de vulnerabilidad a lo largo de la vida (Guarda-Saavedra *et al.*, 2022) • **Ambientes formativos seguros y afectivos**: las actividades de promoción para la salud mental, así como los programas de prevención ante el acoso escolar, mejoran la convivencia en los centros en todas sus manifestaciones (ONU, 2017)
Determinantes económicos	
• **Pobreza y privación**: la pobreza y la privación económica son factores de riesgo significativos. La inseguridad alimentaria, la falta de una vivienda digna y la escasez de recursos esenciales son factores de vulnerabilidad para problemas de salud mental (OMS, 2021a) • **Desempleo y trabajo juvenil**: la falta de empleo de los progenitores genera inseguridad económica, estrés y aumento de conflictos familiares. La baja empleabilidad genera frustración y desvinculación social, limitando el proyecto vital y afectando a dominios de salud mental (Checa y García-Gil, 2024)	• **Políticas de inclusión económica**: ejercen como factores de protección ocupacional con impactos en la salud mental. Programas de rentas básicas, formación gratuita o becas educativas y apoyos estructurales a la vivienda (Checa y García-Gil, 2024) • **Oportunidades de formación y empleo juvenil**: promueven el desarrollo intelectual, la autonomía y la percepción de competencia, contribuyendo a la construcción del propio proyecto vital (OMS, 2021a)

(Continúa)

Tabla 13-1. Determinantes ocupacionales en los dominios de salud mental en la adolescencia y juventud (*cont.*)	
Barreras de los dominios de salud mental	**Facilitadores de los dominios de salud mental**
Determinantes económicos	
• **Dinámica familiar negativa**: las relaciones conflictivas y el abuso físico/emocional dentro del hogar son factores de riesgo críticos precursores y agravantes de los problemas de salud mental. Los indicadores de disfuncionalidad familiar se correlacionan con sintomatología psiquiátrica (Enríquez Ludeña *et al.*, 2021) • **Antecedentes de problemas de salud mental**: los descendientes de progenitores con trastornos mentales tienen mayor riesgo de padecer una enfermedad mental (Uher *et al.*, 2023)	• **Apoyos sociales afectivos**: son cruciales para el desarrollo saludable de los adolescentes y jóvenes. La comunicación centrada en el vínculo y el apoyo emocional por parte de los padres pueden influir como generadores de factores protectores (Chen y Mullan Harris, 2019) • **Modelos de referencia positivos**: inspiran comportamientos saludables y actitudes positivas, fomentando la construcción del bienestar mental. El desarrollo de la inteligencia emocional está asociado a mayores niveles de bienestar subjetivo (Ruiz-Ortega y Berrios Martos, 2023)

• **Violencia y maltratos en contextos educativos**: comportamiento violento e intimidatorio que se ejerce de manera verbal, física y/o psicológica entre adolescentes y jóvenes en la etapa formativa. Se ha demostrado una asociación con el aislamiento social, abandono formativo, inhibición del desarrollo competencial, conflictividad relacional, así como su correlación con trastornos de la conducta, sintomatología depresiva, consumo de sustancias, ideación y conducta suicida (Azúa Fuentes *et al.*, 2020).

• **Identidades de género y afectivo-sexuales**: la construcción de la identidad de género y la sexualidad en la adolescencia es un proceso complejo y fundamental para el bienestar emocional. Por un lado, la construcción de la identidad y expresión del género implica los procesos de vinculación con la autopercepción, la corporalidad, la genitalidad y con su proyección con los diversos contextos de la vida diaria, configurando procesos de bienestar o malestar psíquico asociados que impactan en el desarrollo ocupacional. Por otro lado, el desarrollo sexual tiene importantes implicaciones para los dominios de la salud (enfermedades de transmisión sexual, embarazos no deseados), para los procesos emocionales (corporalidad, deseo, placer, aceptación) y para la construcción de múltiples dimensiones (relaciones con otras personas, identidad sexual, reproducción). Las dificultades en estos procesos pueden estar influidas por factores como las construcciones sociales y la vulneración de los derechos humanos. La falta de apoyo y el estigma generan una alta prevalencia de problemas de salud mental, como ansiedad, depresión y riesgo de suicidio, especialmente entre las personas con identidades afectivo-sexuales diversas (Corona Humphreys y Funes, 2015; Ruiz-Palomino *et al.*, 2020).

• **Abuso de tecnologías y redes sociales**: puede generar ansiedad, depresión y trastornos del sueño. Existe un impacto negativo en la atención, la concentración y la tolerancia a la frustración, con alta correlación entre la edad de adquisición del primer *smartphone* y la aparición de problemas de salud mental. Se ha identificado una menor capacidad social y resiliencia, y un aumento de pensamientos suicidas y sentimientos de agresividad asociados a una edad temprana de adquirir el primer *smartphone* (Sapien Labs, 2023).

• **Abuso de videojuegos**: actividad lúdica popular pero cuyo uso continuado está vinculado con diversas problemáticas de salud mental. Su abuso puede generar adicción, causando ansiedad, conductas obsesivas y depresión, disminución del rendimiento académico, alteración de los patrones de sueño, aislamiento social y problemas físicos debido al sedentarismo (Castro Sánchez *et al.*, 2015; Rodríguez Rodríguez y García Padilla, 2021).

- **Violencia viral**: es la que se produce a través del uso cotidiano de las tecnologías de la información y la comunicación, y que implica diversas formas de violencia a las que niños, niñas y adolescentes pueden exponerse utilizando internet a través de todo tipo de dispositivos. Se pueden identificar nueve tipos de violencia viral: *sexting* sin consentimiento, sextorsión, violencia *online* en la pareja o expareja, ciberacoso o *cyberbullying*, *happy slapping*, *online grooming*, exposición involuntaria a material sexual y/o violento, incitación a conductas dañinas y *sharenting*-sobreexposición de menores en internet (Save the Children España, 2019).
- **Acoso y abuso sexual**: forma de maltrato universal e infraestimado que constituye un problema de salud pública. Afecta a la adaptación psicológica y mental de las víctimas, a corto y largo plazo, generando problemas físicos, emocionales, sociales y conductuales. Las víctimas presentan trastornos de ansiedad, trastornos del estado de ánimo, trastorno obsesivo-compulsivo, fobias y trastorno por estrés postraumático. También son prevalentes el abuso de sustancias, la ideación autolítica, las tentativas suicidas, los comportamientos sexuales de riesgo y la revictimización. Y en menor medida pueden aparecer trastornos psicóticos, de personalidad y disociativos. El abuso sexual infantil (ASI) intrafamiliar es más traumático por la pérdida de confianza que supone y por la alteración en el apego (Real-López *et al.*, 2023).
- **Trastornos de la conducta alimentaria**: afectan principalmente a adolescentes y mujeres jóvenes. Se producen creencias erróneas sobre lo que es una alimentación adecuada y los cambios corporales normales durante la adolescencia y juventud que, además, implican la presión estética emitida por diversos contextos (modelos sociales difundidos en medios, redes sociales, amistades, familia, etc.) y que generan patrones ocu-

pacionales distorsionados caracterizados por miedo, metas idealistas e ilusiones cognitivas con conductas alimentarias disfuncionales, no saludables y peligrosas (OMS, 2021a).

- **Consumo de sustancias**: el consumo de diversas sustancias en la adolescencia y juventud constituye un comportamiento habitual para un alto porcentaje de la población: consumo de sustancias depresoras (alcohol, cafeína, marihuana, cannabinoides, heroína, morfina, fentanilo, etc.), estimulantes (cocaína, anfetaminas, etc.), alucinógenos (hongos, LSD, ketamina, etc.), sustancias para mejorar el desempeño (deportivo, alimentación, etc.) con diversas tipologías de acceso, contextos de consumo y vías de administración. El inicio temprano del consumo de alcohol, tabaco y otras drogas está asociado con la búsqueda de recompensas y la asunción de riesgos, influidos por la presión de los pares y el entorno familiar. Los impactos ocupacionales del consumo incluyen dependencia de sustancias, bajo rendimiento formativo y laboral, actividad sexual de alto riesgo, agravamiento de trastornos mentales, problemas delictivos y otros elementos de comorbilidad y muerte prematura (OMS, 2024b).
- **Soledad no deseada**: la prevalencia de problemas de salud mental es 3,3 veces superior entre las personas jóvenes que sufren soledad no deseada en comparación con las que no la sienten. Del mismo modo, la juventud con problemas de salud mental percibida o diagnosticada tienen una probabilidad 2,5 veces mayor de sentir soledad no deseada y, de forma específica, aquellas personas jóvenes que presentan síntomas de ansiedad o depresión tiene un 89,2 % más de probabilidad de sentirse solas (Observatorio SoledadES, 2024).
- **Migraciones**: desde 2020, las tendencias anuales de los datos de migración estiman que aproximadamente un 15 % corresponden a adolescentes y jóvenes de entre 10 y 24 años (OIM, 2024). Los procesos migratorios representan un factor de estrés significativo. Las experiencias traumáticas durante el viaje, la discriminación en el país de des-

tino y la separación familiar son elementos que afectan gravemente a la salud mental. Los adolescentes no acompañados son especialmente vulnerables, y el sentido de pertenencia que ofrecen las bandas juveniles puede ser un intento de enfrentar el duelo y el rechazo (Morales *et al.*, 2021; Pou Matarranz, 2023).

EVALUACIÓN OCUPACIONAL EN LA SALUD MENTAL DE PERSONAS ADOLESCENTES Y JÓVENES

En los siguientes apartados se analiza la metodología de evaluación y se detallan las herramientas de evaluación adaptadas a los adolescentes y los jóvenes.

Metodología de evaluación

El proceso de evaluación tiene como fin el conocimiento profundo de cada adolescente o joven, abordando las ocupaciones, contextos (factores personales y ambientales), patrones y habilidades de desempeño, y los factores específicos asociados a valores, creencias, espiritualidad y las estructuras y funciones corporales. Implica la gestión de diversos métodos para trazar el perfil ocupacional, analizar el desempeño y establecer un diagnóstico ocupacional para poder diseñar una intervención eficaz. Estos métodos son:

- **Revisión de la historia clínica y social**: informes que puedan revelar información sobre los hitos de desarrollo y evaluaciones que complementen el diagnóstico ocupacional, como los referidos por equipos de psiquiatría, pediatría, pedagogía, trabajo social o educación (competencias educativas, desarrollo normalizado, participación familiar) y de otros servicios de terapia ocupacional.
- **Entrevista**: es el principal método para la evaluación en los adolescentes. Aunque es recomendable que la información se recoja de diversas fuentes, la propias personas adolescentes y jóvenes suelen ser los mejores informantes, por lo que preferentemente se realizará dicha entrevista a solas. Es importante el desarrollo de habilidades de escucha activa por parte del profesional para generar vínculos de base segura. Algunos de los aspectos más importantes a indagar en la entrevista son: familia (relación con padres y hermanos y grado de satisfacción), amistades (actividades, deportes, tipo de relaciones), escuela-trabajo (rendimiento, grado de satisfacción), consumo de sustancias (experimentación-abuso, tabaco, alcohol, drogas), objetivos (formación, empleo, relaciones, futuro, deseos y expectativas), riesgos (alimentación, sexualidad, sustancias, etc.), estima (aceptación personal, corporalidad, relaciones), género (identidad, desarrollo evolutivo) y sexualidad (información, identidad, actividad, prevención, riesgos). El formato de entrevista semiestructurado es el más recomendado, debido a que permite cierta flexibilidad en la realización del perfil ocupacional.
- **Observación**: enfocada en los dominios ocupacionales, puede ser estructurada (guion) o no estructurada (observar el desempeño ocupacional) y con observaciones participantes (compartir el desempeño ocupacional). La observación se tiene que centrar en contextos diseñados para la evaluación o en contextos naturales de la vida diaria (hogar, escuela, empleo, etc.) y sobre dominios ocupacionales clave: juego y ocio, habilidades formativas y laborales, desarrollo de habilidades instrumentales y habilidades de participación social.

Herramientas de evaluación adaptadas a los adolescentes y jóvenes

Conviene tener presente que este aspecto resulta realmente extenso, por lo que los autores se han centrado principalmente en algunas herramientas generales.

Puesto que la etapa que se describe en este capítulo es amplia en cuanto a franjas de edad, en la **tabla 13-2** se exponen herramientas específicas para diversos grupos de edad y que resultan verdaderamente útiles para el diagnóstico ocupacional.

Tabla 13-2. Instrumentos útiles para el diagnóstico ocupacional en adolescentes y jóvenes	
Instrumento	**Descripción**
Autoevaluación ocupacional, OSA (Baron *et al.*, 1995). 14 años y mayores	Percepción del cliente acerca de su propia función ocupacional y las influencias del medio ambiente en su desempeño
Búsqueda autodirigida (Holland, 1994). 14 años y mayores	Intereses en las carreras (aspiraciones, actividades, competencias, ocupaciones)
Children's Assessment of Participation and Enjoyment- Preferences for Activities of Children, CAPE-PAC (Longo *et al.*, 2014). De 13 a 21 años	Participación en actividades de recreo y ocio. PAC valora las preferencias para estas actividades
Comprehensive Occupational Therapy Evaluation scale, COTE (Kunz y Brayman, 1999). Adolescencia y adultez	Comportamiento general, interpersonal y en la tarea
Cuestionario de equilibrio ocupacional, OBQ-E (Wagman y Håkansson, 2014; versión española adaptada por Peral-Gómez y López-Roig, 2016). Adolescencia y adultez	Equilibrio entre distintos tipos de ocupaciones, su significado, la satisfacción y el tiempo empleado en ellas
Cuestionario volicional versión 4.1 (De las Heras *et al.*, 2007). Adultez	Valora la motivación, los valores y los intereses
Entrevista de la historia del desempeño ocupacional II, OPHI II (Kielhofner *et al.*, 1998). Adolescencia y adultez	Adaptación ocupacional en el tiempo (elecciones de actividad, acontecimientos vitales críticos, rutinas diarias, funciones ocupacionales, ámbitos conductuales)
Entrevista del perfil de la identidad ocupacional, EPIO (Pellegrini y Zerbonia, 2010)	Identidad ocupacional. Funciones y experiencias ocupacionales hasta el presente. Existencia de deprivación, desequilibrio o alienación ocupacional
Escala de la experiencia de ocio, TELS (Meakins y Bundy, 2005). Adolescencia y adultez	Examina las experiencias en el juego y ocio
Cuestionario para el perfil ocupacional en el ocio, POO (Sánchez Rodríguez, 2013). Adolescencia y adultez	Perfil sobre 10 categorías de actividades de ocio vinculadas al nivel de deseo y desempeño
Evaluación de las circunstancias ocupacionales, OCAIRS (Forsyth *et al.*, 2005). Adolescencia y adultez	Adaptación ocupacional (valores y objetivos; intereses; funciones, hábitos y habilidades; experiencias previas; entorno físico y social, y participación)
Medida canadiense del rendimiento ocupacional, COPM (Law *et al.*, 2005). De 7 años en adelante	Mide la percepción en el desempeño ocupacional en el tiempo (autocuidado, productividad y ocio)
Evaluación del rol del adolescente, ARA (Black, 1989). Adolescencia	Participación de la función ocupacional del adolescente en el tiempo y entre los dominios
Herramienta de cribado de modelo de la ocupación humana, versión 2.0 MOHOST (Parkinson *et al.*, 2006). Adultez	Capacidad para el funcionamiento ocupacional (volición, habituación, habilidades motoras y entorno)

(Continúa)

Tabla 13-2. Instrumentos útiles para el diagnóstico ocupacional en adolescentes y jóvenes (*cont.*)

Instrumento	Descripción
Historia de juego de Nancy Takata (Takata, 1974). De 0 a 16 años	Desempeño en el juego. Información en tres ejes: general, experiencias previas y situación actual
Listado de intereses adaptado (Kielhofner y Neville, 1983). Traducido y revisado por De las Heras, 2007. Adolescencia y adultez	Patrones de interés y características de la persona (habilidades manuales, actividades culturales y educativas, deportes y actividades sociales y recreativas)
Listado de roles (Oakley *et al.*, 1985). Adolescencia, adultez y adultez mayor	Funciones importantes para la persona; motivación para participar en tareas, funciones y percepción de cambio de función
Participation And Environment Measure For Children And Youth, PEM-CY (Coster *et al.* 2012). De 5 a 17 años	Participación en casa, escuela y comunidad, considerando los factores ambientales de cada entorno
Perfil ocupacional inicial del niño, SCOPE (Bowyer *et al.*, 2008). De 0 a 21 años	Participación ocupacional y los factores que facilitan o restringen dicha participación
Perfil sensorial del adolescente/adulto (Brown y Dunn, 2002). De 11 años en adelante	Patrones de procesamiento sensorial, modulación y respuesta conductual y emocional en diferentes situaciones
Social Skills Improvement System Rating Scales, SSIS-RS (Gresham y Elliott, 2008). De 3 a 18 años	Conductas sociales que pueden afectar al desempeño académico, incluyendo relaciones profesor-estudiante y aceptación de los compañeros
Cuestionarios de evaluación de la calidad de vida en alumnos adolescentes, CCVA (Gómez-Vela y Verdugo, 2009). De 12 a 28 años	Perfiles individuales y/o grupales en los que se representen las áreas vitales y los niveles de satisfacción

DESARROLLO DE PLANES DE INTERVENCIÓN CENTRADOS EN LA OCUPACIÓN

A continuación se detallan los programas y técnicas de intervención, los contextos de intervención, los sistemas de evaluación de las intervenciones y los indicadores de resultados.

Programas y técnicas de intervención

Es necesario adaptar el diseño y tipo de programas a los diversos marcos contextuales de la atención a la salud mental (servicios hospitalarios, servicios comunitarios, escuela, centros especiales de empleo, etc.). Igualmente, resulta fundamental integrar en el diseño de las metodologías las mejores fuentes de evidencia científica asociadas a los dominios ocupacionales y su relación con los diversos dominios de salud mental, sintomatología y diagnósticos psiquiátricos de adolescentes y jóvenes.

En el diseño de los procedimientos es clave disponer de un fondo documental que incluya en cada programa: argumentación específica sobre la dimensión del programa y basada en las necesidades de las personas adolescentes y jóvenes, fuentes de evidencia que ofrezcan metodologías con los mejores resultados, objetivos generales y específicos de cada uno, catálogo de servicios y actividades, metodología y contextos de la intervención de cada servicio, recursos (humanos y materiales), tipo de intervención (individual o grupal) y criterios de inclusión/exclusión.

En la **tabla 13-3** se describen los programas recomendados.

Tabla 13-3. Programas de intervención ocupacional en adolescentes y jóvenes	
Sintomatología de salud mental	• **Atención ocupacional primaria en servicios sanitarios y sociales**: atención preventiva y de promoción de la salud a través de diagnósticos ocupacionales contextualizados en jóvenes en riesgo, espacios de referencia y continuidad ocupacional • **Atención precoz en primeros episodios psicóticos**: identificación temprana de síntomas psicóticos con tratamiento transdisciplinar reduciendo el impacto del trastorno en la funcionalidad y calidad de vida • **Programa de prevención y atención a la conducta suicida**: identificación temprana de señales de riesgo, con educación para el personal escolar y de salud, redes de apoyo, estrategias de intervención en crisis y contextos accesibles de ayuda • **Prevención y tratamiento del consumo y abuso de sustancias**: actuaciones centradas en informar y prevenir el consumo, abordando las habilidades de afrontamiento ante presiones sociales, riesgos y conductas alternativas placenteras • **Alimentación saludable y hábitos nutricionales**: garantizar la cobertura de necesidades de alimentación saludable a poblaciones en riesgo, abordando también la prevención de los trastornos de la conducta alimentaria
Ocupaciones	• **Escuelas promotoras de salud**: enfoque holístico en el entorno escolar, abarcando la salud física, emocional y psicológica mediante políticas y recursos integrados en la vida diaria de estudiantes • **Salud digital**: programas digitales que incluyen aplicaciones y recursos en línea para la educación en salud, promoviendo el autocuidado en temas de desarrollo evolutivo, salud mental, prevención del riesgo y bienestar • **Participación social**: programas de empoderamiento que fomentan la participación social de personas jóvenes en proyectos de desarrollo comunitario y cívico, construyendo habilidades de liderazgo y sentido de pertenencia • **Actividad física para la salud mental**: actuaciones en diversos contextos para fomentar la actividad física regular como parte de la rutina diaria, con el fin de incrementar patrones y habilidades de desempeño y reducir la sintomatología • **Videojuegos**: programas que regulan el uso de videojuegos para evitar su abuso y promover contenidos dirigidos al ocio saludable, promoviendo la participación social y reduciendo la adicción y sus efectos en la salud mental • **Mentoría educativa y formación con apoyo**: reducción de los niveles académicos bajos e incremento del desempeño mediante apoyos en habilidades de estudio, manejo del estrés y desarrollo de competencias socioemocionales • **Competencias para la empleabilidad y empleo con apoyo**: actuaciones centradas en el desarrollo competencial para la inclusión laboral ágil y eficiente proporcionando sistemas de apoyo en el puesto, adaptaciones y mediación empresarial • **Desarrollo de habilidades para la madurez ocupacional**: centradas en el desarrollo de competencias para el manejo del hogar, desarrollo de competencias para la vida comunitaria y habilidades de manejo de la vida afectiva y sexual
Contextos ocupacionales	• **Intervención ocupacional en el contexto familiar**: procesos de intervención mejorando la comunicación, resolver conflictos y establecer contextos de promoción ocupacional para la recuperación y el bienestar ocupacional • **Intervención ocupacional en contextos virtuales**: diseño y uso saludable de aplicaciones digitales para el desarrollo ocupacional y la salud mental centradas en habilidades, reducción del riesgo, autorregulación y actividades saludables • **Intervención en red comunitaria para salud mental**: desarrollo de redes en las comunidades, integrando apoyos en los contextos educativos, familiares y comunitarios para la inclusión basada en los derechos de los jóvenes con enfermedad mental

(Continúa)

Tabla 13-3. Programas de intervención ocupacional en adolescentes y jóvenes (*cont.*)	
Contextos ocupacionales	• **Entornos escolares positivos**: desarrollo de factores ambientales escolares inclusivos y seguros con intervenciones en el aula que refuercen el apoyo emocional, la colaboración y el respeto, reduciendo el estigma y el acoso escolar • **Apoyo comunitario para jóvenes en riesgo**: centralidad sobre contextos de alta vulnerabilidad, fundamentalmente sobre contextos de alta tasa de pobrezas, menores y jóvenes migrantes no acompañados, y víctimas de migraciones masivas
Patrones de desempeño	• **Técnicas de relajación**: intervenciones centradas en diversas estrategias para disminuir la activación neurofisiológica y emocional vinculada al desempeño ocupacional usando diversas técnicas: *mindfulness*, respiración, hidroterapia, etc. • **Patrones de ocio saludable**: actuaciones centradas en fomentar el equilibrio entre estudio, trabajo y ocio, integrando actividades recreativas y lúdicas saludables que mejoren la autorregulación, reduzcan el estrés y promocionen el bienestar
Habilidades de desempeño	• **Desarrollo de habilidades de participación social**: centradas en promocionar las habilidades de comunicación, empatía y resolución de conflictos para mejorar las interacciones sociales y reducir el aislamiento • **Programa de autocuidado y gestión de la salud física**: desarrollo de habilidades de autocuidado hacia rutinas de higiene personal, cuidado del cuerpo, alimentación saludable y ejercicio, autorregulación y manejo del estrés ocupacional • **Fortalecimiento de la resiliencia**: actuaciones centradas en el análisis y abordaje de situaciones vitales difíciles, promoviendo la gestión de habilidades y estrategias de afrontamiento en las diversas ocupaciones y contextos
Factores de las personas y poblaciones	• **Intervenciones basadas en las diversidades de género**: transformar las perspectivas de género abordando las diversas identidades de género, situaciones de desigualdad y perspectivas basadas en derechos ocupacionales equitativos • **Intervenciones sobre la diversidad afectivo-sexual**: integración de las perspectivas de los derechos LGTBIQ+ como elemento transformador del desempeño ocupacional saludable en familias, escuelas, empresas y contextos comunitarios

Adaptado de: Beckwith *et al.*, 2024; García-Herrera Pérez Bryan *et al.*, 2018; OMS, 2015, 2016, 2021 y 2023; Servicio Andaluz de Salud, 2019; Sistema Nacional de Salud, 2020.

Contextos de intervención

En el desarrollo y diseño de un plan de intervención dirigido a este grupo de población es fundamental evaluar, comprender y diagnosticar la relación de los factores ambientales y personales en el desarrollo de los dominios de la salud mental. Algunos de los principales contextos y entornos de intervención ocupacional se producen en (Sánchez Rodríguez, 2014):

• **Contextos familiares y de red primaria**: la familia es un pilar en el desarrollo emocional y ocupacional. Las intervenciones en este contexto buscan mejorar la comunicación, la resolución de conflictos y el apoyo en la creación de rutinas familiares saludables.

• **Contextos educativos y formativos**: las escuelas y los centros formativos son contextos clave para intervenir en el desarrollo ocupacional a través de estrategias de promoción de ambientes escolares inclusivos y seguros que reduzcan el acoso y el estigma, promocionando el manejo del estrés, habilidades de interacción social y patrones de desempeño educativo y de aprendizaje eficientes.

• **Contextos virtuales**: los espacios virtuales configuran contextos con un alto nivel de ocupaciones diarias. Así, se pueden desarrollar y recomendar aplicaciones diseñadas para diversos dominios ocupacionales saludables en la gestión de redes sociales, bienestar emocional, ciberacoso, adicción digital y desempeño ocupacional.

- **Contextos comunitarios**: construcción de redes de apoyo en adolescentes y jóvenes con factores de vulnerabilidad gestionando alianzas entre centros juveniles y entidades culturales, organizaciones de salud mental y asociaciones locales promocionando actividades recreativas, educativas y de desarrollo comunitario, promoviendo el sentido de pertenencia en las actividades diarias y mejorando su participación social.
- **Contextos de ocio**: los espacios diversos para el juego y recreación representan contextos fundamentales para el desarrollo de habilidades de desempeño, integración del placer y su vinculación con la autorregulación emocional, gestionando lugares y actividades contemporáneas y significativas adaptadas a la diversidad de perfiles e intereses.
- **Contextos laborales**: la preparación para el empleo y la inclusión laboral se caracteriza por múltiples variables críticas en la transición hacia la vida adulta y en la construcción de la salud mental, siendo necesarias actuaciones hacia el desarrollo de competencias para la empleabilidad centradas en las características y demandas de los entornos productivos, y el bienestar a lo largo de la vida, aportando sistemas de formación profesional con apoyo y empleos con apoyo como eje fundamental de la intervención con jóvenes con enfermedad mental.

Sistemas de evaluación de las intervenciones e indicadores de resultados

La evaluación de las intervenciones en terapia ocupacional para adolescentes y jóvenes requiere un enfoque riguroso y adaptado a las necesidades de cada persona, contexto y etapa vital. Los sistemas de evaluación permiten evaluar el progreso, ajustar las intervenciones según los resultados y garantizar que el logro de los objetivos se cumpla de manera eficaz, eficiente y efectiva (OMS, 2024b; WOFT, 2023). Así, los indicadores tienen que ser de diversa tipología y pueden estar diseñados para medir:

elementos de estructura (por ejemplo, número de terapeutas formados y competentes en salud mental infanto-juvenil, número de plazas de hospitales infantoadolescentes/100.000 habitantes, etc.), procesos de intervención (por ejemplo, número de informes de diagnóstico ocupacional realizados, número de grupos realizados en entornos educativos, etc.), resultados (por ejemplo, porcentaje de altas por cumplimiento de objetivos ocupacionales, índice de recomendación por satisfacción con los servicios, etc.) y dimensiones específicas de resultados sobre dominios ocupacionales y de salud mental (reducción de sintomatología clínica, porcentaje de finalizaciones de cursos académicos, porcentaje de inclusiones laborales, etc.).

A continuación, se describen las principales dimensiones de evaluación e indicadores de resultados utilizados en el desarrollo de planes y programas de intervención:

- **Evaluación de políticas y acceso a servicios**: indicadores como la accesibilidad y la adecuación de los servicios sanitarios y sociales con servicios disponibles de terapia ocupacional reflejan el nivel de atención integral y adaptada para las necesidades de la salud mental de jóvenes y adolescentes.
- **Desempeño y compromiso en dominios ocupacionales**: para medir la efectividad de las intervenciones, se evalúan los resultados en las actividades de la vida diaria, educación, trabajo, descanso y sueño, ocio y participación social, y su vinculación con la salud, participación, calidad de vida, competencia de roles, bienestar y justicia ocupacional. Algunos instrumentos, como el cuestionario de desempeño ocupacional y el perfil de competencia ocupacional, son útiles en la definición de indicadores de resultados, cuando se administran antes y después de la intervención.
- **Barreras y facilitadores ambientales y personales de la salud mental**: la medición de diversos indicadores contextuales, entre otros, vinculados con el entorno familiar, redes de apoyo y condiciones socioeconómicas es determinante en la evolución de los resultados.

- **Factores ocupacionales de riesgo y protección:** la determinación de medidas que pueden identificar la reducción de ocupaciones de riesgo y el incremento de ocupaciones saludables en dimensiones como el uso de tecnología, el consumo de sustancias, los trastornos del comportamiento, las conductas autolesivas, las rutinas de sueño, etc.

- **Bienestar subjetivo y calidad de vida:** el bienestar subjetivo es un indicador central para evaluar los resultados en la salud mental y ocupacional. La escala de resiliencia o el cuestionario de evaluación de la calidad de vida en alumnos adolescentes definen dimensiones clave de la vida y niveles de satisfacción centrada en la persona y las fases evolutivas.

 EXPERIENCIA OCUPACIONAL: Sofía, retos para el desarrollo de sus cuidados y del bienestar

Sofía tiene 17 años, es hija única y vive con sus padres en una pequeña ciudad española. Desde hace 2 años ha tenido algunos ingresos hospitalarios breves por ánimo bajo, ansiedad generalizada, hiperactividad, pérdida ponderal de entre 10 y 20 kg en períodos cortos, distorsión e insatisfacción corporal, tendencia al aislamiento y conflictividad familiar. En uno de los ingresos fue diagnosticada de trastorno del espectro del autismo (6A02) y anorexia nerviosa (6B80), por lo que fue derivada a un hospital de día especializado en trastornos de la conducta alimentaria.

Evaluación y diagnóstico ocupacional

Para establecer el perfil ocupacional, se realizó una entrevista individual con Sofía y también con la familia. La instrumentación constó de: *Occupational Self-Assessment*, listado de roles (Oakley *et al.*, 1985) y cuestionario para el perfil ocupacional en el ocio (Sánchez Rodríguez, 2013). Tanto Sofía como su familia describen un cambio drástico en su vida, con alteraciones significativas en sus rutinas y hábitos. Sofía no mantiene relaciones con sus pares y ha dejado de asistir a la escuela por temor a fracasar, concentrando sus interacciones en su familia. El cambio de escuela y la experiencia de acoso escolar han afectado negativamente a su desempeño ocupacional y su bienestar psíquico, aunque el apoyo familiar ha actuado como un facilitador en ciertos aspectos de su participación social.

Diagnóstico ocupacional

Consta de:

- **Actividades de la vida diaria:** Sofía presenta restricción alimentaria con patrones sensoriales evitativos y creencias distorsionadas. En la higiene y vestimenta, dedica mucho tiempo a rituales específicos.

- **Actividades instrumentales:** dificultades en la preparación de las comidas y compras debido a pensamientos distorsionados y la presencia de hipercinesia.

- **Gestión de la salud:** tiene serias dificultades en el manejo de su salud física y emocional, exacerbadas por la falta de rutinas saludables.

- **Descanso y sueño:** su descanso es insuficiente y de baja calidad debido a pensamientos obsesivos.

- **Educación:** abandono escolar por dificultades en habilidades sociales y temores a la interacción.

- **Ocio y participación social:** déficit en el ocio adecuado para su edad, con alteraciones en sus hábitos y valores. Sin embargo, para Sofía es muy importante poder lograr contextos de participación social y establecer redes de apoyo, considerando que tiene que mejorar sus habilidades de interacción para sentir bienestar en su futuro.

(Continúa)

EXPERIENCIA OCUPACIONAL: Sofía, retos para el desarrollo de sus cuidados y del bienestar (*cont.*)

Plan de intervención

Basado en la priorización que Sofía da a su deseo de mejorar en la participación social, el plan de intervención se centra en actividades significativas para reforzar sus habilidades de interacción y sus patrones de desempeño.

Los objetivos de intervención se centran en que Sofía:

- Retome y fomente su participación en actividades de participación social, incrementando así su red social de apoyo y las actividades comunitarias.

- Explore roles significativos adecuados a su edad, fundamentalmente en la educación y formación.

- Reestructure patrones asociados a la alimentación y el cuidado personal (higiene y vestimenta).

- Establezca patrones de descanso saludable, fundamentalmente en sus rutinas e higiene del sueño.

Las metodologías de intervención se centraron en:

- **Programa de actividades básicas de la vida diaria (baño, vestido y alimentación) e instrumentales de la vida diaria (preparación de comida y compras)**: participación en salidas con apoyo destinadas a la gestión de compras y escoger ropa, con el fin de aumentar su autonomía desarrollando gradualmente estrategias asociadas a constructos, creencias y patrones de desempeño sobre su imagen corporal. Adaptación del baño en el momento del aseo, tapando el espejo hasta que haya finalizado de vestirse (esta medida se irá reduciendo en función de los avances) y retirada de la báscula. Establecimiento de tiempos y rutinas para el aseo y vestirse con supervisión externa, disminuyendo según la evolución y consenso respecto a las contingencias. Desarrollo de un patrón alimentario estructurado para promover hábitos saludables y reducir la ansiedad en torno a la comida. Establecimiento de procesos de tolerancia con alimentos nuevos que incluyan nuevas texturas y sabores. Aprendizaje de la gestión de compras y combinación de diferentes alimentos con sistemas de apoyo (familiar o terapeuta ocupacional).

- **Gestión de la salud y autocuidados**: concienciación sobre su estado de salud, ejercicio físico moderado como yoga y creación de objetivos de salud dentro y fuera del hospital.

- **Programa de ocio y participación social**: identificación de actividades de ocio potenciando sus habilidades de interacción social. Promoción de actividades que no impliquen un gasto energético excesivo, favoreciendo la expresión emocional y flexibilidad cognitiva. Incorporación en contextos sociales en diversos espacios comunitarios, potenciando la vinculación y construcción de anclajes cognitivos de competencia y logro.

- **Reincorporación educativa**: planificación de patrones para el regreso a la escuela y entrenamiento de habilidades de interacción social previas a la incorporación (horarios, establecimiento del vínculo, conversaciones, afectividad contextual, afrontamiento de problemas). Prospección y mediación con el centro educativo para construir una alianza de apoyo a sus necesidades y evolución (monitoreo de alimentación y ejercicio físico, programas de apoyo educativo e inclusión social, actividades extraescolares adecuadas a su edad).

Los indicadores de resultados son:

- Patrones de alimentación estructurados y saludables: cumplimiento del 90 % en el patrón alimentario establecido y disminución de los rituales alimentarios en un 50 %.

(Continúa)

EXPERIENCIA OCUPACIONAL: Sofía, retos para el desarrollo de sus cuidados y del bienestar (*cont.*)

- Incorporación y desempeño en actividades educativas: asistencia regular a las actividades educativas al menos el 90 % del tiempo, con un desempeño educativo satisfactorio en asignaturas y autoevaluación de satisfacción, y un logro en las tareas escolares superior a 7/10.

- Calidad y duración del sueño: dormir al menos 7 horas de calidad por noche durante cuatro semanas consecutivas.

- Autonomía en actividades instrumentales de la vida diaria: realización de al menos tres actividades instrumentales por semana sin supervisión directa y sin un aumento significativo de los niveles de ansiedad, pensamientos obsesivos ni rituales.

- Frecuencia y calidad de la participación en actividades sociales: incremento en la participación en actividades sociales al menos dos veces por semana, con una puntuación de satisfacción superior a 7/10.

- Satisfacción y logro en actividades de ocio creativo y participativo: participación semanal en al menos dos actividades de ocio, con una puntuación de satisfacción superior a 8/10.

PREGUNTAS DE REFLEXIÓN

- ¿En qué categorías se podrían tipificar los determinantes de la salud mental de los adolescentes y jóvenes, y su vinculación con los dominios ocupacionales?

- ¿Qué bienes, productos y servicios son claves para un enfoque innovador de la terapia ocupacional para la construcción de los dominios de salud mental de la adolescencia y juventud?

- ¿Qué características hay que gestionar en los procesos de terapia ocupacional para promover el vínculo y la participación activa de adolescentes y jóvenes en la intervención?

- ¿Qué tipología de indicadores de resultados ocupacionales sería prioritaria en los servicios de terapia ocupacional en salud mental para adolescentes y jóvenes?

PUNTOS CLAVE

- Las etapas de la adolescencia y juventud son complejas al estar asociadas a la transición de la infancia a la adultez con la consolidación de los procesos de identidad y patrones, habilidades que configuran, junto con los contextos y factores personales, los perfiles ocupacionales.

- La evaluación ocupacional en la salud mental de los adolescentes y jóvenes implica un análisis y diagnóstico de los determinantes ocupacionales a través de la recogida de datos fenomenológicos de cada adolescente, la selección de las metodologías de evaluación adecuadas y el análisis riguroso de los componentes descriptivos y explicativos sobre sus dominios ocupacionales y de salud mental, estableciendo de manera clara las necesidades.

- Además, supone el diseño y la implementación de programas basados en las mejores evidencias asociadas a resultados, centrados en prevenir las dimensiones de influencia sobre la salud mental en el desarrollo evolutivo y la intervención de factores de influencia en la conformación de diagnósticos psiquiátricos graves con afectación crítica sobre los dominios ocupacionales, así como la aplicación de las

REFERENCIAS BIBLIOGRÁFICAS

Allotey, P. y MacKenzie, E. (2024). Introducing the World Health Organization's Stocktaking Exercise on Global Adolescent Health. *Journal of Adolescent Health, 75*(4), S1-S2. https://www.jahonline.org/issue/S1054-139X(24)X0004-X

AOTA (2020). Marco de trabajo para la práctica de la terapia ocupacional. Dominio y proceso. American Occupational Therapy Asociation (AOTA). www.aota.org

Azúa Fuentes, E., Rojas Carvallo, P. y Ruiz Poblete, S. (2020). Acoso escolar (bullying) como factor de riesgo de depresión y suicidio. *Revista Chilena de Pediatría, 91*(3), 432-439. https://www.revistachilenadepediatria.cl/index.php/rchped/article/view/1230

Baron, K., Kielhofner, G., Goldhammer, C., & Wolenski, A. (2006). *A User's Manual for the Occupational Self Assessment (OSA)* (Version 2.2). Model of Human Occupation Clearinghouse, Department of Occupational Therapy, University of Illinois at Chicago.

Black, M. M. (1989). *The Adolescent Role Assessment (ARA)*. Model of Human Occupation Clearinghouse, University of Illinois at Chicago.

Castro Sánchez, M., Martínez Martínez, A., Zurita Ortega, F., Chacón Cuberos, R., Espejo Garcés, T. y Cabrera Fernández, Á. (2015). Uso de videojuegos y su relación con las conductas sedentarias en una población escolar y universitaria. *Journal for Educators, Teachers and Trainers, 6*(1), 40-51.

CDC (2024). https://www.cdc.gov/ y https://www.cdc.gov/aces/about/index.html

Checa, R. y García-Gil, A. (2024). Equilibristas. Las acrobacias de la juventud para sostener su salud mental en una sociedad desigual. Oxfam Intermón; Consejo de la Juventud de España.

Chen, P. y Mullan Harris, K. (2019). Association of Positive Family Relationships With Mental Health Trajectories From Adolescence to Midlife. *JAMA Pediatrics, 173*(12), e193336.

Corona Humphreys, F. y Funes, F. (2015). Abordaje de la sexualidad en la adolescencia. *Revista Médica Clínica Las Condes, 26*(1), 74-80.

De las Heras, C. G., Geist, R., Kielhofner, G., & Li, Y. (2007). *A User's Manual for the Volitional Questionnaire (VQ)* (Version 4.1). Model of Human Occupation Clearinghouse, Department of Occupational Therapy, University of Illinois at Chicago.

Enríquez Ludeña, R. L., Pérez Cabrejos, R. G., Ortiz Gonzales, R., Cornejo Jurado, Y. C. y Chumpitaz Caycho, H. E. (2021). Disfuncionalidad familiar y depresión del adolescente: una revisión sistemática entre los años 2016-2020. *Conrado, 17*(80), 277-282.

Forsyth, K., Lai, J.-S., & Kielhofner, G. (2005). *Occupational Circumstances Assessment Interview and Rating Scale (OCAIRS)* (Version 4.0). Model of Human Occupation Clearinghouse, Department of Occupational Therapy, University of Illinois at Chicago.

Grupo de trabajo de la actualización de la Guía de Práctica Clínica sobre la Depresión Mayor en la Infancia y la Adolescencia (2018). *Guía de práctica clínica sobre la depresión mayor en la infancia y adolescencia*. Sistema Andaluz de Salud. https://consaludmental.org/centro-documentacion/guia-practica-clinica-depresion-infancia-adolescencia/

Guarda-Saavedra, P., Muñoz-Quezada, M. T., Cortinez-O›ryan, A. Aguilar-Farías, N. y Vargas-Gaete, R. (2022). Beneficios de los espacios verdes y actividad física en el bienestar y salud de las personas. *Revista Médica de Chile, 150*(8), 1095-1107.

Holland, J. L., Fritzsche, B. A., & Powell, A. B. (1994). *The Self-Directed Search (SDS): Professional User's Guide* (4th ed.). Psychological Assessment Resources.

Kielhofner, G., Mallinson, T., Crawford, C., Nowak, M., Rigby, M., Henry, A., & Walens, D. (1998). *A User's Manual for the Occupational Performance History Interview (OPHI-II)* (Version 2.0). Model of Human Occupation Clearinghouse, Department of Occupational Therapy, University of Illinois at Chicago.

Kirby, P. L., & Brayman, S. J. (1976). The Comprehensive Occupational Therapy Evaluation (COTE) Scale. *American Journal of Occupational Therapy, 30*(3), 191–196.

Law, M., Baptiste, S., Carswell, A., McColl, M. A., Polatajko, H., & Pollock, N. (2005). *Canadian Occupational Performance Measure* (4th ed.). Canadian Association of Occupational Therapists.

Longo, E., Badia, M., Orgaz, B. M., & Verdugo, M. Á. (2014). Cross-cultural validation of the Children's Assessment of Participation and Enjoyment (CAPE) in Spain. *Child: Care, Health and Development, 40*(5).

Meakins, J., Bundy, A. C., & Gliner, J. (2005). Validity and reliability of the Experience of Leisure Scales (TELS). En L. McMahon, R. Lytle, & B. Sutton-Smith (Eds.), *Play: An Interdisciplinary Synthesis* (pp. 255–278). Palgrave Macmillan.

Morales, N., Contreras, C., Chávez, D., Ramos, M., Felt, E. y Collazos, F. (2021). El contexto escolar y la salud mental de adolescentes migrantes y no migrantes. *Psicología Educativa, 27*(2), 199-209.

Oakley, F., Kielhofner, G., Barris, R., & Reichler, R. (1986). The Role Checklist: Development and empirical assessment of reliability. Occupational Therapy Journal of Research, 6(3), 157–170.

Observatorio SoledadES. (2024). *Informe Barómetro de la soledad no deseada en España 2024*. https://www.soledades.es/sites/default/files/contenidos/Informe_Barometro%20soledad-v2.pdf

OHCHR (2016). Observación general N° 20 sobre la realización de los derechos del niño/a durante la adolescencia. Oficina del Ato Comisionado de Derechos Humanos de Naciones Unidas. https://www.ohchr.org/en/documents/general-comments-and-recommendations/general-comment-no-20-2016-implementation-rights

OIM (2024). Informe sobre las migraciones en el mundo 2024. Organización Internacional para las Migraciones. https://worldmigrationreport.iom.int/es

OMS (2015). *Normas mundiales para mejorar la calidad de los servicios de atención de salud de los adolescentes*. Organización Panamericana de la Salud, ONUSIDA, Organización Mundial de la Salud. https://www.who.int/es/publications/i/item/9789241549332

OMS (2016). Estrategia mundial para la salud de la mujer, el niño y el adolescente (2016-2030). Organización de las Naciones Unidas. https://www.who.int/es/publications/i/item/A71-19

OMS (2021a). *Diectrices sobre las intervenciones de promoción y prevención en materia de salud mental destinadas a adolescentes: estrategias para ayudar a los adolescentes a prosperar: resumen ejecutivo.* Organización Mundial de la Salud. https://iris.who.int/handle/10665/341147

OMS (2021b). *Standards for healthy eating, physical activity, sedentary behaviour and sleep in early childhood education and care settings: a toolkit.* Organización Mundial de la Salud. https://www.who.int/publications/i/item/9789240032255

OMS (2021c). Salud mental del adolescente. https://www.who.int/: https://www.who.int/es/news-room/fact-sheets/detail/adolescent-mental-health

OMS (2023). *Aceleración mundial de las medidas para promover la salud de los adolescentes (Guía AA-HA!): orientación para apoyar la aplicación en los países* (2ª ed). Organización de las Naciones Unidas. https://iris.paho.org/handle/10665.2/61728

OMS (2024a). *Indicadores de salud del adolescente propuestos por la Acción Mundial para la Medición de la Salud del Adolescente.* Organización Mundial de la Salud. https://iris.who.int/bitstream/handle/10665/376933/9789240095472-spa.pdf

OMS (2024b). *Informe sobre la situación mundial del alcohol y la salud y el tratamiento de los trastornos relacionados con el consumo de sustancias.* Organización Mundial de la Salud. https://www.who.int/publications/i/item/9789240096745

ONU (1989). Convención sobre los Derechos del Niño. Organización de las Naciones Unidas. https://www.ohchr.org/es/instruments-mechanisms/instruments/convention-rights-child

ONU (2017). Estrategia Mundial para la Salud de la Mujer, el Niño y el Adolescente (2016-2030): salud del adolescente. Organización de las Naciones Unidas. https://apps.who.int/gb/ebwha/pdf_files/WHA70/A70_37-sp.pdf

Pellegrini, M., & Zerbonia, C. (2010). *Entrevista del perfil de la identidad ocupacional (EPIO)* [Instrumento no publicado]. (Uso docente/clinimétrico difundido; no se localiza manual/editorial formal).

Peral-Gómez, P., López-Roig, S., Pastor-Mira, M. Á., Abad-Navarro, E., Valera-Gran, D., Håkansson, C., & Wagman, P. (2021). Cultural adaptation and psychometric properties of the Spanish version of the Occupational Balance Questionnaire: An instrument for occupation-based research. *International Journal of Environmental Research and Public Health, 18*(14), 7506.

Pou Matarranz, C. (2023). El desafío de la salud mental en personas migrantes. https://www.som360.org, https://www.som360.org/es/blog/desafio-salud-mental-personas-migrantes

Quintero-Jurado, J., & Ossa-Henao, Y. (2018). Agrupaciones comunitarias juveniles: promoción de la salud mental y desarrollo de capacidades. Trends in Psychology / Temas em Psicologia, 26(3), 1605-1618.

Real-López, M., Ramos-Vidal, C., Llorca, G., Peraire, M., Julián, M. y Pereda, N. (2023). Abuso sexual infantil y consecuencias psicopatológicas en la vida adulta. *Revista de Psiquiatría Infanto-Juvenil, 40*(1), 13-30. https://dialnet.unirioja.es/servlet/articulo?codigo=8889480

Rodríguez Rodríguez, M. y García Padilla, F. M. (2021). El uso de videojuegos en adolescentes. Un problema de salud pública. *Enfermería Global, 20*(62), 557-574.

Ruiz-Ortega, A. M. y Berrios Martos, P. (2023). Revisión sistemática sobre inteligencia emocional y bienestar en adolescentes: evidencias y retos. *Escritos de Psicología, 16*(1), 15-32.

Ruiz-Palomino, E., Ballester Arnal, R., Gil Llario, M. D., Giménez García, C. y Nebot García, J. E. (2020). Orientación sexual y salud mental en jóvenes universitarios españoles. *INFAD de Psicología. International Journal of Developmental and Educational Psychology, 1*(1), 199-206.

Sánchez Rodríguez , Ó. (2013).Cuestionario para el perfil ocupacional en el ocio-POO. En Sánchez Rodríguez, Ó.; Polonio López, B.; Pellegrini Spangenberg, M. (2013). Terapia ocupacional en salud mental: Teoría y Técnicas para la Autonomía Personal) (1.a ed.). Editorial Médica Panamericana.

Sánchez Rodríguez , Ó. (2014). Terapia ocupacional en salud mental. Dimensiones ocupacionales en el funcionamiento psicosocial y en los procesos de rehabilitación. *Revista Electrónica de Terapia Ocupacional Galicia, TOG, 11*(9), 109-158.

Sapien Labs (2023). Age of First Smartphone/Tablet and Mental Wellbeing Outcomes. Sapien Labs. https://sapienlabs.org/wp-content/uploads/2023/05/Sapien-Labs-Age-of-First-Smartphone-and-Mental-Wellbeing-Outcomes.pdf

Save the Children España (2019). *Informe violencia viral: análisis de la violencia contra la infancia y la adolescencia en el entorno digital.* Save the Children España. https://www.savethechildren.es/sites/default/files/imce/docs/informe_violencia_viral_1.pdf?_gl=1*1obsjho*_up*MQ..*_ga*NTQ0MTI5ODI0LjE3Mjk2ODQ5N-jE.*_ga_7HK32SMG8P*MTcyOTY4NDk2MC4xL-jEuMTcyOTY4NTEwMi4wLjAuMTcwNzZxMzU4Ng

Save the Children España (2021). Saludable(mente): El impacto de la pandemia en la salud mental de los jóvenes.

Servicio Andaluz de Salud (2019). *Guía de práctica clínica para el tratamiento de la psicosis y la esquizofrenia. Manejo en atención primaria y en salud mental.* Servicio Andaluz de Salud. https://www.sspa.juntadeandalucia.es/servicioandaluzdesalud/publicaciones/guia-de-practica-clinica-para-el-tratamiento-de-la-psicosis-y-la-esquizofrenia-manejo-en-atencion

Sistema Nacional de Salud (2020). *Guía de práctica clínica y prevención de la conducta suicida.* Ministerio de Sanidad, Política Social e Igualdad. Gobierno de España. https://portal.guiasalud.es/wp-content/uploads/2020/09/gpc_481_conducta_suicida_avaliat_resum_modif_2020_2.pdf

Uher, R., Pavlova, B., Radua, J. et al. (2023). Transdiagnostic risk of mental disorders in offspring of affected parents: A meta-analysis of family high-risk and registry studies. *World Psychiatry, 22*(3), 433-448.

UNICEF (2021). *Conjunto de instrumentos para ayudar a los adolescentes a prosperar: estrategias para promover y proteger la salud mental de los adolescentes y reducir conductas autolesivas y comportamientos de riesgo: resumen de orientación.* Organización de las Naciones Unidas. https://iris.who.int/handle/10665/341346

Wagman, P., & Håkansson, C. (2014). Introducing the Occupational Balance Questionnaire (OBQ). *Scandinavian Journal of Occupational Therapy, 21*(3), 227–231.

WOFT (2023). https://wfot.org/resources/quest-manual

 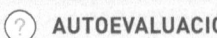

⑦ AUTOEVALUACIÓN

Terapia ocupacional en la salud mental de personas con trastornos psicóticos 14

J. Arenas de la Cruz

OBJETIVOS

- Comprender la naturaleza de los trastornos psicóticos y su impacto en el bienestar ocupacional de las personas y poblaciones.
- Desarrollar habilidades de evaluación adaptadas a las necesidades específicas de las personas con trastornos psicóticos.
- Diseñar e implementar intervenciones ocupacionales que aborden los desafíos de las personas con trastornos psicóticos en su trayectoria vital.
- Colaborar con otros profesionales de la salud mental para ofrecer un enfoque integral en el tratamiento de las personas con trastornos psicóticos.

> «El delirio no es una simple fantasía, es una construcción compleja que permite al sujeto sostenerse frente a una realidad insoportable».
>
> Carlos Castilla del Pino, 1989

INTRODUCCIÓN

Si se mide la carga de la enfermedad en términos de años vividos con discapacidad (entendida como un cierto grado de dependencia en las actividades de la vida diaria), a escala mundial el 18 % se debe a trastornos mentales, alcanzando a unos 1.000 millones de personas. En este escenario, los trastornos psicóticos afectan a más de 24 millones de personas (0,35 % de la población mundial), produciendo el más alto nivel de discapacidad estimado de todos los trastornos mentales. Pero si se analiza la prevalencia a lo largo de la vida de los trastornos psicóticos, se observa que existe una elevada variabilidad entre los estudios; además, las encuestas epidemiológicas se centran fundamentalmente en la esquizofrenia, con datos que varían entre el 0,5 y el 3,5 % a lo largo de la vida en la población general (Chung Chang *et al.*, 2017; Moreno-Küstner *et al.*, 2018; OMS, 2022).

Los trastornos psicóticos se caracterizan por una importante deficiencia en los proce-

sos funcionales que impactan sobre la percepción, el pensamiento, la emoción y el comportamiento. Los síntomas más habituales, entre otros, incluyen ideas delirantes, alucinaciones, pensamiento desorganizado, trastornos del comportamiento o agitación extrema. Las personas diagnosticadas de trastornos psicóticos de carácter duradero, como ocurre en la esquizofrenia, sufren múltiples factores y barreras que limitan su calidad de vida diaria, constituyendo una de las principales causas de pérdida de años de vida por discapacidad. Esto supone unos altos costes tangibles e intangibles para los Estados y las familias, y además implica una disminución de la esperanza de vida de 10 a 20 años con respecto a la de la población general (IHME, 2022; OMS, 2022).

Los trastornos psicóticos producen impactos relevantes en los dominios ocupacionales, confluyendo diversos factores que determinan el diagnóstico y pronóstico ocupacional. Así, influyen los contextos y grupos sociales a los que pertenece la persona, su historia ocupacional previa, la disponibilidad o ausencia de red social de apoyo, la dotación de servicios y recursos del entorno, los constructos y creencias sobre la propia salud y la enfermedad mental, las demandas asumidas y las esperadas en los patrones ocupacionales, y la gestión de las habilidades motoras, de procesamiento y de interacción social (Garrido Manzanares, 2012).

Las organizaciones internacionales utilizan un enfoque sistémico sobre los determinantes estructurales de la salud mental, centrándose en tres principios rectores: prevención adecuada y eficaz, acceso a servicios sanitarios y sociales con tratamientos asequibles y de alta calidad, e inclusión en la sociedad como proceso de recuperación y garantía de los derechos humanos. Así, las políticas globales se centran en: *a)* la promoción de la salud mental mediante la prevención y la detección precoz; *b)* la inversión en la formación y desarrollo de capacidades que refuercen la salud mental; *c)* la gestión de la salud mental en el trabajo mediante la sensibilización y la mejora de la prevención; *d)* la protección a los menores durante su etapa educativa, y *e)* la prestación de atenciones especializadas a grupos con mayor vulnerabilidad (personas mayores, personas con situaciones de pobreza o personas migrantes).

En este capítulo se incide en el proceso de evaluación, diagnóstico e intervención ocupacional centrado en la persona, prospectando datos objetivos y los que aportan la perspectiva y las experiencias de la propia persona.

DESCRIPCIÓN DE LOS TRASTORNOS PSICÓTICOS Y SU IMPACTO EN LA OCUPACIÓN

A continuación se detallan las características clínicas de los trastornos psicóticos y las particularidades ocupacionales comunes en las personas con trastornos psicóticos.

Características clínicas

La Clasificación Internacional de Enfermedades, 11ª edición, (CIE-11) incluye la esquizofrenia y otros trastornos psicóticos primarios dentro del capítulo 6, «Trastornos mentales, del comportamiento y del neurodesarrollo». Específicamente, este grupo de trastornos se encuentra en el apartado «Esquizofrenia u otros trastornos psicóticos primarios» (códigos: 6A20-6A2Z). A nivel conceptual, este grupo de trastornos se caracteriza por distorsiones de la percepción, del pensamiento y de las emociones, con frecuente embotamiento o falta de adecuación emocional. Aunque se conserva la claridad de conciencia y la capacidad intelectual, con el tiempo pueden presentarse déficits cognitivos. Estos trastornos afectan a las funciones esenciales que dan a la persona normal la vivencia de su individualidad, singularidad y dominio de sí misma. Las personas suelen presentar ideas delirantes, con la creencia de que sus pensamientos, sentimientos y acciones son conocidos o compartidos por otros, además de percepciones distorsionadas como alucinaciones, especialmente auditivas, que pueden comentar la propia conducta o pensamientos de la persona enferma. También es habitual la perplejidad, acompañada de la creencia de que las situaciones cotidianas tienen un significado especial, a menudo siniestro y dirigido contra el propio paciente.

La CIE-11 incluye las siguientes categorías específicas de trastornos psicóticos primarios: 6A20, esquizofrenia; 6A21, trastorno esquizoafectivo; 6A22, trastorno esquizotípico; 6A23, trastorno psicótico agudo y transitorio; 6A24, trastorno delirante; 6A25, manifestaciones sintomáticas en los trastornos psicóticos primarios; 6A2Y, otra esquizofrenia u otros trastornos psicóticos primarios especificados, y 6A2Z, esquizofrenia u otros trastornos psicóticos primarios, sin especificación (OMS, 2018a).

En el *Manual diagnóstico y estadístico de los trastornos mentales,* 5ª edición, en el apartado «Esquizofrenia y otros trastornos psicóticos relacionados» se incluyen los siguientes trastornos: 295.90, esquizofrenia; 295.70, trastorno esquizoafectivo; 295.40, trastorno esquizofreniforme; 298.80, trastorno psicótico breve; 297.1, trastorno delirante; 292.1, trastorno psicótico inducido por sustancias; 293.81, trastorno psicótico secundario a una enfermedad médica; 293.89, catatonía asociada a una enfermedad médica, y 298.9, trastorno psicótico no especificado (APA, 2013).

En las últimas clasificaciones de los trastornos psicóticos se eliminaron los subtipos de esquizofrenia, ya que tenían una escasa estabilidad diagnóstica, baja confiabilidad, pobre validez y poca utilidad clínica en cuanto a la presencia o ausencia de sintomatología, su curso longitudinal, la respuesta al tratamiento y el pronóstico. En la **tabla 14-1** se detallan los elementos clave sobre la esquizofrenia en los dos manuales diagnósticos comentados.

Características ocupacionales comunes en las personas con trastornos psicóticos

No se puede considerar un estereotipo ocupacional de persona con trastorno psicótico,

aunque como la psicosis puede llegar a afectar a la práctica totalidad de las áreas ocupacionales (Garrido Manzanares, 2012), a continuación se revisan algunas de las características que pueden aparecer con mayor frecuencia:

- **Orientación del locus de control.** Las personas con trastornos psicóticos suelen considerar los eventos de su vida como el resultado de causas externas, inestables e impredecibles, lo que puede intensificar los síntomas positivos y afectar a su independencia en las actividades de la vida diaria. Estas atribuciones externas están asociadas a una menor capacidad de afrontamiento y autonomía funcional (Monfort-Escrig y Pena-Garijo, 2021; Pena-Garijo y Monfort-Escrig, 2020). Por el contrario, quienes atribuyen los acontecimientos positivos de

Tabla 14-1. La esquizofrenia y los trastornos psicóticos en los sistemas de clasificación diagnóstica

Criterios	CIE-11	DSM-5
Nombre del capítulo	Esquizofrenia u otros trastornos psiquiátricos primarios	Espectro de la esquizofrenia y otros trastornos psicóticos
Duración de los síntomas	Al menos 1 mes	1 mes para síntomas activos y 6 meses incluyendo síntomas residuales o prodrómicos
Criterio de funcionalidad	No requiere afectación funcional explícita como criterio de diagnóstico	Impacto significativo en el funcionamiento laboral, social o en el autocuidado
Subtipos	No incluye subtipos (paranoide, catatónica, etc.), eliminados por falta de validez clínica	No incluye subtipos; también eliminados por diagnóstico de baja estabilidad
Especificador de los síntomas	Síntomas positivos, negativos, depresivos, maníacos, psicomotores y alteraciones cognitivas	Alucinaciones, delirios, discurso desorganizado, comportamiento psicomotor anormal, síntomas negativos, alteración cognitiva, depresión, manía
Criterio de daño cognitivo	Incluido como un especificador de los síntomas	Incluido como un especificador de los síntomas
Especificador del curso	Primer episodio; múltiples episodios; continuo; no especificado	Primer episodio; episodios múltiples; continuo; no especificado
Criterios de exclusión	Excluye el diagnóstico si los síntomas se atribuyen a otras condiciones médicas o sustancias	Exclusión si es causada por condición médica o consumo de sustancias

CIE: clasificación internacional de enfermedades; DSM: manual diagnóstico y estadístico de los trastornos mentales.

su vida a factores estables y controlables disfrutan de mejores relaciones sociales y una menor sensación de aislamiento. Un locus de control interno facilita la adherencia a tratamientos farmacológicos y no farmacológicos, así como una mayor capacidad para gestionar situaciones difíciles, reduciendo la frustración y la culpabilización a factores externos (Elsharkawy *et al.*, 2023).

- **Déficit en habilidades de procesamiento.** Tendencia a anticipar el error en la acción. La anticipación, entendida como la capacidad de prever los resultados de las acciones, se ve afectada en las personas con trastornos psicóticos, especialmente en aquellas con un historial prolongado de enfermedad. Esta alteración puede llevar a un ciclo volitivo comprometido donde la persona anticipa errores y fracasos en la ejecución de tareas, reduciendo sus oportunidades de participación ocupacional (Kielhofner, 2011). La visión limitada de las propias capacidades puede generar una narrativa de incapacidad y error que impacta negativamente en los proyectos personales y objetivos ocupacionales (McGuire *et al.*, 2024).

- **Participación y habilidades de interacción social disminuidas.** Las personas con trastornos psicóticos suelen presentar dificultades para comunicarse y responder a las demandas sociales, lo que afecta a su capacidad para mantener relaciones interpersonales y desempeñar roles sociales. Aunque estas limitaciones son más evidentes en las fases agudas, no implican una incapacidad permanente para socializar, pero el estigma asociado a los trastornos psicóticos sigue siendo una barrera significativa para la inclusión y el disfrute pleno de los derechos. Además, los déficits en la cognición social, como la metacognición, limitan la capacidad de analizar las situaciones, inferir las intenciones de otras personas y comprender las reglas sociales, todo lo cual reduce la eficacia en las interacciones sociales (Sánchez-Balsa y Sobrido-Prieto, 2023).

- **Dificultades motoras, de procesamiento y de interacción en los contextos personales y ambientales.** Las alteraciones cognitivas y sensoriomotoras propias de la psicosis afectan a la capacidad para diferenciar entre acciones autogeneradas y externas. Estas disfunciones se relacionan con síntomas psicóticos, como los delirios de control, que surgen de anomalías en los procesos de predicción sensoriomotora. Un fallo en la comparación entre las órdenes motoras y los resultados sensoriales previstos puede explicar estas experiencias anómalas (Salomon *et al.*, 2020). Además, la capacidad para anticipar las acciones de otras personas y responder adecuadamente a estímulos sociales también está comprometida, lo que dificulta la interacción en entornos sociales y laborales (Montobbio *et al.*, 2024).

- **Autopercepción distorsionada de las habilidades de desempeño.** Los trastornos psicóticos afectan profundamente a la percepción del nivel de habilidad personal, lo que incrementa los déficits volitivos y compromete la autoeficacia (Kielhofner, 2011). La autoeficacia juega un papel crucial en el proceso de recuperación, ya que quienes perciben que su estado de salud depende de sus acciones tienden a adherirse mejor a los programas terapéuticos y a desarrollar un mayor control sobre sus emociones y pensamientos (Elsharkawy *et al.*, 2023). Sin embargo, muchas personas con psicosis interiorizan narrativas de incapacidad y dependencia debido a experiencias traumáticas, tratamientos involuntarios y la percepción de que sus esfuerzos no son suficientes para cumplir con las demandas de sus contextos (Elsharkawy *et al.*, 2023).

- **Reducido número de metas ocupacionales diversas.** La capacidad para seleccionar y gestionar metas ocupacionales está influida por las barreras y los facilitadores que las personas perciben en su entorno. Cuando estas metas están orientadas hacia el futuro y basadas en oportunidades, las personas tienden a priorizar roles ocupacionales que optimizan su calidad de vida. En cambio, cuando están limitadas por barreras, las metas suelen centrarse en objetivos inmediatos y de valor emocional, lo que refleja una perspectiva temporal restringida al presente y un afrontamiento basado en la evitación. Según determinadas investigaciones, las mujeres con esquizofrenia dedican más tiempo a la actividades de cuidado personal y del hogar, mientras que las personas más jóvenes invierten más tiempo en las actividades sociales para mantener y establecer vínculos (Bejerholm, 2010).

EVALUACIÓN OCUPACIONAL EN SALUD MENTAL DE LAS PERSONAS CON TRASTORNOS PSICÓTICOS

En los siguientes apartados se explica la metodología de evaluación ocupacional en salud mental de las personas con trastornos psicóticos y se detallan las principales herramientas de evaluación adaptadas a estas personas.

Metodología de evaluación

El proceso de análisis de las diferentes ocupaciones de las personas con trastornos psicóticos tiene como fin la obtención de datos acerca de tres aspectos: la «forma» de la ocupación –entendida como el aspecto directamente observable–, su «función» y el «significado» en el contexto de su vida y su cultura (AOTA, 2020). La evaluación ha de ser un proceso cooperativo, centrado en la persona y construido a partir de su propio conocimiento y del sentido que da a su vida a través de sus ocupaciones.

En el caso de la psicosis se presentan diversos signos y síntomas (constructos delirantes, creencias distorsionadas, afectaciones motoras y cognitivas, etc.), que están directamente asociados a las propias ocupaciones y experiencias, y que pueden manifestarse en las ocupaciones, patrones o habilidades, con impactos en diversos contextos con criterios de funcionalidad-disfuncionalidad desde una perspectiva externa (Pellegrini Spangenberg, 2013).

Sin dejar de lado la metodología general de evaluación de la terapia ocupacional, desarrollada ampliamente en las ediciones previas y en los capítulos anteriores referidos a la evaluación, diagnóstico e intervención, en la figura 14-1 se propone un esquema de los elementos clave de la evaluación ocupacional en las personas con trastornos psicóticos.

Herramientas de evaluación adaptadas a las personas con trastornos psicóticos

La elección de una u otra herramienta se efectuará en función de múltiples factores, como son el dispositivo y la cartera de servicios específica que aporta el marco en el que se realizará la evaluación y la intervención ocupacional, la información disponible y previamente recopilada por otros medios o fuentes directas (entrevistas estructuradas y en profundidad, observaciones) e indirectas (entrevistas con familiares, cuidadores), el contenido y actualización de las historias clínica y ocupacional, la edad de la persona, etc. En todo caso, resulta imprescindible asegurar que los datos obtenidos reflejan de manera fiel el perfil y el desempeño ocupacional de la persona (Garrido Manzanares, 2012).

En la **tabla 14-2** se expone una selección de herramientas de evaluación diseñadas para las personas con psicosis. Alguna de ellas, por evaluar componentes del desempeño ocupacional y estar adaptadas o validadas en la población española, se describen de manera breve a continuación:

- ***Premorbid Adjustment Scale*** (Cannon-Spoor *et al.*, 1982): evalúa el funcionamiento premórbido en las personas con psicosis, centrándose en la sociabilidad, adaptación escolar y relaciones en cuatro etapas de la vida (desde la infancia hasta la vida adulta). Incluye 26 ítems sobre aspectos sociales y académicos previos al inicio de los síntomas psicóticos. Está adaptada a la población española (Álvarez *et al.*, 1987).
- ***Health of the Nation Outcomes Scales*** (Wing, 1998): conjunto de 12 escalas diseñadas para medir los problemas conductuales, clínicos, sociales y de discapacidad física en adultos con psicosis. Evalúa la agresividad, disfunción cognitiva y ocupacional, alucinaciones y problemas sociales. Validada al castellano (Uriarte, 1999).

• ***Psychosis Attachment Measure*** (Berry *et al.*, 2006): evalúa estilos de apego en las personas con psicosis a través de 16 ítems agrupa- dos en dimensiones de ansiedad y evitación en las relaciones interpersonales. Incluye una pregunta abierta para explorar pensamien-

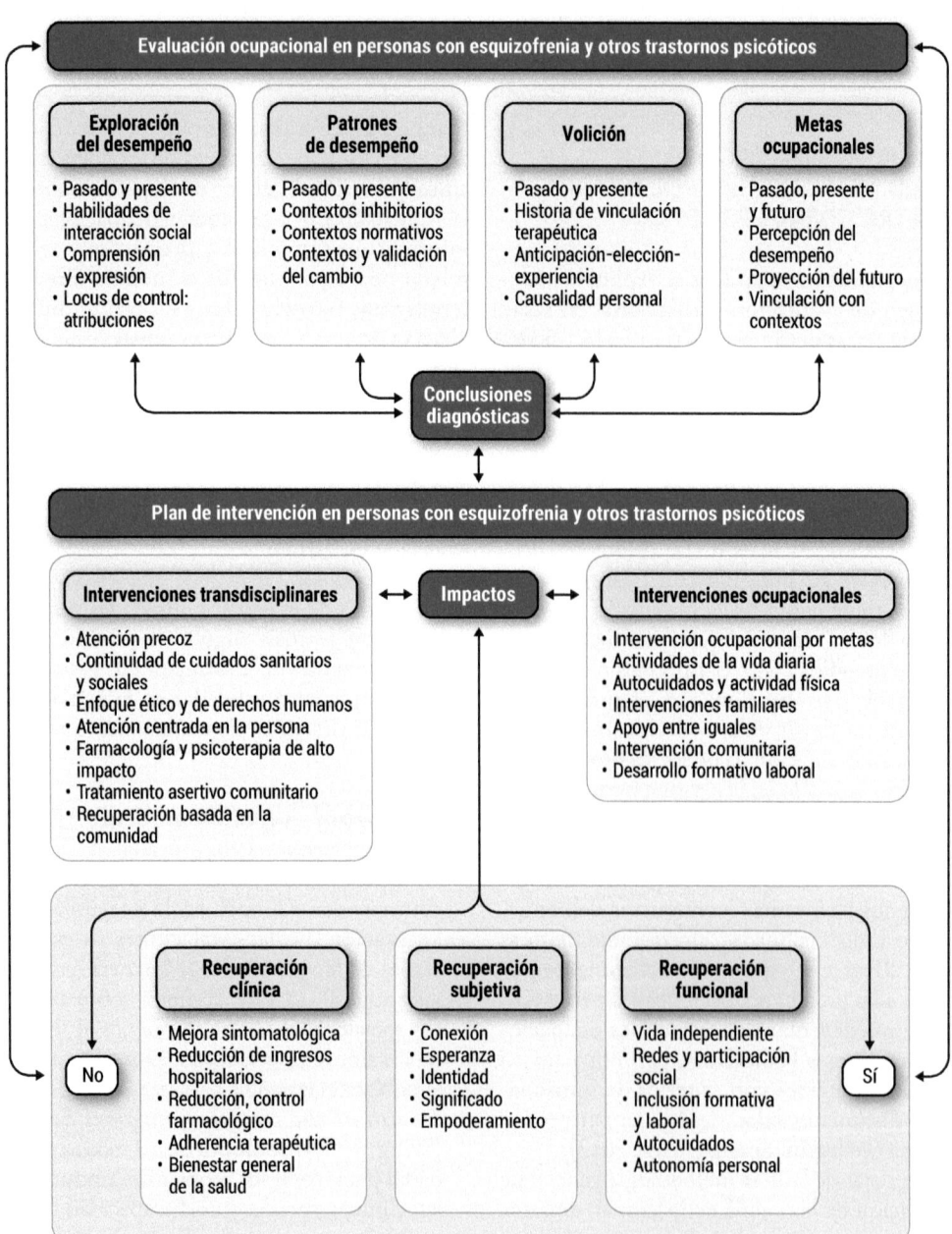

Figura 14-1. Procesos de evaluación ocupacional en personas con esquizofrenia y otros trastornos psicóticos.

Tabla 14-2. Herramientas de evaluación de terapia ocupacional en los trastornos psicóticos

Instrumentos desarrollados para la evaluación en la infancia-adolescencia		• *Child and Adolescent Functional Assessment Scale* (CAFAS) (Hodges, 1996) • Batería de socialización (BAS) (Silva y Martorell, 1983) • *Premorbid Adjustment Scale* (PAS) (Cannon-Spoor *et al.*, 1982) • Cuestionario de reserva cognitiva para adolescentes (CORE-A) (Camprodon-Boadas *et al.*, 2024) • Encuesta sobre el desarrollo y el bienestar (DAWBA) (Goodman, *et al.*, 2000) • Película para la evaluación de la cognición social (MASC) (Dziobeck I, *et al.*, 2006) • Escala de percepción aberrante (PAS) (Fonseca-Pedrero *et al*, 2009)
Instrumentos aplicables en población adulta	Evaluación de las ocupaciones	• Inventario de asertividad (AI) (Gambrill y Richey, 2014) • Test de caras (FT) (Baron-Cohen, 1997) • *Camberwell Assessment of Need* (CAN) (Phelan y Al, 1995) • *Premorbid Adjustment Scale* (PAS) (Cannon-Spoor *et al.*, 1982) • Entrevista *MacArthur competence assessment tool for treatment* (Álvarez Marrodán *et al.*, 2014) • *Health of the Nation Outcomes Scales* (HoNOS) (Wing, 1998)
	Evaluación de los contextos	• Entrevista de carga familiar objetiva/subjetiva para esquizofrenia y discapacidad (FBIS) (Tessler y Gamache, 2007) • *Experience of Caregiving Inventory* (ECI) (Szmukler *et al.*, 1996) • Cuestionario de acontecimientos vitales estresantes (CAVE) (Butjosa *et al.*, 2017)
	Evaluación de los patrones de ejecución	• Escala de requisitos de autocuidado (MSCR) (Roldán-Merino *et al.*, 2014) • Escala de funcionamiento personal y social (PSP) (Morosini *et al.*, 2000) • *Social Behavior Assessment Schedule* (SBAS) (Platt *et al.*, 1980) • *Psychosis Attachment Measure* (PAM) (Berry *et al.*, 2006) • *Occupational Balance Questionnaire* (OBQ/OBQ-E) (Wagman y Håkansson, 2014)
	Evaluación de las habilidades de desempeño y factores de la persona	• Escala de evaluación de las creencias de Brown (BABS) (Eisen *et al.*, 1998) • Autoevaluación de síntomas negativos (SNS) (Dollfus *et al.*, 2016) • Cuestionario de estilos de pensamiento y de percepción (TPSQ) (Fonseca-Pedrero *et al*, 2009) • Escala de autoevaluación de la apatía (AESS) (Martínez-Cao *et al*, 2020) • Evaluación breve de la cognición en esquizofrenia (BACS) (Keefe *et al.*, 2004) • Batería para la evaluación de la teoría de la mente (BAT) (Serra-Mayoral *et al.*, 2021) • Cuestionario de habilidades de comunicación (CSQ) (Akahashi *et al.*, 2006) • Escala para el síndrome deficitario (SDS) (Kirkpatrick *et al.*, 1989) • Escala autoinforme de motivación y placer (MAPS) (Llerena *et al.*, 2013) • *Maryland Assessment of Recovery Scale* (MARS) (Drapalsky *et al.*, 2012) • Escala de percepción aberrante (PAS) (Chapman *et al.*, 1978) • Cuestionario de autoestigma (SSQ) (Ochoa *et al.*, 2015) • Batería cognitiva de consenso (MATRICS) (Nuechterlein *et al.*, 2008) • *Schizophrenia Quality of Life Scale* (SQLS) (Wilkinson *et al.*, 2000)

tos específicos. Adaptada al español (Sheinbaum *et al.*, 2013).

- *Camberwell Assessment of Need* (Phelan y Al, 1995): evalúa las necesidades en 22 áreas, desde el cuidado personal hasta problemas sociales y familiares, recogiendo valoraciones dobles, del profesional y la persona. Evalúa la adecuación de la ayuda formal e informal recibida. Validada en la población española (Rosales *et al.*, 2002).
- *Schizophrenia Quality of Life Scale* (Wilkinson *et al.*, 2000): cuestionario autoadministrado que mide la calidad de vida subjetiva en la esquizofrenia en tres dominios: psicosocial, motivación y energía, y síntomas/efectos secundarios. Consta de 30 ítems con formato tipo Likert y se aplica en 5-10 minutos. Validada en español (Urdániz *et al.*, 2019).
- **Cuestionario de acontecimientos vitales estresantes** (Butjosa *et al.*, 2017): evalúa las experiencias de estrés vividas por las personas con psicosis, indicando, si ocurrieron, su impacto emocional y su frecuencia. Incluye una escala de ansiedad del 1 al 10, para los eventos más significativos.
- *Occupational Balance Questionnaire* (Wagman y Håkansson, 2014): mide el equilibrio ocupacional basado en la satisfacción con la variedad, significado y tiempo dedicado a las ocupaciones. Tiene 13 ítems de tipo Likert y una versión validada en español (Peral-Gómez *et al.*, 2021).

DESARROLLO DE PLANES DE INTERVENCIÓN CENTRADOS EN LA OCUPACIÓN

A continuación se detallan programas y técnicas de intervención, sistemas de evaluación de las intervenciones e indicadores de resultados.

Programas y técnicas de intervención

El proceso de terapia ocupacional en general y la intervención en particular deben estar siempre anclados a las necesidades y demandas de la persona. Teniendo en cuenta esto, la evidencia muestra que existen determinadas intervenciones terapéuticas estructuradas con beneficios demostrados para las personas con trastorno psicótico. Algunas de las más relevantes son:

- **Intervención ocupacional por metas.** Incrementar la eficacia de las habilidades de procesamiento en cuanto a la función ejecutiva en las personas con esquizofrenia que impactan en la mejora de la funcionalidad y autonomía en las actividades de la vida diaria. La intervención se centra en el desarrollo de estrategias de aprendizaje para mejorar el funcionamiento cotidiano a través de cinco etapas: (1) análisis y consenso de los intereses y las tareas en las que la persona desea trabajar, (2) definición de los objetivos específicos, establecimiento de los subobjetivos con la sistematización del registro del proceso y de los recursos, (3) codificación e integración de los diversos subobjetivos y su consecución, (4) gestión del seguimiento comparando los resultados con la definición de los objetivos y evaluando los problemas y los factores de apoyo encontrados, y (5) exploración de formas alternativas de llevar a cabo la tarea si fuera necesario (Vizzotto *et al.*, 2021).
- **Actividades de la vida diaria.** La intervención tiene como objetivo facilitar la participación autónoma y significativa en actividades esenciales como el autocuidado, manejo doméstico, compras y uso del transporte público, respetando los valores, intereses y roles ocupacionales de cada persona. Estas intervenciones combinan técnicas específicas, como el desarrollo de tareas complejas en pasos manejables, el uso de herramientas tecnológicas para el apoyo y el ensayo supervisado en contextos seguros antes de la práctica en entornos reales. Se abordan habilidades motoras, de procesamiento y de interacción social, integrando estrategias de planificación, organización y resolución de problemas, e incluyendo estrategias contextuales de exposición gradual. El diagnóstico contextual resulta fundamental para adaptar los programas a las demandas ambientales, personales y sociales especí-

cas de cada persona. Demuestran impactos sobre la autonomía personal y mitigan algunos síntomas negativos, como la anhedonia y la desvinculación social, mejorando significativamente la calidad de vida y los elementos motivacionales para la actuación en otros dominios ocupacionales. Además, son especialmente efectivos cuando las estrategias se implementan en contextos comunitarios con el apoyo de sistemas familiares y redes sociales, disminuyendo la distancia social y promoviendo la inclusión (John *et al.*, 2022).

• **Autocuidados y actividad física.** Las personas con trastornos psicóticos presentan una alta vulnerabilidad a patologías somáticas y metabólicas, como el síndrome metabólico y enfermedades cardiovasculares, debido a factores combinados de los tratamientos farmacológicos, el estilo de vida y los propios síntomas del trastorno. Los programas de orientación a la salud y promoción de la actividad física diaria han demostrado su utilidad en las personas con trastornos psicóticos, con resultados en la reducción y compensación de algunos de los principales síntomas que afectan a las habilidades (motoras, de procesamiento y de interacción social), reducción de la sintomatología negativa (anhedonia, ciclos de sueño y vigilia, aislamiento social) y para minimizar los efectos secundarios de los tratamientos farmacológicos (aumento de peso, síndrome metabólico). Las intervenciones con mayor eficiencia se centran en establecer patrones diarios que integren ejercicio aeróbico con resistencia de más de 90 minutos a la semana y actividades en contextos individuales y grupales, que refuercen la adherencia y minimicen las tasas de abandono. Además, la participación en grupos en la comunidad mejora la motivación y fomenta el apoyo social, promoviendo una mejor sostenibilidad a largo plazo (OMS, 2018b, 2019 y 2021; Ziebart *et al.*, 2022).

• **Intervenciones familiares.** Las intervenciones centradas en la familia con alguno de sus miembros diagnosticado de trastorno psicótico están ampliamente recomendadas en diversas guías de práctica clínica. La intervención se centra en el análisis del sistema y subsistemas familiares (conyugal, parental, filial, fraternal, etc.) y su vinculación con el desempeño ocupacional individual y colectivo, el diseño de planes centrados en la prevención de recaídas, el afrontamiento de conflictos en el funcionamiento ocupacional a través de la construcción del vínculo y en las habilidades de interacción para la resolución de situaciones. Incluye, entre otras, la intervención centrada en la familia o terapia familiar, la psicoeducación familiar, los talleres familiares monográficos y la intervención y apoyo en situaciones de crisis (García-Herrera Pérez-Bryan *et al.*, 2021; NICE, 2014).

• **Apoyo entre iguales.** Metodología de intervención que produce una reducción de los síntomas clínicos de la enfermedad mental y un incremento de los factores ligados a la recuperación personal (en especial la esperanza) y la promoción de la recuperación funcional (expresada en calidad de vida y apoyo social percibidos). Implica generar una red de intercambio mutuo de apoyo práctico y emocional basado en la comprensión compartida, el respeto y el empoderamiento mutuo entre personas en situaciones similares, considerando componentes críticos como la responsabilidad compartida, la esperanza, la autodeterminación sobre la propia vida y el uso del conocimiento de la experiencia vivida como personas diagnosticadas de psicosis (Smit *et al.*, 2023).

• **Intervención en los contextos de la comunidad.** Las personas con trastornos psicóticos pueden haber experimentado fracturas con los contextos ambientales de referencia. Las intervenciones en la comunidad han demostrado ser fundamentales en el tratamiento de las personas con trastornos psicóticos, por el impacto positivo sobre los síntomas clínicos y los factores contextuales que influyen en la funcionalidad y la recuperación. El tratamiento asertivo comunitario y el modelo de recuperación basado en la comunidad han demostrado su eficacia, destacando las intervenciones a través del diseño de apoyos y adaptación a las necesidades individuales en el desempeño en entornos comunitarios. Además, estas estrategias han demostrado la reducción de la carga sobre los sistemas hospitalarios, fortalecimiento de los procesos de autoeficacia ocupacional y reducción de la distancia social, facilitando la creación de redes de apoyo y reconstrucción de patrones ocupacionales significativos que son claves para combatir el estigma (Sánchez Rodríguez, 2013).

- **Desarrollo formativo laboral**. Los programas de formación y empleo para las personas con enfermedades mentales graves han demostrado un alto nivel de resultados cuando se centran en metodologías basadas en el apoyo y adaptación de los puestos de trabajo, a través de alianzas con el tejido empresarial ordinario y protegido. Implica diseñar procesos de construcción vocacional centrados en los contextos productivos de los entornos socioeconómicos de referencia, entrenamientos para el desarrollo de competencias profesionales ajustadas al mercado laboral (técnicas, metodológicas, sociales y participativas), gestión del *marketing* social para establecer alianzas con el tejido formativo y laboral que garanticen oportunidades dignas y centradas en los apoyos y adaptaciones de los contextos, y diseño de apoyos individualizados especializados en los propios contextos de trabajo (Abidin *et al.*, 2021; Sánchez Rodríguez, 2023).

Sistemas de evaluación de las intervenciones e indicadores de resultados

Los trastornos psicóticos cursan de forma heterogénea y, por tanto, existen diferentes formas de medir o percibir su recuperación, al ser un proceso complejo que puede definirse de distintas formas (Ponce-Correa *et al.*, 2023):

- Con un enfoque clínico: centrado en la remisión sintomática y funcional sostenida.
- Con un enfoque centrado en la persona: como un proceso de superación dirigido a vivir una vida significativa más allá de la enfermedad mental.

Se pueden encontrar diversas conclusiones en textos científicos que han examinado la relación de las medidas globales de recuperación subjetiva con cada uno de los componentes de la recuperación clínica (gravedad de los síntomas y el funcionamiento) en pacientes con trastornos del espectro de la esquizofrenia. De acuerdo con este análisis, se pueden identificar tres conjuntos de indicadores significativos de recuperación:

- **Recuperación clínica**: entendida como la mejora en los signos y síntomas centrales de la psicosis, de modo que desaparezcan o alcancen una intensidad que ya no interfieran significativamente en el comportamiento en un período de al menos 6 meses. Considera también la progresiva reducción de las hospitalizaciones y de la farmacología como condiciones necesarias, haciendo hincapié en la adherencia terapéutica.
- **Recuperación funcional**: contempla la capacidad de una persona con síntomas estabilizados para vivir de forma independiente y sin recaídas durante al menos 2 años. Implica la capacidad demostrable para participar activamente en la sociedad a través de una ocupación profesional (desarrollo laboral, actividades de formación, voluntariado o actividades recreativas), el mantenimiento de una vida independiente (gestión de recursos, tareas domésticas e higiene sin supervisión) y el establecimiento de relaciones sociales de forma regular.
- **Recuperación subjetiva**: integra un concepto multidimensional y un marco conceptual desarrollado a partir del análisis de las narrativas de las personas con diagnóstico de psicosis. Contempla cinco componentes:
  - **Conexión**: incluye el apoyo proporcionado por otras personas, la participación en la comunidad y el desarrollo de relaciones significativas con la familia, amistades y otras personas.
  - **Esperanza**: implica una visión positiva del futuro, una creencia arraigada en la posibilidad de recuperación, encontrar y mantener la motivación para el cambio, de mantener relaciones que inspiren esperanza, un optimismo general por la vida

y el desarrollo personal, y tener sueños y aspiraciones vitales.

– **Identidad:** tiene que ver con la acción y la responsabilidad personal, la capacidad percibida para no hacer lo que no se desea, y superar el estigma y la reconstrucción de cada persona.

– **Significado:** supone encontrar objetivos sociales y roles en la vida, construir una visión personal de la enfermedad mental, encontrar la espiritualidad y llevar una vida de calidad.

– **Empoderamiento:** entendido como el control de las decisiones personales, con especial atención a los puntos fuertes de cada persona y a la capacidad de recuperar el control sobre sí misma, junto con la capacidad para recuperar el control sobre su propia salud.

 EXPERIENCIA OCUPACIONAL: la atención precoz para la recuperación de los dominios ocupacionales y de la salud mental

Lidia, de 23 años, reside con sus padres, Luisa y Carlos, y su hermano, David. Su padre está prejubilado y su madre posee un pequeño comercio. David está trabajando como celador. Las relaciones sociales de Lidia son escasas y fundamentalmente se producen en contextos virtuales. Estudió segundo de Enfermería y primero de Historia del Arte. Después se matriculó en la Escuela Oficial de Idiomas y en Anatomía Patológica, aunque también abandonó ambos estudios. Con 22 años completó un curso de jardinería. Nunca ha trabajado. Fue diagnosticada de esquizofrenia, episodios múltiples, en remisión parcial (CIE-11: 6A20.11). El primer contacto con salud mental lo tuvo con 19 años, con gran componente ansioso y rituales de escritura en relación con la impresión subjetiva de no poder retener los pensamientos (en las prácticas de enfermería escribía de manera compulsiva en uniformes, sábanas, etc.). En los últimos meses se mostró aislada y con heteroagresividad verbal, que desembocó en un ingreso involuntario. Fue derivada a un hospital de día para recibir tratamiento de terapia ocupacional.

Diagnóstico ocupacional

Los principales puntos son:

• Lidia verbaliza falta de motivación, vacío, inquietud, baja autoestima y escaso sentido de autoeficacia y competencia. Pensamientos rumiantes y comportamientos de registro de información escrita con aumento de la ansiedad. Sistema de valores definido por la socialización, bienestar, autorrealización, adquisición de conocimientos, orden y organización, y autonomía e independencia. Sin participación conforme a esos valores.

• La relación con su familia la describe en términos de «dependencia y escasa comunicación», pues, por un lado, expresa quejas de «sobreprotección» (le llevan el desayuno a la cama), aunque, por otro, reclama más afecto, cariño y comprensión. Sus narrativas muestran hostilidad hacia el padre («No puedo comunicarme, no me deja hablar ni conducir, me ataca los nervios»).

• Lidia es independiente en las actividades básicas de la vida diaria. En cuanto a las actividades instrumentales de la vida diaria, cuida de sus perros (actividad vivida como significativa). También es independiente en la gestión de la comunicación y en la movilidad en la comunidad, a pie y en autobús. Aunque tiene carné de conducir, no usa el coche familiar de forma autónoma.

• Actualmente depende económicamente de sus padres, pues no trabaja, y tiene déficits en las habilidades para la gestión económica. Igualmente, no muestra patrones ocupacionales asociados al cuidado del hogar (no prepara comidas, realiza solamente compras relacionadas con libros y complementos, y no se encarga del cuidado de la ropa ni de la limpieza).

(Continúa)

EXPERIENCIA OCUPACIONAL: la atención precoz para la recuperación de los dominios ocupacionales y de la salud mental (*cont.*)

- Muestra dificultades en la gestión de su salud respecto al manejo de las emociones (ira y frustración) y está teniendo una adherencia irregular a los tratamientos, porque teme los efectos secundarios (somnolencia, sobrepeso, alteraciones funcionales); sin embargo, suele realizar actividad física vigorosa de manera intermitente. Suele tener horarios poco regulares de sueño-vigilia, aunque expresa que suele tener un sueño reparador, siendo consciente de la necesidad de hacer algunos cambios en su rutina.

- La participación social se caracteriza por actividades individuales, describiéndose como «temerosa e introvertida»; sin embargo, su perfil de ocio se caracteriza por actividades habituales de lectura, correr, natación, gimnasio, escuchar música y paseos con sus perros.

Plan de intervención ocupacional

Consta de:

- **Mejorar la motivación intrínseca y la percepción de autoeficacia.** Se implementarán actividades graduales que permitirán experiencias de éxito, comenzando con tareas sencillas, como el cuidado autónomo de sus perros y pequeños proyectos en casa. Se utilizarán técnicas para reestructurar los pensamientos rumiantes y fomentar la identificación de los logros diarios. Además, se establecerá un registro de actividades para reforzar positivamente los avances alcanzados.

- **Fomentar la independencia en actividades instrumentales de la vida diaria.** Se planificarán intervenciones progresivas, como la preparación autónoma de comidas, iniciando con recetas simples que impliquen responsabilidad en el cuidado de sus familiares con apoyo de David, la gestión económica mediante simulaciones (salario, gastos del hogar, gastos personales) y la planificación de presupuestos reales, así como la realización de tareas domésticas con apoyo inicial, que se irá reduciendo de forma gradual.

- **Promover la integración social y la participación comunitaria.** Se facilitará la participación en actividades grupales adaptadas a sus intereses, como talleres de literatura, y se estructurarán interacciones sociales con personas significativas en diversos contextos, con entrenamiento en habilidades de interacción social.

- **Establecer una rutina de actividad física y manejo del estrés.** Se diseñará un programa de actividad física que combine sus patrones tradicionales individualizados con actividades colectivas, incrementando el vínculo social. Paralelamente, se introducirán técnicas de relajación, como *mindfulness*, para gestionar la frustración y establecer patrones regulares de actividad-descanso, promoviendo horarios consistentes para acostarse y levantarse.

- **Facilitar la exploración y el compromiso con roles productivos.** Se trabajará en la definición de metas ocupacionales a corto, medio y largo plazo, promoviendo la empleabilidad con un proyecto vital que implique la formación y el empleo. Se identificarán opciones de formación vocacional o actividades remuneradas alineadas con sus intereses y experiencia previa, como el voluntariado o prácticas en espacios comunitarios sanitarios y sociales.

Indicadores de resultados ocupacionales:

Los principales son:

- Frecuencia y calidad de su participación en actividades instrumentales de la vida diaria, reflejadas en su capacidad para completar tareas de manera autónoma.

(Continúa)

EXPERIENCIA OCUPACIONAL: la atención precoz para la recuperación de los dominios ocupacionales y de la salud mental (*cont.*)

- Participación social y disminución de la percepción de aislamiento, medidas a través de su involucramiento en actividades grupales y de la calidad de sus interacciones.
- Patrones consistentes de actividad física y sueño, observados en informes y registros.
- Actividades formativas y laborales, evaluadas mediante la consecución de metas ocupacionales definidas.

 PREGUNTAS DE REFLEXIÓN

- ¿Qué dimensiones y procesos se pueden analizar del concepto de anticipación del modelo de ocupación humana respecto a la tendencia a anticipar el error en su acción observable en personas con trastornos psicóticos?
- ¿Cuáles son los contextos personales y ambientales prioritarios que requieren evaluación, diagnóstico e intervención ocupacional asociados a las barreras y los facilitadores del desempeño ocupacional en las personas con trastornos psicóticos?
- ¿Qué dimensiones son claves en el proceso de recuperación respecto a la construcción de la identidad ocupacional de las personas con trastorno psicótico y su impacto en la gestión de la salud, participación, calidad de vida, competencia de roles, bienestar y justicia ocupacional?

PUNTOS CLAVE

- El trastorno psicótico afecta al desempeño ocupacional. Se debe evaluar qué factores, aparte de los ligados al propio trastorno, determinan el nivel de competencia.
- Dando especial valor a la información subjetiva que brinde la persona, se han de diseñar intervenciones basadas en la evidencia que posibiliten que la persona se (re)encuentre con sus valores, capacidades e intereses, que pueda practicarlas y desarrollarlas (re)asumiendo roles, y reafirmando a través de su experiencia presente y futura su identidad ocupacional.
- Es indispensable, además, la definición de indicadores que permitan la evaluación de las intervenciones para perseguir la mejora continua y garantizar la calidad y seguridad de estas.

REFERENCIAS BIBLIOGRÁFICAS

Abidin, N., Yunus, F., Rasdi, H. y Kadar, M. (2021). Employment programmes for schizophrenia and other severe mental illness in psychosocial rehabilitation: a systematic review. *British Journal of Occupational Therapy, 84*(10), 605-619.

Álvarez, E., García-Ribera, C., Torrens, M., Udina, C., Guillamat, R. y Casas, M. (1987). Adjustment Scale as a Prognostic Predictor for Schizophrenia. *British Journal of Psychiatry, 150*(3), 411-411.

Álvarez Marrodán, I., Baón Pérez, B., Navío Acosta, M., López-Antón, R., Lobo Escolar, E., & Ventura Faci, T.

(2014). Spanish validation of the MacArthur Competence Assessment Tool for Treatment interview to assess patients' competence to consent treatment. Medicina Clínica (Barcelona), 143(5), 201-204.

AOTA (2020). Marco de trabajo para la práctica de la terapia ocupacional. Dominio y proceso. American Occupational Therapy Asociation (AOTA). www.aota.org

APA (2013). *Diagnostic and statistical manual of mental disorders. 5 th.* American Psychiatric Association.

Baron-Cohen, S., Wheelwright, S., & Jolliffe, T. (1997). Is there a "language of the eyes"? Evidence from normal adults and adults with autism or Asperger syndrome. Visual Cognition, 4(3), 311-331.

Bejerholm, U. (2010). Occupational balance in people with schizophrenia. *Occupational Therapy in Mental Health, 26*(1), 1-17.

Berry, K., Wearden, A., Barrowclough, C., & Liversidge, T. (2006). *Attachment styles, interpersonal relationships and psychotic phenomena in a non-clinical student sample. Personality and Individual Differences, 41*(4), 707-718.

Butjosa, A., Gómez-Benito, J., Myin-Germeys, I. et al. (2017). Development and validation of the Questionnaire of Stressful Life Events (QSLE). *Journal of Psychiatric Research, 95*, 213-223.

Butjosa, A., Gómez-Benito, J., Myin-Germeys, I., Barajas, A., Baños, I., Usall, J., Grau, N., Granell, L., Sola, A., Carlson, J., Dolz, M., Sánchez, B., Haro, J. M., & the GENIPE group, Ochoa, S. (2017). Cuestionario de Acontecimientos Vitales Estresantes (CAVE).

Camprodon-Boadas, P., de la Serna, E., Baeza, I., Ilzarbe, D., Puig, O., Andrés-Perpiñá, S., Sugranyes, G., & Castro-Fornieles, J. (2024). Psychometric properties of the Cognitive Reserve Questionnaire for Adolescents (Co-Re-A). *Spanish Journal of Psychiatry and Mental Health, 17*(3), 132–137.

Cannon-Spoor, H. E., Potkin, S. G., & Wyatt, R. J. (1982). Measurement of premorbid adjustment in chronic schizophrenia. *Schizophrenia Bulletin, 8*(3), 470–484.

Chapman, L. J., Chapman, J. P., & Raulin, M. L. (1978). Body-image aberration in schizophrenia. Journal of Abnormal Psychology, 87(4), 399–407.

Chung Chang, W., Man Wong, C. S., Hai Chen, E. Y. et al. (2017). Lifetime Prevalence and Correlates of Schizophrenia-Spectrum, Affective, and Other Non-affective Psychotic Disorders in the Chinese Adult Population. *Schizophrenia Bulletin, 43*(6), 1280-1290.

Dziobek, I., Fleck, S., Kalbe, E., Rogers, K., Hassenstab, J., Brand, M., Kessler, J., Woike, J. K., Wolf, O. T., & Convit, A. (2006). Introducing MASC: A movie for the assessment of social cognition. Journal of Autism and Developmental Disorders, 36(5), 623–636.

Dollfus, S., Mach, C., & Morello, R. (2016). Self-Evaluation of Negative Symptoms: A Novel Tool to Assess Negative Symptoms. *Schizophrenia Bulletin, 42*(3), 571–578.

Drapalski, A. L., Medoff, D., Dixon, L. B., Bellack, A. S. (2012). Assessing recovery of people with serious mental illness: development of a new scale (MARS). *Psychiatric Services, 63*(1), 48–53.

Eisen, J. L., Phillips, K. A., Baer, L., Beer, D. A., Atala, K. D., & Rasmussen, S. A. (1998). The Brown Assessment of Beliefs Scale: Reliability and validity. *American Journal of Psychiatry, 155*(1), 102–108.

Elsharkawy, M., Ibrahim Sabra, A., El-Din Fathalla El-Sawy, H. y El-Sayed Osman, F. (2023). Role of health locus of control and self-efficacy on level of psychotropic medication adherence among patients with psychiatric disorders. *Tanta Scientific Nursing Journal, 31*(4), 151-168.

Fonseca-Pedrero, E., Paino, M., Lemos-Giráldez, S., García-Cueto, E., Villazón-García, U., & Muñiz, J. (2009). Psychometric properties of the Perceptual Aberration Scale and the Magical Ideation Scale in Spanish college students. *International Journal of Clinical and Health Psychology, 9*(2), 299–312.

Fonseca-Pedrero, E., Paíno, M., Giráldez, S. L., Villazón-García, Ú., Cueto, E. G., Bobes, J., & Muñiz, J. (2009). Versión reducida del Cuestionario TPSQ de Estilos Perceptuales y de Pensamiento. *Psicothema, 21*(3), 499-505.

García-Herrera Pérez-Bryan, J., Hurtado Lara, M. M. y Quemada González, C. (2021). Información para personas usuarias y familiares sobre la guía de práctica clínica para el tratamiento de la psicosis y la esquizofrenia. Servicio Andaluz de Salud. Consejería de Salud y Familias. Junta de Andalucía. https://www.sspa.juntadeandalucia.es/servicioandaluzdesalud/sites/default/files/sincfiles/wsas-media-mediafile_sasdocumento/2021/GPC%20usuarios.pdf

Garrido Manzanares, C. (2012). Terapia ocupacional en los trastornos psicóticos. En Ó. Sánchez Rodríguez, B. Polonio López y M. Pellegrini, *Terapia ocupacional en salud mental: teoría y técnicas para la autonomía personal* (pp. 239-251). Editorial Médica Panamericana.

Goodman, R., Ford, T., Richards, H., Gatward, R., & Meltzer, H. (2000). The Development and Well-Being Assessment: Description and initial validation of an integrated assessment of child and adolescent psychopathology. Journal of Child Psychology and Psychiatry, 41(5), 645–655.

Hodges, K., & Wong, M. M. (1996). Psychometric characteristics of a multidimensional measure to assess impairment: The Child and Adolescent Functional Assessment Scale. Journal of Child and Family Studies, 5(4), 445–467.

IHME (2022). *Global Health Data Exchange (GHDx)*. Institute for Health Metrics and Evaluation. https://vizhub.healthdata.org/gbd-results/

John, A., Gandhi, S., Prasad, M. K. y Manjula, M. (2022). Effectiveness of IADL interventions to improve functioning in persons with Schizophrenia: A systematic review. *International Journal of Social Psychiatry, 68*(3), 500-513.

Keefe, R. S. E., Goldberg, T. E., Harvey, P. D., Gold, J. M., Poe, M. P., & Coughenour, L. (2004). The Brief Assessment of Cognition in Schizophrenia (BACS): reliability, sensitivity, and comparison with a standard neurocognitive battery. *Schizophrenia Research, 68*(2–3), 283–297.

Kielhofner, G. (2011). *Modelo de ocupación humana. Teoría y aplicación*. Editorial Médica Panamericana.

Kirkpatrick, B., Buchanan, R. W., McKenney, K. (1989). The Schedule for the Deficit Syndrome (SDS): an instrument for research in schizophrenia. *Psychiatry Research, 30*(2), 119–123.

Llerena, K., Park, S. G., McCarthy, J. M., Couture, S. M., Bennett, M. E., & Blanchard, J. J. (2013). The Motivation and Pleasure Scale – Self-Report (MAP-SR): Reliability and validity of a self-report measure of negative symptoms. *Comprehensive Psychiatry, 54*(5), 568–574.

Martínez-Cao, C., García-Álvarez, L., Bobes-Bascarán, T., de la Fuente-Tomás, L., Fernández-Egea, E., Velasco, Á., González-Blanco, L. P., et al. (2020). Validation of a European Spanish adaptation of the Apathy Evaluation Scale (self-rated version) in patients with schizophrenia. *Revista de Psiquiatría y Salud Mental*.

McGuire, N., Gumley, A., Hasson-Ohayon, I. et al. (2024). Investigating the relationship between specific negative symptoms and metacognitive functioning in psychosis: A systematic review. *Psychology and Psychotherapy: Theory, Research and Practice, 97*(2), 191-214.

Monfort-Escrig, G. y Pena-Garijo, J. (2021). Attributional Styles and Social Functioning in Schizophrenia. Is the Learned Helplessness Model Suitable? *Clínica y Salud, 32*(1), 7-14.

Montobbio, N., Zingarelli, E., Folesani, F. et al. (2024). Action prediction in psychosis. *Schizophrenia, 10*(8).

Moreno-Küstner, B., Martín, C. y Pastor, L. (2018). Prevalence of psychotic disorders and its association with methodological issues. A systematic review and meta-analyses. *PLoS One, 13*(4), e0195687.

Morosini, P. L., Magliano, L., Brambilla, S., Ugolini, S., & Pioli, R. (2000). Development, reliability and acceptability of a new version of the DSM-IV Social and Occupational Functioning Assessment Scale (SOFAS) to assess routine social functioning → Personal and Social Performance (PSP). Acta Psychiatrica Scandinavica, 101(4), 323–329.

NICE (2014). *Psychosis and Schizophrenia in Adults: Prevention and Management, National.* Londres: National Institute for Health and Care Excellence (NICE). https://www.ncbi.nlm.nih.gov/books/NBK555203/

Nuechterlein, K. H., Green, M. F., Kern, R. S., Baade, L. E., Barch, D. M., Cohen, J. D., ... Marder, S. R. (2008). The MATRICS Consensus Cognitive Battery, part 1: Test selection, reliability, and validity. American Journal of Psychiatry, 165(2), 203–213.

Ochoa, S., Martínez-Zambrano, F., Garcia-Franco, M., Vilamala, S., Ribas, M., Arenas, O., ... Haro, J. M. (2015). Development and validation of the Self-Stigma Questionnaire (SSQ) for people with schizophrenia and its relation to social functioning. Comprehensive Psychiatry, 62, 93–99.

OMS (2018a). Directrices de la OMS para el manejo de los problemas de salud física en adultos con trastornos mentales graves. Organización Mundial de la Salud. https://iris.paho.org/handle/10665.2/52633

OMS (2018b). ICD-11 International Classification of Diseases-Mortality and morbidity statistics. 11th revision. Organización Mundial de la Salud. https://icd.who.int/es

OMS (2019). *Plan de acción mundial sobre actividad física 2018-2030. Más personas activas para un mundo sano.* Organización Mundial de la Salud. https://iris.paho.org/bitstream/handle/10665.2/50904/9789275320600_spa.pdf

OMS (2021). *Directrices de la OMS sobre actividad física y comportamientos sedentarios.* Organización Mundial de la Salud. https://iris.who.int/handle/10665/349729

OMS (2022). *Informe mundial sobre salud mental: transformar la salud mental para todos.* Organización Mundial de la Salud. https://www.who.int/es/publications/i/item/9789240050860

Pellegrini Spangenberg, M. (2013). Proceso de evaluación para el diagnóstico ocupacional. En O. Sánchez Rodríguez, B. Polonio López y M. Pellegrini Spangenberg, *Terapia ocupacional en salud mental: teoría y técnicas para la autonomía personal* (pp. 185-196). Madrid: Editorial Médica Panamericana.

Pena-Garijo, J. y Monfort-Escrig, G. (2020). Cognición en la esquizofrenia. Estado actual de la cuestión (I): métodos de evaluación y correlatos neurales. *Revista de la Asociación Española de Neuropsiquiatría, 40*(137), 109-130.

Peral-Gómez, P., López-Roig, S., Pastor-Mira, M. Á. et al. (2021). Cultural adaptation and psychometric properties of the spanish version of the occupational balance questionnaire: an instrument for occupation-based research. *International Journal of Environmental Research and Public Health, 18*(14), 7506.

Phelan, M., Slade, M., Thornicroft, G., Dunn, G., Holloway, F., Wykes, T., ... Hayward, P. (1995). The Camberwell Assessment of Need: The validity and reliability of an instrument to assess the needs of people with severe mental illness. The British Journal of Psychiatry, 167(5), 589-595.

Platt, S., Weyman, A., Hirsch, S. et al. The Social Behaviour Assessment Schedule (SBAS): Rationale, contents, scoring and reliability of a new interview schedule. *Soc Psychiatry 15*, 43–55 (1980).

Ponce-Correa, F., Caqueo-Urízar, A., Berrios, R. y Escobar-Soler, C. (2023). Defining recovery in schizophrenia: A review of outcome studies. *Psychiatry Research, 322*, 115134.

Roldán-Merino, J. F., Lluch-Canut, T., Menárguez-Alcaína, M., Foix-Sanjuán, A., & Haro Abad, J. M. (2014). Psychometric evaluation of a new instrument in Spanish to measure self-care requisites in patients with schizophrenia [Escala de requisitos de autocuidado (MSCR)]. Perspectives in Psychiatric Care, 50(2), 93–101.

Rosales, C., Torres González, F., Del Castillo, L., Jiménez Estévez, J. y Martínez Montes, G. (2002). Fiabilidad del instrumento de evaluación de necesidades Camberwell (CAN). *Actas Españolas de Psiquiatría, 30*(2), 99-104.

Salomon, R., Progin, P., Griffa, A. et al. (2020). Sensorimotor Induction of Auditory Misattribution in Early Psychosis. *Schizophrenia Bulletin, 8*(46), 947-954.

Sánchez Rodríguez, O. (2013). El entorno como elemento central de la evaluación e intervención. En O. Sánchez Rodríguez, B. Polonio López y M. Pellegrini Spangenberg, *Terapia ocupacional en salud mental: teoría y técnicas para la autonomía personal* (pp. 197-213). Madrid: Editorial Médica Panamericana.

Sánchez Rodríguez, Ó. (2023). Autopercepción de las personas en situación de discapacidad sobre el disfrute de los derechos humanos en sus ocupaciones de la vida diaria. En A. Martos Martínez, *Investigación y desarrollo de recursos de intervención en contextos clínicos y de la salud* (pp. 75-86). Dykinson.

Sánchez-Balsa, A. y Sobrido-Prieto, M. (2023). Efectividad en intervenciones destinadas a la participación social en personas con esquizofrenia: revisión sistemática. *Cadernos Brasileiros de Terapia Ocupacional, 31*, e3299.

Serra-Mayoral, A., Mareca, C., Cano, R., Romaguera, A., Alsina, M., Gutiérrez, L., Valls, È., Sarró, S., McKenna, P. J., Pomarol-Clotet, E., & Calderón, C. (2021). The BAT: A videotaped battery to assess theory of mind in schizophrenia. *Psychiatry research, 297*, 113709.

Sheinbaum, T., Berry, K. y Barrantes-Vidal, N. (2013). Spanish version of the Psychosis Attachment Measure: adaptation process and psychometric properties. *Salud Mental, 36*(5), 403-409.

Silva Moreno, F., & Martorell Pallás, M. C. (1983). BAS 1–2: Batería de socialización (para profesores y padres): Manual. Madrid: TEA Ediciones.

Smit, D., Miguel, C., Vrijsen, J., Groeneweg, B., Spijker, J. y Cuijpers, P. (2023). The effectiveness of peer support for individuals with mental illness: systematic review and meta-analysis. *Psychological Medicine, 53*, 5332-5341.

Szmukler, G. I., Burgess, P., Herrman, H., Benson, A., Colusa, S., Bloch, S., & et al. (1996). Caring for relatives with serious mental illness: The development of the Experience of Caregiving Inventory (ECI). Social Psychiatry and Psychiatric Epidemiology, 31(3–4), 137–148.

Takahashi, M., Tsuda, T., Ueno, Y., & Kitamura, T. (2006). Reliability and validity of the Communication Skills Questionnaire (CSQ). *Psychiatry and Clinical Neurosciences, 60*(4), 440-443.

Tessler, R. C., & Gamache, G. M. (1996). The Family Burden Interview Schedule – Short Form (FBIS/SF). En L. Sederer & B. Dickey (Eds.), Outcome assessment in clinical practice (pp. 110–112). Baltimore: Williams & Wilkins.

Urdániz, J., Jiménez, I., Pereda, N., Beroiz, B., Iribarren, S. y Hita, J. (2019). El cuestionario Schizophrenia Quality of Life Scale Revision 4 (SQLS-R4). Estudio de validación con pacientes españoles ambulatorios del espectro de la esquizofrenia. *Actas Españolas de Psiquiatría, 47*(3), 97-109.

Uriarte, J. E. (1999). Presentación de la traducción al castellano de la escala HoNOS (Health of the Nation Outcome Scales). *Psiquiatría Pública, 11*(4), 93-101.

Vizzotto, A., Celestino, D., Buchain, P. et al. (2021). Occupational Goal Intervention Method for the Management of Executive Dysfunction in People With Treatment-Resistant Schizophrenia: A Randomized Controlled Trial. *American Journal of Occupational Therapy, 75*(3), 7503180050.

Wagman, P., & Håkansson, C. (2014). Introducing the Occupational Balance Questionnaire (OBQ). *Scandinavian Journal of Occupational Therapy, 21*(3), 227-231.

Wilkinson, G., Hesdon, B., Wild, D., Cookson, R., Farina, C., Sharma, V., Fitzpatrick, R., & Jenkinson, C. (2000). Self-report quality of life measure for people with schizophrenia: the SQLS. *The British journal of psychiatry : the journal of mental science, 177*, 42–46.

Wing, J. (1998). Health of the Nation Outcome Scales (HoNOS): Research and development. *British Journal of Psychiatry, 172*, 11-18.

Wing, J. K., Beevor, A. S., Curtis, R. H., Park, S. B., Hadden, S., & Burns, A. (1998). Health of the Nation Outcome Scales (HoNOS): Research and development. The British Journal of Psychiatry, 172, 11-18. https://doi.org/10.1192/bjp.172.1.11.

Ziebart, C., Bobos, P., MacDermid, J., Furtado, R., Sobczak, D. y Doering, M. (2022). The efficacy and safety of exercise and physical activity on psychosis: A systematic review and meta-analysis. *Frontiers in Psychiatry, 13*, 807140.

 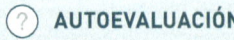

AUTOEVALUACIÓN

Terapia ocupacional en la salud mental de personas con trastornos de la personalidad

15

L. M. Berrueta Maeztu, S. Guzmán Lozano y S. Díaz Guardiola

OBJETIVOS

- Analizar la complejidad de los trastornos de la personalidad y su impacto en la ocupación y el bienestar mental.
- Desarrollar habilidades de evaluación específicas para identificar patrones ocupacionales disfuncionales en personas con trastornos de la personalidad.
- Diseñar e implementar intervenciones ocupacionales que aborden retos para el fomento de la estabilidad emocional y desempeño ocupacional en la vida diaria.
- Colaborar con equipos multidisciplinarios para ofrecer un enfoque integral en el tratamiento de personas con trastornos de la personalidad.

«La personalidad escoge la ocupación y, a la vez, la ocupación nos modela la personalidad».

José Ramón Bellido Mainar

INTRODUCCIÓN

La personalidad se define como el conjunto de características o rasgos que mejor describen o identifican el modo de ser, sentir y comportarse habitualmente de una persona, de tal modo que a partir de ellos se desarrolla su funcionamiento social, emocional e, incluso, intelectual en diversos contextos, actividades o situaciones vitales (Belloch *et al.,* 2019).

La personalidad se compone del temperamento (compendio de los elementos constitucionales determinados por el mapa genético heredado; aquello con lo que se nace) y del carácter (se va adquiriendo y modelando a lo largo de la vida a partir de las experiencias propias, el aprendizaje, la educación recibida y cultura en la que la persona se desarrolla, por lo que cualquier vivencia puede provocar modificaciones en él).

La personalidad y la ocupación están relacionadas directamente con los procesos adaptativos y desadaptativos que se producen continuamente a lo largo de la trayectoria vital y que provocan constantes cambios de equilibrio y desequilibrio ocupacional. La personalidad adaptada sería la capacidad de desenvolverse de forma independiente y competente, lo que permite obtener una sensación de satisfacción personal. En cambio, cuando las personas tienen rasgos de personalidad menos adaptativos, prevalece un desarrollo deficitario de las habilidades ocupacionales, con rasgos más rígidos en el desempeño que normalmente repercuten negativamente en los comportamientos saludables.

Existe una compleja relación entre el desempeño de las actividades cotidianas, la identidad ocupacional y la construcción tanto de los diversos patrones de personalidad de las personas como de las características antropológicas de las poblaciones. Así, las personas eligen unas ocupaciones u otras en función de sus rasgos de personalidad, los contextos, las distintas experiencias vividas a lo largo de la vida y la configuración de los significados sobre los patrones y habilidades ocupacionales. Igualmente, en un círculo que se retroalimenta, la identidad y las narrativas de vida que las personas van construyendo de sí mismas son producto de las ocupaciones que han ido desarrollando (Bellido *et al., 2012;* Harding, 2020; Harding *et al*, 2016; Millon *et al.*, 2006; Mokol *et al.*, 2018).

La finalidad de este capítulo es la de ofrecer un marco general de conocimientos, procesos y métodos de terapia ocupacional que sean aplicables a diversos contextos basados en fuentes de evidencia. En este marco general de la práctica de la terapia ocupacional sobre los trastornos de la personalidad son relevantes algunas dimensiones vinculadas con el significado y sentido de vida, el desarrollo de los mecanismos de autoevaluación de las personas, la prescripción ocupacional para retomar actividades que construyan el equilibrio ocupacional, el desarrollo de estrategias adaptativas, el diseño de facilitadores para el desempeño de las ocupaciones y la disminución de las barreras de los contextos.

DESCRIPCIÓN DE LOS TRASTORNOS DE LA PERSONALIDAD Y SU INFLUENCIA EN LA OCUPACIÓN

A continuación se detallan las características clínicas y ocupacionales de las personas con trastorno de la personalidad.

Características clínicas de las personas con trastorno de la personalidad: cambio de paradigma

En los trastornos de la personalidad confluyen variables y determinantes asociados a la interacción de factores genéticos, contextos personales y ambientales, así como barreras en el desempeño ocupacional, provocando diversos procesos de malestar, ineficacia y sufrimiento psíquicos.

En la última versión de la Clasificación Internacional de Enfermedades (CIE) se propuso un cambio de paradigma relevante adoptando un enfoque diagnóstico dimensional, superando así la clasificación categórica de los trastornos de personalidad de la CIE-10 y el *Manual diagnóstico y estadístico de los trastornos mentales*, 5ª edición. Se define el trastorno de la personalidad como problemas en el funcionamiento de algunos aspectos del yo o algún tipo de disfunción interpersonal que han persistido durante un período de 2 años o más. La alteración se manifiesta en patrones de cognición, experiencia, expresión emocional y comportamiento que son inadaptados, y se revela en una variedad de situaciones personales y sociales. Además, la alteración está asociada con un malestar considerable o un deterioro significativo a nivel personal, familiar, social, educativo, ocupacional o en otras áreas importantes de funcionamiento. Para la evaluación de los rasgos de personalidad patológicos se utiliza el inventario de personalidad y para la gravedad, la evaluación estandarizada de la gravedad de los trastornos de la personalidad. También se dispone de una escala para medir el especificador del patrón límite (OMS, 2020, sección 6D10 Trastorno de personalidad, párrafo 1).

Además, se suprimen las categorías diagnósticas para dar paso a una nueva visión en el diagnóstico del trastorno, que supone tres etapas (Jiménez, 2021):

1. **Determinación de la existencia o no de un trastorno de personalidad**. Según los cuatro criterios de la definición completa establecida por la CIE-11 (requisitos generales), Tyrer y Mulder (Arana, 2023; Tyrer y Mulder, 2022) proponen realizar seis preguntas: ¿existe alguna evidencia de dificultad interpersonal?, ¿esa disfunción es persistente?, ¿esa disfunción solo se observa en algunas situaciones?, ¿tiene la persona capacidad de asumir correctamente otros roles sociales?, ¿existe riesgo de daño para sí mismo o para terceros? y ¿existen otros problemas mentales?

2. **Gravedad**. Evalúa el grado de gravedad del trastorno de personalidad según la afectación funcional. El mejor predictor del pronóstico y la funcionalidad se sustenta más en la gravedad que en el trastorno de la personalidad específico (Jiménez, 2021).

Se establecen tres niveles de gravedad: leve, moderado y grave. Estos tres niveles, junto con «la personalidad normal» y «la dificultad de personalidad», crean una clasificación gradual del estado de la personalidad en cinco grupos. En la **tabla 15-1** se describen los niveles de gravedad del trastorno de personalidad.

3. **Características cualitativas.** Evaluar la cualidad del trastorno o determinar los rasgos de personalidad subyacentes más relevantes.

Establece cuatro dimensiones o dominios del rasgo: afectividad negativa, desapego, comportamiento disocial y desinhibición. Además, añade un quinto dominio denominado *anancástico*. También permite asignar un especificador opcional, denominado *patrón borderline*, para diagnosticar el trastorno límite de la personalidad, lo que para algunos autores supone una cesión al modelo categorial innecesario y que no aporta nada diferente.

Tabla 15-1. Niveles de gravedad de un trastorno de personalidad según la CIE-11			
	Leve	**Moderado**	**Grave**
Funcionamiento del yo	• Afectadas algunas áreas del funcionamiento • Pueden no ser evidentes en algunos contextos	• Afectadas múltiples áreas del funcionamiento de la personalidad • Algunas áreas pueden verse menos afectadas	• Alteraciones graves en el funcionamiento del yo
Funcionamiento de las relaciones interpersonales	• Problemas en muchas relaciones interpersonales • Problemas en el desempeño de funciones ocupacionales y sociales esperadas • Algunas relaciones y funciones se mantienen	• Problemas marcados en la mayoría de las relaciones interpersonales • La mayoría de las funciones sociales y ocupacionales están afectadas en alguna medida • Relaciones con probable conflicto, evitación, ruptura o dependencia extrema	• Afectadas gravemente prácticamente todas las relaciones • La capacidad y la voluntad para desempeñar las funciones sociales y laborales esperadas están ausentes o gravemente comprometidas
Gravedad de las manifestaciones	• No hay daños sustanciales a uno mismo ni a los demás	• A veces, daños a uno mismo o a otras personas	• Afectadas la gran mayoría de las áreas de funcionamiento de la personalidad • Se asocia con daños a uno mismo u otros
Interferencia en el funcionamiento	• Asociado a malestar significativo o deterioro en las áreas personales, familiares, sociales, educativas, ocupacionales u otras • Presentes en múltiples áreas, pero de manera leve	• Deterioro marcado en las áreas personales, familiares, sociales, educativas, ocupacionales o en otras áreas importantes de funcionamiento • Puede mantenerse el funcionamiento en algunas áreas	• Deterioro grave en todas o casi todas las áreas de la vida (personales, familiares, sociales, educativas, ocupacionales y otras)

CIE: clasificación internacional del enfermedades.

El el *Manual diagnóstico y estadístico de los trastornos mentales*, 5ª edición (APA, 2014) se evalúan mediante la evaluación dimensional de la patología de la personalidad cubriendo 18 dimensiones a través del modelo PID5BF+, (*Personality Inventory for DSM-5 - Brief Form Plus*) con modificaciones que le permiten usar el sistema CIE-11.

Características ocupacionales en las personas con trastornos de la personalidad

La participación ocupacional ha experimentado transformaciones significativas en las últimas décadas, influida por las demandas contextuales y los recursos personales limitados. Los rasgos de personalidad, las experiencias de vida y los contextos determinan la configuración de patrones y habilidades ocupacionales, así como la capacidad para afrontar procesos adaptativos o desadaptativos. Una personalidad adaptativa permite establecer relaciones saludables con el entorno, mejorando las habilidades ocupacionales y estrategias de afrontamiento. Por el contrario, los rasgos desadaptativos pueden causar déficits en la autonomía y dependencia en diversas áreas ocupacionales (Gómez Lillo, 2003).

Los problemas emocionales de las personas con trastornos de la personalidad se asocian a la autopercepción de vacío existencial, con una relevante desconexión de actividades que proporcionan bienestar ocupacional o con un nivel alto de insatisfacción o sufrimiento psíquico. Aunque las características ocupacionales varían según la persona, suelen observarse patrones desadaptativos persistentes que impactan en la salud, participación, calidad de vida, competencia de roles, bienestar y justicia ocupacional (AOTA, 2020; Bellido *et al.*, 2012).

Las principales características son:

- **Interacciones ocupacionales múltiples**. Los rasgos de personalidad interactúan con infinidad de variables asociadas a las formas de desarrollar las ocupaciones, el tipo de patrones y las habilidades gestionadas, así

como las relaciones y el *feedback* que reciben las personas de los contextos en los que participan en su vida diaria. En estas dinámicas se producen procesos progresivos con diversidad de hitos ocupacionales en las trayectorias vitales que producen percepciones de éxito o fracaso y que reconfiguran los estilos de personalidad. Así, entre la ocupación y los rasgos de personalidad se produce un baile que se retroalimenta constantemente.

- **Subjetividad del constructo de normalidad y anormalidad ocupacional**. Considerando la personalidad como un *continuum* donde se pasa de la personalidad adaptada al trastorno de personalidad, o a la inversa, hay que poner en relieve la individualidad y los múltiples condicionantes objetivos y subjetivos que determinan la expresión en la vida cotidiana (Bellido *et al.*, 2012). En esta construcción, los contextos son muy relevantes, porque la funcionalidad de una persona viene determinada por los patrones y habilidades de desempeño en correlación con las exigencias de los contextos personales y ambientales (Aedo Jara, 2019; Bellido *et al.*, 2004 y 2012; Pérez Corrales, 2013a, 2013b).

- **Disfunción ocupacional**. El funcionamiento ocupacional de las personas con trastornos de la personalidad provoca dificultades en los procesos de integración respecto a su experiencia interna, y viceversa. Se producen dificultades en comprender las emociones y desarrollar estrategias de afrontamiento eficientes en diversas situaciones de la vida diaria, teniendo consecuencias en la configuración de la frustración percibida con impactos relevantes en los niveles de sufrimiento psíquico, gestión de los impulsos y regulación de los comportamientos. Por lo tanto, se produce una afectación crítica sobre los patrones y habilidades de desempeño que impacta en las habilidades de interacción social y en la participación en diversos contextos ocupacionales que son claves para la calidad de vida.

Es preciso desarrollar modelos de análisis de terapia ocupacional en cuanto al impacto de los trastornos de la personalidad en los dominios ocupacionales. En la **tabla 15-2** se propone un marco de vinculación de los trastornos de la personalidad y ocupaciones en cuanto a la relación con la gravedad, niveles de necesidad de la intensidad y frecuencia de apoyos.

EVALUACIÓN OCUPACIONAL EN LA SALUD MENTAL DE LAS PERSONAS CON TRASTORNOS DE LA PERSONALIDAD

En los siguientes apartados se analizan la metodología y las herramientas de evaluación para las personas con trastornos de la personalidad.

Metodología de evaluación

La evaluación conlleva el análisis de las dimensiones de los dominios ocupacionales de las personas y poblaciones, y cómo impactan sobre los dominios de la salud, en la participación, en la calidad de vida, en la competencia de roles, en el bienestar y en la justicia ocupacional. La evaluación de la población con trastornos de personalidad requiere enfoques relevantes:

- **Enfoque centrado en la persona**: cada persona es única, y para poder hacer cambios en aquellas partes de la personalidad que le dañan hay que conocer bien las tendencias de cada persona valiéndose de diferentes fuentes e instrumentos.
- **Enfoque dinámico**: la evolución de la sintomatología psicopatológica y de los impactos funcionales de los trastornos de la personalidad es diacrónica, por lo que requiere una perspectiva longitudinal del grado de pendulación. El proceso de descripción del perfil ocupacional y del análisis del funcionamiento se configura de manera dinámica en el diagnóstico de los determinantes más extremos en los dominios ocupacionales, así como los rangos vinculados a la estabilidad sintomatológica y criterios de bienestar (zona de equilibrio ocupacional). Para ello, en un proceso en espiral, más que lineal, es recomendable utili-

zar modelos que atiendan a esta dinámica cambiante e interactiva.
- **Enfoque dimensional**: se requiere la evaluación de las siguientes dimensiones:
  - Desempeño ocupacional: ocupaciones, patrones y hábitos de desempeño, y contextos personales y ambientales, determinando claramente en el diagnóstico las barreras y los facilitadores vinculados a los niveles de autonomía personal.
  - Mapa de significados: constructos nucleares asociados al bienestar y sufrimiento psíquico, configuración de valores, principios y estilo de vida, y determinación de las características del concepto de proyecto de vida.
  - Análisis contextual: descripción de los contextos vinculados a las ocupaciones y definición de los componentes explicativos vinculados a los procesos funcionales o disfuncionales, considerando los microcontextos (familia, vecindario, educación, trabajo, etc.) y macrocontextos (cultura, tradiciones, política, etc.).

El modelo de proceso de intervención de terapia ocupacional es de utilidad, ya que está centrado en la persona y focalizado en la ocupación, comprendiendo tres elementos: desempeño ocupacional, experiencia ocupacional y participación (Duncan, 2022). El modelo incluye tres partes en la evaluación:

1. **Comprender la relación compleja entre la ocupación de la persona y sus contextos**. Es necesario evaluar la experiencia interior por el impacto que tiene en el funcionamiento ocupacional y la relevancia que tiene en las personas que padecen trastornos de la personalidad. La conciencia ocupacional es uno de los ejes principales que las personas deben integrar para evitar riesgos en sus elecciones ocupacionales o en el desempeño de estas. El aspecto más relevante de esta fase es la narrativa de la persona y su subjetividad sobre lo que le está ocurriendo. Además de las narrativas, los sistemas de autoobservación permiten comprender el punto de partida, las necesidades y los potenciales, así como la

Tabla 15-2. Cómo puede reflejarse la funcionalidad de las personas con trastornos de personalidad en las ocupaciones cotidianas

Ocupación	Personalidad ajustada	Estado de la personalidad			
		Dificultad de personalidad	Gravedad leve	Gravedad moderada	Gravedad aguda
AVD	Realiza las AVD con autonomía y satisfacción, ajustadas al entorno social	Dificultad en algunas AVD	Dificultad para llevar a cabo las AVD	Mucha dificultad para llevar a cabo las AVD por exceso o por defecto	No realiza las AVD (abandono) o esclavitud respecto a ellas
AIVD	Realiza las AIVD de forma satisfactoria y autónoma	Dificultad para realizar algunas AIVD	Mucha dificultad para realizar algunas AIVD	No lleva a cabo la mayoría de las AIVD o le superan	No lleva a cabo las AIVD o le esclavizan
Gestión de la salud	Eficiente y autónomo en el manejo de la salud física, ocupacional, social y emocional	Dificultad en algunas áreas o en algunos momentos	Un poco ineficiente. Requiere apoyo puntual o supervisión	Bastante ineficiente en varias áreas (manejo emocional, nutritivo, etc.). Necesita ayuda	Muy ineficiente. Necesita mucha ayuda
Descanso y sueño	Duerme lo necesario. Sueño reparador. Rutina de sueño conservada	Duerme lo justo. Algo somnoliento. Rutinas un poco alteradas	Duerme poco o más de lo que necesita. Somnoliento. Rutinas alteradas	Duerme muy poco o bastante más de lo que precisa. Cansancio. Rutina bastante alterada	Apenas duerme o lo hace en exceso. Sueño no reparador. Rutina muy alterada
Educación	Itinerario académico estable y con buen rendimiento	Dificultad en algunas áreas o momentos. Rendimiento aceptable	Itinerario irregular, con rendimiento irregular	Itinerario muy irregular o con bajo rendimiento	Itinerario académico fracturado (abandono). Muy mal rendimiento
Trabajo	Satisfacción con su papel profesional y el trabajo que desempeña. Es competente. Buena relación con los compañeros	Desempeña adecuadamente su papel. Algo de satisfacción. Algunos roces con otros	Rendimiento justo. Poca implicación. No satisfacción. Roces con otros	No es competente en el trabajo. Asistencia irregular. Malestar. Problemas con otros. Inestabilidad laboral y cambios de trabajo frecuentes	Absentismo laboral, asistencia muy irregular. Mucho malestar. Muchos problemas con otros. Mucha dificultad para mantener el trabajo

Juego	Juego saludable, que está bajo control y es satisfactorio	Juego normalizado. Descontrol muy puntual. Algo de disfrute	Juego en ocasiones excesivo. A veces descontrol. Poco disfrute	Juego excesivo. Frecuente descontrol. Muy poco disfrute	Juego patológico. Fuera de control. No disfruta nada
Ocio	Disfruta bastante. Muestra curiosidad. Discrimina y tiene intereses. Elige. Tiempo dedicado idóneo. Capaz de desconectar de las preocupaciones	Disfruta algo. Algunos intereses. Dedica algo de tiempo	Apenas disfruta o disfrute fluctuante que apenas deja poso. Pocos intereses. Dedica poco tiempo o demasiado. Algunas dificultades para desconectar	No disfruta o disfrute volátil. Le cuesta discriminar los intereses o si son disfuncionales. Dedica muy poco tiempo al ocio o en exceso a un ocio disfuncional	No disfruta nada o disfrute muy volátil. No discrimina los intereses o si son muy disfuncionales. No tiene un ocio saludable por exceso o por defecto, con consecuencias muy graves
PS	Alta PS. Vida social satisfactoria. Miembro activo de alguna organización	Buena PS. Participación irregular. Dificultades puntuales	Suficiente PS. Sale poco o demasiado. Le incomoda la interacción social o esta le genera conflictos	Alteración grave en las habilidades de interacción social, que deriva en rupturas y reducción de la PS. Evita los espacios con personas, que pueden generarle cierta ansiedad	Alteración muy grave en las habilidades de interacción social, que deriva en mínima PS y aislamiento social. Relaciones sociales afectadas gravemente

Adaptado de AOTA 2020 y OMS 2019.
AIVD: actividad instrumental de la vida diaria; AVD: actividad de la vida diaria; PS: participación social.

evolución del proceso. Los inventarios, perfiles ocupacionales o sistemas de evaluación autoaplicados son recursos útiles para generar compromisos y ofrecer herramientas de automonitoreo a las personas con trastornos de la personalidad.

2. **Calidad de desempeño.** Este modelo propone utilizar la evaluación *Occupational therapy-Quality of Performance: Motor and Process Skills Rating Form* para medir la calidad general del desempeño de una actividad que involucra objetos tangibles, ya que proporciona un análisis razonable de la calidad del desempeño de la persona, que incluye tres grupos de destrezas de desempeño: motoras, de proceso y de interacción social.

3. **Diagnóstico ocupacional.** Sintetizar la relación entre las ocupaciones y los contextos, así como la calidad observada del desempeño ocupacional. Un factor clave es la relación de ayuda terapéutica y la construcción de los objetivos enfocados en los dominios ocupacionales, su mapa de valores, sus significados sobre el bienestar y el proyecto vital. Es fundamental ofrecer anclajes centrados en las fortalezas y oportunidades.

Herramientas de evaluación adaptadas a las personas con trastornos de la personalidad

Para llevar a cabo la evaluación y la intervención existen diversos **modelos o teorías específicos** de terapia ocupacional (HO Theory, 2024). Para abordar los trastornos de la personalidad destacan los siguientes: modelo de la ocupación humana, modelo de relación intencional, modelo canadiense de desempeño y compromiso ocupacional, modelo persona-ambiente-ocupación-desempeño, modelo Kawa y teoría integradora de las necesidades ocupacionales (Berrueta, 2022; Duncan, 2022).

Algunos modelos y teorías pueden complementarse entre sí, y muchos disponen de una relevante variedad de evaluaciones que pueden ser de gran utilidad, existiendo también herramientas de evaluación que no se engloban en un modelo concreto. En la tabla 15-3 se muestran algunas herramientas de evaluación útiles para el proceso de evaluación de las personas con trastorno de la personalidad.

DESARROLLO DE PLANES DE INTERVENCIÓN CENTRADOS EN LA OCUPACIÓN

Las intervenciones buscan flexibilizar rasgos disfuncionales y controlar los síntomas mediante servicios integrales. Los objetivos principales incluyen mejorar la autonomía en contextos seguros y estimulantes que favorezcan la salud, participación, calidad de vida, competencia de roles, bienestar y justicia ocupacional (Bellido *et al.*, 2004 y 2012; Pérez Corrales, 2013b).

Aunque la evidencia farmacológica es limitada, las terapias ocupacionales y psicológicas son fundamentales para romper los ciclos disfuncionales, y promover la psicoterapia se considera el primer tratamiento para el trastorno límite de la personalidad. En los últimos años ha habido un desarrollo relevante de propuestas de terapias psicológicas, entre las cuales cinco han mostrado una mayor evidencia en comparación con los grupos de control: terapia dialéctica conductual, terapia basada en la mentalización, psicoterapia focalizada en la trasferencia, terapia centrada en esquemas y programa STEPPS. La terapia dialéctica conductual es, en la actualidad, la que cuenta con mayor evidencia empírica (Belloch *et al.*, 2020).

Programas y técnicas de intervención

Existe un amplio abanico de intervenciones que se están llevando a cabo desde la terapia ocupacional en la población con trastornos de la personalidad (AOTA, 2020; Bellido *et al.*, 2012; Blanco *et al.*, 2018; Castellanos, 2016; Kessler *et al.*, 2017; Leep *et al.*, 2023; Pérez Corrales, 2013b; Taylor; 2020).

Tabla 15-3. Instrumentos de evaluación de terapia ocupacional relevantes para valorar a las personas con trastorno de personalidad

Instrumento	Descripción
Perfil ocupacional (Guzmán y Busquets, 2022)	Evalúa ocho dimensiones: necesidades ocupacionales, desempeño ocupacional, mapeo de cuerpo-mente-sentidos, sentido de vida y/o proyecto de vida, estilo de vida y bienestar (ocupa-diagramas), mapa de riesgos ocupacionales, fortalezas y soportes, mapeo de ambientes y contextos
Cuestionario de necesidades ocupacionales de acción (Berrueta, 2022)	Basado en la teoría integradora de necesidades ocupacionales (TINO), identifica 15 necesidades ocupacionales, que se pueden clasificar en siete niveles de necesidad
Perfil ocupacional sobre ocio (POO-TO) (Sánchez, 2013)	Identifica actividades de tiempo libre que forman parte de la rutina de la persona, el ajuste con sus deseos y el nivel de satisfacción
Cuestionario ocupacional del autoconcepto en el desarrollo profesional (CO-AP) (Sánchez, 2013)	Evalúa las dimensiones motivacionales (potenciadoras e inhibitorias del desarrollo profesional) asociadas a cinco elementos de la identidad profesional: psicosociales, vocacionales, actitudinales, competenciales y de búsqueda de empleo
Satisfacción con la ocupación diaria-equilibrio ocupacional (Vidaña-Moya et al., 2022)	Instrumento basado en una entrevista que evalúa 13 áreas ocupacionales agrupadas en cuatro dominios (productividad, ocio o tiempo libre, tareas del hogar y cuidado de uno mismo). Evalúa el nivel de actividad, satisfacción y equilibrio ocupacional
Medición canadiense del desempeño ocupacional (Law et al., 2005)	Evaluación del modelo canadiense, que evalúa la autopercepción del desempeño en la vida cotidiana (rendimiento y satisfacción), en el autocuidado, productividad y ocio
Herramientas del modelo de la ocupación humana (Kielhofner, 2008)	• Model of Human Occupational Screening Tool (MOHOST) • Entrevista histórica del desempeño ocupacional (OPHI-II) • Entrevista de evaluación de las circunstancias ocupacionales (OCAIRS) • Autoevaluación ocupacional (OSA) • Listado de funciones, intereses, ACIS, AMPS, VQ, etc.
Otras herramientas utilizadas en las personas con trastornos de la personalidad	• The Profiles of Occupational Engagement in people with Severe mental illness instrument (Bejerholm, Hansson, & Eklund, 2006) • Engagement in Meaningful Activities Survey (Goldberg, Brintnell, & Goldberg, 2002) • The Meaningful Activity Wants and Needs Assessment (Eakman, 2015) • Occupational Therapy Task Observation Scale (Margolis, Harrison, & Robinson, 1996) • Comprehensive Occupational Therapy Evaluation Scale (Brayman, Kirby, & Short, 1976) • Social Adjustment Scale-Self-Report, SAS-SR (Weissman et al., 1978) • EuroQoL 5 Dimension, EQ-5D (EuroQol Group, 1990) • Social and Occupational Functioning Assessment Scale, SOFAS (Morosini et al., 2000) • Range of Impaired Functioning Tool, LIFE-RIFT (Leon et al., 1999) • Social Adaptation Self-evaluation Scale, SASS (Bosc et al., 1997) • Quality of Life Enjoyment and Satisfaction Questionnaire, Q-LES-Q (Endicott et al., 1993)

De modo sintético, **algunas de las intervenciones que actualmente los autores recomiendan son:**

- **Intervenciones individuales:**
  - **Evaluación ocupacional:** comprensión de las relaciones entre las dimensiones clave de la personalidad de cada persona y los dominios ocupacionales, poniendo en relevancia los procesos de autoobservación en el diagnóstico, establecer objetivos personalizados y evolución del proceso.
  - **Relación terapéutica:** construcción de vínculo seguro y alianza sólida entre el profesional y la persona que tiene la demanda ocupacional. La terapia ocupacional utiliza el «uso terapéutico del yo», como pilar para fomentar la confianza y la cooperación, y el modelo de relación intencional.
  - **Diseño e implementación de procesos de exploración, vinculación y mantenimiento:** se diseñan objetivos y etapas del proceso de recuperación de manera realista, adaptados a la situación y momento personal, fortaleciendo la predisposición al cambio y fomentando el desempeño ocupacional en la comunidad.
  - **Técnicas de entrenamiento de la autonomía mediante la reconstrucción de la identidad ocupacional y del proyecto de vida:** se trabaja en la capacitación personal, desarrollo de habilidades que permiten mejorar la independencia en el cuidado personal, gestión de la salud y mantenimiento de un proyecto vital.
  - **Diseño del mapa de riesgos ocupacionales y regulación ocupacional:** ayuda a las personas a identificar y monitorear los riesgos ocupacionales que puedan provocar sintomatología, recaídas o alteraciones funcionales. Se enseñan técnicas para el manejo del estrés y se fomenta el autoanálisis ocupacional como herramienta para mejorar el bienestar emocional.
  - **Asesoramiento en el uso de ocupaciones terapéuticas y entornos de refugio:** se promueve el uso de actividades creativas, recreativas y laborales para mejorar la autoestima y la motivación. El *coaching* de desempeño ocupacional se centra en el apoyo emocional, la educación individualizada y estrategias metacognitivas.
  - **Inclusión en la educación, el trabajo y la comunidad:** servicios específicos para facilitar la participación en contextos clave. Esto incluye guías para el desempeño, estrategias funcionales y mediación con agentes relevantes, como familiares, docentes y responsables de recursos humanos.
- **Intervenciones grupales:** fomentan el cambio al movilizar procesos volitivos y destacar el perfil ocupacional de las personas. Facilitan la identificación de aspectos funcionales y disfuncionales, permitiendo trabajar sobre patrones y habilidades de desempeño. Además, promueven vínculos e identidades saludables mediante la participación de agentes clave y el manejo de variables contextuales:
  - **Grupos ocupaterapéuticos:** enfocados en el aprendizaje y la psicoeducación ocupacional, trabajan habilidades de afrontamiento, manejo de situaciones de emergencia y construcción de relaciones sociales saludables. Promueven el bienestar y el disfrute mediante actividades significativas.
  - **Grupos de proyecto de vida u orientación ocupacional:** ayudan a las personas a realizar un autoconocimiento ocupacional, interpretando sus patrones de funcionamiento, características del entorno y rutinas. Estos grupos fomentan la conciencia ocupacional y la planificación de actividades significativas.
  - **Grupos de familiares y personas significativas:** orientados a integrar estrategias funcionales en el entorno cotidiano, desarrollan metodologías específicas que fomentan el apoyo mutuo y el bienestar colectivo. Incluyen grupos educativos, de autocuidados y multifamiliares, que trabajan desde una perspectiva sistémica.
  - **Grupos de prevención de caídas y atención en crisis:** diseñados para identificar los factores de riesgo y establecer estrategias preventivas y funcionales que ayuden

a las personas a gestionar situaciones críticas y evitar las recaídas.
- **Inclusión comunitaria**: se centra en promover la participación en los contextos naturales de la comunidad, reduciendo la distancia social y fortaleciendo el sentido de pertenencia. Esto incluye la prescripción de actividades significativas y la colaboración con agentes comunitarios como escuelas, empresas y organizaciones culturales.
- **Grupos de prevención de recaídas y atención en crisis**: identificar los factores de riesgo, barreras y facilitadores para establecer planes de prevención y la puesta en marcha de estrategias funcionales ante situaciones de crisis.

Contextos de intervención ocupacional

Los contextos de actuación son diversos y complejos, según el carácter clínico-sanitario, y comunitarios o en los propios contextos diarios de la persona. Se puede concluir la existencia de diversos servicios vinculados a la práctica de la terapia ocupacional y que se tipifican según la gravedad clínica y los niveles funcionales (García et al., 2010; Gunderson, 2010):

- **Contextos clínico-sanitarios**:
  - Unidades hospitalarias y de hospitalización completa: atención a personas con sintomatología grave o riesgo elevado (alto riesgo autolítico, soporte social disfuncional o ausente, alteraciones relevantes en el funcionamiento diario), proporcionando soporte clínico intensivo. La terapia ocupacional presta servicios de atención centrados en la disminución de la sintomatología aguda (agitación psicomotora, regulación de la rutina diaria y niveles emocionales asociados, regulación de comportamientos en actividades colectivas, promoción de ocupaciones significativas habituales e identitarias de la persona).
  - Hospitales diurnos: los servicios pueden ser de hospitalizaciones de corta o media estancia, completa o parcial, con diferente frecuencia y horarios específicos diseñados para cada persona a lo largo de la semana, que dependerá de las variables clínicas, cartera de servicios y participación ocupacional externa de las personas (conciliación, actividades formativas, actividades laborales, desplazamientos, etc.).
  - Servicios de salud mental: intervenciones centradas en las personas con menores riesgos asociados a la sintomatología clínica (riesgo autolítico, sufrimiento psíquico, trastornos del comportamiento y malestar social). Están orientados a diagnósticos iniciales y planes de continuidad de cuidados a través de atenciones ambulatorias de carácter individual o grupal, enfocadas en promover y mantener la autonomía en los diversos dominios ocupacionales.
- **Contextos comunitarios**:
  - Servicios psicosociales: estos servicios se desarrollan en los contextos específicos de la persona, promoviendo la recuperación y la inclusión comunitaria. Incluyen equipos asertivos comunitarios, centros de día, de atención psicosocial y de rehabilitación laboral. La terapia ocupacional actúa facilitando la recuperación de patrones y habilidades, intermediación con contextos comunitarios. Estos contextos buscan facilitar la participación ocupacional, mejorar la calidad de vida y promover la inclusión en la comunidad, adaptándose a las características y necesidades específicas de cada persona.
  - Organizaciones civiles: atenciones en movimientos específicos configurados en el tercer sector (asociaciones, fundaciones). Configuradas por los movimientos en primera persona, familiares o profesionales y que se centran en facilitar servicios de orientación, soporte social, apoyo mutuo y defensa de los derechos.

Evaluación de las intervenciones

Los sistemas de evaluación de los impactos ocupacionales son un proceso clave de la terapia ocupacional que pueden implicar indicadores cuantitativos, cualitativos o mixtos (Ballmer *et al.*, 2024). En este campo tiene especial relevancia el ámbito cualitativo y se recomienda un enfoque de evaluación mixto. Además, es relevante evaluar en qué medida el impacto de los programas de terapia ocupacional reduce el nivel de uso de los tratamientos farmacológicos, las visitas a urgencias o el número y frecuencia de situaciones de crisis.

Los impactos de terapia ocupacional en los trastornos de la personalidad se centran en:

- **Estructura y significado ocupacional**: medición de la vinculación bidireccional saludable de las ocupaciones con la experiencia interna y los contextos.
- **Desarrollo profesional**: los modelos de resultados sobre el desarrollo profesional a través de la formación y empleo con apoyo, gestionando la prospección e intermediación con el tejido formativo laboral con alianzas centradas en valores de diversidad, equidad e igualdad. Los indicadores cuantitativos clave asociados a la formación (número de inclusiones formativas, finalización de estudios) y al empleo (número de días laborales cotizados, número de absentismos, número de alianzas con recursos formativos-laborales). Los indicadores cualitativos clave están asociados a factores relacionales (número de red social, calidad de red de apoyo) y calidad de vida (sufrimiento psíquico-bienestar psíquico).
- **Desarrollo de habilidades**: la medición de resultados sobre las habilidades de procesamiento (integración sensorial, ciclos de sueño-vigilia-descanso, metacognición, constructos nucleares asociados a experiencias

vitales, resiliencia, gestión del placer-displacer) y de interacción social (cognición social, habilidades sociales, pautas comportamentales predecibles según demandas de contextos y situaciones no previstas) mejora el funcionamiento general en la vida diaria y disminuye la sintomatología clínica, fundamentalmente la integración del *self* (sentimientos sobre uno mismo, valía personal para afrontar retos y grado de bienestar con la vida diaria), los eventos adversos críticos (conductas autolesivas, conductas impulsivas y otros trastornos del comportamiento) y la vinculación social (metacognición, empatía, relaciones sociales, participación e inclusión social).

Algunos instrumentos para medir la calidad de las intervenciones son:

- *Goal Attainment Scale*: expresa el logro de objetivos establecidos individualmente en un valor numérico de −2 (peor resultado de lo esperado) a +2 (mejor resultado de lo esperado).
- Cuestionario PRO-Ergo: experiencia reportada por cada persona que incluye una serie de afirmaciones sobre actividades, autogestión, entorno social y satisfacción con los servicios de terapia ocupacional que se califican en una escala de 0 a 10 (Ballmer *et al.*, 2024).
- Listado de roles: recoge 10 funciones ocupacionales y puede utilizarse para medir la percepción del cambio. Consta de tres partes: tiempo de desempeño del rol, valor asignado y funcionalidad (Aslaksen *et al.*, 2014).

EXPERIENCIA OCUPACIONAL: Leire

«A medida que empecé a quererme, dejé de ansiar tener una vida diferente y pude ver que todo lo que me rodeaba me estaba invitando a crecer».

Charlie Chaplin

Testimonio en primera persona

Mi nombre es Leire, tengo 27 años y nací en Lérida. Entre otras, la enfermería siempre ha sido una de mis mayores vocaciones. Hace 6 años acabé el Grado Universitario en Enfermería, convirtiéndose así en mi profesión inicial, la cual estuve ejerciendo alrededor de 3 años. En aquel entonces me sentía totalmente plena (trabajo satisfactorio, familia unida, pareja y economía estable, etc.).

Pero de repente todo cambió. Sucesos como el aumento de tareas y responsabilidades en el trabajo, altercados amorosos y empoderamiento de muchos recuerdos intrusivos del pasado desataron una serie de síntomas y conductas inapropiadas en mí. Apenas tengo recuerdos de mi infancia; no descarto que hubiera momentos felices, pero puedo rememorar fácilmente muchas situaciones complejas. A raíz de pérdidas familiares importantes y sufrir injusticias como varias violaciones sexuales, violencia psicológica y *bullying* (acoso escolar), fui diagnosticada de trastorno de la conducta alimentaria (anorexia nerviosa y síndrome de pica), trastorno por estrés postraumático y trastorno límite de la personalidad. Dado que cada vez mis comportamientos autodestructivos, como autolesionarme, tentativas de suicidio y conductas con un riesgo extremo, iban en auge y me impedían continuar con mi vida diaria, tuve que ser hospitalizada muchas veces en infinidad de instituciones. Me reconocieron un 49 % de grado de discapacidad y una situación de incapacidad temporal laboral.

Muchos de los ingresos solo sirvieron para estabilizarme emocionalmente, y no siempre lo conseguía. Me sentía totalmente vacía, abandonada, un «bicho raro» que sentía que no pertenecía a este mundo, y lo único que quería era morirme para acabar con ese «tsunami emocional». Recuerdo, con exactitud, una de las peores respuestas de mi psicóloga ante mi gran malestar y preocupación por mi futuro: «El trastorno límite de la personalidad no tiene cura y tendrás que tomar medicación de por vida». Lógicamente me lo creí y pensé que ya nada, ni yo misma, tenía solución.

Cada vez que entraba en crisis, me atiborraban a pastillas hasta el punto de orinarme en la cama involuntariamente, me ataban el cuerpo entero a la cama antes de sentarse a hablar conmigo sobre mi malestar 5 minutos... Muchas veces solo necesitaba que alguien me escuchara y permaneciera en silencio, solo acompañándome... Me obligaban a cumplir tareas que ni tan siquiera mis padres me obligaban en casa, como ducharme cada día a las 7:00 de la mañana, salir a dar un minipaseo tres veces al día siempre a la hora que determinasen ellos e incluso podían llegar a decirme cuándo podía echarme en la cama a descansar.

Necesitaba encontrar la luz entre tanta oscuridad, por eso empecé a aprovechar cada oportunidad para salir de aquel agujero. Durante mis ingresos, el papel de la terapia ocupacional ha sido muy significativo para mí, ofreciéndome un camino alternativo de vida, buscando un nuevo sentido y reconstruyéndome desde mi talento y mi esencia, y no desde la identidad de la enfermedad que tanto me reforzaban otros profesionales. El terapeuta ocupacional me ayudó a participar en actividades lúdicas y colectivas como, por ejemplo, baloncesto, fútbol, musicoterapia, taller artístico, aerobic, etc., incluso salidas terapéuticas como visitar zonas emblemáticas de la ciudad.

(*Continúa*)

EXPERIENCIA OCUPACIONAL: Leire (*cont.*)

Por otro lado, mis padres fueron imprescindibles en mi recuperación. Tuvieron que conocerme de nuevo, con mis capacidades y dificultades, me brindaron todo su amor y compañía visitándome cada tarde, cumpliendo mis necesidades más esenciales. Inicialmente tuve ciertas dificultades para acudir a dichas actividades, ya que soy una persona muy tímida e introvertida. Gracias al apoyo de mis compañeros y compañeras, poco a poco fui formando parte en lo que, actualmente, llamo «mi segunda familia», compuesta por personas de todas las edades que tenemos algo en común: no hay etiquetas ni diagnósticos, todos somos personas.

Después de varios meses de lucha, cerré mi etapa hospitalaria y me adentré en el mundo de la comunidad, en la cual soy responsable de varias actividades autogestionadas, e incluso he impartido formación en entidades del territorio como el Teatre Liceu de Barcelona y el Departament de Salut Català buscando alternativas de trabajo en mi vocación. Volver a sentirme parte de este mundo, de la comunidad, de un grupo, de una familia... es de las mejores cosas que me han pasado en la vida. Ahora sé que el trastorno límite de la personalidad no es más que una «etiqueta falsa» que nos despersonaliza y que, con esfuerzo y perseverancia, se puede vivir una vida «normal». Me he adaptado a mi propia personalidad y manifiesto que soy una persona feliz. He aprendido que el camino para estar mejor no estaba fuera de mí, sino que se encontraba en mi interior. La vida no se hace más fácil, nosotros nos hacemos más fuertes y resilientes.

Proceso realizado desde terapia ocupacional

Cada día observamos lo difícil que es transformar realidades desoladoras de las personas en momentos de vida, en devolver la dignidad de vivir. Quizás el camino fácil sea asumir que la enfermedad ha ganado la partida, pero este no es un camino transitable para la terapia ocupacional, y tampoco para las personas.

Conocí a Leire como terapeuta ocupacional cuando estaba ingresada en la Unidad de Hospitalización en una situación muy compleja y desagradable para ella. El proceso de ayuda a Leire ha sido un viaje de autoconocimiento ocupacional, de apoyo al talento, de regular los momentos, de trabajar las frustraciones, de calma, de una ayuda desde la ocupación y la magia de las conexiones humanas, donde no hay final ni éxito, sino vivencias y experiencias que refuerzan. Ha tenido subidas y bajadas, y situaciones en las que en múltiples ocasiones nos quedamos sin ideas y sin alternativas de ayuda. Este viaje se ha desarrollado en varias etapas.

Sobre sus preferencias y experiencias positivas de vida se pudo hacer la adherencia a espacios comunitarios donde encontraba conexión con elementos sanos. Su ocupación salvadora siempre ha sido el deporte, el cual, unido a su esencia como persona (amabilidad, elegancia, empatía por los demás, entre otros), ha facilitado una reconexión ocupacional a otras alternativas, como aprender alemán, apuntarse a un club de *ping-pong* o ser una persona clave en todo el modelo de autogestión en la comunidad que desarrollamos desde terapia ocupacional en el territorio, entre los más destacados por el amplio potencial ocupacional que posee. Su estancia durante 1 año y medio en una unidad de hospitalización no hacía más que cristalizar una personalidad adaptativa al sistema sanitario, aspecto que limitaba su reconexión a un proyecto de vida digno, en su territorio, en sus lugares de vida.

Leire ha trabajado la autoobservación, lo cual le ha permitido el autoconocimiento ocupacional, la codificación de sus sensaciones, la calma, los espacios necesarios para las elecciones y decisiones ocupacionales, la regulación de los tiempos, las dosis y las frecuencias en las actividades. Ella se confecciona su dieta ocupacional identificando los equilibrios ocupacionales y el manejo de los desequilibrios, incluyendo las señales y los riesgos que debe tener en cuenta. Está en la fase de retorno al trabajo y de consolidar su proyecto de vida. Creo que ha consolidado herramientas que le han permitido no tener ninguna recaída en el último año y medio, reducir los apoyos sanitarios y sentirse como parte esencial de este mundo.

(*Continúa*)

EXPERIENCIA OCUPACIONAL: Leire (*cont.*)

Las palabras siempre se quedarán cortas para poder describir los obstáculos, internos y externos, que ha tenido que superar Leire y el tremendo esfuerzo que realiza cada día para enfrentarse a la vida desde los procesos adaptativos que se tienen que realizar. Por todo ello, y por el regalo de su relato para nuestro aprendizaje, su generosidad y valentía en compartirlo, solo puedo darle las gracias por haberme enseñado tanto en este viaje.

PREGUNTAS DE REFLEXIÓN

- Las personas y las poblaciones están gestionando transformaciones relevantes en sus estructuras ocupacionales, valores y estilos de vida con una relevante repercusión en los dominios de salud e identidades vitales. ¿Cuáles son las necesidades de transformación que la terapia ocupacional debe afrontar en los próximos años para los nuevos retos sociales?

- ¿Qué correlaciones se pueden argumentar entre las ocupaciones y la construcción de los rasgos de la personalidad y cuál es su relevancia con el nuevo paradigma de la CIE-11?

- ¿Cuáles son las dimensiones clave en la tipificación de los trastornos de la personalidad considerando un modelo dimensional sobre los criterios clínicos y ocupacionales?

- ¿Qué características deben tener los procedimientos generales de la terapia ocupacional para abordar de manera específica los servicios de atención a las personas con trastorno de la personalidad?

PUNTOS CLAVE

- La terapia ocupacional puede impactar fuertemente en la vida de las personas con trastornos de la personalidad, ya que estas tienen la capacidad de modificar sus experiencias internas y sus contextos a través del uso intencional de la ocupación.
- La terapia ocupacional ofrece escenarios y oportunidades en los que trabajar la regulación emocional, la imagen personal, la volición, las relaciones personales, la elaboración y la adaptación a los acontecimientos vitales. Tiene modelos y herramientas que permiten trabajar con la persona sus patrones y habilidades para la vida en entornos sanitarios, sociales y comunitarios. Y también, identificar y modificar los entornos que socavan el funcionamiento, comenzando por el estigma.
- La terapia ocupacional puede ayudar a las personas a reconstruir en la medida de lo posible su identidad ocupacional y su vida, ofreciendo oportunidades para el cambio (Bellido *et al.*, 2004).

REFERENCIAS BIBLIOGRÁFICAS

Aedo Jara, J. (2019). Terapia ocupacional en trastorno de personalidad limítrofe: intervención basada en el modelo de ocupación humana. *Contexto*, 5, 86-116. https://www.revistacontextoucen.cl/index.php/contexto/article/view/contexto5.4

American Occupational Therapy Association, AOTA (2020). Occupational Therapy Practice Framework: Domain and Process. Fourth Edition. *American Journal of Occupational Therapy*, 74(S2), 7412410010p1-7412410010p87.

American Psychiatric Association. (2014). Manual diagnóstico y estadístico de los trastornos mentales (DSM-5) (5.ª ed.). Madrid: Editorial Médica Panamericana.

Arana, F. (2023). ¿Por qué diagnosticar la personalidad no es para cualquiera? En *Diagnóstico, nomenclatura y clasifi-*

cación en salud mental: perspectivas actuales (pp. 375-417). Buenos Aires: Editorial Salerno. https://www.researchgate.net/profile/Fernan-Arana/publication/368713268_Por_Que_Diagnosticar_la_Personalidad_No_es_para_Cualquiera/links/63f6628e0cf1030a5643a3f4/Por-Que-Diagnosticar-la-Personalidad-No-es-para-Cualquiera.pdf

Aslaksen, M., Scott, P., Haglund, L., Ellingham, B. y Bonsaksen, T. (2014). Using the role checklist version 2: Quality of performance. *Ergoterapeuten*, (4), 38-45. https://scholarworks.indianapolis.iu.edu/items/6be02a9e-ce67-41e0-8b39-cb052b291a27

Ballmer, T., Frey, S., Petrig, A. et al. (2024). Quality indicators for occupational therapy: a scoping review. *BMC Health Services Research, 24*, 1054.

Bejerholm, U., Hansson, L., & Eklund, M. (2006). Profiles of occupational engagement in people with schizophrenia (POES): Development of a new instrument based on time-use diaries. British Journal of Occupational Therapy, 69(2), 58–68.

Bellido, J. R., Berrueta, L. M. y Aríñez, I. (2004). La aportación de la terapia ocupacional en el abordaje de la funcionalidad del trastorno de la personalidad. *Revista Gallega de Terapia Ocupacional TOG, 1*, 1-63. https://www.revistatog.com/num1/pdfs/num1art6.pdf

Bellido, J. R., Berrueta, L. M. y Sánchez, O. (2012). Terapia ocupacional en los trastornos de la personalidad. En O. Sánchez, B. Polonio López y M. Pellegrini, *Terapia ocupacional en salud mental. Teorías y técnicas para la autonomía personal* (pp. 253-265). Madrid: Editorial Médica Panamericana.

Belloch Fuster, A., Fernández-Álvarez, H. y Pascual-Vera, B. (2019). *Guía de intervención en trastornos de la personalidad*. Madrid: Editorial Síntesis.

Belloch, A., Ramos, F., y Sandín, B. (2020), Manual de psicopatología (Vol., II, 3ª Ed., pp. 443461). McGraw-Hill.

Berrueta Maeztu, L. M. (2022). Construcción y validación de un cuestionario de necesidades ocupacionales de acción [Trabajo fin de máster]. Universidad Pública de Navarra. https:// academica-e.unavarra.es/entities/publication/829c9308-6 58a-43e9-b651-f544897c9bf0

Blanco, M., Díaz, M. C., Remesal, R., Soriano, M. F. y Mena, A. L. (2018). Tratamientos basados en la evidencia para el trastorno límite de personalidad. *Boletín Psicoevidencias, 50*. https://www.psicoevidencias.es/contenidos-psicoevidencias/resumenes-de-evidencia/22-tratamientos-basados-en-la-evidencia-para-el-tlp/file

Bosc, M., Dubini, A., & Polin, V. (1997). Development and validation of a social functioning scale, the Social Adaptation Self-evaluation Scale. European Neuropsychopharmacology, 7(Suppl 1), S57–S70.

Brayman, S. J., Kirby, T. F., & Short, M. J. (1976). Comprehensive Occupational Therapy Evaluation Scale (COTE Scale) for psychiatric facilities. American Journal of Occupational Therapy, 30(2), 94–102.

Castellanos, M. C. (2016). *La relación terapéutica y su enseñanza en terapia ocupacional: análisis de la situación en España* [Tesis doctoral]. Valladolid: Universidad de Valladolid. https://uvadoc.uva.es/handle/10324/22102

Duncan, E. (2022). *Fundamentos para la práctica en terapia ocupacional*. Madrid: Editorial Elsevier.

Eakman, A. M. (2015). The Meaningful Activity Wants and Needs Assessment: A perspective on life balance. Journal of Occupational Science, 22(2), 210–227.

Endicott, J., Nee, J., Harrison, W., & Blumenthal, R. (1993). Quality of Life Enjoyment and Satisfaction Questionnaire: A new measure. Psychopharmacology Bulletin, 29(2), 321–326.

EuroQol Group. (1990). EuroQol—a new facility for the measurement of health-related quality of life. Health Policy, 16(3), 199–208. García, A. y Navarro, M. V. (2024). Trastorno de la personalidad límite. En A. Belloch, B. Sandín y F. Ramos, *Manual de psicopatología* (Vol. 2, Cap. 14, pp. 509-528). Madrid: McGraw-Hill Interamericana.

García, M., Martín, M. F. y Otín, R. (2010). Tratamiento integral del trastorno límite de personalidad. *Revista de la Asociación Española de Neuropsiquiatría, 30* (106), 263-278.

Goldberg, B., Brintnell, E. S., & Goldberg, J. (2002). The relationship between engagement in meaningful activities and quality of life in persons disabled by mental illness. Occupational Therapy in Mental Health, 18(2), 17–44.

Gómez Lillo, S. (2003). La ocupación y su significado como factor influyente en la identidad personal. *Revista Chilena de Terapia Ocupacional, 3*, 43-47.

Gunderson, J. G. (2009). *Trastorno límite de la personalidad. Guía clínica*. Barcelona: Aula Médica.

Gunderson, J. G. (2010). Revising the borderline diagnosis for DSM-V: An alternative proposal. Journal of Personality Disorders, 24(6), 694-708.

Guzmán S, Busquets, M (2022). El perfil ocupacional en la práctica cotidiana. Cotoc. https://www.cotoc.cat/wp-content/uploads/2022/11/perfil_ocupacional_es.pdf

Harding, K. (2016). Working with people with personality disorder. En J. Clewes y R. Kirkwood (Eds.), *Diverse Roles for Occupational Therapist* (pp. 237-250). Cumbria: M&K Publishing.

Hub of Occupational Therapy Theory, HO Theory (2024). Theories and Models. https://ottheory.com/theories-and-models

Jiménez-Benítez, M. (2021). Conceptualización y diagnóstico dimensional del trastorno de personalidad en la CIE-11. *Revista de Psicología Universidad de Antioquia, 12*(2), 1-29.

Kessler, D., Egan, M., Dubouloz, C. J., McEwen, S. y Graham, F. P. (2017). Occupational Performance Coaching for stroke survivors: A pilot randomized controlled trial. *American Journal of Occupational Therapy, 71*(3), 7103190020p1-7103190020p7.

Kielhofner, G, (2008). The Model of Human Occupation (MOHO). https://moho-irm.uic.edu/default.aspx

Law, M., Baptiste, S., Carswell, A., McColl, M. A., Polatajko, H., & Pollock, N. (2005). Canadian Occupational Performance Measure (4th ed.). Canadian Association of Occupational Therapists.

Leep, A., Shaw, D. A., Lloyd, M. E., Voelck, S. M. y Ghneim, H., R. (2023). Potential Occupational Therapy Interventions for People with Borderline Personality Disorder: A Scoping Review. *Culminating Experience Projects, 321*. https://scholarworks.gvsu.edu/gradprojects/321

Leon, A. C., Solomon, D. A., Mueller, T. I., Turvey, C. L., Endicott, J., & Keller, M. B. (1999). The Range of Impaired Functioning Tool (LIFE-RIFT): A brief measure of functional impairment. Psychological Medicine, 29(4), 869–878.

Margolis, R. L., Harrison, S. A., & Robinson, H. J. (1996). Occupational Therapy Task Observation Scale (OTTOS):

A rapid method for rating task group function of psychiatric patients. American Journal of Occupational Therapy, 50(5), 380–385.

Millon, T., Grossman, S., Millon, C., Meagher, S. y Ramnath, R. (2006). *Trastornos de la personalidad en la vida moderna*. Barcelona: Masson.

Mokol, E., Szymaszek, K., Gaerke, K. y Manspeaker, T. (2018). Insight into the occupational lives of adults with borderline personality disorder: a grounded theory approach. University of Indianapolis.

Morosini, P. L., Magliano, L., Brambilla, L., Ugolini, S., & Pioli, R. (2000). Development, reliability and acceptability of a new version of the DSM-IV Social and Occupational Functioning Assessment Scale (SOFAS) to assess routine social functioning. Acta Psychiatrica Scandinavica, 101(4), 323–329.

OMS, World Health Organization. (2020). International Classification of Diseases, 11th Revision (ICD-11): 6D10 Personality disorder. Geneva: World Health Organization. https://icd.who.int/browse11/l-m/en#/http://id.who.int/icd/entity/1074800893.

OMS, Organización Mundial de la Salud (2022). CIE-11, Clasificación Internacional de Enfermedades para la estadística de la mortalidad y la morbilidad 11. https://icd.who.int/es

Pérez Corrales, J. (2013a). Evaluación desde terapia ocupacional en los trastornos de la personalidad. En C. Gómez, *Intervención desde terapia ocupacional en salud mental* (pp. 341-353). Barcelona: Monsa-Prayma.

Pérez Corrales, J. (2013b). Intervención desde terapia ocupacional en los trastornos de la personalidad. En C. Gómez, *Intervención desde terapia ocupacional en salud mental* (pp. 355-370). Barcelona: Monsa-Prayma.

(Sánchez, 2013). Cuestionario ocupacional del autoconcepto en el desarrollo profesional (CO-AP) En Sánchez Rodríguez, Ó.; Polonio López, B.; Pellegrini Spangenberg, M. (2013). Terapia ocupacional en salud mental: Teoría y Técnicas para la Autonomía Personal) (1.a ed.). Editorial Médica Panamericana.

(Sánchez, 2013). Cuestionario para el perfil ocupacional en el ocio-POO. En Sánchez Rodríguez, Ó.; Polonio López, B.; Pellegrini Spangenberg, M. (2013). Terapia ocupacional en salud mental: Teoría y Técnicas para la Autonomía Personal) (1.a ed.). Editorial Médica Panamericana.

Taylor, R. (2020). *The intentional relationship: occupational therapy and use of self*. F. A. Davis Company.

Tyrer, P. y Mulder, R. (2022). *Personality disorder: from evidence to understanding*. Cambridge University Press.

Vidaña-Moya et al. (2022). Cross-Cultural Adaptation, Validation and Reliability of the Spanish Satisfaction with Daily Occupations-Occupational Balance (SDO-OB): An Evaluation Tool for People with Mental Disorders. Int J Environ Res Salud Pública

Weissman, M. M., Prusoff, B. A., Thompson, W. D., Harding, P. S., & Myers, J. K. (1978). Social adjustment by self-report in a community sample and in psychiatric outpatients. Journal of Nervous and Mental Disease, 166(5), 317–326.

AUTOEVALUACIÓN

Terapia ocupacional en la salud mental de personas con adicciones y patología dual 16

E. Valdelomar Marín y R. Goycolea Martinic

OBJETIVOS

- Comprender la interrelación entre la ocupación, las adicciones y la patología dual.
- Desarrollar habilidades de evaluación para identificar patrones ocupacionales vinculados a las adicciones y su comorbilidad.
- Diseñar intervenciones ocupacionales que aborden los desafíos asociados con las adicciones y la patología dual.
- Colaborar con equipos multidisciplinares para ofrecer un enfoque integral en el tratamiento de las personas con adicciones y patología dual.

«El consumo de drogas legales e ilegales y los trastornos por consumo de sustancias han ido en aumento a nivel global. La mayoría de las personas con trastornos mentales también presentan algún trastorno por consumo de sustancias».

Informe de la Asociación Mundial de Patología Dual

INTRODUCCIÓN

En el campo de la salud mental, así como en el de las adicciones, hay personas que no solo tienen una relación con el abuso o dependencia de una o varias sustancias, sino que, además, padecen algún trastorno psiquiátrico (Sánchez Rodríguez *et al.*, 2013). Se trata de una enfermedad crónica, no transmisible y compleja, en cuyo análisis se deben tener en cuenta una multiplicidad de elementos, como las diferentes representaciones sociales, prácticas individuales y colectivas, las personas, las sustancias o los contextos socioeconómicos, políticos, culturales e ideológicos.

La patología dual se incluye dentro de las patologías mentales graves, difíciles de tratar con los métodos convencionales, y con una evolución y calidad de vida con muchas dificultades y adversidades; se da en ella una elevada morbilidad y mortalidad, y es habitual el uso

frecuente de los servicios de salud. El estudio y la atención de esta patología suponen un reto para los terapeutas ocupacionales (Sánchez Rodríguez *et al.*, 2013).

Las cifras de prevalencia de personas con diagnóstico dual son desiguales, dependiendo de la población estudiada (pacientes ingresados o ambulatorios, con trastorno por uso de sustancias o con un trastorno mental grave como enfermedad primaria, inclusión o no de la dependencia de nicotina, etc.). El National Institute on Drug Abuse estima que más del 60 % de las personas con trastornos por uso de sustancias pueden presentar otro trastorno mental. Otros estudios epidemiológicos internacionales revelan que la comorbilidad del abuso o dependencia de sustancias se da en diferentes porcentajes según la patología psiquiátrica acompañante (Bauer *et al.*, 2005; Compton *et al.*, 2007; Sheidow *et al.*, 2012). A partir de estos datos, se puede concluir que más del 25 % de las personas en tratamiento en los servicios de salud mental presentan un trastorno por uso de sustancias a lo largo de su vida (San *Molina et al.*, 2018).

DESCRIPCIÓN DE LAS ADICCIONES Y PATOLOGÍA DUAL, Y SU INFLUENCIA EN LA OCUPACIÓN

A continuación se detallan las características clínicas y ocupacionales de las personas con abuso y/o dependencia de drogas y de los pacientes con patología dual.

Características clínicas de las personas con abuso y/o dependencia de drogas

La Clasificación Internacional de Enfermedades, 11ª edición (OMS, 2022), define los trastornos debidos al uso de sustancias y comportamientos adictivos como los trastornos mentales y del comportamiento que se desarrollan como consecuencia del uso de sustancias predominantemente psicoactivas (incluyendo los medicamentos), o comportamientos específicos y repetitivos de búsqueda de recompensa y refuerzo. Se clasifican en dos grandes grupos: los trastornos debidos al uso de sustancias y los trastornos debidos a comportamientos adictivos.

Los **trastornos debidos al uso de sustancias** incluyen trastornos que resultan del consumo en una sola ocasión o del uso repetido de sustancias que tienen propiedades psicoactivas, incluidos ciertos medicamentos. Comprenden trastornos relacionados con 14 clases de sustancias psicoactivas. Por lo general, el uso inicial de estas sustancias produce efectos psicoactivos agradables que son gratificantes y reforzantes con el uso repetido; pero con el uso continuado muchas de las sustancias incluidas tienen la capacidad de producir dependencia y el potencial de causar numerosas formas de daño, tanto para la salud física como mental. Los trastornos debidos al uso nocivo no médico de sustancias no psicoactivas también se incluyen en este grupo.

El segundo grupo comprende los **trastornos debidos a comportamientos adictivos.** Se caracterizan por constituir síndromes reconocibles y clínicamente significativos asociados con malestar o interferencia con las funciones personales, que se desarrollan como resultado de comportamientos repetitivos en búsqueda de alguna recompensa, que no implican el uso de sustancias que producen dependencia. Los trastornos debidos a comportamientos adictivos incluyen el trastorno por juego de apuestas y el trastorno por uso de videojuegos, que puede implicar comportamientos adictivos.

En la **tabla 16-1** se muestran todos los trastornos incluidos en ambos grupos.

Características clínicas de las personas con patología dual

La coexistencia de trastornos por consumo de sustancias psicotrópicas con otros diagnósticos psiquiátricos se denomina *patología o diagnóstico dual* (Kessler, 2004; San Molina *et al.*, 2018). Las consecuencias de la coexistencia de un trastorno por uso de sustancias y otro trastorno psiquiátrico son un mayor número de hospitalizaciones, asistencia a los servicios de urgencias, número de recaídas, inestabilidad familiar y marginación social, presencia de conductas violentas o ilegales, ideación o conducta suicida y un menor cumplimiento de la medicación, con peor respuesta al tratamiento y mayores dificultades de acceso a la red asistencial (Lunsky y Balogh, 2010).

Algunas características asociadas a las personas con patología dual (Confederación Salud Mental España, 2020) son:

- Alta concurrencia entre el trastorno mental y el trastorno por abuso de sustancias tóxicas.
- Falta de conciencia del trastorno: dificultades para asumir y/o comunicar que tienen adicciones.
- Suelen identificarse solo con uno (adicción o trastorno mental).
- Acuden más a los servicios de urgencias y requieren más hospitalizaciones psiquiátricas.

Tabla 16-1. Trastornos mentales, del comportamiento y del neurodesarrollo. Trastornos debidos al uso de sustancias y comportamientos adictivos (CIE-11)

Trastornos debidos al uso de sustancias	6C40	Trastornos debidos al uso de alcohol
	6C41	Trastornos debidos al uso de cannabis
	6C42	Trastornos debidos al uso de cannabinoides sintéticos
	6C43	Trastornos debidos al uso de opioides
	6C44	Trastornos debidos al uso de sedantes, hipnóticos o ansiolíticos
	6C45	Trastornos debidos al uso de cocaína
	6C46	Trastornos debidos al uso de estimulantes
	6C47	Trastornos debidos al uso de catinonas sintéticas
	6C48	Trastornos debidos al consumo de cafeína
	6C49	Trastornos debidos al uso de alucinógenos
	6C4A	Trastornos debidos al uso de nicotina
	6C4B	Trastornos debidos al uso de inhalantes volátiles
	6C4C	Trastornos debidos al uso de 3,4-metilendioximetanfetamina (éxtasis) o drogas relacionadas, incluida la tenamfetamina
	6C4D	Trastornos debidos al consumo de drogas disociativas, incluidas la ketamina y la fenciclidina
	6C4E	Trastornos debidos al consumo de otras sustancias psicoactivas especificadas, incluidos los medicamentos
	6C4F	Trastornos debidos al uso de múltiples sustancias psicoactivas específicas, incluidos los medicamentos
	6C4G	Trastornos debidos al uso de sustancias psicoactivas desconocidas o no especificadas
	6C4H	Trastornos debidos al consumo de sustancias no psicoactivas
Trastornos debidos a comportamientos adictivos	6C50	Trastorno por juego de apuestas
	6C51	Trastorno por uso de videojuegos
	6C5Y	Otros trastornos especificados debidos a comportamientos adictivos
	6C5Z	Trastornos debidos a comportamientos adictivos, sin especificación

CIE-11: Clasificación Internacional de Enfermedades, 11ª edición.

- «Puerta equivocada»: las personas con patología dual manifiestan una sensación de no encajar en los recursos existentes.
- Alto índice de fracasos en las intervenciones anteriores: presentan mayor dificultad de adherencia al tratamiento y más posibilidades de recaídas.
- Son personas más vulnerables a la hora de afrontar determinadas dificultades; los factores estresantes suelen afectarles gravemente.

- Existen mayores tasas de desempleo y exclusión social.

En la actualidad, a las adicciones con sustancias habría que sumar las conocidas como *adicciones comportamentales o sin sustancia*, es decir, aquellas que no corresponden a una dependencia de sustancias como el alcohol, cocaína u otras drogas, sino que conllevan tipos de conductas dependientes vinculadas a actividades cotidianas diversas, que escapan al control de la persona, impidiéndole llevar una vida satisfactoria: juego, compras, internet, videojuegos, etc. Entre todas las adicciones comportamentales, la adicción al juego es la que cursa con más frecuencia con otros trastornos mentales (Confederación Salud Mental España, 2020).

En la **tabla 16-2** se muestra una clasificación de los patrones comportamentales adictivos.

Características ocupacionales de las personas con abuso y/o dependencia de drogas

A continuación, se presenta una descripción del perfil ocupacional de las personas con abuso y/o dependencia de drogas (adaptado de Riveros Espiñeira, 2023, y Sánchez Rodríguez *et al.*, 2013).

Respecto a la identidad ocupacional, las personas tienen dificultades para enfrentarse a obstáculos, muestran una escasa tolerancia a la frustración y dificultades para hacerse cargo de su conducta. Tienden a eludir la responsabilidad de sus actos y culpar a otros de sus fracasos, lo que dificulta la toma de conciencia y la disposición al cambio. Son inseguras y carecen de un proyecto de vida elaborado. Tienen dificultades para identificar las responsabilidades

Tabla 16-2. Clasificación de los patrones adictivos comportamentales en el funcionamiento diario

Categoría	Patrones comportamentales
Adicciones a las tecnologías de la comunicación	Adicción al móvil
	Adicción a internet
	Adicción a las redes sociales
	Videojuegos
Adicción al sexo	Pornografía
	Prostitución
	Relaciones virtuales
Adicciones al juego-ludopatías	Apuestas
	Juego *online*
	Juego patológico
Adicción a las compras-oniomanías	Compras compulsivas *online*
	Compras compulsivas en tiendas
Adicciones somáticas	Adicción a comer (bulimia)
	Adicción al ejercicio físico (vigorexia)
	Adicción al bronceado (tanorexia)
Adicciones a conductas socialmente establecidas	Dependencia emocional
	Dependencia de grupos de manipulación psicológica

de los diferentes roles, aunque las deseen. Su compromiso y motivación son limitados. En ocasiones, logran identificar uno o más intereses, valorar algunas capacidades y reconocer algunas limitaciones, lo que facilita el abordaje y potencia la intervención.

Respecto a la competencia ocupacional, muestran serias dificultades para organizar rutinas por las que atender a múltiples responsabilidades; a veces son incapaces de adaptar su rutina a circunstancias cambiantes o de organizarla para satisfacer sus actividades de la vida diaria; con frecuencia, sus rutinas hacen ver una conducta muy desadaptada debido al consumo de drogas, en función del cual planifican la actividad cotidiana. Les resulta problemático el cumplimiento de sus roles no solo en cuanto a las exigencias que suponen, sino también porque muchas veces estos son conflictivos o contradictorios. Muestran un escaso desarrollo de las habilidades de comunicación.

Es frecuente el deterioro sociolaboral. A veces logran alcanzar metas personales, pero lo más habitual es que su grado de disfunción se lo impida, bien porque sobrestiman sus capacidades o porque sufren grandes limitaciones. Está muy afectada la capacidad de la persona para poner en juego una identidad ocupacional que le proporcione satisfacción y se ajuste a las demandas del entorno. En la intervención hay que buscar la armonización entre capacidades y limitaciones objetivas, de modo que se favorezca la realización de acciones más congruentes con la realidad.

La imagen global es la de una persona con pocas oportunidades en la vida de realizar actividades con propósito y significado, que le permitan desarrollar destrezas, satisfacer demandas del entorno y conseguir una satisfacción personal y la adaptación al ambiente. En su historia ocupacional se observa un alto grado de dificultad para equilibrar las áreas de autocuidado, productividad y tiempo libre; no logra obtener satisfacción con las actividades que lleva a cabo y que con mucha frecuencia, no tienen un gran significado para la persona. Esto la convierte en una persona vulnerable, con un gran riesgo de mantener conductas desadaptadas como el abuso y/o dependencia de drogas. En cuanto a las actividades de ocio, en relación con los demás muestra grandes dificultades, bien por demasiada o por escasa interacción, o en lugares inadecuados, de modo que la persona se ve limitada en su funcionamiento.

Respecto a las limitaciones funcionales, destacan la búsqueda de soluciones inmediatas, un inadecuado control de impulsos, poca conciencia de la enfermedad y su proceso, fracasos reiterados que producen malestar, ansiedad y escasa tolerancia a la frustración, negativismo, mal manejo de los tiempos, facilidad para estresarse con más de una tarea, poca tolerancia a la rutina, necesidad de continuas novedades, escasa capacidad de abstracción, de pensamiento lógico y asociativo, falta de reflexión e interiorización, empobrecimiento creativo, deterioro cognitivo por alteraciones de los lóbulos frontales del cerebro, estados de ánimo alterados, baja autoestima y confianza, y dependencia emocional.

Características ocupacionales de las personas con patología dual

Frente a la escasa evidencia disponible de las características ocupacionales de las personas con patología dual, se puede afirmar que son personas que pueden presentar una disfunción ejecutiva importante, que afecta a todas las áreas del desempeño ocupacional y que influye enormemente en el funcionamiento ocupacional individual. Pueden experimentar cambios en su funcionamiento vocacional y social, disminución de la interacción social, deterioro de las habilidades de autocuidado y falta de equilibrio en sus rutinas diarias. Tienen oportunidades limitadas de participar en actividades de ocio, poseen habilidades limitadas para utilizar los recursos comunitarios, les cuesta hacer amigos y tienen problemas para acordarse de tomar líquidos y lavarse. Las habilidades que necesitan para llevar a cabo sus actividades diarias, debido al deterioro de la memoria a corto plazo, se ven alteradas por las dificultades para recordar las tareas que deben realizar y mantener las rutinas diarias (Stevens *et al.*, 2003).

EVALUACIÓN OCUPACIONAL EN LA SALUD MENTAL DE LAS PERSONAS CON ADICCIONES Y PATOLOGÍA DUAL

En los siguientes apartados se analizan la metodología y las herramientas de evaluación adaptadas a las personas con adicciones y patología dual.

Metodología de la evaluación

La práctica profesional relacionada con el acompañamiento de personas con trastornos por consumo de sustancias, adicciones comportamentales o patología dual ha estado influida por paradigmas de control social, punitivos, ético-morales, normalizadores y curativos, y no centrada en la persona y su contexto relacional, donde los terapeutas ocupacionales deben acercarse a los saberes de las personas y sus comunidades (Vindas y Valdelomar, 2021). Por lo tanto, entenderla como una persona libre, autónoma, con capacidades y que participe de forma activa durante los procesos de evaluación y construcción de una ruta de acción es un hecho irrenunciable.

El proceso de evaluación ocupacional en estas personas debe centrarse en comprender las actividades desde sus significados ocupacionales. Por ejemplo, entender el uso de sustancias como una situación de salud compleja requiere del pensamiento crítico del terapeuta para comprenderlo también como una ocupación que tiene un propósito para el individuo, producto de la relación continua entre la persona y el ambiente, en donde conocer los significados, la cultura y las relaciones históricas del uso de sustancias o participar en actividades que puedan generar adicciones comportamentales es fundamental para tener un enfoque centrado en la persona, sin juzgamientos ni valoración de sus elecciones o prácticas de vida, creyendo en sus capacidades, potencialidades y poder de cambio, según sus posibilidades, necesidades y realidades, en un contexto de constante interacción entre el ambiente y el individuo. Para tener un estilo centrado en la persona y la ocupación, comprendiendo las buenas prácticas basadas en la evidencia, para el abordaje de las adicciones durante

el proceso de evaluación de terapia ocupacional se requiere un estilo de evaluación que potencie y facilite la involucración de la persona en el proceso (Pérez de Heredia y Valdelomar, 2022).

Una forma de poder estructurar el proceso de evaluación ocupacional en las adicciones comienza por realizar una evaluación del riesgo de uso de sustancias y/o de adicción comportamental, lo cual nos permite identificar el impacto en la situación de salud biopsicosocial de la persona. También es importante determinar la motivación para el cambio de la persona con respecto a la mejora de su bienestar en relación con el uso sustancias o actividades que generan adicción. Seguidamente, se debe explorar y evaluar el perfil ocupacional, su historia ocupacional, sus necesidades, sus problemas y sus inquietudes respecto al desempeño de sus ocupaciones. Posteriormente, se realiza un análisis del desempeño ocupacional, donde el profesional identifica la habilidad de la persona para completar efectivamente las ocupaciones deseadas, las cuales se sintetizarán para coconstruir el plan de intervención. En la **tabla 16-3** se indican algunos aspectos clave del proceso de evaluación ocupacional en las personas con abuso y dependencia de drogas.

En la evaluación ocupacional de las personas con adicciones, el énfasis no debe hacerse únicamente en la droga o actividad adictiva, sino más bien en las funcionalidades y significados de estas para la persona. Para ello resulta esencial el involucramiento de esta en el proceso de evaluación. Desde el modelo de ocupación humana, esto facilita la estrategia de intervención: evaluación como intervención, la cual permite la construcción de la alianza terapéutica, la participación de la persona y propiciar el autoconocimiento (De las Heras, 2015). La terapia ocupacional durante la evaluación debe ser coherente con los sistemas de creencias y las suposiciones subyacentes de las personas, grupos o poblaciones, seleccionando evaluaciones de resultados pertinentes a las necesidades y objetivos de estos. Además, refiere que la selección de la evaluación también se basa en el conocimiento del profesional, en las pruebas disponibles, en las medidas estandarizadas o en la justificación y los protocolos de las medidas estructuradas no estandarizadas (AOTA, 2020).

Tabla 16-3. Proceso de evaluación ocupacional en las personas con abuso y dependencia de drogas

CIE-11	DSM-5
Evaluación del riesgo en adicciones	Es la detección y gestión temprana de las adicciones en personas adultas por parte de los profesionales en los servicios de salud. Por ejemplo, mediante el uso de pruebas de detección, se puede identificar rápidamente a personas con consumo de sustancias potencialmente nocivas para la salud (McNeeley y Adam, 2020)
Motivación para el cambio	• La motivación es un proceso dinámico y un fuerte predictor de los resultados del tratamiento de las adicciones (Miller y Moyers, 2015) • El modelo transteórico del cambio Prochaska y Diclemente propone que la motivación puede fluctuar en diferentes etapas. Este modelo brinda un marco general para el asesoramiento de la motivación en el tratamiento de las adicciones (SAMHSA, 2019)
Perfil ocupacional	Resumen de la historia y experiencias ocupacionales de una persona, grupo o población, patrones de la vida diaria, intereses, valores, necesidades y contextos relevantes (AOTA, 2020)
Análisis del desempeño ocupacional	• En el análisis del desempeño ocupacional el profesional identifica la habilidad de la persona para completar efectivamente las ocupaciones deseadas • Los recursos y las limitaciones personales, o los posibles problemas, son determinados más específicamente a través de herramientas de evaluación • Se deben indagar, analizar y medir los factores que apoyan o dificultan el desempeño ocupacional (AOTA, 2020)

CIE: clasificación internacional de enfermedades; DSM: manual diagnóstico y estadístico de los trastornos mentales.

El involucramiento de la persona con adicciones a sustancias en la evaluación es imprescindible. La piedra angular de todo tratamiento efectivo es la alianza terapéutica entre la persona y el terapeuta, con el propósito de alcanzar metas comunes (Tatarsky, 2002).

A modo de resumen, el terapeuta ocupacional emplea la síntesis y el resumen de la información de la evaluación para establecer resultados específicos que guíen el proceso de intervención en colaboración con la persona. La percepción de los clientes sobre el éxito en el desempeño de las ocupaciones deseadas es una parte vital de la evaluación de los resultados.

Herramientas de evaluación adaptadas a las personas con adicciones y patología dual

Para la detección del riesgo de adicciones se deben elegir instrumentos que permitan iden-tificar rápidamente hábitos potencialmente nocivos para la salud (SAMHSA, 2019). En las adicciones a sustancias, la **prueba de detección de consumo de alcohol, tabaco y sustancias** es útil para la detección de todas las sustancias psicoactivas, incluyendo el alcohol, el tabaco y las drogas ilegales. Sirve para identificar el nivel de riesgo con cada sustancia consumida en relación con problemas de salud mental y físicos, y con problemas sociales considerables, como los relacionados con la familia, los amigos, la ley, el trabajo, los estudios o la economía (OMS, 2011). Con respecto a las adicciones comportamentales, las herramientas de cribado desempeñan un papel fundamental en su identificación. Entre las escalas psicométricas que pueden ser autoadministradas o aplicadas por un profesional, destacan el **cuestionario MULTICAGE CAD-4**, que investiga ocho variables (abuso/dependencia de alcohol, adicción a sustancias, trastornos de la alimentación, juego patológico, adicción a internet, adicción a videojuegos, gasto compulsivo y adicción al sexo). Estas herramientas también permiten evaluar la gravedad de la adicción y monitorizar el progreso de la persona, ayudando así en la toma de decisiones terapéuticas (Hodann-Caudevilla *et al.*, 2023).

Para evaluar el nivel de motivación de la persona con adicciones respecto a la posibilidad de realizar un cambio en relación con el uso de sustancias o actividades adictivas, es útil la **entrevista motivacional**, que utiliza un estilo de consejería respetuoso que se centra en ayudar a las personas a resolver la ambivalencia y mejorar la motivación para cambiar los comportamientos de riesgo para la salud, incluido el abuso de sustancias (Diclemente *et al.*, 2017). El principal objetivo de esta herramienta es evocar el cambio y minimizar la evocación o la conversación sostenida sobre el consumo o la adicción, por medio del asesoramiento para la toma de decisiones. También permite reconocer en qué etapa de cambio motivacional se encuentra la persona

con el fin de elegir estrategias específicas ajustadas al nivel de cambio. En la **figura 16-1** se muestran las distintas etapas de cambio motivacional.

En cuanto al perfil ocupacional, debemos profundizar a través de una entrevista semiestructura, con instrumentos estandarizados que nos permitan obtener información sobre la historia ocupacional, autopercepción del desempeño, valores y qué es importante para la persona, en el primer contacto, durante la intervención y durante su evolución. De la misma forma, en al análisis ocupacional debemos utilizar instrumentos que permitan identificar la habilidad de la persona para completar efectivamente las ocupaciones deseadas, los recursos y limitaciones o los posibles problemas en el entorno físico o social, para poder determinar el impacto de las adicciones en la participación ocupacional y el bienestar personal. Se sugiere el único instrumento creado por terapeutas ocupacionales para evaluar el desempeño ocupacional en

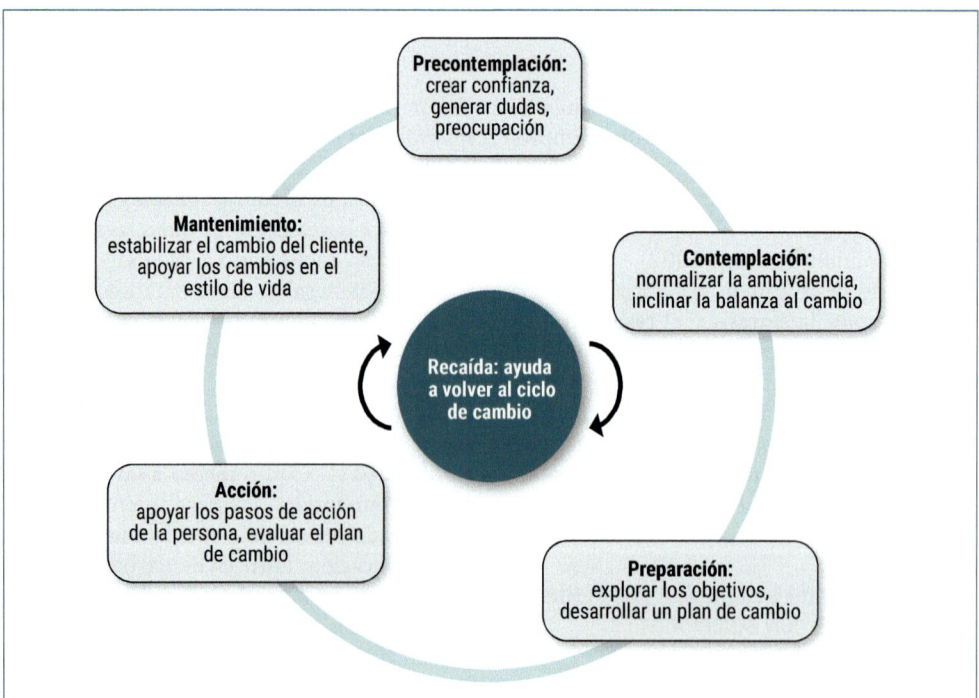

Figura 16-1. Etapas de cambio motivacional.

personas con abuso y dependencia de drogas, el **autoinforme de desempeño ocupacional** (Rojo, 2011). Existe otro instrumento de terapia ocupacional para evaluar el perfil sensorial en adolescentes y adultos que también se está utilizando en personas con abuso y/o dependencia de drogas (Borges *et al.*, 2017; Goycolea, 2024).

En la **tabla 16-4** se describen estos instrumentos.

DESARROLLO DE PLANES DE INTERVENCIÓN CENTRADOS EN LA OCUPACIÓN

A continuación se analiza el desarrollo de planes de intervención centrados en la ocupación, describiendo programas y técnicas de intervención, contextos de intervención, sistemas de evaluación de las intervenciones e indicadores de resultados.

Programas y técnicas de intervención

La terapia ocupacional se centra en la persona, en el impacto del consumo de sustancias en las actividades de la vida diaria y en el restablecimiento y mantenimiento de las funciones en la vida que esta tenía antes de la adicción, en lugar de en el abandono de la sustancia (Doğu, 2023). La terapia ocupacional parece adecuarse bien a la mayoría de los entornos de tratamiento de las adicciones, pero las intervenciones son más útiles cuando la intervención va

Tabla 16-4. Instrumentos para la evaluación ocupacional en las adicciones

Área de evaluación	Instrumento de evaluación	Descripción
Evaluación del riesgo en adicciones	Prueba de detección de consumo de alcohol, tabaco y sustancias (ASSIST)	Identifica el nivel de riesgo relacionado con cada sustancia consumida, problemas de salud mental y físicos, problemas sociales relacionados con la familia, los amigos, la ley, el trabajo o los estudios y la economía (OMS, 2011)
	MULTICAGE CAD-4	Cuestionario que evalúa el riesgo de adicciones comportamentales. Consta de varias escalas para evaluar adicciones comportamentales como abuso/dependencia del alcohol, adicción a sustancias, trastornos de la alimentación, juego patológico, adicción a internet, adicción a los videojuegos y adicción al sexo
Motivación para el cambio	Entrevista motivacional	Estilo de consejería respetuoso que se centra en ayudar a los clientes a resolver la ambivalencia y mejorar la motivación para cambiar los comportamientos de riesgo para la salud, incluido el abuso de sustancias
Perfil ocupacional	Entrevista histórica del desempeño ocupacional (OPHI-II)	Instrumento fiable y válido para la exploración del nivel autopercibido de desempeño en la vida cotidiana de sujetos con adicción a sustancias. Puede ser de utilidad para el establecimiento de objetivos de tratamiento en condiciones de elevada validez ecológica
Análisis del desempeño	Autoevaluación del desempeño ocupacional (ADO)	Es una evaluación organizada en tres partes, que incluye una entrevista semiestructurada que explora la historia ocupacional de la persona, escalas de calificación que proporcionan una medida de la identidad y competencia ocupacionales y el impacto del ambiente en el comportamiento ocupacional, y una narración de la historia de la vida

más allá de la enseñanza de habilidades, dando prioridad al compromiso ocupacional (Ryan y Boland, 2021).

Los terapeutas ocupacionales pueden trabajar en colaboración con los equipos de tratamiento del consumo de sustancias para satisfacer las necesidades de las personas que experimentan dificultades en el compromiso ocupacional debido a ello; sin embargo, se necesitan más estudios basados en la evidencia para comprender el papel de la terapia ocupacional en los trastornos por consumo de sustancias y en las conductas adictivas (Doğu, 2023). Puede ser beneficioso considerar enfoques de terapia ocupacional en la recuperación del consumo de sustancias, ya que dicho consumo afecta negativamente a la participación ocupacional (Stone, 2017). Aunque la terapia ocupacional ha estado implicada en el tratamiento de personas con adicción a sustancias durante más de medio siglo y, más recientemente, con adicciones conductuales, la investigación publicada es escasa (Rojo-Mota, 2017).

El uso de un modelo de intervención definido, el tratamiento directo del abuso de sustancias y la consideración del funcionamiento neurocognitivo del paciente entregan intervenciones adecuadas para esta población (Tse, 2013). Por otro lado, las intervenciones basadas en la ocupación en las áreas de trabajo, ocio y participación social se han utilizado para tratar los trastornos adictivos (Wasmuth et al., 2016). Todas las intervenciones en el área de la participación social obtuvieron mejores resultados que sus respectivos grupos de control/comparación; sin embargo, no todas lo fueron en el área del ocio, aunque produjeron más efecto que las intervenciones en el área de la participación social.

En la intervención en las adicciones es importante comprender que la actividad humana no toma un valor único en la gama de actividades significativas que pueden formar parte de la vida cotidiana de la persona, con o sin consumo (Vindas y Valdelomar, 2021). Se debe considerar que la recuperación es de por sí multifacética y que los logros pueden aparecer en un aspecto de la vida del individuo, aunque no en otros (Miller, 2017).

Contextos de intervención

El contexto es un concepto amplio definido como los factores ambientales y personales específicos de cada cliente (persona, grupo, población), que influyen en el compromiso y la participación en las ocupaciones (AOTA, 2020). Para referirse a los contextos (AOTA, 2020) se considera el interior y el exterior del dispositivo. El interior son todas las acciones que se realizan dentro de un centro de atención primaria, centros comunitarios de salud mental y/u hospitales. Las intervenciones en el exterior del dispositivo, en cambio, se refieren a visitas domiciliarias, intervenciones en un parque, una calle, el lugar de trabajo o de estudio, atenciones virtuales, etc.

Sistemas de evaluación de las intervenciones e indicadores de resultados

El terapeuta ocupacional ha de establecer un seguimiento sistemático de la evolución de la persona para alcanzar los objetivos propuestos y realizar los ajustes necesarios (Sánchez Rodríguez et al., 2013). Finalizada la intervención se procede, junto a la persona, a la evaluación final, en la que se puede hacer un recorrido de su evolución, revisar el nivel de consecución de los objetivos establecidos, analizar las experiencias positivas y negativas a lo largo del proceso, así como los logros más destacados y las facetas a las que hay que prestar mayor atención en lo cotidiano.

Considerando lo anterior, las evaluaciones de los planes de intervención individual y las evaluaciones de las intervenciones grupales deben tener una sistemática periódica para ir monitoreando el proceso, tanto individual como grupal. Para poder evaluar si existe acuerdo entre los profesionales que trabajan en esta área y las personas con patología dual, es imprescindible definir indicadores de logro que ayuden a identificar cómo va el proceso de intervención. Estos indicadores hacen operativos los objetivos, ya que son concretos, precisos y con una temporalidad determinada.

EXPERIENCIA OCUPACIONAL: Carolina, adicciones e impactos en los dominios de salud mental y ocupacionales

Carolina es una mujer soltera de 24 años que acude por primera vez a tratamiento ambulatorio por consumo de sustancias en un centro público por uso de sustancias psicoactivas.

Fue remitida por la policía de tráfico tras un accidente con su automóvil, en el que dio positivo en el examen de alcoholemia y consumo de cannabis. Como secuela física presenta una lesión cervical aguda. Ha sufrido la pérdida total de su vehículo y ha tenido que pagar una infracción de tráfico. También ha tenido que cumplir horas de servicios comunitarios y correr con todos los gastos de reparación del edificio con el que colisionó su vehículo.

Evaluación ocupacional

Carolina refiere que desde su adolescencia y en contextos de fiesta siempre ha tomado bebidas alcohólicas:

- Durante su etapa en el colegio tuvo dos períodos de intoxicación etílica que no llevaron a situaciones complejas, pero sí a amanecer con dolor de cabeza y síndrome de abstinencia leve.

- Como adulta, a partir de los 20 años, utiliza el alcohol de forma social cuando sale con amigos, tomando de una a tres bebidas alcohólicas los fines de semana. Entre semana no bebe alcohol, ya que le gusta mucho hacer actividad física y cuidar su alimentación.

- A partir de los 20 años comenzó también a fumar cannabis con los amigos antes de salir de fiesta. Refiere que esta sustancia le gusta más que el consumo de alcohol y que, actualmente y desde hace 1 año, la usa en su casa habitualmente por las noches, después de finalizar el trabajo.

Explica que el día que tuvo el accidente encendió un cigarro de cannabis, pero el accidente ocurrió horas después, debido a que se quedó dormida de camino a casa.

Algunas dimensiones claves sobre el perfil ocupacional de Carolina son:

- **Familia:** vive de forma independiente y es soltera. En la infancia convivió con sus progenitores y en la adolescencia, solo con su madre. Con ambos se lleva bien. Desde los 20 años vive sola. Estudia y trabaja como profesional en el campo de la ingeniería industrial.

- **Trabajo:** desde hace 2 años trabaja en una empresa multinacional. Es una actividad que disfruta mucho. Le permite conocer nuevas personas y nuevos lugares. Está a cargo de una línea de proceso como ingeniera industrial. Refiere que hace casi 1 año que está trabajando a tiempo completo y estudiando una maestría, por lo que presenta mucha carga de trabajo y poco tiempo libre.

- **Situación legal:** debido a las leyes de tránsito vehicular, al dar positivo en la prueba de alcoholemia y cannabis por primera vez, fue remitida a un centro estatal como una medida alternativa. Además, debe pagar una multa y hacer horas de trabajo comunitario por el daño ocasionado a la propiedad con la que colisionó su vehículo, que era del Gobierno local.

- **Antecedentes sanitarios:** no tiene historial previo de problemas de salud física, aunque actualmente presenta una lesión cervical por efecto del latigazo. Refiere que a los 17 años recibió acompañamiento psicológico durante 1 año por problemas con su estado de ánimo. En 2020 volvió a sentir síntomas similares y presentó una crisis, por lo que asiste a terapia psicológica una vez al mes. No utiliza farmacoterapia. Los diagnósticos clínicos son:

  - Trastorno depresivo recurrente, episodio actual leve (CIE 11: 6A71.0).

  - Uso peligroso de alcohol (CIE 11: QE10).

  - Patrón nocivo de uso de cannabis continuo *(CIE 11: 6C41.11).*

(Continúa)

EXPERIENCIA OCUPACIONAL: Carolina, adicciones e impactos en los dominios de salud mental y ocupacionales (*cont.*)

Algunos elementos relevantes del perfil de Carolina y demandas ocupacionales son:

- Cuando tuvo el accidente, comprendió que se había expuesto a un riesgo al conducir en horas de la madrugada posteriores a haber salido y fumado cannabis.
- Refiere que le preocupa mucho que esta situación pueda repercutir en su trabajo.
- Además de eso, el poder haber ocasionado un daño a su amiga, que salió ilesa, pero también con efecto de latigazo.
- Le preocupa también la situación de pérdida de su vehículo, ya que solo hace 2 meses que lo ha adquirido, y resolver el tema con la aseguradora.
- Le alarma el incremento del consumo de dispositivos de vapor de tabaco, que le genera algunos problemas respiratorios, y que en ocasiones les pide a sus amigos que le regalen para usarlo antes de dormir porque le relaja o cuando tiene un día de trabajo muy cargado.

Plan de intervención ocupacional

Consta de:

- Objetivos generales:
    - Reducir el uso nocivo de sustancias y promover hábitos saludables.
    - Mejorar la gestión del tiempo y el equilibrio ocupacional en actividades saludables que sean fuente de placer y reducción de la tendencia al uso de sustancias.
    - Desarrollar estrategias de afrontamiento y habilidades para el manejo del estrés y la ansiedad en contextos diarios de interacción social sin requerir el uso de sustancias.
- Estrategias de intervención:
    - Educación y promoción de la salud: participación en talleres sobre el impacto del consumo de sustancias en el desempeño ocupacional y salud mental, información sobre hábitos saludables y gestión del estrés sin sustancias, reducción del daño y prevención de recaídas.
    - Manejo del estrés y regulación emocional: implementación de rutinas de relajación antes de dormir (*mindfulness*, respiración diafragmática), modificación de actividades diarias como afrontamiento sin consumo (ejercicio físico y estrategias conductuales).
    - Equilibrio ocupacional y gestión del tiempo: reorganización de los horarios para equilibrar el horario laboral con el descanso, incorporación de actividades sin consumo que requieran una atención significativa por la tarea (arte, lectura y deportes).
    - Orientación vocacional-profesional: estrategias centradas en los autocuidados en su desarrollo profesional con perspectiva de salud, productividad y ocio.
- Indicadores de impacto:
    - Reducción del consumo de cannabis en al menos un 50 % en 3 meses.
    - Mejoría en la calidad del sueño y reducción del uso de sustancias antes de dormir en 2 meses.
    - Mayor adherencia a actividades placenteras sin consumo al menos tres veces por semana.
    - Recuperación de la funcionalidad laboral sin impacto en el rendimiento y con satisfacción personal.

PREGUNTAS DE REFLEXIÓN

- ¿Cuáles serían las implicaciones en la intervención en patología dual desde la ciencia de la ocupación?
- ¿Qué consideraciones debería tener en cuenta un terapeuta ocupacional en el proceso de evaluación e intervención de las personas con patología dual?
- ¿Cómo pueden apoyar teóricamente los modelos propios de terapia ocupacional la evaluación y la intervención en personas con patología dual?

PUNTOS CLAVE

- Desde la mirada de la terapia ocupacional, se entiende que el abuso y/o dependencia de sustancias puede ser una actividad con propósito y significado, pero con muchas consecuencias negativas, que puede verse agravada por una condición de patología dual.
- Se reconoce que la sustancia tiene algún valor positivo para la persona, lo cual debe contraponerse a las consecuencias negativas de su uso.
- Identificar la función de la sustancia permite explorar otras formas más efectivas y menos dañinas de satisfacer esas necesidades.
- La coexistencia de trastornos por consumo de sustancias psicotrópicas con otros diagnósticos psiquiátricos se denomina *patología o diagnóstico dual*.
- Actualmente, a las adicciones con sustancias hay que sumar las conocidas como *adicciones comportamentales o sin sustancia*.

- Las personas con abuso y/o dependencia de sustancias tienen dificultades para enfrentarse a los obstáculos, muestran una escasa tolerancia a la frustración y dificultades para hacerse cargo de su conducta. Además, tienden a eludir la responsabilidad de sus actos y a culpar a los demás de sus fracasos.
- La prueba de detección de consumo de alcohol, tabaco y sustancias, el cuestionario MULTICAGE CAD-4 y la entrevista motivacional son algunas herramientas de evaluación adaptadas a las personas con adicciones y patología dual.
- La terapia ocupacional se centra en la persona, en el impacto del consumo de sustancias en las actividades de la vida diaria y en el restablecimiento y mantenimiento de las funciones en la vida que esta tenía antes de la adicción.

REFERENCIAS BIBLIOGRÁFICAS

American Occupational Therapy Association, AOTA (2020). Occupational Therapy Practice Framework: Domain and Process-Fourth Edition. *American Journal of Occupational Therapy*, *74*(Supplement_2), 7412410010p1-7412410010p87.

Bauer, M. S., Altshuler, L., Evans, D. R. et al. (2005). Prevalence and distinct correlates of anxiety, substance, and combined comorbidity in a multi-site public sector sample with bipolar disorder. *Journal of Affective Disorders, 85*(3), 301-315.

Borges, J. M., del Castillo, J. A. G., Marzo, J. C. y del Castillo-López, A. G. (2017). Relationship between sensory processing, resilience, attitudes and drug use in portuguese adults. *Paidéia, 27*(68), 255-262.

Compton, W. M., Thomas, Y. F., Stinson, F. S. y Grant, B. F. (2007). Prevalence, correlates, disability, and comorbidity of DSM-IV drug abuse and dependence in the United States: results from the national epidemiologic survey on alcohol and related conditions. *Archives of General Psychiatry, 64*(5), 566-576.

Confederación Salud Mental España (2020). Apuntes sobre patología dual. Propuestas de la Red SALUD MENTAL ESPAÑA. Madrid.

De las Heras, G. (2015). *Modelo de ocupación humana*. Madrid: Síntesis.

Diclemente, C. C., Corno, C. M., Graydon, M. M., Wiprovnick, A. E. y Knoblach, D. J. (2017). Motivational interviewing, enhancement, and brief interventions over the last decade: A review of reviews of effcacy and effectiveness. *Psychology of Addictive Behaviors, 31*(8), 862-887.

Doğu, S. E. y Özkan, E. (2023). The role of occupational therapy in substance use. *Nordisk Alkohol- & Narkotikatidskrift: NAT, 40*(4), 406-413.

Goycolea Martinic, R. F., Sepúlveda Angulo, C. B., Silva Henríquez, C. F. y Romero-Ayuso, D. M. (2024). Aplicaciones de perfiles sensoriales en adolescentes y adultos en el ámbito de salud: una revisión narrativa de la literatura. *Cadernos Brasileiros de Terapia Ocupacional, 32*, e3530.

Hodann-Caudevilla, R. M., Rodríguez, M. R., Molina-Ruiz, R. M., Lombardo, M. P. (2023). Protocolo de tratamiento de las adicciones comportamentales. *Medicine, 13*(85),5041-5045.

Kessler, R. C. (2004). The epidemiology of dual diagnosis. *Biological Psychiatry, 56*(10), 730-737.

Lunsky, Y. y Balogh, R. (2010). Dual diagnosis: A national study of psychiatric hospitalization patterns of people with developmental disability. *Canadian Journal of Psychiatry. Revue Canadienne de Psychiatrie, 55*(11), 721-728.

McNeely, J. y Adam, A. (2020). Substance Use Screening and Risk Assessment in Adults [Internet]. Baltimore (MD): Johns Hopkins University.

Miller, W. (2017). Mejorando la motivación para el cambio en el tratamiento de abuso de sustancias [Internet]. Maryland: Departamento de Salud y Servicios Humanos.

Miller, W. R. y Moyers, T. B. (2015). The forest and the trees: Relational and specifc factors in addiction treatment. *Addiction, 110*(3), 401-413.

Organización Mundial de la Salud, OMS (2011). La prueba de detección de consumo de alcohol, tabaco y sustancias (ASSIST) - Manual para uso en la atención primaria. Ginebra.

Organización Mundial de la Salud, OMS (2022). Clasificación Internacional de Enfermedades, 11ª revisión. Ginebra.

Pan American Health Organization, PAHO (2023). Informe mundial sobre la salud mental: transformar la salud mental para todos. Washington, D.C.

Pérez de Heredia Torres, M. y Valdelomar Marín, E. (2022). Principios fundamentales del tratamiento de las actividades de la vida diaria en terapia ocupacional: enfoque, valoración y tratamiento. En M. Pérez de Heredia Torres, R. María Martínez Piédrola y E. Huertas Hoyas, *Tratamiento de las actividades de la vida diaria* (pp. 21-26). Madrid: Editorial Médica Panamericana.

Riveros Espiñeira, M. E. (2003). Perfil ocupacional del consumidor de drogas. *Revista Chilena de Terapia Ocupacional, 3*, pp. 48-58.

Rojo Mota, G., Pedrero Pérez, E. J., Ruiz Sánchez de León, J. M., Llanero Luque, M. y Puerta García, C. (2011). Evaluación del desempeño ocupacional en la vida cotidiana en adictos. Creación de un instrumento de medida: el ADO. *Adicciones, 23*(1), 27-35.

Rojo-Mota, G., Pedrero-Perez, E. J. y Huertas-Hoyas, E. (2017). Centennial Topics—Systematic review of occupational therapy in the treatment of addiction: Models, practice, and qualitative and quantitative research. *American Journal of Occupational Therapy, 71*, 7105100030p1-7105100030p11.

Ryan, D. A. y Boland, P. (2021). A scoping review of occupational therapy interventions in the treatment of people with substance use disorders. *Irish Journal of Occupational Therapy, 49*(2), 104-114.

San Molina, L., Arroyo, M. y Arrojo, M. (2018). Grupo de trabajo de la guía de práctica clínica para el tratamiento farmacológico y psicológico de los pacientes con un trastorno mental grave y un trastorno por uso de sustancias. Barcelona, España.

Sánchez Rodríguez, Ó., Polonio López, B. y Pellegrini Spangenberg, M. (2013). *Terapia ocupacional en salud mental: teoría y técnicas para la autonomía personal*. Madrid, España: Editorial Médica Panamericana.

Sheidow, A. J., McCart, M., Zajac, K. y Davis, M. (2012). Prevalence and impact of substance use among emerging adults with serious mental health conditions. *Psychiatric Rehabilitation Journal, 35*(3), 235-243.

Stevens, H., Redfearn, S. y Tse, S. (2003). Occupational therapy for people with dual diagnosis: a single case study. *British Journal of Therapy and Rehabilitation, 10*, 166-173.

Stone, M. (2017). Understanding the impact of substance abuse on occupation using the lifestyle history questionnaire. *Occupational Therapy Doctorate Capstone Projects, 25*. https://encompass.eku.edu/otdcapstones/25

Substance Abuse and Mental Health Services Administration, SAMHSA (2019). Enhancing Motivation for Change in Substance Use Disorder Treatment: Updated 2019 [Internet]. Rockville (MD): Substance Abuse and Mental Health Services Administration. https://www.ncbi.nlm.nih.gov/books/NBK571071/

Tatarsky, A. (Ed.). (2002). *Harm reduction psychotherapy: A new treatment for drug and alcohol problems*. Jason Aronson.

Vindas Acosta, J. y Valdelomar Marín, E. (2021). Cambio de perspectiva en los paradigmas y prácticas profesionales en el acompañamiento de personas que usan sustancias psicoactivas: análisis desde la psicología y la terapia ocupacional. *Revista Terapéutica, 15*(1), 119-133.

Wasmuth, S., Pritchard, K. y Kaneshiro, K. (2016). Occupation-Based Intervention for Addictive Disorders: A Systematic Review. *Journal of Substance Abuse Treatment, 62*, 1-9.

 AUTOEVALUACIÓN

Terapia ocupacional en la salud mental de personas mayores

17

Ó. Sánchez Rodríguez y M. I. Martínez del Pozo

◎ OBJETIVOS

- Identificar y abordar los factores ocupacionales que influyen en el bienestar y calidad de vida de la población mayor.
- Analizar las particularidades de la terapia ocupacional aplicada a la salud mental de las personas mayores y los trastornos mentales asociados.
- Desarrollar programas y técnicas de intervención que promuevan la autonomía y la participación en actividades significativas en las personas mayores con trastorno mental.
- Evaluar la eficacia de las intervenciones ocupacionales.

«La tarde de la vida debe tener su propio significado y no puede ser simplemente un triste apéndice de la mañana. Lo que era importante en la mañana de la vida, en la tarde se vuelve una cuestión de desarrollo interior».

Carl Jung, *El hombre moderno en busca de un alma* (1933)

INTRODUCCIÓN

Desde el año 2000, la esperanza de vida ha aumentado en casi 7 años, alcanzando más de 73 años. Se prevé que la proporción de personas mayores de 60 años pase del 12 % en 2015 al 22 % en 2050, duplicándose hasta los 2.100 millones. Además, se estima que el número de personas de 80 años o más se triplique para 2050, alcanzando los 426 millones, lo que implica que una de cada cinco personas estará en la tercera edad. Este envejecimiento global está vinculado a la necesidad de estrategias que reconozcan los desafíos de salud física y mental, y que aborden estos problemas desde un enfoque de los derechos humanos y la calidad de vida (OMS, 2021a y 2022; ONU, 2021).

Las personas mayores muestran una gran diversidad en sus procesos de envejecimiento, influidos por factores genéticos, los procesos evolutivos y los contextos vitales, lo que determina el envejecimiento saludable o patológico. Además, enfrentan graves situaciones de vulnerabilidad en el ejercicio de sus derechos humanos debido a estereotipos edadistas que fomentan la exclusión. El edadismo se basa en la percepción errónea de que las personas mayores son frágiles o incapaces, lo que limita su participación ocupacional plena. La Organización Mundial de la Salud declaró el período 2021-2030 como la década del envejecimiento saludable, centrándose en la autonomía personal y la calidad de vida (OMS, 2021a; ONU, 2021).

Si bien la esperanza de vida saludable (OMS, 2023) también se ha incrementado, hay que considerar que las personas mayores desarrollan cambios en las estructuras y funciones corporales, un incremento de los riesgos de limitación del desempeño ocupacional y un aumento de factores de dependencia. Además, se producen cambios progresivos de los contextos que incluyen, entre otros, acontecimientos de pérdida, falta de control sobre el medio, escasez de recursos y soledad no deseada, que repercuten en los dominios de la salud mental y en las habilidades de afrontamiento (ONU, 2021) (Tabla 17-1).

Tabla 17-1. Procesos de envejecimiento y su impacto en los dominios de la salud mental y ocupacionales

Dimensiones	Dominios de la salud mental	Dominios ocupacionales
Estructuras corporales	• Cambios neurodegenerativos (deterioro cognitivo, disminución de la plasticidad cerebral) • Fragilidad y pérdida de densidad ósea y muscular	Disminución de la fuerza, mayor rigidez articular, menor destreza motora, problemas en la coordinación, pérdida de equilibrio (riesgo de caída, temblores, inestabilidad motora)
Funciones corporales	• Cambios en habilidades de procesamiento de los órganos de sentidos clave: visión, oído, tacto • Cambios en funciones mentales: memoria, atención, deducción, inducción	• Pérdida de memoria, disminución de la capacidad de planificación, problemas de concentración, mayor número de distracciones (olvidos de toma de medicación, aseo, desorientación) • Dependencia de ayudas técnicas o de terceros para actividades cotidianas
Funciones mentales	• Mayor vulnerabilidad a trastornos afectivos (ansiedad, depresión) • Incremento del riesgo de deterioro cognitivo y enfermedades neurodegenerativas (Alzheimer, demencia)	• Pérdida de interés en actividades significativas • Dificultad para planificar y ejecutar tareas cotidianas con sufrimiento psíquico por la pérdida de autonomía
Actividades	• Cambios en la motivación e interés por participar en actividades placenteras • Fluctuaciones anímicas asociadas a los elementos volitivos y que se correlacionan con las experiencias de pérdida, duelo, incertidumbre, soledad, muerte • Pérdida de significado en actividades históricas asociadas a déficits en las habilidades o desvinculación social	• Pérdida y cambio de patrones asociados a historia productiva (trabajo, cuidado de otros, etc.) • Mayor sedentarismo, fragilidad física (sentir vergüenza, miedo) • Mucho tiempo libre con reducción de tiempo productivo y de tiempo placentero (significativo, ocio, relacional)
Participación	• Pérdida o cambio de funciones (de etapa activa laboral a etapa de jubilación) • Mayor riesgo de aislamiento y soledad no deseada	• Dificultad para mantener redes sociales y rutinas, funciones y rituales comunitarios • Soledad en las actividades de la vida diaria: aseo, compras, cocinar, alimentación, limpieza..., con pérdida de la significación vital
Factores ambientales	• Pérdidas vitales (fallecimientos, discapacidades, dependencias) con soledad no deseada • Edadismo, como proceso colectivo perverso que devalúa el envejecimiento como valor • Déficits en la accesibilidad en los contextos sociales	• Dificultad para acceder a espacios públicos (barreras arquitectónicas, tecnológicas, cognitivas) • Barreras en espacios significativos: edificio, vecindario, barrio, etc., que producen identidades de exclusión y constructos de marginación
Factores personales	• Pérdida de independencia, cronificación de enfermedades, frustración, disminución de la autoestima • Reducción del deseo y la volición, con disminución de expectativas y retos vitales	• Déficits en el desempeño de las actividades de la vida diaria • Aumento de la dependencia y aislamiento debido a los factores objetivos y subjetivos asociados a la disminución de la confianza en las propias habilidades

Las personas mayores con una enfermedad mental requieren una atención especializada que aborde el diagnóstico y tratamiento de trastornos específicos, así como la rehabilitación y el apoyo en la vida diaria. Los datos de prevalencias concluyen que el 14 % de las personas adultas de 60 años o más viven con un trastorno mental (10,6 % de la discapacidad total, en años de vida ajustados por discapacidad [AVAD]), priorizando la depresión y la ansiedad en los datos más elevados. A nivel mundial, alrededor de un cuarto de las muertes por suicidio (27,2 %) se producen en personas de 60 años o más (OMS, 2019). Es necesario, por lo tanto, poner en relevancia la importancia de desarrollar bienes, productos y servicios especializados en la atención de las personas mayores con enfermedad mental que promuevan la prevención y el tratamiento de los trastornos mentales, la rehabilitación y el apoyo en la vida diaria para mejorar la autonomía y la calidad de vida.

CARACTERÍSTICAS DE LA SALUD MENTAL EN LAS PERSONAS MAYORES

En los siguientes apartados se describen, *grosso modo*, las principales características de la salud mental en las personas mayores.

Procesos de envejecimiento y su impacto en la salud mental

Los procesos de envejecimiento forman parte de un ciclo natural que tiene lugar durante toda la vida y que, aunque es universal, se caracteriza por infinidad de variables que caracterizan su interseccionalidad. Además, la forma en la que envejecemos está determinada por las relaciones que tenemos con los contextos en los que hemos vivido, conformados por los factores ambientales y personales que han caracterizado nuestra trayectoria vital. Igualmente, es importante considerar la diversidad conceptual existente sobre quién se considera una persona joven o una persona mayor variando según el contexto, los valores, la cultura y las normativas (ONU, 2021).

A pesar de ello, sí se pueden globalizar una serie de procesos generales sobre el envejecimiento. El envejecimiento conlleva una serie de cambios en las estructuras y funciones corporales de las personas, como modificaciones en el sistema nervioso y otras estructuras (ojos y oídos; sistema cardiovascular, inmunológico y respiratorio; sistema digestivo, metabolómico y endocrino; sistema genitourinario y reproductor; estructuras del movimiento, y piel y estructuras asociadas), que van a influir en las habilidades motoras (posición del cuerpo, movilidad personal y movilidad de objetos, mantenimiento del desempeño) y habilidades de procesamiento (organizando objetos, tiempo y espacio, mantenimiento del rendimiento, aplicando conocimientos y adaptación), reflejándose como obstáculos en un desempeño ocupacional saludable (OMS, 2001).

Igualmente se producen cambios relevantes de diversas funciones mentales que, en un parte, están vinculadas a los cambios producidos en los contextos. El proceso de envejecimiento es progresivo e implica procesos adaptativos que son críticos (cambio de etapa del ciclo familiar, pérdida de red social y seres queridos, pérdida de capacidades físicas o mentales, pérdida de etapa productiva a nivel laboral, disminución del nivel de renta) y relevantes en el incremento de factores de riesgo en los dominios de la salud mental (pérdida de la autonomía personal, reducción de factores clave en la autoestima, emociones asociadas a los ciclos vitales y espiritualidad, alteraciones de las interacciones con los demás, soledad no deseada) (Hong Teo *et al.*, 2023).

Las organizaciones internacionales relacionadas con la salud, así como los estudios de evidencia, han demostrado que un estilo de vida activo, que incluye el mantenimiento de rutinas diarias, actividad física y participación social, tiene un impacto positivo en la salud mental de las personas mayores. Permite el mantenimiento de las habilidades motoras, de procesamiento y de interacción social, y previene la sintomatología depresiva y ansiosa. Además, el mantenimiento de conexiones interpersonales reduce el riesgo del aislamiento social y la soledad no deseada, factores de riesgo clave para prevenir y fortalecer los dominios de la salud mental (OMS, 2020).

Componentes ocupacionales, bienestar y calidad de vida en los procesos de envejecimiento

Las estrategias de prevención y promoción de la salud mental de las personas mayores se centran en favorecer un envejecimiento saludable, lo que implica un desempeño ocupacional en contextos centrados en la construcción del bienestar y calidad de vida. El envejecimiento saludable es el proceso de fomentar y mantener la capacidad funcional que permite el bienestar en la vejez. La capacidad funcional consiste en tener los atributos que permiten a todas las personas ser y hacer lo que para ellas es importante. Por lo tanto, el futuro de las estrategias para lograr procesos de envejecimiento saludables implica (OMS, 2015 y 2021a):

- Cambio de paradigma sobre el envejecimiento y nuevos modelos de cuidados.
- Entornos que promuevan la autonomía personal y prevengan la dependencia.
- Atención preventiva, integrada y centrada en la persona.
- Promoción de la igualdad y equidad desde la comprensión de la interseccionalidad.
- Participación significativa.
- Desarrollo de innovaciones tecnológicas aplicadas a la vida diaria.
- Apoyo a personas cuidadoras informales.

Algunos de los componentes ocupacionales vinculados a estos constructos son:

- **Contextos**: caracterizados por la seguridad para la cobertura de necesidades (patrimonio, alojamiento confortable y adaptado, espacios diarios significativos y accesibles, tecnologías facilitadoras de las actividades diarias). Además, la disponibilidad de contextos ambientales y personales promotores de apoyos (red primaria garante de soportes afectivos e instrumentales, red secundaria garante de apoyos sociales de iguales por intereses comunes significativos).
- **Factores de la persona**: conservación saludable de estructuras y funciones corporales con sistemas de apoyo sanitario centrados en la atención primaria y especializada, construcción de valores positivos asociados a las etapas vitales y afrontamiento del envejecimiento e integración del final de la vida.
- **Habilidades**: capacidad de afrontar eficientemente las demandas de los entornos a nivel motor, procesamiento e interacción social. Es necesario gestionar oportunidades para poder estimular diversas actividades potenciadoras de cada una de las habilidades o de manera integrada: actividades físicas y deportivas en entornos comunitarios, participación en la cultura y educación continua, vinculación con grupos de pares y de vinculación intergeneracional (interfamiliar o con otros contextos).
- **Patrones de desempeño equilibrados**: la cobertura de rutinas básicas centrada en la necesidades fundamentales de una vida saludable (alimentación equilibrada y satisfactoria, regulación sueño-vigilia, actividad física regular, roles de participación activa, espiritualidad coherente con la trayectoria vital y contextos de participación) en contextos de participación (comprar, cocinar, limpiar, gestionar el hogar, estudiar, participación activa en el entorno de referencia, realizar actividades de ocio significativas de manera individual y colectivamente).

Prevalencia de los trastornos mentales en las personas mayores

Los estudios más actualizados sobre la prevalencia de los trastornos mentales en las personas mayores ofrecen datos divergentes que, aunque muestran porcentajes significativos, aún ofrecen conclusiones insuficientes. A ello se atribuyen diversas causas:

- Escasos estudios sobre los trastornos mentales que no se centran en la sintomatología ansioso-depresiva o diagnósticos de déficits cognitivos y demencia.

- Los datos de diversos estudios suelen presentar ausencias de perfiles que están asociados a sintomatología difusa no identificada o sin demanda, invisibilizando problemas de parte de la población.
- La gran variabilidad sintomatológica provoca que los estudios no consideren el amplio espectro de trastornos mentales ni el grado de afectación en el desempeño ocupacional que las personas tienen en su vida diaria.

Los datos sobre la prevalencia estiman conclusiones críticas respecto a la situación de la salud mental de las personas mayores y los procesos que les afectan (Andreas *et al.*, 2017; OMS, 2015, 2021b y 2022):

- Una de cada dos personas mayores de 65 años habría sufrido un trastorno mental en algún momento de su vida, una de cada tres en el último año y casi una de cada cuatro tendría un trastorno mental en ese momento. Esto supone cifras de entre el 20 y 25 % de prevalencia, con mayor prevalencia de los trastornos de ansiedad, afectivos y de consumo de sustancias.
- La comorbilidad de los trastornos mentales y la vulnerabilidad física son frecuentes en las personas adultas con enfermedad mental, especialmente en las personas mayores de 60 años, lo que influye en los procesos de recuperación y en muerte prematura (las personas con trastornos mentales graves mueren de media 10-20 años antes que la población general, la mayoría de las veces por enfermedades físicas prevenibles). Las estimaciones de prevalencia de los trastornos psicóticos son inferiores en las personas mayores de 70 años (0,2 %) en comparación con las personas menores de 70 años (0,3 %) vinculado a la mortalidad prematura.
- Una de cada seis personas mayores es maltratada, a menudo por las propias personas cuidadoras (familiares o externas), con graves consecuencias para su salud mental.
- Las tasas de suicidio de personas mayores de 70 años son más del doble que las de las personas en edad laboral.

- Los AVAD combinan en una medida los años de vida perdidos por muerte prematura y los años vividos con discapacidad, para estimar la carga general de cada causa de enfermedad y traumatismo. Un AVAD representa la pérdida de 1 año de salud plena. Los trastornos mentales representan el 5,1 % de la carga mundial, son la principal causa de años vividos con discapacidad y representan uno de cada seis (15,6 %), siendo del 10 % en las personas mayores de 60 años.

Aunque los estudios sobre la prevalencia de los trastornos mentales en las personas mayores aún presentan datos divergentes y limitados, es evidente que los problemas de salud mental tienen un impacto significativo en el desarrollo ocupacional saludable. Las altas tasas de ansiedad, trastornos afectivos y consumo de sustancias, junto con la comorbilidad física, resaltan la necesidad urgente de servicios especializados. Además, factores como el maltrato, la mayor prevalencia de suicidios y la carga de discapacidad medida en AVAD asociada a trastornos mentales graves subrayan la vulnerabilidad de las personas mayores y la relevancia de implementar estrategias de prevención, promoción de la salud mental y atención centrada en la persona.

EVALUACIÓN OCUPACIONAL EN LA SALUD MENTAL DE LAS PERSONAS MAYORES

En los siguientes apartados se detallan la metodología de evaluación e identificación de los determinantes ocupacionales y la instrumentación de la evaluación en las personas mayores.

Metodología de evaluación e identificación de los determinantes ocupacionales en la salud mental de las personas mayores

La cartera de servicios hacia la salud mental de las personas mayores requiere de un enfoque transdisciplinar con un enfoque integral centrado en las dimensiones físicas, mentales, sociales y funcionales de las personas mayores. Este modelo de evaluación geriátrica integral (*Comprehensive Geriatric Assessment*) es clave para diseñar intervenciones individualizadas centradas en las necesidades de cada persona y planificar la cartera de servicios más adecuada a través de planes de continuidad de cuidados. Las dimensiones clave de este modelo son:

- **Salud general**: se evalúa el estado general de salud, prestando atención a la presencia de enfermedades crónicas, síndromes geriátricos y comorbilidades que afectan a la fragilidad y al desempeño diario. Los factores clave incluyen alteraciones en los sentidos (visión, audición), movilidad, medicación, estado de la piel, dolor y problemas de continencia. Es fundamental identificar limitaciones físicas que influyen en la participación ocupacional y la autonomía, determinando la necesidad de adaptaciones.
- **Salud mental:** se evalúan los procesos y elementos psicopatológicos presentes (ánimo, delirios, alucinaciones, ansiedad, etc.) usando herramientas como la *Geriatric Depression Scale* o la *Positive and Negative Syndrome Scale*. Además, la evaluación de las funciones cognitivas, como la memoria y la atención, es crucial para detectar posibles demencias mediante instrumentos como el *Mini-Mental State Examination* o el *Montreal Cognitive Assessment*.
- **Desempeño ocupacional**: la evaluación del desempeño ocupacional incluye la revisión de la trayectoria vital ocupacional, considerando los roles desempeñados a lo largo de la vida y cómo estos impactan en la identidad y el bienestar actual. Instrumentos como la entrevista histórica de desempeño ocupacional ayudan a identificar estos aspectos. Además, se evalúan las actividades de la vida diaria, tanto básicas como instrumentales, utilizando herramientas como el índice de Barthel y la escala de Lawton y Brody, y se lleva a cabo una evaluación de la red social con la realización y análisis de genogramas y ecomapas ocu-

pacionales que representen la tipología de redes de apoyo disponibles, tanto familiares como comunitarias, y el nivel de participación ocupacional en los diversos contextos. También es importante identificar el riesgo de aislamiento social y soledad no deseada, mediante ecomapas y genogramas, y el análisis del entorno en el que vive la persona y los diversos contextos de participación. Ello incluye el hogar o los recursos diurnos o residenciales en los que transite y viva, la determinación de barreras arquitectónicas y riesgos (caídas, deambulación, desorientación, pérdida), así como la necesidad de adaptaciones o ayudas técnicas.

La evaluación ocupacional en la salud mental de las personas mayores se basa en un proceso integral, con el objetivo de identificar y abordar las necesidades y capacidades de las personas con relación a los dominios ocupacionales respecto al compromiso, participación y salud. Los procesos específicos de la evaluación son:

- **Entrevistas con la persona**. Por un lado, a través de entrevistas semiestructuradas para la obtención de información específica sobre el funcionamiento ocupacional y datos clave (rutinas, intereses, alimentación, recursos económicos y materiales, tratamientos médicos, tipo de actividades diarias, estructura de la red familiar, dificultades y demandas percibidas). Y, por otro, las entrevistas en profundidad facilitan la identificación de constructos relevantes (voluntariedad frente a involuntariedad, hitos clave de la historia ocupacional, factores de autonomía y dependencia en la vida diaria, la expresión de las pérdidas y del duelo, la sintomatología y significados, la fragilidad y percepción en la trayectoria vital, las demandas no expresadas). El proceso de razonamiento ocupacional se tiene que centrar en correlacionar los datos con los dominios ocupacionales y de salud.
- **Entrevistas con familiares clave**. Implica la recogida y análisis de varias dimensiones a través de la compilación de la historia

ocupacional (hitos clave, pérdidas y logros, cualificación y empleo, situación económica, constructos-valores y espiritualidad), funcionamiento del sistema familiar (genograma, roles y liderazgos, tipo de contextos de la vida diaria y funcionamiento, conflictos y estilos de afrontamiento, análisis de los subsistemas conyugal-parental-filial-fraternal), elementos clínicos (historial de salud y atención psiquiátrica, sintomatología, servicios de atención, satisfacción como cliente, necesidades y demandas) y enfoque de los derechos (libertades de su familiar, vida digna, involuntariedad frente a voluntariedad de la atención, curatelas y protección respecto a riesgos).

- **Observación del desempeño en contextos de la vida diaria.** Implica la identificación de facilitadores y barreras en las habilidades de desempeño asociadas a factores de influencia en las habilidades motoras, de procesamiento o de interacción social. Resulta fundamental detectar riesgos críticos: autocuidado (disfunción en el aseo y vestido, alteración en la alimentación y desnutrición, deshidratación, sobremedicación), gestión del entorno-hogar (acumulación, desorden y falta de limpieza, déficits en la gestión económica de ingresos-pagos, etc.), ciclo de sueño y vigilia (insomnio, hipersomnia, alteración de los ciclos circadianos), movilidad (riesgo de caídas, transferencias, accesibilidad), orientación temporoespacial (descontextualización diaria, deambulación errática, pérdida, huidas), sedentarismo prolongado (limitación articular, úlceras por presión, alteraciones cardiovasculares), alteraciones emocionales y del comportamiento (labilidad emocional, heteroagresividad, autoagresividad) y red social (aislamiento, soledad no deseada, distancia social comunitaria).

Instrumentación de la evaluación de las personas mayores

La evaluación ocupacional de la salud mental en el proceso de envejecimiento, así como de las personas mayores con trastornos mentales,

requiere de un enfoque geriátrico integral y transdisciplinar que aborde múltiples dimensiones del desarrollo evolutivo y desempeño humano. La definición de la instrumentación es un proceso facilitador para determinar fortalezas y debilidades de las personas, así como las amenazas y oportunidades, lo que permite catalogar las barreras y los facilitadores con un enfoque centrado en cada persona y en los contextos personalizados. La selección de herramientas de evaluación implica valorar el ajuste de la sensibilidad y especificidad para las características de los perfiles de las personas mayores receptoras de los servicios y, además, que sean pertinentes y adaptadas para cada una de ellas por el valor añadido que aportan respecto a otras técnicas (entrevista, observación, etc.). En este proceso, siempre hay que guiarse por el constructo de atención centrada en la persona y buenas prácticas fundamentadas en la humanización.

En la **tabla 17-2** se recopilan los principales instrumentos de evaluación ocupacional aplicados en los servicios de salud mental para las personas mayores. Estos instrumentos están categorizados según los dominios ocupacionales que evalúan: salud mental, ocupaciones, patrones de desempeño, habilidades de desempeño y contextos. Cada instrumento ha sido seleccionado por su capacidad para proporcionar información prioritaria sobre diversas dimensiones de las personas mayores y la vinculación en la planificación de intervenciones ocupacionales centradas en la medición de los resultados.

Además, en la **tabla 17-3** se compilan algunos procesos clave de diversos diagnósticos psiquiátricos en las personas mayores y los elementos fundamentales que considerar en el diagnóstico ocupacional.

DESARROLLO DE PLANES DE INTERVENCIÓN CENTRADOS EN LA OCUPACIÓN

En los siguientes apartados se analizan modelos de intervención centrados en la promoción de la autonomía y prevención de la dependencia,

Tabla 17-2. Instrumentos de evaluación ocupacional aplicados a los servicios de salud mental de las personas mayores

Salud mental	• *Geriatric Depression Scale* (GDS): cuestionario de autorreporte diseñado específicamente para evaluar la depresión en las personas mayores. Existen versiones cortas (15 ítems) y largas (30 ítems) • *Geriatric Anxiety Inventory* (GAI): diseñado para medir la ansiedad en las personas mayores. Consta de 20 ítems de respuesta sí/no • *Confusion Assessment Method* (CAM): herramienta para detectar delirio en las personas mayores; útil en entornos hospitalarios y de atención a largo plazo • *Hospital Anxiety and Depression Scale* (HADS): evalúa la ansiedad y la depresión en entornos hospitalarios, adecuada para las personas mayores. Consta de 14 ítems, divididos en dos subescalas de 7 ítems cada una • *Positive and Negative Syndrome Scale* (PANSS): evalúa la presencia y gravedad de síntomas positivos y negativos en trastornos psicóticos • Inventario para la planificación de servicios y programación individual (ICAP): define la correlación entre las dimensiones funcionales y la necesidad de servicios asistenciales y de apoyo
Ocupaciones	• Índice de necesidades asistenciales según funcionalidad (INAF): triaje que determina el nivel de autonomía o dependencia a través de un baremo: Barthel, MEC, fragilidad y trastornos del comportamiento • Índice de Barthel: evalúa el nivel de independencia en las actividades básicas de la vida diaria • Índice de valoración de las actividades de la vida diaria (KATZ): mide el nivel de independencia en las actividades básicas de la vida diaria • *Basic Everyday Living Skills* - Habilidades básicas de la vida diaria (BELS): evalúa el nivel de funcionalidad en tareas fundamentales y la capacidad para vivir de manera autónoma • Índice de Lawton y Brody: evalúa el nivel de funcionalidad y autonomía en tareas cruciales para la vida independiente y la planificación de cuidados • Entrevista histórica de desempeño ocupacional (OPHI-II): evalúa conforme a las experiencias ocupaciones, la afectación en su desempeño y la calidad de vida • Escala de incapacidad física de la Cruz Roja: evalúa el nivel de incapacidad física debido a enfermedades, lesiones o condiciones crónicas. Determina el grado de funcionalidad y autonomía
Habilidades físicas	• Índice de fragilidad Rockwood: mide la vulnerabilidad y el riesgo de deterioro asociado con el envejecimiento • Índice de Downton: evalúa los factores de riesgo y la probabilidad de caídas para guiar la intervención • Escala de eficacia en caídas: mide la autoeficacia relacionada con la prevención de caídas en las personas mayores
Habilidades de procesamiento	• *Mini-Mental State Examination* (MMSE) y adaptación en español del miniexamen cognoscitivo (MEC): evaluación breve para evaluar el estado cognitivo para detectar demencia y otras condiciones cognitivas • *Montreal Cognitive Assessment* (MoCA): mide los déficits cognitivos leves. Más sensible que el MMSE • Test de aprendizaje verbal España-Complutense (TAVEC): evaluaciones de memoria y aprendizaje
Habilidades de interacción social	• Escala de soledad de la Universidad de California (UCLA): evalúa la intensidad y la naturaleza de la soledad • Escala de soledad de De Jong Gierveld: mide el grado de soledad que siente una persona en su vida diaria • Evaluación de la soledad social y emocional en adultos (SESLA): evalúa la soledad social, soledad familiar y soledad romántica o de pareja

(Continúa)

Tabla 17-2. Instrumentos de evaluación ocupacional aplicados a los servicios de salud mental de las personas mayores (*cont.*)

Contextos ambientales y personales para la calidad de vida	• Calidad de vida. Escala FUMAT: evalúa la calidad de vida en personas con enfermedades crónicas, discapacidades o condiciones que afectan a su capacidad para realizar actividades diarias y mantener una buena movilidad • Escala de carga del cuidador de Zarit: evalúa la carga y el estrés experimentado por los cuidadores de personas con enfermedades crónicas, discapacidades o condiciones que requieren atención a largo plazo • Escala de calidad de vida Whoqol-Bref-OMS: evalúa la salud física, la salud psicológica, las relaciones sociales, el ambiente

Tabla 17-3. Diagnóstico psiquiátrico en personas mayores y funcionamiento ocupacional

Diagnóstico clínico	Dominios de salud mental	Dominios ocupacionales
Trastorno psicótico persistente (CIE-11: 6A24)	Delirios, alucinaciones, deterioro cognitivo, afectación de la percepción de la realidad, conducta desorganizada, deterioro en funciones ejecutivas	• Disminución en la organización del tiempo • Desorganización de objetos y espacio • Dificultad en aplicar conocimientos • Comunicación ineficaz • Dificultad para mantener interacciones sociales y funciones sociales
Esquizofrenia (CIE-11: 6A20)	Alucinaciones, delirios, pensamiento desorganizado, afectación del juicio y funciones ejecutivas, conductas motoras anormales	• Desorganización cognitiva • Dificultad para planificar y tomar decisiones • Dificultad para mantener relaciones, aislamiento social • Comportamientos desorganizados
Trastorno esquizoafectivo (CIE-11: 6A63)	Combinación de síntomas psicóticos y afectivos (depresivos o maníacos), episodios de alucinaciones y delirios, afectación del estado de ánimo	• Dificultad para mantener rutinas • Alteraciones en la capacidad de atención y memoria • Episodios maníacos: hiperactividad • En episodios depresivos: enlentecimiento motor • Interrupción en la participación en actividades diarias
Trastorno delirante (CIE-11: 6A24)	Creencias falsas persistentes no congruentes con la realidad (delirios), alteraciones en la percepción de la realidad, sin deterioro cognitivo significativo	• Dificultad para mantener relaciones por ideas delirantes • Conductas defensivas o persecutorias • Pensamiento rígido • Dificultad para organizar actividades relacionadas con la vida diaria • Aislamiento debido a desconfianza o miedos derivados de los delirios
Trastorno psicótico inducido por sustancias (CIE-11: 6A43)	Alucinaciones y delirios asociados al consumo o abstinencia de sustancias, episodios agudos de paranoia o alteraciones en la percepción sensorial	• Coordinación deficiente, movimientos bruscos o incontrolados • Dificultad para organizar pensamientos y secuenciar actividades • Disrupción de la rutina diaria

(Continúa)

Tabla 17-3. Diagnóstico psiquiátrico en personas mayores y funcionamiento ocupacional (*cont.*)

Diagnóstico clínico	Dominios de salud mental	Dominios ocupacionales
Trastorno depresivo mayor (CIE-11: 6A70)	Estado de ánimo deprimido, anhedonia, fatiga, pensamientos recurrentes de muerte o suicidio, reducción de funciones mentales (atención, memoria, concentración)	• Dificultad para iniciar tareas, organizar pensamientos y planificar actividades • Disminución de la movilidad, postura, uso de objetos • Pérdida de interés en actividades diarias y sociales
Trastorno de personalidad (CIE-11: 6E60)	Alteraciones persistentes en la regulación emocional, patrón inflexible de comportamiento, impulsividad, dificultades en el control de impulsos y respuestas emocionales	• Dificultad para mantener relaciones estables, conflictos interpersonales • Hábitos y rutinas • Dificultad en la estructura diaria, conductas disfuncionales • Incapacidad para mantener funciones ocupacionales consistentes
Trastorno bipolar tipo I (CIE-11: 6A60)	Episodios maníacos/hipomaníacos y depresivos, cambios extremos en el estado de ánimo, irritabilidad, hiperactividad en episodios maníacos y retraimiento en los depresivos	• Cambios en la atención • Dificultad para mantener rutinas diarias • Hiperactividad en episodios maníacos • Falta de energía en episodios depresivos • Dificultades en la estabilidad de funciones • Dificultad en vínculos sociales estables
Demencia (CIE-11: 6D80)	Deterioro progresivo de la memoria, habilidades cognitivas, cambios en el comportamiento, incapacidad para realizar actividades cotidianas de forma independiente	• Desorientación temporal y espacial • Dificultades en la toma de decisiones • Alteraciones en la coordinación, movilidad y uso de objetos • Pérdida de independencia en actividades de la vida diaria
Trastorno de ansiedad generalizada (CIE-11: 6B00)	Ansiedad excesiva y persistente, preocupación crónica, tensión muscular, dificultades para concentrarse y dormir	• Sobrepreocupación por tareas cotidianas • Dificultad para completar actividades por el miedo a cometer errores • Evitación de situaciones sociales • Reducción de la participación en actividades comunitarias
Trastorno de estrés postraumático (CIE-11: 6B40)	Reviviscencias intrusivas, evitación, estado de alerta exagerado, disociación, afecto embotado	• Dificultad para establecer vínculos sociales y retraimiento • Dificultad para manejar el estrés • Falta de concentración • Evitación de tareas que recuerden el trauma • Desinterés en ocupaciones diarias
Trastorno obsesivo-compulsivo (CIE-11: 6B20)	Pensamientos intrusivos no deseados (obsesiones), comportamientos repetitivos (compulsiones), afectación en la funcionalidad diaria	• Dificultad para terminar tareas por rituales obsesivos • Repetición de conductas motoras • Impacto significativo en la rutina diaria • Problemas en la gestión del tiempo

CIE: clasificación internacional de enfermedades.

programas y técnicas de intervención para promover el bienestar y la calidad de vida, y sistemas de evaluación de las intervenciones e indicadores de resultados.

Modelos de intervención centrados en la promoción de la autonomía y prevención de la dependencia

Los programas de atención hacia la salud mental centrados en la promoción de la autonomía personal y prevención de la dependencia de las personas mayores con trastornos mentales requieren intervenciones estructuradas y basadas en la evidencia que aporten resultados sobre indicadores clave respecto a la calidad de vida.

La terapia ocupacional aporta una cartera de servicios configurada por programaciones y actuaciones estratégicas que se vinculan con un marco de actuación definido por:

- **Modelo de rehabilitación psicosocial**: fundamentado en procesos dirigidos a la recuperación de las personas con trastornos mentales graves (IMSERSO, 2007). Se vincula con el modelo de recuperación (*Recovery*) como un proceso profundo, personal y único de cambio de actitudes, valores, sentimientos, objetivos, habilidades y/o roles. Plantea la promoción y recuperación del proyecto de vida apoyándose en las capacidades y fortalezas de la persona, y oportunidades de los contextos, para conseguir un proyecto rehabilitador y de apoyos consensuado con la persona (Dell *et al.*, 2021).
- **Modelo centrado en la persona**: se reorienta hacia el enfoque de los derechos humanos de las personas mayores en la atención de sus necesidades para garantizar una vida sana y promocionar el bienestar de todas las personas a todas las edades (ACNUDH, 2021). Aborda un análisis fenomenológico de cada persona, identificando patrones y constructos de la trayectoria ocupacional, habilidades destacables y necesidades de apoyo, y priorizando los intereses y preferencias vitales, así como

las voluntades anticipadas. La intervención tiene que incorporar profesionales de referencia que manejen las entrevistas estructuradas y en profundidad para la construcción de vínculos que permitan a las personas la mejora de la calidad de la vida diaria centrada en la trayectoria vital, significado y propósito (OMS, 2016).
- **Modelo de envejecimiento activo y saludable**: sus fines son promocionar la salud y la prevención de enfermedades, el mantenimiento de las habilidades motoras, de procesamiento y de interacción social logrando un envejecimiento saludable y activo. Aborda factores de riesgo como la soledad no deseada, la sobremedicación, la comorbilidad, la pérdida de actividades comunitarias, la baja estimulación cognitiva y las diversas situaciones de dependencia. Promueve la prevención y promoción de estilos de vida saludables, la gestión de actividades significativas con un propósito vital, la promoción de la vida en comunidad a través de redes sociales significativas y sistemas de apoyo centrados en las necesidades y evolución de cada persona (OMS, 2020).
- **Apoyo conductual positivo**: se centra en el diseño de contextos, acciones y contingencias positivas (tratos más favorables y apoyos complementarios). Implica la promoción de la vida diaria con estímulos placenteros y significativos para reducir elementos críticos de vulnerabilidad y riesgo. Supone el desarrollo de apoyos complementarios, adaptaciones de los contextos, ayudas técnicas y servicios especializados en el hogar, la comunidad y los diversos servicios de los centros ambulatorios, diurnos y residenciales.
- **Contextos diseñados para el confort**: incluyen el diseño de sistemas de apoyo para la permanencia en el hogar (favorece la continuidad de las rutinas, la participación en contextos vitales de gran significado y relaciones sociales relevantes, elementos cruciales para la salud mental) y la creación de unidades de día o convivenciales con atención personalizada y participación activa en

las decisiones sobre su cuidado y actividades diarias.

Programas y técnicas de intervención para promover el bienestar y la calidad de vida

La intervención ocupacional en la atención a las personas mayores con trastornos mentales requiere un enfoque transdisciplinar que aborde las necesidades individuales. Por un lado, desde la atención primaria centrada en lograr reducir la comorbilidad y conseguir el máximo nivel de calidad de vida, la autonomía personal y la prevención de la dependencia. Y, por otro, en servicios especializados de apoyo comunitario con disponibilidad de diversos servicios específicos (residencias, apartamentos con apoyo, ayuda y apoyos a domicilio, teleasistencia, entre otros).

Las estrategias prioritarias para promover el bienestar emocional y la calidad de vida en las personas mayores con trastornos mentales según las fuentes de evidencia son:

- **Orientación ocupacional**: gestionar procesos de información, formación y apoyo en la toma de decisiones a las personas con enfermedad mental y familiares sobre la gestión de los síntomas, la gestión de las actividades diarias desde los principios de autonomía y salud, la recuperación como proceso vital y la gestión de apoyos individualizados. Igualmente, el asesoramiento técnico a profesionales multidisciplinares sobre las necesidades de las personas mayores con trastorno mental en su vida diaria y calidad de vida ocupacional. Es necesario incrementar la cartera de servicios para ofrecer más intervenciones en el entorno familiar y comunitario, facilitando la adaptación a los cambios funcionales y promoviendo la continuidad de la participación activa.
- **Actividades significativas**: diseñar contextos garantes de actividades significativas y coherentes con los intereses y constructos vitales de las personas, evitando actividades alienantes, clínicas, pueriles y ajenas a las trayectorias vitales de cada persona, priorizando que cada ser es fenomenológico en su hacer y en su identidad ocupacional.
- **Apoyo emocional**: necesidad de crear espacios que permitan desarrollar componentes clave sobre las emociones primarias (función adaptativa) y secundarias (combinación de las primarias como configuración emocional compleja). Por lo tanto, la gestión emocional requiere de contextos sociales y de oportunidades de la vida diaria que supongan estímulos y retos de afrontamiento
- **Entrenamiento y apoyos en las actividades de la vida diaria**: sistemas de evaluación continua para valorar la evolución en los niveles de autonomía y dependencia, con el fin de abordar adaptaciones individuales de los servicios y las actuaciones (tareas y funciones del personal de apoyo, ayudas técnicas, adaptaciones del entorno, servicios sanitarios especializados, etc.).
- **Fomento de patrones de desempeño**: mantenimiento de los hábitos de autonomía personal y apoyos para prevenir cambios que incrementen la dependencia, rutinas diarias que incorporen hábitos saludables (ejercicio físico, alimentación equilibrada y nutritiva, descanso e higiene del sueño). Igualmente, promocionando el enrolamiento social frente al enrolamiento clínico promocionando contextos sociales enriquecedores que permitan el mantenimiento, estimulación y diversidad de roles (familiares, amistades, grupos de iguales, relaciones afectivo-sexuales, etc.) con funciones significativas (cuidador, voluntario, ciudadano, etc.).
- **Apoyos tecnológicos y técnicas de apoyo en la vida diaria**: la evaluación de los contextos con relación a las necesidades ocupacionales de las personas mayores implica establecer procesos para implementar dispositivos de teleasistencia, alarmas o avisos para las actividades diarias, diseños de accesibilidad cognitiva en los espacios y contextos de participación, organizadores de medicación, domótica, aplicaciones móviles y sistemas de inteligencia artificial que faciliten los niveles de autonomía personal.

- **Estimulación de habilidades**: implica desarrollar programas de prevención, mantenimiento, rehabilitación con actividades directamente vinculadas a las habilidades motoras (cuidado corporal, estimulación física, prevención de caídas), de procesamiento (capacidad atencional, memoria, ejecución, resolución de problemas, descanso y sueño) y de interacción social (mantenimiento de vínculos familiares-amistades-amor, apoyo muto, vinculación con la comunidad, prevención de soledad no deseada). Dichas actividades tienen que estar integradas en un marco ético y de buenas prácticas, evitando la mala praxis de ofrecer actividades descontextualizadas, pueriles y completamente desvinculadas de las trayectorias vitales de las personas y la comunidad de referencia.
- **Adaptaciones de contextos**: diseño de espacios accesibles en los diversos contextos de participación (hogar, vecindario, comunidad) a través de mediciones y análisis del entorno o ayudas técnicas dirigidas a facilitar la movilidad, la seguridad, el confort y la autonomía personal. Es necesario realizar ajustes en el entorno diario que promuevan la seguridad, la intimidad, el confort y la accesibilidad universal, como la instalación de barras de apoyo en baños, pasillos o camas, sistemas de reorganización del espacio para facilitar el acceso a bienes y productos básicos para la vida diaria (aseo y baño, alimentación, movilidad, descanso), espacios y momentos para el descanso, el placer, la soledad e intimidad elegida o los procesos de duelo.

En la **tabla 17-4** se integran diversas líneas estratégicas y actuaciones terapéuticas que han demostrado ser eficaces en la promoción de la salud mental y la prevención de la dependencia en las personas mayores con trastorno mental, lo que garantiza la implementación de prácticas de terapia ocupacional basadas en rigor técnico, efectivas y seguras. Los programas se enmarcan en una atención integral y transdisciplinar. Requieren de una evaluación continua y un ajuste contextual para responder a las necesidades dinámicas de las personas mayores y de la evidencia científica, garantizando siempre la atención centrada en la persona y el cumplimiento de estándares de calidad total, garantizando indicadores de procesos y resultados.

Sistemas de evaluación de las intervenciones e indicadores de resultados

Los indicadores de procesos y resultados presentados en este apartado se exponen en la **tabla 17-5**.

Ofrecen una estructura clara y medible para evaluar el desarrollo de las intervenciones y los impactos producidos de manera global. Además, es importante poner en relevancia que cada objetivo del plan individualizado de atención de las personas debe tener su catálogo de indicadores cuantitativos o cualitativos con un sistema de seguimiento personalizado de la evolución.

Por un lado, los indicadores de procesos, como la evaluación inicial ocupacional, el seguimiento periódico de la tipología de las intervenciones o la capacitación de las personas cuidadoras, son fundamentales para monitorizar la implementación efectiva de los programas de intervención. Estos indicadores garantizan que las intervenciones se realicen de manera consistente y que todas las personas reciban un nivel adecuado de la calidad de la atención. Por otro lado, los indicadores de resultados, como la mejora en la calidad de vida, la reducción de la sintomatología y la mejora en la autonomía personal, permiten evaluar el impacto directo de las intervenciones en la vida de las personas mayores. Estos indicadores son prioritarios en la definición de la cartera de servicios de terapia ocupacional y para orientar el diseño de prácticas basadas en las personas, las evidencias científicas y la innovación.

Tabla 17-4. Programas y actuaciones de terapia ocupacional basados en la evidencia en la intervención en salud mental en las personas mayores

Salud mental	P: terapia cognitivo-conductual, regulación emocional, resiliencia, psicoeducación
	A: terapias individuales de reestructuración cognitiva en las actividades diarias, grupo de manejo de estrés y ansiedad, grupo de relajación, grupo de reminiscencia, grupo de autocuidados en salud mental
Ocupaciones	P: apoyo a las actividades básicas de la vida diaria, diseño de actividades sociocomunitarias
	A: gestión del diseño y supervisión de apoyos en actividades de la vida diaria por personal auxiliar, grupos de diversas áreas por intereses (arte, música, jardinería, cuidado de mascotas, etc.)
Habilidades físicas	P: cuidado de la salud, promoción de la actividad física, rehabilitación funcional
	A: diseño de sistemas de control y supervisión de datos biométricos, prevención y control de riesgos (caídas, úlceras por presión, disfagias), grupos de estimulación física, grupos deportivos por intereses, juegos y actividades lúdicas, entrenamiento en movilidad y equilibrio, implementación de ejercicios de fuerza y flexibilidad adaptados
Habilidades de procesamiento	P: estimulación cognitiva en la vida diaria, metacognición, programa de sueño y descanso saludable
	A: sesiones individuales o grupales con *software* de estimulación cognitiva (resolución de problemas, realidad virtual, realidad aumentada), grupos de estimulación cognitiva para la vida diaria (ejercicios diarios de rutinas y afrontamiento de situaciones), salas Snoezelen de estimulación multisensorial, grupo de entrenamiento de la metacognición, musicoterapia, diseño de espacios diarios de estimulación (juegos de mesa, videofórum, taller de cocina, etc.), talleres culturales con agentes de la comunidad (historia, filosofía, alimentación, etc.)
Habilidades de interacción social	P: participación comunitaria, promoción de las relaciones virtuales, gestión de la convivencia.
	A: habilidades de interacción social, organización de grupos de apoyo, diseño de actividades comunitarias, formación y apoyo a redes sociales virtuales, gestión e incorporación a clubs y grupos de interés, grupos multifamiliares, celebración de eventos, comité de representantes de personas usuarias, comité de alimentación y menús, asambleas
Contextos	P: adaptación del entorno
	A: evaluación y modificación del entorno doméstico, adaptaciones tecnológicas de apoyo a la autonomía, comisión de personas usuarias para la gestión de los espacios para el confort/bienestar

A: actuaciones; P: programas.

Tabla 17-5. Indicadores de procesos y resultados en la atención a la salud mental de las personas mayores		
Indicador	**Descripción**	**Cálculo**
Indicadores de procesos		
Evaluación inicial ocupacional	Realización de una evaluación completa contemplando el diagnóstico ocupacional	Porcentaje de personas que reciben evaluación inicial con informe específico
Plan individualizado de intervención	Planes personalizados, integrales y transdisciplinares basados en la evaluación	Porcentaje de personas con plan individualizado transdisciplinar
Seguimiento mensual de intervención	Realización de sesiones de seguimiento para evaluar el progreso	Porcentaje de personas que reciben seguimiento mensual
Sesiones grupales de terapia ocupacional	Participación en sesiones grupales de terapia ocupacional	Porcentaje de personas que participan en sesiones grupales
Capacitación de cuidadores	Sesiones de capacitación sobre el manejo y sistemas de apoyo para la vida diaria	Porcentaje de personal cuidador y familiares que reciben capacitación
Evaluación de seguridad	Evaluación de contextos para la prevención de caídas y accidentes	Porcentaje de contextos evaluados
Adaptaciones tecnológicas	Implementación de dispositivos de asistencia y tecnología	Porcentaje de personas con adaptaciones tecnológicas
AVD	Desarrollo de intervenciones para mejorar el desempeño en AVD	Porcentaje de personas con intervenciones en AVD
Evaluación de la interacción social	Monitoreo de la participación en actividades comunitarias y sociales	Porcentaje de personas con evaluación de participación social
Plan de alta y seguimiento posterior	Elaboración de un plan de alta que incluya seguimientos	Porcentaje de personas con plan de alta y seguimiento
Indicadores de resultados		
Mejora en la calidad de vida	Evaluación de la mejora en la calidad de vida utilizando la escala FUMAT	Porcentaje de personas que muestran mejora en la calidad de vida
Reducción de síntomas depresivos	Reducción en la escala GDS tras la intervención	Porcentaje de personas con reducción en la escala GDS
Mejora en la autonomía personal	Incremento en la puntuación del índice de Barthel o escala de Lawton y Brody	Porcentaje de personas que muestran mejora en autonomía personal
Incremento en la participación social	Aumento en la frecuencia y calidad de la participación en actividades sociales	Porcentaje de personas con incremento en participación social

(Continúa)

Tabla 17-5. Indicadores de procesos y resultados en la atención a la salud mental de las personas mayores (*cont.*)		
Indicador	**Descripción**	**Cálculo**
Indicadores de resultados		
Mejora en habilidades cognitivas	Mejoras observadas en pruebas cognitivas como el MMSE o el MoCA	Porcentaje de personas con mejora en habilidades cognitivas
Disminución en la tasa de caídas	Reducción en la incidencia de caídas después de implementar intervenciones	Porcentaje de reducción en la tasa de caídas
Aumento en la satisfacción	Evaluación positiva en índice de recomendación posterior	Porcentaje de índice de recomendación (entre −100 y +100)
Adherencia al plan de tratamiento	Aumento en la adherencia a las recomendaciones ocupacionales	Porcentaje de personas con alta adherencia al plan
Reducción de hospitalizaciones	Disminución en la frecuencia de hospitalizaciones	Porcentaje de reducción en hospitalizaciones asociadas a comorbilidad o riesgos
Mejora en la funcionalidad general	Incremento en la capacidad general para realizar actividades diarias	Porcentaje de personas con mejora en funcionalidad general

AVD: actividad de la vida diaria; GDS: *Geriatric Depression Scale*; MMSE: *Mini-Mental State Examination*; MoCA: *Montreal Cognitive Assessment*.

 EXPERIENCIA OCUPACIONAL: María, de la niñez a la vejez construyendo su bienestar mental y calidad de vida

María, de 67 años, es una mujer jubilada, ex profesora de primaria y con un diagnóstico de trastorno psicótico persistente (CIE-11: 6A24) desde los 40 años. Ha manifestado diversas etapas alternas de desestabilización clínica con delirios de persecución que implicaron ingresos hospitalarios con otras etapas de estabilización y participación ocupacional continuada. Tras la muerte de su pareja y viviendo sola desde hace 10 años, su familia percibió un deterioro en su funcionamiento ocupacional y promovió su ingreso en una residencia especializada. María presenta hipertensión y diabetes tipo 2, y no tiene antecedentes familiares de enfermedades mentales.

Evaluación y diagnóstico ocupacional

En la residencia, María fue observada con higiene descuidada, inquietud motora y evitación de contextos grupales. También manifestó escuchar voces que le afectaban emocionalmente y dificultaban su interacción social. Se utilizaron varios instrumentos de evaluación:

- Índice de necesidades asistenciales según la funcionalidad y el triaje de trastorno mental grave: dependencia moderada y necesidad de apoyo psicosocial.
- Escala breve de calificación psiquiátrica: altos puntajes en paranoia.
- Calidad de vida: baja calidad de vida en áreas clave.

(*Continúa*)

EXPERIENCIA OCUPACIONAL: María, de la niñez a la vejez construyendo su bienestar mental y calidad de vida (*cont.*)

- Escala de depresión geriátrica: depresión moderada por su aislamiento.
- Entrevista histórica de desempeño ocupacional II y *Assessment of Motor and Process Skills*: evaluaciones que revelan un bajo desempeño ocupacional y un alto esfuerzo en la realización de actividades de la vida diaria, afectando a su seguridad e independencia.

Plan de intervención ocupacional

El objetivo general consiste en mejorar la calidad de vida de María mediante la gestión de sus síntomas psicóticos y la mejora de su desempeño en actividades cotidianas y sociales dentro de la residencia, considerando el retorno a su domicilio en función de su evolución.

- Objetivo: que María reduzca la intensidad y la frecuencia de la sintomatología delirante.
  - Sesiones semanales de psicología especializada en terapia cognitivo-conductual, centradas en la experiencia vital de María en cuanto a la identificación y comprensión de la sintomatología y estrategias para mejorar su funcionamiento.
  - Talleres de psicoeducación individuales y grupales, involucrando a sus hijos para proporcionarles herramientas para apoyar a su madre.
  - Actividades con grupos de apoyo dentro de la residencia.
  - Entrenamiento en estratégicas de afrontamiento para la integración comunitaria en su entorno (vecindario, comercios, etc.).
- Objetivo: que María mejore la capacidad de María para realizar las actividades de la vida diaria y fomentar la independencia dentro de la residencia y el regreso a su hogar.
  - Sesiones de terapia ocupacional centradas en actividades específicas (participación en actividades comunitarias, cuidado personal) con entrenamiento en habilidades de procesamiento vinculadas a los significados de las interacciones sociales.
  - Implementación de dispositivos como alarmas y organizadores de medicamentos, y uso de aplicaciones móviles como facilitadores de las actividades diarias.
  - Adaptaciones en su espacio personal, centrado en apoyo de terceros, a través de personal auxiliar en la residencia y ayuda a domicilio en su hogar, con visitas de terapia ocupacional para análisis y descripción del contexto (habitación residencial y domicilio), y sistemas de adaptación centrados en las rutinas significativas de María.
- Objetivo: que María incremente su participación en actividades significativas y estructuradas dentro de la residencia.
  - Programas diarios de actividades como estimulación sensorial, musicoterapia, actividad física y salidas supervisadas que permitan centrar la atención en estímulos fuentes de placer no vinculados a las interacciones con otros, sino a su propio cuidado personal.

Plan de seguimiento

Consta de:

- Evaluaciones mensuales con profesional de referencia de la residencia (terapeuta ocupacional) durante los primeros 6 meses en la residencia y posteriormente en su hogar y en citas ambulatorias.
- Ajustes en el plan de intervención según la evolución de María y sus necesidades cambiantes

(Continúa)

EXPERIENCIA OCUPACIONAL: María, de la niñez a la vejez construyendo su bienestar mental y calidad de vida (*cont.*)

Indicadores de resultados esperados

Los principales indicadores de resultados son:

- Reducción significativa de los síntomas delirantes.
- Mejoría en la realización de las actividades diarias y en la higiene personal.
- Aumento en la participación en actividades con interacción social y habilidades de procesamiento ajustadas a diversos contextos.
- Mejora general del índice de calidad de vida y bienestar emocional de María.

PREGUNTAS DE REFLEXIÓN

- ¿De qué manera la terapia ocupacional puede intervenir sobre los estereotipos edadistas en la atención de la salud mental de las personas mayores, promoviendo una visión más inclusiva y positiva del envejecimiento?
- ¿Qué estrategias innovadoras podrían desarrollarse desde la terapia ocupacional para fomentar la participación social de las personas mayores, especialmente de aquellas que experimentan soledad no deseada y aislamiento social, así como de las que presentan diagnósticos psiquiátricos graves?
- ¿Cómo podrían integrarse los avances tecnológicos y la inteligencia artificial en los programas de terapia ocupacional para mejorar la autonomía personal, prevención de la dependencia y calidad de vida de las personas mayores con trastornos mentales, promocionando el modelo de atención centrada en la persona?

PUNTOS CLAVE

- La terapia ocupacional es importante en la salud mental de las personas mayores, ya que los procesos evolutivos de las personas y el envejecimiento afectan tanto a las estructuras físicas como a las funciones mentales, impactando en el desempeño ocupacional.
- Los factores de riesgo, como la pérdida de autonomía, la comorbilidad, las pérdidas vitales, la soledad no deseada, están vinculados con la construcción de la salud mental y los trastornos mentales.
- Es necesario diseñar e implementar intervenciones centradas en la persona para promover su autonomía y participación activa, garantizando una atención humanizada que se adapte a las trayectorias vitales y necesidades únicas desde una visión y vínculo con seres fenomenológicos individuales con formas de hacer únicas.
- Se requiere un enfoque transdisciplinar en todas la carteras de servicios que permita una valoración geriátrica integral y planes individualizados conformados por diversas áreas de conocimiento.
- La misión de la terapia ocupacional se centra en la mejora de la calidad de vida de las personas mayores, abordando la promoción del bienestar emocional en la vida diaria, la prevención de la dependencia y la creación de contextos adaptados a sus necesidades.

REFERENCIAS BIBLIOGRÁFICAS

ACNUDH (2021). *Personas mayores y derechos humanos.* Oficina del Alto Comisionado de Derechos Humanos de las Naciones Unidas. https://www.ohchr.org/es/older-persons

Andreas, S., Schulz, H., Volkert, J. et al. (2017). Prevalence of mental disorders in elderly people: The European MentDis_ICF65+ study. *British Journal of Psychiatry, 210*(2), 125-131.

Dell, N., Long, C. y Mancini, M. (2021). Models of mental health recovery: An overview of systematic reviews and qualitative meta-syntheses. *Psychiatric Rehabilitation Journal, 44*(3), 238-253.

Hong Teo, R., Hui Cheng, W., Jie Cheng, L., Lau, Y. y Tiang Lau, S. (2023). Global prevalence of social isolation among community-dwelling older adults: A systematic review and meta-analysis. *Archives of Gerontology and Geriatrics, 107*, 104904.

IMSERSO (2007). *Modelo de atención a personas con enfermedad mental grave.* Instituto de Mayores y Servicios Sociales. Gobierno de España.

Martínez, I., Sánchez, Ó., Agüera, L., Hereza, E. y Simón, M. (2023). Perfil funcional de personas mayores con trastorno mental. Grupo 5. https://www.grupo5.net/wp-content/uploads/2023/10/2023-05-Art%C3%ADculo-Perfiles-mayores-con-TMG.pdf

OMS (2001). *Clasificación Internacional del Funcionamiento, de la Discapacidad y de la Salud.* Organización Mundial de la Salud. https://iris.who.int/bitstream/handle/10665/43360/9241545445_spa.pdf

OMS (2015). Organización Mundial de la Salud. Informe mundial sobre el envejecimiento y la salud. Organización Mundial de la Salud. https://iris.who.int/bitstream/handle/10665/186471/WHO_FWC_ALC_15.01_spa.pdf?sequence=1

OMS (2016). Marco sobre servicios de salud integrados y centrados en la persona. Organización Mundial de la Salud. https://apps.who.int/gb/ebwha/pdf_files/WHA69/A69_39-sp.pdf

OMS (2019). Estimaciones de salud a nivel mundial: esperanza de vida y principales causas de muerte y discapacidad. Observatorio Mundial de la Salud. Organización Mundial de la Salud. https://www.who.int/data/gho/data/themes/mortality-and-global-health-estimates

OMS (2020). Década del Envejecimiento Saludable 2021-2030. Organización Mundial de la Salud. https://www.who.int/es/publications/m/item/decade-of-healthy-ageing-plan-of-action

OMS (2021a). Decade of Healthy Ageing: Plan of Action. Organización Mundial de la Salud. https://www.who.int/es/initiatives/decade-of-healthy-ageing

OMS (2021b). Global Health Estimates: Life expectancy and leading causes of death and disability. Organización Mundial de la Salud. https://www.who.int/data/gho/data/themes/mortality-and-global-health-estimates/ghe-leading-causes-of-death

OMS (2022). *Informe mundial sobre salud mental: transformar la salud mental para todos.* Organización Mundial de la Salud.

OMS (2023). *GHE: Life expectancy and healthy life expectancy.* Organización Mundial de la Salud. https://www.who.int/data/gho/data/themes/mortality-and-global-health-estimates/ghe-life-expectancy-and-healthy-life-expectancy

ONU (2021). *Informe de la Experta Independiente sobre el disfrute de todos los derechos humanos por las personas de edad.* Naciones Unidas. https://documents.un.org/doc/undoc/gen/g21/215/66/pdf/g2121566.pdf?token=AwehtOrIR-7xTdN0vT2&fe=true

ONU (2022a). *World Health Organization. (2021). Global report on ageism. World Health.* Organización de las Naciones Unidas.

ONU (2022b). *World Population Prospect 2022: release note about major differences in total population estimates for mid-2021 between 2019 and 2022 revisions.* Nueva York: División de Población del Departamento de Asuntos Económicos y Sociales de las Naciones Unidas. Organización de las Naciones Unidas. https://population.un.org/wpp/

 ⓘ **AUTOEVALUACIÓN**

Terapia ocupacional en personas con situaciones de exclusión

18

Ó. Sánchez Rodríguez y J. Samacá Pulido

 OBJETIVOS

- Analizar las tipologías, causas y manifestaciones ocupacionales de la exclusión.
- Desarrollar habilidades de evaluación para identificar patrones ocupacionales vinculados a la exclusión.
- Diseñar intervenciones ocupacionales que fomenten la participación y la inclusión.
- Integrar las dimensiones de las comunidades y organizaciones para abordar las barreras ocupacionales y promover la inclusión.

«¿Dónde, después de todo, comienzan los derechos humanos universales? En lugares pequeños, cerca de casa: en el vecindario en el que vive la gente; en la escuela o en la universidad a la que asisten; en las fábricas, granjas y oficinas donde trabajan».

Eleanor Roosevelt, 10 de diciembre de 1958
con motivo del 10º aniversario de la Declaración Universal de los Derechos Humanos

INTRODUCCIÓN

La exclusión social y ocupacional es un fenómeno multifacético que afecta gravemente a la calidad de vida, el bienestar y los derechos humanos. En terapia ocupacional se entiende como la imposibilidad de acceder y participar en actividades significativas debido a barreras estructurales relacionadas con factores sociales, económicos, políticos y culturales. Estas barreras privan a las personas de la oportunidad de construir una vida basada en la salud mental, la participación y el desarrollo personal, generando una desconexión con el sentido de identidad y pertenencia (OHCHR, 2023).

En las sociedades contemporáneas que se conceptualizan como tecnológicamente avanzadas, las dinámicas globales y las reconfiguraciones estructurales han intensificado los fenómenos de exclusión, ampliando las brechas en el acceso a derechos fundamentales como la vivienda, el empleo y la educación. Si bien la globalización ha impulsado el crecimiento económico, ha generado asimetrías en la distribución de los recursos, concentrando la riqueza en un pequeño porcentaje de la población mundial. La exclusión afecta a los derechos económicos y sociales, civiles, políticos y culturales, creando un entorno de alta vulnerabilidad para millones de personas (ONU, 2021; Tezanos, 2001).

Los factores como la inseguridad, el desempleo, el endeudamiento y la falta de acceso a servicios básicos aumentan la vulnerabilidad de las personas, especialmente en zonas de marginación socioeconómica. Este contexto agrava las tasas de trastornos mentales especialmente en entornos ocupacionales con altos niveles de fragmentación estructural y social, niveles altos de pobreza, conflictos bélicos, migraciones forzosas, desempleo de larga duración y vulneración de derechos fundamentales (OMS, 2022; ONU, 2021).

Desde la terapia ocupacional, la exclusión ocupacional es un tema prioritario, ya que afecta directamente a la capacidad de las personas para desempeñar roles significativos en su vida diaria. Este fenómeno se observa con mayor intensidad en grupos vulnerables, donde las barreras interseccionales, como el género, la raza y la clase social, perpetúan la desigualdad. La justicia ocupacional con un enfoque de los derechos humanos está centrada en la diversidad; la equidad es inclusión y se convierte en un eje fundamental para abordar las barreras y promocionar productos, bienes y servicios facilitadores (AOTA, 2020).

En este capítulo se exploran las causas, dimensiones y metodologías para la evaluación de la exclusión ocupacional, destacando su impacto en la vida diaria de las personas. Se presentan estrategias de intervención basadas en los derechos humanos, la equidad y la justicia social, diseñadas para fomentar la participación y mejorar la calidad de vida de las personas afectadas (OMS, 2019 y 2022).

CONCEPTUALIZACIÓN OCUPACIONAL DE LA EXCLUSIÓN

A continuación se analizan modelos y manifestaciones de la exclusión, y se detallan factores y características que contribuyen a la exclusión ocupacional.

Modelos y manifestaciones de la exclusión

Robert Castel introdujo el concepto de *désaffilié* para describir a quienes pierden sus vínculos familiares y laborales. Según su modelo, la exclusión social se basa en tres estados: integración, cuando existe seguridad en ambos ámbitos; vulnerabilidad, con estabilidad frágil; y desafiliación, donde se produce una ruptura total en las redes de apoyo familiar y laboral. Esta perspectiva resalta cómo los contextos sociales influyen en las dinámicas de exclusión (Castel, 1995). Pierre Bourdieu propone dos perspectivas para entender la exclusión: el mundo subjetivo, centrado en la percepción individual basada en las experiencias personales, y el mundo objetivo, vinculado a las ins-

tituciones, estructuras de poder y economía que determinan las prácticas sociales. Aporta, además, tres conceptos claves: el *habitus*, entendido como disposiciones formadas desde la infancia que guían las acciones de manera inconsciente; el campo, como el espacio social donde ocurren las interacciones condicionadas por relaciones de poder; y el capital, que incluye recursos económicos, culturales, sociales y simbólicos que determinan el poder y la posición de las personas en la sociedad (Bourdieu, 2011). La exclusión promueve las desigualdades, limita el acceso a recursos y oportunidades, genera procesos de marginación y construye «no lugares» caracterizados por la vulneración de los derechos (Augé, 1993).

Desde la terapia ocupacional, la exclusión ocupacional se comprende como la limitación o restricción en la participación en actividades significativas, necesarias y culturalmente relevantes. Ocurre cuando confluyen barreras asociadas a derechos civiles, políticos, económicos y sociales, afectando negativamente a los dominios ocupacionales y la salud. La exclusión puede manifestarse de múltiples formas, incluyendo discriminación, xenofobia, aporofobia, racismo, antiziganismo, violencia de género y maltrato en contextos educativos (*bullying*) o laborales (*mobbing*). Estas situaciones, consideradas como patologías sociales, tienen un impacto creciente en la población mundial. En la **tabla 18-1** se exponen diversos elementos asociados a barreras sociales, culturales, políticas y económicas, físicas y ambientales.

El enfoque interseccional de la terapia ocupacional permite diseñar intervenciones centradas en lograr resultados sobre la salud, participación, calidad de vida, competencia de roles, bienestar y justicia ocupacional, promoviendo la diversidad, equidad e inclusión ocupacional (AOTA, 2020; Morrison y Olivares, 2011; Whalley Hammel, 2019; Wilcock y Hocking, 2015).

Factores y características que contribuyen a la exclusión ocupacional

La exclusión ocupacional ocurre cuando diversos factores impiden la participación en

Tabla 18-1. Barreras de la inclusión ocupacional

Barreras	Elementos clave
Barreras sociales y culturales	• Sexismo: limita el acceso y la participación en ciertas ocupaciones y actividades de la vida diaria, interseccionalidades como género y raza que se evidencian especialmente en las mujeres • Racismo: las personas racializadas están más marginadas y estereotipadas, con lo que su desempeño y participación en ocupaciones significativas estereotipadas resulta difícil, se ve afectado por el color de la piel u origen étnico, en el caso de los pueblos indígenas y originarios. Además, presentan un acceso más restringido a ocupaciones significativas, perpetuando la marginación y la falta de inclusión en la vida comunitaria • Clasismo: determina el acceso y la participación en ocupaciones, configurando la perpetuación de ocupaciones que tradicionalmente han sido diseñadas para cada segmento de la sociedad
Barreras políticas y económicas	• Políticas de Estado: el enfoque de las garantías o vulneración de los derechos fundamentales posibilita que los niveles de inclusión o exclusión social sean estructurales. Limita las oportunidades de participación, y la falta de presupuesto público en programas sociales se convierte en una exclusión estructural, lo que aleja a las personas del goce de bienestar y afecta a la participación ocupacional • Políticas formativas y laborales: los déficits o limitaciones de políticas inclusivas en el ámbito laboral o educativo refuerzan las desigualdades existentes y perpetúan la marginalización de ciertos grupos de población. La falta de leyes y regulaciones que protejan a los trabajadores de la discriminación también contribuye a la exclusión, creando entornos laborales hostiles o inaccesibles. La falta de políticas de empleabilidad en cada uno de los sectores sociales puede reforzar las desigualdades estructurales y dificulta la participación ocupacional
Barreras físicas y ambientales	• Contextos físicos: pueden facilitar la participación o aumentar la restricción ocupacional, especialmente en las personas y grupos sociales que presentan desigualdades o que parten de la marginación de los privilegios sociales • Espacios de participación colectiva y comunitaria: las variables vinculadas al acceso a instituciones sociales en los espacios urbanos y rurales muchas veces están restringidas dependiendo de las características físicas o ambientales debido a la restricción de espacios comunitarios (cines, museos, restaurantes, centros formativos, empresas, etc.) • Industrialización: muchas comunidades indígenas y pueblos originarios han tenido restricción al acceso de tierras y uso del medio ambiente por causa del proceso de industrialización, privatización y capitalización por grupos de interés. • Digitalización: los ambientes virtuales y la incorporación de las tecnologías aportan altos riesgos de exclusión de diversos grupos de población, así como contextos discapacitantes debido a déficits en la accesibilidad (física, cognitiva, social, económica, etc.)

Adaptado de: Galheigo, 2011; Hammell, 2013; Kronenberg *et al.*, 2001; Pollard y Sakellariou, 2012; Whiteford, 2010.

actividades significativas, desconectando a las personas de su sentido de identidad, propósito y pertenencia. Este fenómeno se configura por barreras y facilitadores distribuidos de manera desigual, limitando el acceso a ocupaciones esenciales para la vida diaria:

• **Factores ambientales:** incluyen niveles de renta regionales, prejuicios e identidades sociales distorsionadas, políticas públicas restrictivas y falta de accesibilidad a servicios básicos. Estas barreras políticas, civiles, sociales y económicas restringen la participación ocupacional y limitan el acceso a bienes y servicios esenciales. Además, afectan al desempeño ocupacional saludable, impidiendo un enfoque basado en los derechos humanos (OHCHR, 2023; Sánchez Rodríguez, 2023).

- **Factores personales:** aspectos como la raza, el género, el nivel educativo y la orientación sexual condicionan barreras o facilitadores. Cuando las personas quedan excluidas, afrontan una desconexión profunda de los contextos que deberían garantizar los recursos para sus necesidades diarias y para un desempeño ocupacional satisfactorio en la trayectoria vital (AOTA, 2020; Kronenberg *et al.*, 2001; OMS, 2001; Sakellariou y Pollard, 2017).

La exclusión ocupacional es un fenómeno dinámico, influido por barreras políticas, civiles, económicas y sociales en constante interacción (Hocking, 2017).

En la **tabla 18-2** se exponen las tipologías de dimensiones y elementos clave del binomio de la inclusión y exclusión, y que impactan sobre el desempeño ocupacional de las personas y poblaciones. Los derechos humanos son fundamentales para garantizar el bienestar ocupacional, pero su vulneración refleja un fracaso en su implementación por parte de los Estados, la ausencia de legislaciones efectivas y la falta de sistemas de apoyo para grupos vulnerables. Estos problemas incluyen brechas formativas graves, desempleo o empleo indigno, desalojo, exclusión residencial, migración forzada, afectando especialmente a mujeres, personas jóvenes, migrantes y otros grupos sociales en situación de vulnerabilidad. Además, la criminalización y estigmatización de las personas excluidas genera imágenes distorsionadas, culpabilizándolas de su situación y privándolas de derechos fundamentales. Esta privación ocupacional se relaciona con la pérdida de conexión social, lo que refuerza una existencia caracterizada por el «no lugar» y «no vinculación», dificultando la participación significativa en la vida diaria (Sánchez Rodríguez, 2023).

Los derechos humanos están directamente vinculados con el bienestar ocupacional, ya que su vulneración afecta tanto al ámbito individual como al colectivo, conjugando elementos sociales y estructurales. La falta de aplicación adecuada de estos derechos contribuye a los procesos de exclusión mediante los siguientes factores:

- **Fracaso en la implementación por parte de los Estados:** aunque los derechos humanos están ratificados internacionalmente, en muchos casos no se han integrado en las normativas internas ni en los procesos de aplicación práctica.
- **Falta de legislaciones eficaces:** la ausencia de reformas legislativas y déficit en las gobernanzas de las políticas públicas que garanticen los derechos humanos debilita su impacto y dificulta la rendición de cuentas sobre su cumplimiento.
- **Desprotección de derechos sociales:** la exclusión afecta a grupos vulnerables con niveles interseccionales de vulnerabilidad a lo largo de su trayectoria vital. Esta desprotección está vinculada a problemas como desempleo, empleos precarios, falta de acceso a vivienda, migraciones forzosas y ausencia de sistemas de protección social ágiles y preventivos.
- **Impacto en grupos prioritarios:** las mujeres, jóvenes, menores, personas con situaciones de discapacidad, pueblos indígenas, personas migrantes y personas con diversidad de género o identidad sexual enfrentan mayores riesgos de exclusión, desprotección y precarización en su vida diaria.
- **Devaluación de los sistemas de seguridad social:** influencias de las dinámicas de los mercados liberales que no contemplan principios democráticos ni garantías basadas en los derechos humanos internacionales con la privatización de servicios básicos.
- **Estigmatización y criminalización:** las personas en exclusión ocupacional son frecuentemente culpabilizadas de sus condiciones, enfrentando imágenes públicas distorsionadas que perpetúan la privación de derechos y agravan su situación.

Tabla 18-2. Ejes de la inclusión y exclusión ocupacional según la vulneración de los derechos humanos		
Civiles	Derechos sociales	• Limitación de acceso a sistemas de protección social y derechos básicos: sanidad, educación, vivienda, empleo, servicios sociales • Riesgos en la garantía de servicios de la seguridad social
	Igualdades y equidad	Desigualdades en el acceso a derechos de grupos de población y perfiles de personas: opinión, privacidad, matrimonio, justicia, libre movimiento, derecho a la vida, trato inhumano, igualdad de género
Políticos	Derechos políticos	• No disponer de representatividad política • Silencio en la participación en el sufragio activo y pasivo
	Democracias imperfectas	• Recursos residuales o insuficientes para los servicios de protección social • Incumplimiento de compromisos electorales sin ningún tipo de consecuencia • Conflictividad política y social por emergencia de grupos contrarios al disfrute de los derechos humanos para toda la población
	Políticas sociales	• Sistemas de seguridad social imperfectos con impactos no equitativos en las clases sociales desagregadas más vulnerables • Políticas y servicios sociales asistencialistas sin metodologías ni indicadores de impactos sobre la calidad de vida de las personas y poblaciones
Económicos	Producción	• Exclusión como población activa de la participación laboral • Empleos con vulneración de los derechos humanos establecidos internacionalmente • Exclusión de la relación salarial • Perpetuación del trabajo y pobreza infantil en muchas regiones del mundo
	Consumo	• Pobreza temporal y pobreza estructural • Exclusión residencial y sinhogarismo • Niveles salariales no adecuados para la inflación y precios de consumo • Privación de acceso a bienes básicos y otros para mejorar la calidad de vida
	Capitalismo	• Mercado de trabajo centrado en el capital, no en los recursos humanos ni impactos sociales • Escasa regulación ni auditorías de indicadores de impactos GRI de las organizaciones sobre su responsabilidad social empresarial
Sociales	Cantidad de redes sociales	• Aislamiento social • Anomia
	Calidad de las redes sociales	• Cambio en las estructuras y valores familiares • Redes con escaso apoyo para un desarrollo saludable • Redes con impacto negativo: educación, salud, jurídico • Fracturas o ineficacia del sistema familiar, conductas asociales, conductas delictivas

(Continúa)

Tabla 18-2. Ejes de la inclusión y exclusión ocupacional según la vulneración de los derechos humanos (*cont.*)

Sociales	Movimientos migratorios	• Movimientos de poblaciones y estructuras privilegiadas (grandes capitales, empresas, turismo de élite, gentrificación, etc.) • Poblaciones y estructuras exclusivas (víctimas de crímenes de lesa humanidad, poblaciones pobres, personas de origen en territorios en guerra)
	Salud	• Desigualdades graves en el acceso a servicios de salud primaria y especializada • Altas tasas de suicidio como claudicación ante las altas demandas vitales y reducidos apoyos • Reducidas actuaciones para el cuidado de la salud en los contextos cotidianos (empleo, formación, familia) y con afectación crítica a grupos de población específicos (menores, jóvenes, personas mayores, mujeres, personas migrantes, personas trabajadoras)
Culturales	Participación	• Limitación de acceso a la educación, formación con brechas formativas de impacto negativo sobre el desarrollo vital • Limitación y reducción del uso de bienes culturales, espirituales, deportivos • Exclusión de los espacios virtuales
	Accesibilidad	• Alto porcentaje de población con limitación de acceso a la educación básica y secundaria • Escasos sistemas de apoyos formativos centrados en la diversidad de estudiantes en todos los niveles académicos • Brechas sociales relevantes en el acceso a los contextos virtuales

GRI: *global reporting initiative*.

• **Privación ocupacional y desconexión social**: la falta de confort, seguridad y recursos genera una sensación de «no pertenecer», vinculada a espacios de «no lugar», caracterizados por la ausencia de derechos, vínculos y oportunidades significativas.

Así, las personas en situaciones de exclusión ocupacional comparten ciertas características ocupacionales que impactan en su vida diaria para poder desempeñar actividades significativas y garantes de la salud y la calidad de vida. Estas características incluyen:

• **Restricción de oportunidades**: la falta de acceso a actividades educativas, laborales y redes de apoyo limita su capacidad para participar de manera significativa. Esto se debe a barreras estructurales y sociales que restringen las posibilidades de desarrollo.

• **Desajuste con los contextos**: existe una brecha funcional entre las demandas de los contextos y las habilidades o patrones ocupacionales de las personas, lo que dificulta su integración.

• **Aislamiento social**: los procesos de distanciamiento generan desconexión de los contextos comunitarios y vinculación con «no lugares», que no garantizan una identidad ocupacional saludable ni recursos para el autocuidado y la calidad de vida.

• **Inseguridad ocupacional**: la falta de estabilidad en las oportunidades diarias crea incertidumbre, dificultando la planificación vital y afectando negativamente a la salud mental.

• **Dependencia**: la exclusión incrementa la dependencia de servicios sociales, que muchas veces tienen recursos insuficientes, generando una institucionalización exclusiva, en lugar de procesos comunitarios inclusivos.

- **Gestión ineficiente de habilidades**: los contextos no logran aprovechar las competencias de las personas, lo que genera una devaluación y refuerza la injusticia ocupacional. Este desajuste afecta especialmente a sectores estructurales como los políticos, empresariales y migratorios.

EVALUACIÓN Y DIAGNÓSTICO OCUPACIONAL DE LA EXCLUSIÓN

En los siguientes apartados se explica la evaluación e identificación de determinantes de la exclusión, y algunas herramientas de evaluación adaptadas a situaciones de exclusión.

Evaluación e identificación de determinantes de la exclusión

La integración de los factores de exclusión en la evaluación y diagnóstico ocupacional se vincula a la filosofía de la ocupación humana y su correlación con la naturaleza ocupacional del ser humano y el paradigma social de la ocupación. Así, destacan los siguientes determinantes del binomio inclusión-exclusión en el proceso de evaluación (AOTA, 2023; Morrison y Olivares, 2011; Sánchez Rodríguez, 2023):

- **Territorio**: la vinculación de las personas con un contexto de referencia significativo es un factor clave asociado a la configuración antropológica de su vida diaria y a los niveles de participación o exclusión. Los contextos de vivienda, vecindario, barrio, pueblo, ciudad, país y continente, así como las estructuras, recursos, rituales, creencias y culturas, son claves para la estructuración vital de las personas y la significación vital.
- **Patrimonio**: la disponibilidad de recursos de diversos productos, bienes y servicios (economía, casa, coche, transporte, etc.) que se relacionan con el nivel de cobertura de necesidades.
- **Hogar**: la disponibilidad o falta de una vivienda estable impacta profundamente en el desarrollo vital, que se relaciona directa-

mente con un desarrollo ocupacional saludable frente a deprivaciones ocupacionales graves.
- **Red social**: la presencia o ausencia de redes de apoyo se vincula con los niveles saludables del desempeño ocupacional. No disponer de relaciones significativas y no tener accesibilidad a los recursos de los contextos impactan en los niveles de soledad no deseada, desarraigo cultural y privación de diversas ocupaciones fundamentales para la cobertura de necesidades.
- **Diversidad, equidad e inclusión**: considerar las diferencias individuales y su vinculación con facilitadores y barreras identificando inequidades en el acceso a oportunidades ocupacionales inclusivas y basadas en derechos humanos.

La evaluación y el diagnóstico ocupacional en personas, grupos y poblaciones que viven situaciones de exclusión requieren un enfoque integral considerando los factores personales y factores ambientales sobre los dominios ocupacionales y sobre la salud mental. Estos determinantes se caracterizan por la limitación de acceso a recursos, a redes primarias e institucionales de apoyo, y la participación plena en las comunidades como un enfoque de derechos humanos.

Es fundamental gestionar metodologías fenomenológicas que aborden las experiencias traumáticas y los constructos asociados al binomio inclusión-exclusión. Implica comprender de manera profunda cómo las condiciones de vida adversas influyen en los dominios ocupacionales. A partir de un diagnóstico integral que considere los facilitadores y las barreras contextuales es posible diseñar intervenciones que promuevan la resiliencia, la equidad, la inclusión y el empoderamiento. Los procesos de evaluación y diagnóstico ocupacional implican:

- **Descripción del perfil ocupacional y análisis del desempeño ocupacional**: implica la obtención de información detallada sobre la historia ocupacional de la persona identificando la relación de las experiencias vitales con las barreras o facilitadores contextuales, así como los constructos de significados y procesos de trauma y duelo.

- **Diagnóstico de las barreras contextuales**: implica un análisis centrado en identificar y tipificar las barreras políticas, civiles, económicas, sociales y culturales que limitan el acceso a ocupaciones y el bienestar desde un enfoque de derechos humanos. Este enfoque implica diagnosticar las influencias contextuales y qué tipo de intervenciones son las que muestran resultados sobre la prevención, mejora y recuperación de la salud, participación, calidad de vida, competencia de roles, bienestar y justicia ocupacional.

- **Evaluación de los patrones y habilidades de desempeño**: se centra en establecer una relación comparativa de la persona con las demandas contextuales, lo que permite identificar las áreas de fortaleza y debilidad para cumplir con los estándares ocupacionales. En este análisis es fundamental considerar el nivel, diversidades características de las oportunidades de los contextos y amenazas.

- **Evaluación de la influencia de la pérdida, trauma y duelo en la ocupación**: enfocada a identificar los constructos, emociones, comportamientos e impactos sobre el desempeño ocupacional y la influencia en las habilidades de las personas para gestionar su autonomía personal basada en los derechos. Fenómenos como la indefensión autoaprendida, claudicación emocional, enrolamiento clínico, duelo crónico, institucionalización y exclusión cronificada son procesos multicausales que suelen caracterizar la vida de muchas personas.

Herramientas de evaluación adaptadas a situaciones de exclusión

La evaluación ocupacional en contextos de exclusión social requiere herramientas que consideren tanto los factores contextuales como los personales, en línea con los marcos conceptuales ofrecidos por la Clasificación Internacional del Funcionamiento, de la Discapacidad y de la Salud, y el marco de la práctica de terapia ocupacional de la American Occupational Therapy Asociation. Estas herramientas deben abordar las múltiples dimensiones que afectan a la participación ocupacional, desde la pobreza y la exclusión residencial hasta las barreras personales derivadas del trauma y las desigualdades de acceso a los recursos (AOTA, 2020; OMS, 2001). La combinación de enfoques cuantitativos y cualitativos asegura que el proceso de evaluación y diagnóstico ocupacional considere la correlación de los dominios ocupacionales con los factores contextuales, garantizando diseños de intervención centrados en la vinculación de la persona y los contextos causantes de los factores de exclusión (**Tabla 18-3**).

DESARROLLO DE PLANES DE INTERVENCIÓN CENTRADOS EN LA OCUPACIÓN

La planificación de la intervención en terapia ocupacional en personas en situaciones de exclusión requiere un enfoque centrado en los derechos humanos, la participación y el empoderamiento. Los modelos de intervención en salud mental y los específicos de la terapia ocupacional ofrecen un marco de la intervención centrado en las realidades contextuales de las personas, considerando las necesidades individuales con relación a las barreras de accesibilidad que afectan negativamente a su participación.

Programas y técnicas de intervención

Los programas y técnicas de intervención ocupacional para personas en situaciones de exclusión social requieren de estrategias adaptadas a las necesidades específicas de cada grupo social, teniendo en cuenta la configuración de los facilitadores y de las barreras contextuales, estructurales y personales que limitan el desarrollo de los dominios ocupacional y de la salud.

Los enfoques deben tener una coherencia metodológica que aborde las causas raíz y con el diseño de intervenciones centradas en la prevención, entrenamiento y recuperación de patrones

Tabla 18-3. Instrumentos de evaluación y diagnóstico ocupacional de la inclusión-exclusión	
Evaluación de los factores contextuales de dimensiones del binomio inclusión-exclusión	
Encuesta de condiciones de vida (ECV)	Medición de los niveles de pobreza y la exclusión social (Eurostat, 2013).
Índice de pobreza multidimensional (IPM global)	Mide la pobreza en varias dimensiones, incluyendo la salud, la educación y el nivel de vida considerando las características e intensidad
Índice de desarrollo humano (IDH) (PNUD)	Evaluación del desarrollo humano de las poblaciones: esperanza de vida, educación y estándar de vida (Programa de las Naciones Unidas para el Desarrollo)
Índice de Gini	Mide la desigualdad en la distribución de ingresos o la riqueza dentro de un país en un rango de 0 (igualdad perfecta) a 1 (desigualdad máxima)
Índice de progreso social (IPS)	Evalúa el bienestar social y ambiental de las personas en 50 dimensiones en tres categorías: necesidades humanas básicas, bienestar y oportunidades
Escala Ethos	Escala europea formada por 13 categorías relacionadas con el problema de la vivienda y la exclusión residencial y sinhogarismo
Nivel Arope de pobreza (EAPN) (Europa)	Mide los niveles de riesgo de pobreza considerando el nivel de ingresos económicos, patrimonio y privación material e intensidad de empleo
Índice de inclusión LGBTI (PNUD)	Mide la inclusión de las personas LGBTI en cinco áreas clave: salud, educación, seguridad personal, inclusión económica y participación política
Índice sintético de exclusión social (ISES)	35 ítems de evaluación en factores económicos, participación social, participación política y el acceso efectivo al bienestar público
Índice de desarrollo de la educación	Evalúa el desempeño de los países en cuatro áreas clave: acceso a la educación, tasa de finalización, igualdad de género y calidad de la educación
Evaluación de los factores personales de dimensiones del binomio inclusión-exclusión	
Diversidad, equidad, inclusión	Evalúa diversos contextos respecto a la representación equitativa de la diversidad de identidades (culturales, raciales, sexuales, funcionales, socioeconómicas, etc.), la equidad en el acceso a oportunidades y la inclusión activa de todas las personas
Técnicas cualitativas	Técnicas de entrevistas en profundidad, grupos focales y análisis de caso centradas en analizar las narrativas, las experiencias y percepciones en primera persona, definiendo constructos clave y teorías fundamentadas sobre los factores de inclusión o exclusión en cada persona o grupos de población
Perfil ocupacional (EPO)	Detección de facilitadores o barreras ambientales, como la falta de acceso a instalaciones y recursos, seguridad y confort personal, y estabilidad habitacional

(Continúa)

Tabla 18-3. Instrumentos de evaluación y diagnóstico ocupacional de la inclusión-exclusión (*cont.*)	
Evaluación de los factores personales de dimensiones del binomio inclusión-exclusión	
Occupational Circumstances Assessment Interview and Rating Scale (OCAIRS)	Valoración de elementos motivacionales y ocupacionales (valores, intereses, causalidad, patrones y hábitos de desempeño), incluyendo dimensiones sobre seguridad e impacto ambiental, contextos y acceso a recursos esenciales
Model of Human Occupation Screening Tool (MOHOST)	Capacidad de autorregulación o la gestión de pertenencias en entornos inseguros
Canadian Occupational Performance Measure (COPM)	Priorizar las ocupaciones más urgentes, como el acceso a alimentos o servicios de salud, y medir el impacto de las intervenciones a lo largo del tiempo
Adverse Childhood Experiences (ACE)	Evalúa la exposición a eventos como abuso físico, emocional y negligencia, que pueden tener repercusiones a largo plazo en la vida adulta
Percepción de indicadores de bienestar infantil (EPIBI)	Valoración de 80 ítems asociados a bienestar material, salud y seguridad, bienestar educativo, relaciones con el entorno y bienestar subjetivo
Calidad de vida-GENCAT (INICO)	Valora ocho dimensiones: bienestar emocional, físico, material, autodeterminación, desarrollo personal, inclusión social, relaciones interpersonales y derechos
Impact of Event Scale (IES)	Medición de los niveles de trauma individual y colectivo (guerra, desastres naturales, terrorismo, genocidios, etc.)
Harvard Trauma Questionnaire (HTQ)	Impacto del trauma en poblaciones de personas migrantes y personas refugiadas, especialmente aquellas que han experimentado tortura o violencia
Escala de actitudes hacia la inmigración	32 ítems que valoran los principios y políticas de igualdad, la distancia social o negativa, y la favorabilidad positiva o negativa
Gravedad de síntomas (EGS-R)	Entrevista de 21 ítems basada en criterios diagnósticos del DSM-5 para evaluar la gravedad del estrés postraumático
Evaluación del cambio (URICA)	32 ítems referidos a creencias y disposiciones sobre el problema vinculados a uno de los estadios y etapas del cambio que experimentan las personas
Evaluación de la soledad social y emocional en adultos (SESLA)	Compuesta por 15 ítems, formulados alternamente de manera positiva y negativa, evaluando la soledad social, la soledad familiar y la soledad romántica

DSM-5: Manual diagnóstico y estadístico de los trastornos mentales, 5ª edición.

y habilidades de desempeño. Se tiene que construir con una visión centrada en la diversidad, equidad e inclusión, con garantías en el acceso a oportunidades y la reparación de los derechos vulnerados, produciendo impactos sobre la salud, participación, calidad de vida, competencia de roles, bienestar y justicia ocupacional.

Los enfoques para la intervención ocupacional en situaciones de exclusión son:

- **Enfoque de los derechos humanos y justicia ocupacional.** La exclusión social se enmarca en la vulneración grave de los derechos humanos y, por lo tanto, las intervenciones deben centrarse en su prevención, protección y reparación. Se subraya cómo los instrumentos jurídicos internacionales y regionales determinan la obligada aplicación de medidas de protección y promoción para que las personas puedan disfrutar de vidas dignas, llenas de oportunidades equitativas y con apoyos para sus ocupaciones de la vida diaria. La exclusión ocupacional es una forma de injusticia que priva a las personas y poblaciones de las oportunidades necesarias para participar en ocupaciones necesarias y significativas. Cuando las personas son excluidas de las ocupaciones debido a barreras sistémicas o discriminación, experimentan una forma de opresión que afecta a su calidad de vida (OHCHR, 2023; Sánchez Rodríguez, 2023; Townsend y Wilcock, 2004).

- **Enfoque de calidad de vida y apoyos.** La exclusión es una grave amenaza para el disfrute de la calidad de vida. La privación de oportunidades para participar en ocupaciones significativas afecta al sentido de identidad y problemas de salud, incidiendo en la conexión intrínseca entre la ocupación y constructos del bienestar emocional, físico, material, autodeterminación, desarrollo personal, inclusión social, relaciones interpersonales y derechos (Verdugo Alonso *et al.*, 2022; Whalley Hammel, 2019).
- **Enfoque basado en la comunidad y participación plena.** Reconoce la importancia de intervenir en los contextos comunitarios donde las personas viven y se vinculan, promoviendo el bienestar a través de la inclusión y la participación activa en la comunidad frente a las tendencias de las sociedades del malestar asociadas a la exclusión, desconexión, desvinculación y desarraigo. Las intervenciones basadas en la comunidad se enfocan en construir redes de apoyo, facilitar el acceso a bienes, productos y servicios de proximidad, y mejorar las condiciones de vida promoviendo las habilidades y el empoderamiento de las personas y de sus comunidades para lograr vidas significativas e inclusivas individuales y colectivas (Zango, 2017).

En la **tabla 18-4** se exponen los principales grupos de personas y poblaciones afectadas por situaciones complejas de exclusión, las principales características ocupacionales que enfrentan y los programas y técnicas de intervención que han demostrado mayor evidencia para abordar sus necesidades ocupacionales. Estos programas se diseñan bajo los enfoques descritos previamente, asegurando que se promueva la prevención, mejora y recuperación de la salud, participación, calidad de vida, competencia de roles, bienestar y justicia ocupacional (AOTA, 2020).

Gestión de los contextos de intervención y resultados sobre la exclusión

Las intervenciones centradas en la ocupación pueden llevarse a cabo en diversos contextos, dependiendo de los perfiles de las personas y poblaciones, así como de las circunstancias contextuales en las que actúa cada terapeuta ocupacional. Por lo tanto, es fundamental que se adapten los modelos y técnicas. Los contextos de intervención relevantes en terapia ocupacional para la atención hacia las personas en situaciones de exclusión son:

- **Contextos de gestión política y planes estratégicos**: son aquellos en los que se diseñan, implementan y evalúan políticas y programas que afectan a dimensiones macro de las poblaciones. Estos incluyen administraciones gubernamentales internacionales-estatales o regionales, organizaciones no gubernamentales y gestión de empresas. La intervención se vincula a la elaboración de planes estratégicos a nivel internacional, nacional, regional o local, identificando las necesidades comunitarias, identificación de causas y efectos de las situaciones de exclusión, diseño de objetivos y actuaciones, y evaluación de indicadores de impacto. Las intervenciones pueden incluir el diseño de proyectos específicos, la capacitación de los recursos humanos, el desarrollo de materiales educativos y la implementación de proyectos piloto. Además, suponen la colaboración de organizaciones internacionales,

Tabla 18-4. Grupos sociales, características de la exclusión y programas de intervención

Grupo de población	Características de la exclusión ocupacional	Programas y técnicas de intervención basados en la evidencia
Personas en exclusión residencial y sin hogar	• Contextos limitados de acceso a vivienda • Vivienda como símbolo capitalista y elitista • Inseguridad habitacional • Acceso limitado a los recursos básicos • Estigmatización social por aporofobia • Delitos de odio • Comorbilidades • Baja empleabilidad	• *Housing First y Housing Leds* • Acceso a las necesidades básicas (aseo, alimentación, vestido, salud, seguridad) • Programas de habilidades de la vida diaria • Programas de reducción del riesgo • Inclusión formativo-laboral • Intervención comunitaria • Enfoque en el duelo y trauma • Gestión del ingreso mínimo vital o renta básica
Mujeres víctimas de violencia machista	• Violencia física, psicológica y económica • Aislamiento social • Trauma • Ausencia de autonomía económica • Baja actividad profesional • Marentalidad compleja	• Acceso a espacios seguros y estables • Intervenciones de abordaje del trauma • Programas de empoderamiento personal • Sistemas de apoyo legal y social • Orientación e inclusión formativo-laboral • Programas educativos feministas • RSC y DEI en las empresas
Personas migrantes y refugiadas	• Barreras lingüísticas, legales y culturales • Discriminación por xenofobia y racismo • Acceso limitado a la salud • Brecha de derechos formativos y laborales • Exclusión residencial y ausencia de hogar	• Garantías de protección internacional • Programas de inclusión cultural y lingüística • Apoyo en los dominios de salud mental • Políticas públicas inclusivas y apoyo legal • Orientación e inclusión formativo-laboral • Construcción de redes de apoyo mutuo
Personas en situación de privación de libertad	• Acceso limitado a actividades significativas • Estigmatización y temores sociales • Aislamiento social • Falta de apoyos postsentencia • Exclusión laboral	• Intervenciones psicosociales • Orientación y apoyo formativo • Desarrollo de habilidades laborales • Reparación del daño y perdón • Programas de inclusión social
Personas mayores dependientes	• Fragilidad y comorbilidad • Pérdida de autonomía funcional • Aislamiento social • Marginación y estigma-edadismo • Pobreza • Limitación de acceso a servicios y cuidados	• Apoyos a la autonomía en domicilio • Adaptación del entorno • Prevención de la soledad no deseada • Envejecimiento activo • Estimulación cognitiva • Diseño de servicios para calidad de vida

(Continúa)

Tabla 18-4. Grupos sociales, características de la exclusión y programas de intervención (*cont.*)

Grupo de población	Características de la exclusión ocupacional	Programas y técnicas de intervención basados en la evidencia
Personas LGTBIQ+	• Discriminación familiar, social y laboral • Violencia y delitos de odio • Exclusión de sistemas de salud y educación • Aislamiento y alteraciones emocionales • Conductas adictivas • Déficits educativos afectivo-sexuales	• Educación afectivo-sexual: escuelas y familias • Apoyos psicosociales • Promoción y defensa de los derechos • Diseño y accesibilidad a espacios seguros • Acceso a los servicios de salud • DEI en empresas
Menores en situación de pobreza y exclusión	• Acceso limitado a la educación y salud • Inseguridad alimentaria • Discriminación social y vulnerabilidad económica	• Escolarización y apoyo en el aprendizaje • Acceso a alimentación y servicios básicos • Programas de parentalidad positiva • Programas contra el *bullying*-acoso escolar
Pueblos indígenas y personas racializadas	• Invasión y robo de patrimonios culturales • Ruptura de tradiciones ocupacionales • Espiritualidad dañada • Exclusión patrimonial y marginación • Distorsión negativa de la imagen pública	• Promoción y defensa de los derechos • Protección y promoción de la cultura • Protección del patrimonio • Disminución de la distancia social • Orientación e inclusión formativo-laboral

DEI: diversidad, equidad e inclusión; RSC: responsabilidad social corporativa.

equipos de gestión del conocimiento, colegios profesionales, observatorios, cátedras y asociaciones para desarrollar investigaciones.
- **Contextos comunitarios:** conformados por todos los espacios de las propias estructuras de las poblaciones, disponibles para las personas y que prestan diversas carteras de servicios para la inclusión. Se contextualizan en los centros comunitarios (centros culturales, museos, centros cívicos, bibliotecas, centros religiosos, centros deportivos, centros comerciales, etc.) y en los espacios y eventos públicos (parques y jardines, calles y plazas, ferias, conciertos, etc.). Son proveedores de espacios de diversas carteras de servicios y promoción de actividades físicas, recreativas, culturales, educativas, laborales, espirituales, lúdicas.
- **Contextos educativos:** abarcan instituciones formales (escuelas, centros de formación profesional, universidades, empresas y

otros contextos de las organizaciones.) y no formales (familia, barrio, medios de comunicación, etc.). La intervención se centra en el diseño e implementación de programas de inclusión ocupacional centrados en estudiantes con diversas situaciones de vulnerabilidad. Implica el trabajo con los equipos de gestión y profesionales docentes para lograr diseñar espacios inclusivos y planes curriculares adaptados a los perfiles de cada persona, además de la intervención sobre los entornos educativos familiares y de los contextos cercanos (vecindario, comunidad, municipalidad).
- **Contextos laborales:** estructuras y espacios dedicados a la productividad y que se correlacionan con los niveles de empleabilidad de las personas; son precursores de elementos clave para las necesidades de las poblaciones (provisión de productos, bienes

y servicios, prestaciones y salario, vinculación social, rutinas comunitarias). Pueden incluir departamentos de recursos humanos, centros especiales de empleo, talleres protegidos, enclaves laborales y empresas inclusivas que gestionan empleos para personas con variados criterios de diversidad según el tipo de áreas de productividad, demandas competenciales de los puestos y crecimiento económico. La intervención se centra en la promoción del empleo para personas con diversos perfiles de baja empleabilidad, programas de reclutamiento y búsqueda de empleo, mediación empresarial, diseño de programas de capacitación en competencias, implementación de metodologías de empleo con apoyo, adaptación de puestos de trabajo.

• **Contextos sociosanitarios**: incluyen centros de servicios sociales primarios y especializados (centros residenciales, centros de día y ambulatorios, albergues, equipos de calle y comunitarios, pisos supervisados), centros de salud mental, hospitales, clínicas donde se proporcionan servicios sanitarios y sistemas de apoyo por tipología de perfiles. La intervención se centra en la gestión de programas especializados de terapia ocupacional adaptados a cada contexto especializado en equipos transdisciplinares.

• **Contextos virtuales y tecnológicos**: con el avance científico se han convertido en espacios clave para la intervención ocupacional. Estos incluyen la gestión de plataformas de teleterapia, aplicaciones tecnológicas para la vida diaria, entornos de aprendizaje en línea y desarrollo de tecnología basada en inteligencia artificial.

Los procesos de terapia ocupacional deben lograr evidenciar impactos sobre los contextos y eliminar las barreras que impiden la participación plena de las personas y las poblaciones en ocupaciones necesarias y significativas (Kronenberg *et al.*, 2001).

EXPERIENCIA OCUPACIONAL: Yamila, transitando la vida por contextos vulnerables y derechos vulnerados

Yamila es una mujer de 29 años, con situación de migración de varios años y de origen afrodescendiente. Es madre soltera de dos hijos que permanecen en su país de origen al cuidado de sus abuelos. Posee estudios en enfermería y experiencia profesional en su país, pero su trayectoria migratoria por Arabia Saudita, Egipto, Túnez y España se ha caracterizado por la irregularidad jurídica, la ausencia de homologación formativa y laboral, con experiencias en trabajos informales en limpieza y cuidado de personas mayores. En varias ocasiones estos trabajos han ido acompañados de burlas, insultos y condiciones indignas, que, junto a su situación de duelo social y cultural, han afectado profundamente a su dignidad y estabilidad emocional.

En su trayectoria, Yamila ha vivido en situación de calle en varias ocasiones, enfrentando agresiones y violencia. Este contexto de exclusión ha generado un impacto emocional significativo, manifestado en síntomas de aislamiento, irritabilidad, trastornos del sueño, pérdida de apetito y un diagnóstico de trastorno depresivo recurrente moderado (CIE-11: 6A71.1), asociado al duelo migratorio y al síndrome de Ulises (OMS, 2022).

Evaluación y diagnóstico ocupacional

Consta de:

• Entrevista ocupacional semiestructurada: se exploraron antecedentes de su historia de vida, patrones ocupacionales actuales y ocupaciones formativo-laborales, incluyendo expectativas futuras. También se evaluó su perfil de ocio, identificando hitos significativos vinculados a sus raíces culturales y familiares, como sus vínculos emocionales con su profesión y su comunidad de origen.

(Continúa)

EXPERIENCIA OCUPACIONAL: Yamila, transitando la vida por contextos vulnerables y derechos vulnerados (*cont.*)

- Análisis de contextos ocupacionales actuales: se evaluó el entorno físico, marcado por la precariedad habitacional, y el contexto social, caracterizado por escasos vínculos de apoyo y desconexión con los servicios básicos. Se utilizaron herramientas como el ecomapa y el mapa de redes sociales para identificar posibles facilitadores y barreras en su entorno.

El diagnóstico ocupacional está definido por varias dimensiones clave:

- En cuanto al perfil ocupacional, Yamila ha tenido una trayectoria marcada por la vulneración de sus derechos y discontinuidad en el acceso a actividades significativas, especialmente en los ámbitos cultural, formativo y laboral. Su experiencia profesional como enfermera contrasta con su desempeño actual en trabajos informales, que no reconocen ni desarrollan sus competencias previas.

- La presencia de barreras culturales, políticas y estructurales para la homologación de sus estudios, junto con su situación migratoria irregular, ha generado una desvinculación traumática con su trayectoria vital, con una desconexión entre las competencias y las oportunidades laborales. Sin embargo, su formación en enfermería y su capacidad para adaptarse a entornos diversos son fortalezas clave para diseñar una intervención que facilite su inclusión.

- En cuanto a otras barreras contextuales, el contexto físico donde reside carece de estabilidad y adecuación, lo que dificulta el desarrollo de patrones significativos. Su vivienda no garantiza un entorno seguro ni accesible, limitando aún más su desempeño ocupacional.

- Sus vínculos de apoyo son escasos, tanto a nivel personal como institucional, lo que implica vulnerabilidad y dificultades para acceder a servicios sociales y comunitarios. Sin embargo, Yamila muestra interés por formar parte de actividades culturales y disposición para establecer relaciones significativas, como en el aprendizaje del idioma o su profesión.

- El proceso migratorio ha estado acompañado de experiencias traumáticas, agresiones y precariedad, incrementando su sensación de aislamiento y desesperanza. Estas vivencias están asociadas a un cuadro clínico de trastorno depresivo recurrente, que afecta a su capacidad de participación activa en las actividades diarias. No obstante, Yamila mantiene su tratamiento con continuidad y expresa motivación para mejorar su calidad de vida, participando activamente en su recuperación emocional y ocupacional.

Plan de intervención ocupacional

El diseño de los planes de intervención en poblaciones excluidas requiere de profesionales que tengan la capacidad de gestión, distribución y acceso a recursos en cuanto a capital político, civil, económico, cultural y social. Es importante tener en consideración que los grupos y comunidades sistemáticamente excluidos requieren una intervención desde diversas perspectivas que propicien la justicia social. Los procesos de intervención son dinámicas que se mantienen y son progresivos en el tiempo, generan tensiones y conflictos, los cuales interfieren en la forma en la que se determinan las necesidades en la incorporación o no en la agenda pública y en las formas específicas e individualizadas de atención a las necesidades sociales de cada uno de los grupos que viven situaciones de exclusión y personas que son vulneradas (Samacá Pulido, 2022).

Objetivos, indicadores y metodología

- **Regularización migratoria**: solicitud de protección internacional, gestión de la tarjeta de residencia y permiso de trabajo, y obtención del NIE.

(Continúa)

EXPERIENCIA OCUPACIONAL: Yamila, transitando la vida por contextos vulnerables y derechos vulnerados (*cont.*)

Metodología: se proporcionará información práctica sobre el marco jurídico que regula su situación, utilizando materiales traducidos para garantizar su comprensión. Se realizará un acompañamiento cercano durante el proceso de gestión de trámites, ofreciendo soporte en cada etapa del procedimiento. Se coordinarán acciones con organismos especializados en migración, como organizaciones no gubernamentales y servicios públicos, para facilitar la presentación de documentación, resolver dudas y superar las barreras administrativas.

- **Incorporación formativo-laboral**: número de cursos formativos finalizados con regulación europea y días con alta en la seguridad social.

Metodología: orientación para identificar opciones laborales y cursos formativos alineados con las competencias previas en enfermería. Desarrollo de competencias específicas para sectores sanitarios, con certificados de profesionalidad oficiales. Mediación con centros formativos, agencias de empleo y organizaciones, promoviendo la creación de espacios de aprendizaje contextualizados en entornos laborales reales. Entrenamiento en búsqueda de empleo (redacción de currículums, simulación de entrevistas y competencias sociales). Procesos de empleo con apoyo en coordinación con empresas.

- **Mejora del aprendizaje del idioma**: número de clases de idiomas completadas.

Metodología: identificación de instituciones que ofrecen programas de enseñanza del idioma. Gestión de matrículas y apoyo para asegurar su participación en dichos programas. Coordinación con programas de voluntariado y organizaciones con enseñanza individualizada o en pequeños grupos, incluyendo actividades culturales y sociales.

- **Reducción de barreras en contextos de participación**: número de reuniones con instituciones públicas y privadas para promover la inclusión, y reducción de la distancia y estigma sociales.

Metodología: orientación y formación a profesionales de servicios públicos y privados sobre la atención a personas migrantes, con énfasis en la perspectiva intercultural. Creación de materiales informativos en múltiples idiomas y gestión de intérpretes o mediadores culturales para facilitar la comunicación. Promoción de redes de apoyo mutuo mediante la organización de grupos comunitarios, encuentros interculturales y actividades de sensibilización. Participación activa en comisiones y mesas de trabajo que aborden los derechos y necesidades de las personas migrantes, fomentando la colaboración entre entidades públicas, privadas y comunitarias.

PREGUNTAS DE REFLEXIÓN

- ¿Qué impacto tienen las dimensiones políticas, civiles, económicas, sociales y culturales en la construcción de la inclusión y exclusión de las personas, y cómo podrían superarse desde un enfoque basado en los derechos humanos?

- ¿De qué manera las políticas públicas, las estructuras ocupacionales y los sistemas de protección actuales contribuyen o dificultan la justicia ocupacional? ¿Qué reformas serían necesarias para garantizar una inclusión basada en la diversidad, equidad e inclusión?

- ¿Qué metodologías aportan mayor evidencia a la terapia ocupacional para intervenir de manera efectiva en contextos de exclusión para promover la salud, participación, calidad de vida, competencia de roles, bienestar y justicia ocupacional de las personas y comunidades?

PUNTOS CLAVE

- En terapia ocupacional, la exclusión social y ocupacional se entiende como la imposibilidad de acceder y participar en actividades significativas debido a barreras estructurales relacionadas con factores sociales, económicos, políticos y culturales.
- Los factores como la inseguridad, el desempleo, el endeudamiento y la falta de acceso a los servicios básicos aumentan la vulnerabilidad de las personas, especialmente en zonas de marginación socioeconómica.
- Desde la terapia ocupacional, la exclusión ocupacional es un tema clave, ya que afecta directamente a la capacidad de las personas para desempeñar funciones significativas en su vida diaria.
- La exclusión ocupacional es un fenómeno dinámico, influido por barreras políticas, civiles, económicas y sociales en constante interacción.
- La evaluación ocupacional en contextos de exclusión social requiere herramientas que consideren tanto los factores contextuales como los personales.
- Los programas y técnicas de intervención para personas en situación de exclusión social requieren estrategias adaptadas a las necesidades específicas de cada grupo social.
- Las intervenciones centradas en la ocupación pueden llevarse a cabo en diversos contextos, dependiendo de los perfiles de las personas y poblaciones, así como de las circunstancias contextuales en las que actúa cada terapeuta ocupacional.

REFERENCIAS BIBLIOGRÁFICAS

AOTA (2020). *Marco de trabajo para la práctica de la terapia ocupacional. Dominio y proceso.* American Occupational Therapy Association (AOTA). www.aota.org

AOTA (2023). Working With Adults Experiencing Homelessness. American Occupational Therapy Association. https://www.aota.org/-/media/corporate/files/practice/manage/working-with-adults-experiencing-homelessness.pdf

Augé, M. (1993). *Los no lugares, espacios del anonimato.* Gedisa.

Bourdieu, P. (2011). *Las estrategias de la reproducción social* (pp. 213-220). Buenos Aires: Siglo XXI. Actas de la Recherche en Sciencies Sociales, 213-220. http://www.redmovimientos.mx/2016/wp-content/uploads/2016/10/Las-Estrategias-de-La-Reproduccion-Social-Pierre-Bourdieu.pdf

Castel, R. (1995). *La metamorfosis de la cuestión social. Una crónica del asalariado.* Paidós Ibérica. https://catedracoi2.files.wordpress.com/2013/05/castel-robert-la-metamorfosis-de-la-cuestic3b3n-social.pdf

Ezra Park, R. (1928). Human Migration and the Marginal Man. *American Journal of Sociology, 33,* 881-893. https://www.jstor.org/stable/2765982

Freud, S. (1930). *El malestar en la cultura.* Austria: Internationaler Psychoanalytischer Verlag.

Hocking, C. (2017). Occupational justice as social justice: The moral claim for inclusion. *Journal of Occupational Science, 24*(1), 29-42.

Kronenberg, F., Simo Algado, S. y Pollard, N. (2001). *Occupational Therapies without Borders.* Elsevier.

Lévi-Strauss, C. (1958). *Antropología estructural.* Eudeba.

Martínez García, J. (2013). *Estructura social y desigualdad en España.* Madrid: Catarata.

Morrison, R. y Olivares, D. (2011). La filosofía de la ocupación humana y el paradigma social de la ocupación. *Revista Chilena de Terapia Ocupacional, 11*(2). https://revistas.uchile.cl/index.php/RTO/article/view/17785

OHCHR (2023). Proyecto de pacto internacional sobre el derecho al desarrollo: Informe del Presidente-Relator del Grupo de Trabajo sobre el Derecho al Desarrollo. Oficina del Alto Comisionado de las Naciones Unidas para los Derechos Humanos. Naciones Unidas. https://www.ohchr.org/en/documents/reports/ahrc5450-draft-international-covenant-right-development-report-chair-rapporteur

OMS (2001). Clasificación Internacional del Funcionamiento, de la Discapacidad y de la Salud (CIF). Organización Mundial de la Salud. https://icd.who.int/dev11/l-icf/en

OMS (2011). Impact of economic crises on mental health. Copenhagen: WHO Regional Office for Europe. https://iris.who.int/bitstream/handle/10665/370872/WHO-EURO-2011-4645-44408-62759-eng.pdf?sequence=1&isAllowed=y

OMS (2019). *Suicide worldwide.* Global Health Estimates. Organización Mundial de la Salud.

OMS (2022). *Informe mundial sobre salud mental: transformar la salud mental para todos.* Organización Mundial de la Salud. https://www.who.int/publications/i/item/9789240049338

ONU (2021). 10ª Conferencia Mundial de Promoción de la Salud señala un camino para crear sociedades del bienestar. Conferencia Mundial sobre la Promoción de la Salud. ONU. https://10gchp.org/

Rehkopf, D. H. y Buka, S. L. (2006). The association between suicide and the socio-economic characteristics of geographical areas: a systematic review. *Psychological Medicine, 36,* 145-157.

Sakellariou, D. y Pollard, N. (2017). *Occupational Therapies Without Borders.* Elsevier. https://evolve.elsevier.com/cs/product/9780702059209?role=student

Samacá Pulido, J. (2022). Justicia social como marco moral y normativo para la intervención social con ciudadanos migrantes. *Cadernos Braileiros de Terapia Ocupacional,* (30 spe). https://doi.org/https://doi.org/10.1590/2526-8910.ctoAR232230662

Sánchez Rodríguez, Ó. (2023). Autopercepción de las personas con discapacidad sobre el disfrute de los derechos humanos en sus ocupaciones de la vida diaria. En Á. Martos Martínez, M. del M. Simón Márquez, J. J. Gázquez Linares, P. Molina Moreno y M. Sisto (Comp.), *Investigación y desarrollo de recursos de intervención en contextos clínicos y de la salud* (pp. 75-86). Dykinson. https://dialnet.unirioja.es/servlet/articulo?codigo=9247607

Tezano, J. y Tezanos Vázquez, S. (2005). Tendencias en exclusión social en España. *Panorama Social, 1,* 58-67. https://www.funcas.es/wp-content/uploads/Migracion/Articulos/FUNCAS_PS/001art06.pdf

Tezanos, J. F. (2001). *La sociedad dividida. Estructura de clases y desigualdad en las sociedades tecnológicas.* Madrid: Biblioteca Nueva.

Townsend, E. y Wilcock, A. (2004). Occupational justice and client-centred practice: a dialogue in progress. *Canadian Journal of Occupational Therapy, 71,* 75-87.

Verdugo Alonso, M., Schalock, R. y Gómez Sánchez, L. (2022). Quality of Life and the International Convention on the Rights of Persons With Disabilities. *Psicothema, 34*(2), 182-191. https://www.psicothema.com/pdf/4735.pdf

Whalley Hammel, K. (2019). Building globally relevant occupational therapy from the strength of our diversity. *World Federation of Occupational Therapists Bulletin, 75*(1), 13-26. https://bulletin.wfot.org/wfot-bulletin/article/view/1410

Wilcock, A. (2006). *An Occupational Perspective of Health* (2ª ed). Thorofare, NJ.

Wilcock, A. y Hocking, C. (2015). *An Occupational Perspective of Health.* SLACK Incorporated.

Zango, I. (2017). *Terapia ocupacional comunitaria.* Síntesis.

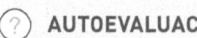

AUTOEVALUACIÓN

Investigación e innovación en terapia ocupacional aplicada a la salud mental

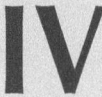

IV

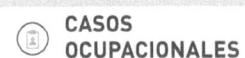
CASOS OCUPACIONALES

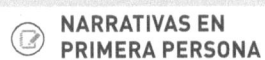
NARRATIVAS EN PRIMERA PERSONA

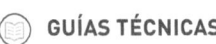
GUÍAS TÉCNICAS

Técnicas de investigación en terapia ocupacional en salud mental

19

O. López Martín

 OBJETIVOS

- Explorar las metodologías de investigación aplicadas a la terapia ocupacional en salud mental.
- Familiarizar a los profesionales con técnicas de recolección y análisis de datos específicas para la investigación cuantitativa y cualitativa.
- Promover la capacidad de los terapeutas ocupacionales para diseñar y llevar a cabo investigaciones relevantes para la práctica clínico-ocupacional.
- Analizar la ética y la integridad en la investigación en terapia ocupacional en salud mental.

«Es necesario mejorar la salud mental por medio de un liderazgo y una gobernanza más eficaces, la prestación de una atención completa, integrada y adaptada a las necesidades en un marco comunitario, la aplicación de estrategias de promoción y prevención, y el fortalecimiento de los sistemas de información, los datos científicos y las investigaciones».

OMS, 2025

INTRODUCCIÓN

En el complejo ámbito de la salud mental, los trastornos mentales graves afectan a millones de personas en el mundo y representan un reto para el desarrollo de las comunidades y las poblaciones. La terapia ocupacional gestiona las ocupaciones significativas como ejes fundamentales de la salud mental y de los procesos de recuperación de la autonomía y la calidad de vida de las personas con enfermedad mental, por lo que requiere de respaldo científico que evidencie que se están prestando los mejores bienes, productos y servicios para las personas y las poblaciones.

La investigación en terapia ocupacional en salud mental desempeña un rol fundamental al proporcionar evidencia científica, mejorando la práctica clínica y el avance del conocimiento en el campo. En este capítulo se trata la importancia de la investigación en terapia ocupacional en salud mental y en las técnicas que guían este procedimiento.

El proceso de investigación comienza con la formulación de preguntas pertinentes, seguida por la planificación y el diseño cuidadoso de los estudios, junto con la selección de los métodos más adecuados. Posteriormente, la precisa recolección de datos y el cuidado de los aspectos éticos se convierten en pasos cruciales, seguidos de un análisis riguroso para interpretar los hallazgos con precisión. Además, difundir los resultados de manera efectiva es esencial para su aplicación en la práctica clínica e informar sobre las políticas relacionadas.

A lo largo de este capítulo se proporciona una visión completa y global de la investigación en terapia ocupacional en salud mental, con el propósito de enriquecer la práctica profesional de los terapeutas ocupacionales que trabajan en este campo y brindar una guía útil para los estudiantes interesados en profundizar en esta área. Se persigue, por tanto, lograr un impacto sobre la salud, participación, calidad de vida, competencia de roles, bienestar y justicia ocupacional de cada persona, grupo y población, y fortalecer el conocimiento y las habilidades de aquellos que se dedican a proporcionar atención sociosanitaria en este ámbito (AOTA, 2020).

DISEÑO DE INVESTIGACIÓN EN SALUD MENTAL

El diseño de investigación en salud mental en el campo de la terapia ocupacional debe adaptarse a la complejidad inherente a los problemas de salud mental. Desde estudios observacionales hasta ensayos clínicos controlados, los investigadores deben seleccionar el diseño más adecuado para abordar las preguntas de investigación y minimizar los posibles sesgos.

Selección de enfoques y métodos de investigación

La selección de enfoques y métodos de investigación en el ámbito de la terapia ocupacional en salud mental es un proceso fundamental que guía la exploración y comprensión de los trastornos mentales graves, así como el desarrollo de intervenciones terapéuticas efectivas, ligadas a la realidad del momento presente. En este contexto, el método científico emerge como un marco estructurado y riguroso para abordar preguntas de investigación específicas y responderlas de manera confiable y válida.

A lo largo de los años se han ido aportando diversas definiciones y acercamientos al concepto de método científico; no obstante, la mayoría de ellos comparten que, en su esencia, el método científico es un proceso sistemático y objetivo que se basa en la observación, la formulación de hipótesis, la recopilación de datos, el análisis y la interpretación de resultados (Bunge, 1969; Popper, 1962). En el contexto de la terapia ocupacional en salud

mental, este enfoque metodológico es esencial para comprender mejor los trastornos mentales y desarrollar intervenciones terapéuticas efectivas que promuevan el bienestar de las personas afectadas.

La formulación de preguntas de investigación significativas es el punto de partida del proceso científico. Estas preguntas surgen de observaciones en la práctica clínica, la bibliografía existente y las necesidades identificadas en la comunidad. Por ejemplo, una pregunta de investigación relevante en el ámbito de la terapia ocupacional en salud mental podría ser: ¿Cuál es el impacto de la participación en actividades significativas en la calidad de vida de las personas con trastornos mentales graves? Una vez formuladas las preguntas de investigación, el siguiente paso es diseñar el estudio y seleccionar métodos apropiados para responderlas. En el contexto de la terapia ocupacional en salud mental, los investigadores pueden emplear una variedad de enfoques y métodos, dependiendo de la naturaleza de la pregunta de investigación y los objetivos del estudio.

Los **enfoques cuantitativos** se centran en la recolección y el análisis de datos numéricos para responder preguntas de investigación específicas y objetivas. Estos métodos utilizan técnicas estadísticas para identificar patrones, relaciones y tendencias en los datos recopilados. Por ejemplo, un estudio cuantitativo en terapia ocupacional en salud mental podría utilizar cuestionarios estandarizados para medir la calidad de vida de las personas participantes, antes y después de participar en un programa de intervención.

En cambio, los **enfoques cualitativos** se centran en comprender en profundidad los significados, las experiencias y las percepciones de las personas. Estos métodos utilizan técnicas como las entrevistas en profundidad, los grupos focales y el análisis de contenido para explorar temas complejos y multifacéticos. En el contexto de la terapia ocupacional en salud mental, un estudio cualitativo podría explorar las experiencias de las personas con trastornos mentales graves en relación con su participación en actividades significativas.

Ambos enfoques de investigación emplean procesos cuidadosos, metódicos y empíricos en su esfuerzo por generar conocimiento. En términos generales, estos métodos utilizan cinco estrategias similares y relacionadas entre sí (Grinnell, 1997):

- Observación y evaluación de fenómenos: ambos enfoques comienzan con la observación y evaluación de eventos o situaciones relevantes.
- Establecimiento de suposiciones o ideas: a partir de la observación, se generan suposiciones o ideas que pueden explicar los fenómenos observados.
- Demostración del fundamento de las suposiciones o ideas: ambos enfoques buscan demostrar el grado en que las suposiciones o ideas tienen una base empírica.
- Revisión y análisis: ambos enfoques revisan y analizan las suposiciones o ideas a la luz de pruebas o análisis adicionales.
- Generación de nuevas observaciones y evaluaciones: ambos enfoques proponen nuevas observaciones y evaluaciones para aclarar, modificar o fundamentar las suposiciones e ideas existentes, o incluso para generar otras nuevas.

Sin embargo, a pesar de estas similitudes generales, la aproximación cuantitativa y la cualitativa tienen características distintivas propias, que se abordan más adelante.

Los **diseños mixtos** integran elementos de enfoques cuantitativos y cualitativos, brindando una comprensión más completa y holística del fenómeno estudiado. Combinando la recolección de datos cuantitativos y cualitativos, los investigadores pueden obtener una visión más exacta de la efectividad de las intervenciones terapéuticas y de los factores que influyen en el bienestar de las personas. Por ejemplo, un estudio mixto en terapia ocupacional en salud mental podría combinar la recopilación de datos cuantitativos sobre la participación en actividades significativas con entrevistas cualitativas para explorar las experiencias de las personas participantes.

Diseño de estudios adaptados a la complejidad de la salud mental

El diseño de estudios en el ámbito de la salud mental es una tarea compleja que requiere una consideración cuidadosa de múltiples factores para garantizar la validez y la aplicabilidad de los resultados. Adaptar el diseño de un estudio a la complejidad inherente de los trastornos mentales implica considerar la heterogeneidad de estos, el control de los factores de confusión, la temporalidad de los síntomas y un enfoque centrado en la persona. Los trastornos mentales y, en general, los problemas de salud mental son condiciones altamente variadas que pueden manifestarse de diferentes maneras en distintas personas (American Psychiatric Association, 2013). El control adecuado de los factores de confusión, así como de las variables de interés, es esencial para garantizar la validez interna de los resultados. Así, las personas investigadoras deben diseñar estudios que permitan controlar estos factores, utilizando técnicas de muestreo específicas, el emparejamiento de grupos o el control estadístico de variables de confusión en el análisis de los datos (Argimón y Jiménez, 2019). La temporalidad y la dinámica de los trastornos mentales también deben ser consideradas en el diseño de estudios en salud mental. Así, los diseños longitudinales pueden ayudar a capturar las fluctuaciones de los síntomas y a evaluar la eficacia de las intervenciones a lo largo del tiempo (Anstey y Hofer, 2004). Además, resulta fundamental adoptar un enfoque centrado en la persona, involucrando activamente a las personas con experiencia en trastornos mentales en todas las etapas del proceso de investigación (Salud *et al.*, 2016). Esto asegura que los estudios sean culturalmente sensibles, relevantes y significativos para aquellos a quienes afectan directamente, promoviendo una mayor participación y compromiso con la investigación.

Protocolo de investigación

El protocolo de investigación desempeña un papel central en el proceso de investigación para garantizar la calidad, coherencia y validez de los estudios. Implica una hoja de ruta detallada que guía el desarrollo y la ejecución del estudio, así como un mecanismo de transparencia y reproducibilidad que permite a otros investigadores replicar y validar los resultados obtenidos (Del Mar Rodríguez del Águila et al., 2007; Otzen et al., 2017).

En primer lugar, la definición clara de los objetivos del estudio es un requisito fundamental, pues estos objetivos –específicos, medibles, alcanzables, relevantes y limitados en el tiempo (SMART)– dirigen todas las etapas de la investigación, desde la selección de las personas participantes hasta la interpretación de los resultados (Locke y Latham, 2002).

La descripción detallada de los métodos y procedimientos utilizados constituye otro componente esencial e implica especificar el diseño del estudio, los criterios de inclusión y exclusión de las personas participantes, los instrumentos de medición utilizados, los procedimientos de recolección de datos y el plan de análisis estadístico. Igualmente, la consideración de posibles riesgos éticos y la implementación de medidas para mitigarlos son aspectos críticos que deben abordarse en el protocolo de investigación. Esto supone garantizar el respeto de los derechos y la dignidad de las personas participantes, así como minimizar cualquier riesgo de daño o malestar (Rohrich, 2007).

Además de estos elementos, el protocolo de investigación puede incluir detalles sobre el presupuesto y los recursos necesarios, así como el cronograma de actividades y los roles y responsabilidades del equipo investigador (Del Mar Rodríguez del Águila et al., 2007).

El protocolo de investigación, así como de cada una de las partes recomendadas que debería contener, se detalla y amplía en uno de las guías técnicas que complementan esta sección del libro, Diseño de protocolos de investigación en terapia ocupacional en salud mental.

INVESTIGACIÓN CUANTITATIVA

La investigación cuantitativa en terapia ocupacional en salud mental constituye un pilar fundamental para comprender la efectividad de las intervenciones terapéuticas y los factores que influyen en el bienestar psicológico de las personas. Este enfoque se caracteriza por el uso de métodos cuantitativos para medir y analizar variables numéricas, con el propósito de establecer relaciones causales o correlativas entre diferentes fenómenos (Creswell, 2005).

Conceptualización

La conceptualización en la investigación cuantitativa requiere una sólida fundamentación teórica y una cuidadosa formulación de hipótesis. Los investigadores deben identificar claramente las variables de interés y definir las relaciones esperadas entre ellas (González et al., 2020). En el contexto de la terapia ocupacional en salud mental, esta etapa implica comprender cómo las ocupaciones significativas impactan en la salud mental y el bienestar de las personas, y cómo estos efectos pueden ser cuantificados y evaluados.

Técnicas de recolección de datos

La selección adecuada de técnicas de recolección de datos es fundamental para garantizar la validez y confiabilidad de la investigación cuantitativa en terapia ocupacional en salud mental. Entre las herramientas más comunes se encuentran los cuestionarios, las escalas de evaluación y los registros clínicos. Estas técnicas pueden ser administradas de manera presencial, en línea o a través de dispositivos móviles, según las necesidades específicas del estudio y las características de la población objetivo (Creswell y Creswell, 2018).

En la tabla 19-1 se muestran las principales características de las técnicas de recolección de datos en investigación cualitativa en terapia ocupacional en salud mental.

Análisis estadístico y proceso de interpretación de datos

Una vez recopilados los datos, se lleva a cabo un análisis estadístico para identificar patrones, tendencias y asociaciones significativas.

Tabla 19-1. Técnicas de recolección de datos en investigación cuantitativa en terapia ocupacional en salud mental		
Técnica	**Descripción**	**Ventajas/limitaciones**
Cuestionario	Herramienta estructurada que consiste en una serie de preguntas estandarizadas sobre variables específicas relacionadas con la salud mental y la ocupación	• Permite recopilar datos de manera rápida y eficiente, y facilita la comparación entre participantes • Puede generar sesgo de respuesta y depende de la sinceridad y comprensión del participante
Escala de evaluación	Instrumento diseñado para medir niveles específicos de constructos relacionados con la salud mental, como la ansiedad o la calidad de vida	• Proporciona mediciones cuantitativas estandarizadas y permite evaluar cambios a lo largo del tiempo • Algunas escalas pueden ser extensas y consumir tiempo, y requieren una interpretación adecuada
Entrevista estructurada	Diálogo planificado y dirigido en el que se hacen preguntas específicas sobre la salud mental y el impacto de la terapia ocupacional en la vida diaria	• Permite obtener información detallada y contextualizada • Puede consumir más tiempo que otros métodos de recolección de datos y requiere de habilidades de entrevista adecuadas

Este proceso implica la aplicación de técnicas estadísticas apropiadas, como pruebas de correlación, regresión y análisis de varianza, según la naturaleza de los datos y los objetivos del estudio. La interpretación de los resultados requiere una evaluación cuidadosa de su relevancia clínica y práctica, así como una consideración de los posibles sesgos y limitaciones del estudio (González *et al.*, 2020).

INVESTIGACIÓN CUALITATIVA

La investigación cualitativa en terapia ocupacional en salud mental se centra en comprender en profundidad las experiencias, perspectivas y significados de las personas en relación con su salud mental y ocupaciones diarias. A través de métodos cualitativos, los investigadores exploran la complejidad y la riqueza de los fenómenos psicológicos y ocupacionales, buscando revelar aspectos que pueden escapar a la medición cuantitativa (Creswell, 2009).

Conceptualización

La conceptualización en la investigación cualitativa implica la exploración detallada de los contextos sociales, culturales y personales que influyen en la salud mental y el bienestar de las personas. Este enfoque se basa en teorías y marcos conceptuales que destacan la importancia del significado, la subjetividad y la interpretación en la comprensión de la experiencia humana (Bautista, 2022).

Técnicas de recolección de datos

Las técnicas de recolección de datos en la investigación cualitativa son flexibles y adaptativas, permitiendo una exploración profunda y contextualizada de los fenómenos estudiados. Entre las herramientas más utilizadas se encuentran las entrevistas semiestructuradas, los grupos focales, la observación participante y el análisis de documentos. Estas técnicas permiten a los investigadores capturar la diversidad y la complejidad de las experiencias de las personas en relación con su salud mental y ocupaciones diarias (Alegre, 2022).

En la **tabla 19-2** se muestran las principales características de las técnicas de recolección de datos en investigación cualitativa en terapia ocupacional en salud mental.

Análisis cualitativo y proceso de interpretación de datos

El análisis cualitativo de los datos recopilados implica una inmersión profunda en el material, buscando identificar patrones, temas y relaciones emergentes. Los investigadores utilizan técnicas de codificación, categorización y triangulación para organizar y dar sentido a los datos (Ruiz, 2021). La interpretación de los resultados se basa en una comprensión holística y contextualizada de las experiencias de las personas, considerando su contexto social, cultural y personal (Hernández y Mendoza, 2018).

DIFUSIÓN DE LOS RESULTADOS

La difusión efectiva de los resultados de la investigación es crucial para garantizar que los hallazgos contribuyan de manera significativa al avance del campo de la terapia ocupacional en salud mental (Salud *et al.*, 2016). En este apartado se exploran los diferentes aspectos del proceso de difusión, desde el diseño de artículos de investigación hasta la presentación de ponencias y la creación de formatos gráficos y pósteres.

Diseño de artículos de investigación

El diseño de artículos de investigación es fundamental para comunicar de manera clara y precisa los hallazgos y las implicaciones de un estudio. Los investigadores deben seguir las convenciones y pautas establecidas por revistas científicas especializadas en terapia ocupacional y salud mental. Esto incluye la estructura básica del artículo, que generalmente comprende apartados como introducción, método, resulta-

Tabla 19-2. Técnicas de recolección de datos en investigación cualitativa en terapia ocupacional en salud mental

Técnica	Descripción	Ventajas/limitaciones
Entrevistas en profundidad	Entrevistas individuales con personas participantes seleccionadas, donde se exploran en detalle sus experiencias, percepciones y significados relacionados con la terapia ocupacional en salud mental	• Permiten obtener una comprensión profunda de las experiencias individuales y perspectivas de las personas participantes • Pueden ser intensivas en tiempo y recursos, especialmente en la transcripción y análisis
Grupos focales	Sesiones de discusión en grupo, moderadas por un facilitador, en las que se exploran temas específicos relacionados con la terapia ocupacional en salud mental	• Proporcionan *insights* sobre percepciones y opiniones compartidas dentro de un grupo de personas • Requieren un cuidado especial para gestionar dinámicas de grupo
Observación participante	Inmersión del investigador en el entorno de estudio para observar y participar en actividades relacionadas con la terapia ocupacional en salud mental	• Proporciona una comprensión contextualizada de los comportamientos y dinámicas sociales en situaciones reales • Puede ser subjetiva y estar influenciada por los sesgos del investigador, y requiere tiempo y acceso al campo de estudio

dos, discusión y conclusiones. Además, se debe prestar atención a la redacción precisa, la presentación lógica de los datos y el uso adecuado de tablas, gráficos e imágenes para resaltar los hallazgos más relevantes (Gemayel, 2016).

Diseño de ponencias y comunicaciones

La presentación de ponencias y comunicaciones en conferencias y simposios es una oportunidad invaluable para compartir los resultados de la investigación con la comunidad académica y profesional. El diseño de estas presentaciones debe ser claro, conciso y visualmente atractivo, utilizando diapositivas o medios audiovisuales para complementar la exposición oral. Los investigadores deben destacar los aspectos más importantes de su estudio, resumiendo los objetivos, métodos, resultados y conclusiones de manera accesible para el público objetivo. Además, se debe fomentar la interacción y el debate con la audiencia, permitiendo el intercambio de ideas y la retroalimentación constructiva.

Diseño de formatos gráficos y pósteres

Los formatos gráficos y los pósteres son herramientas eficaces para comunicar de manera visual los hallazgos de la investigación en terapia ocupacional en salud mental. Estos materiales deben ser diseñados de manera clara y atractiva, utilizando imágenes, gráficos y textos para resumir los aspectos más importantes del estudio. Es importante mantener un equilibrio entre la cantidad de información presentada y su legibilidad, evitando la saturación visual y priorizando los mensajes clave. Además, se debe incluir información sobre los objetivos, métodos, resultados y conclusiones del estudio, así como referencias bibliográficas para aquellos interesados en obtener más detalles.

ÉTICA EN LA INVESTIGACIÓN EN SALUD MENTAL

La ética en la investigación en salud mental es un pilar fundamental que garantiza el respeto, la dignidad y la protección de las personas participantes, así como la integridad y la validez de los estudios. A continuación se explican los principios éticos aplicados a la investigación, en general, y las consideraciones específicas en el contexto de la terapia ocupacional en salud mental.

Principios éticos aplicados a la investigación

La investigación en salud mental, al igual que en cualquier otro campo, debe regirse por principios éticos fundamentales. Entre estos se encuentran el respeto a la autonomía y la dignidad de las personas participantes, la beneficencia (promoción del bienestar y prevención de daños), la justicia (distribución equitativa de los beneficios y cargas de la investigación) y la integridad científica (honestidad, transparencia y rigor en la investigación). Estos principios están enraizados en normas éticas internacionales, como la Declaración de Helsinki y las directrices éticas internacionales para la investigación biomédica con seres humanos.

Consideraciones específicas en terapia ocupacional en salud mental

La terapia ocupacional en salud mental presenta consideraciones éticas específicas debido a la naturaleza de su intervención y la población atendida. Por ejemplo, el respeto a la autonomía de la persona es fundamental en la toma de decisiones relacionadas con su tratamiento y participación en la investigación. Además, se debe garantizar la confidencialidad y la privacidad de la información recopilada durante el proceso de investigación, especialmente en estudios que involucran datos sensibles sobre la salud mental de las personas participantes. La inclusión de medidas para proteger el bienestar emocional de las personas participantes y prevenir cualquier daño psicológico es una prioridad en la investigación en terapia ocupacional en salud mental. Esto puede implicar el desarrollo de protocolos de intervención y seguimiento para aquellas personas participantes que puedan experimentar angustia emocional como resultado de su participación en el estudio.

Para el desarrollo de los estudios de investigación será relevante la aprobación del correspondiente protocolo por un comité de ética en investigación, que velará por el cumplimiento de todas las recomendaciones de la Declaración de Helsinki. Además, es importante garantizar que todas las personas participantes sean informadas de la finalidad del estudio y detallar que se llevará a cabo la firma de un **consentimiento informado** para garantizar que la participación es por voluntad propia. En este documento se informa acerca de las características del proyecto y todas las cuestiones relevantes vinculadas con él.

La confidencialidad de los datos personales se garantizará mediante su protección e inclusión en un fichero custodiado y tratado de acuerdo con la legislación aplicable: en el contexto español, la Ley 41/2002 de autonomía del paciente y de la documentación clínica; la Ley 44/2003 de ordenación de las profesiones sanitarias; la Ley 14/2007 de investigación biomédica; el Reglamento (UE) 2016/679 relativo a la protección de datos personales, y la Ley Orgánica 3/2018 de protección de datos personales y garantía de los derechos digitales.

 EXPERIENCIA OCUPACIONAL: mejora de la calidad de vida en personas con trastorno bipolar

Proceso:

- **Objetivo**: en este estudio se explorará cómo la terapia ocupacional puede contribuir a mejorar la calidad de vida de las personas con trastorno bipolar.

- **Diseño de investigación en salud mental**: el estudio utilizará un diseño mixto, combinando métodos cuantitativos y cualitativos, para obtener una comprensión holística de los efectos de la terapia ocupacional en personas diagnosticadas de trastorno bipolar.

- **Selección de enfoques y métodos de investigación**: se utilizarán enfoques tanto cuantitativos como cualitativos para abordar los diferentes aspectos del estudio. Los métodos cuantitativos incluirán la evaluación del funcionamiento ocupacional mediante cuestionarios estandarizados, mientras que los métodos cualitativos se centrarán en la comprensión en profundidad de las experiencias de las personas con la terapia ocupacional.

- **Diseño de estudios adaptados a la complejidad de la salud mental**: el diseño del estudio considerará la complejidad del trastorno bipolar, utilizando medidas sensibles al cambio en el funcionamiento ocupacional y evaluaciones validadas, contemplando las fluctuaciones del estado de ánimo y los factores contextuales.

- **Protocolo de investigación**: el protocolo de investigación detallará los objetivos del estudio, los criterios de inclusión y exclusión de las personas participantes, los procedimientos de intervención y evaluación, así como las consideraciones éticas y de seguridad. Se garantizará el consentimiento informado de las personas participantes y se protegerá su privacidad y confidencialidad.

- **Análisis estadístico y proceso de interpretación de datos**: los datos cuantitativos se analizarán mediante análisis estadísticos descriptivos e inferenciales para identificar patrones y asociaciones significativas. La interpretación de los resultados se realizará considerando el contexto clínico y la relevancia para la práctica de la terapia ocupacional en salud mental.

(Continúa)

EXPERIENCIA OCUPACIONAL: mejora de la calidad de vida en personas con trastorno bipolar (*cont.*)

- **Principios éticos aplicados a la investigación y consideraciones específicas en terapia ocupacional en salud mental**: se cumplirá rigurosamente con los principios éticos de la Declaración de Helsinki, garantizando la participación voluntaria y el respeto a la dignidad y los derechos de las personas con trastorno bipolar en la investigación.
- **Difusión de resultados**: los hallazgos del estudio se comunicarán a través de artículos en revistas científicas, presentaciones en conferencias profesionales y la creación de materiales visuales, como pósteres y presentaciones en diapositivas, para llegar a una audiencia amplia de terapeutas ocupacionales y profesionales de la salud mental.

PREGUNTAS DE REFLEXIÓN

- ¿Cómo influyen los enfoques y métodos de investigación en terapia ocupacional en la efectividad de las intervenciones terapéuticas en salud mental?
- ¿Qué dimensiones hay que considerar para el diseño de preguntas de investigación pertinentes para que impacten en la calidad y relevancia de la investigación en terapia ocupacional en salud mental?
- Considerando la complejidad de los dominios de salud mental y ocupacionales, ¿cómo contribuyen los diseños de investigación a la comprensión integral y transdisciplinar de las necesidades de las personas y poblaciones, y de los procesos de recuperación?

PUNTOS CLAVE

- La terapia ocupacional gestiona las ocupaciones significativas como ejes fundamentales de la salud mental y de los procesos de recuperación de la autonomía y la calidad de vida de las personas con enfermedad mental, por lo que requiere de respaldo científico que evidencie que se están prestando los mejores bienes, productos y servicios para las personas y las poblaciones.
- La investigación en terapia ocupacional en salud mental desempeña un papel crucial al proporcionar evidencia científica, mejorando la práctica clínica y el avance del conocimiento en el campo.
- El enfoque cuantitativo se centra en la recolección y el análisis de datos numéricos para responder preguntas de investigación específicas y objetivas, mientras que el enfoque cualitativo se centra en comprender en profundidad los significados, las experiencias y las percepciones de las personas.

- La investigación cuantitativa en terapia ocupacional en salud mental constituye un pilar fundamental para comprender la efectividad de las intervenciones terapéuticas y los factores que influyen en el bienestar psicológico de las personas.
- La investigación cualitativa en terapia ocupacional en salud mental se centra en comprender en profundidad las experiencias, perspectivas y significados de las personas en relación con su salud mental y ocupaciones diarias.
- La difusión efectiva de los resultados de la investigación es crucial para garantizar que los hallazgos contribuyan de manera significativa al avance del campo de la terapia ocupacional en salud mental.
- La ética en la investigación en salud mental es un pilar fundamental que garantiza el respeto, la dignidad y la protección de las personas participantes, así como la integridad y la validez de los estudios.

REFERENCIAS BIBLIOGRÁFICAS

Alegre Brítez, M. Á. (2022). Aspectos relevantes en las técnicas e instrumentos de recolección de datos en la investigación cualitativa. Una reflexión conceptual. *Población y Desarrollo, 28*(54), 93-100.

American Psychiatric Association (2013). *Diagnostic and statistical manual of mental disorders: DSM-5*. Washington, DC: American Psychiatric Association.

Anstey, K. J. y Hofer, S. M. (2004). Longitudinal designs, methods and analysis in psychiatric research. *Australian and New Zealand Journal of Psychiatry, 38*(3), 93-104.

AOTA (2020). Occupational Therapy Practice Framework: Domain and Process—Fourth Edition. *The American Journal of Occupational Therapy, 74*(Supplement_2), 7412410010p1-7412410010p87. https://ajot.aota.org/article.aspx?articleid=2766507

Argimón Pallás, J. M. y Jiménez Villa, J. (2019). *Métodos de investigación clínica y epidemiológica* (5ª ed.). Barcelona: Elsevier.

Bautista, N. P. (2022). *Proceso de la investigación cualitativa: epistemología, metodología y aplicaciones*. Colombia: Editorial El Manual Moderno.

Bunge, M. (1969). La investigación científica: su estrategia y su filosofía (M. Sacristán, Trad.) (1.ª ed.). Barcelona, España: Ariel.

Creswell, J. (2005). *Educational research: Planning, conducting, and evaluating quantitative and qualitative research*. Upper Saddle River: Pearson Education.

Creswell, J. (2009). *Research Design: Qualitative, Quantitative, and Mixed Methods Approaches* (3ª ed.). Thousand Oaks, CA: Sage.

Creswell, J. W. y Creswell, D. J. (2018). *Research Design. Qualitative, Quantitative, and Mixed Methods Approaches*. Los Ángeles: SAGE.

Del Mar Rodríguez del Águila, M., Pérez Vicente, S., Sordo, L., Castillo, D., Amelia, M. y Sierra, F. (2007). Cómo elaborar un protocolo de investigación en salud. Medicina Clínica (Barcelona), *129*, (8), 299-302. http://www.seh-lelha.org/pdf/protocolo.pdf

Gemayel, R. (2016). How to write a scientific paper. *The FEBS Journal, 283*(21), 3882-3885.

González, M. Á. M., Villegas, A. S., Atucha, E. T. y Fajardo, J. F. (2020). *Bioestadística amigable* (4ª ed.). Barcelona: Elsevier.

Grinnell, R. (1997). *Social work research & evaluation: Quantitative and qualitative approaches*. E.E.

Hernández Sampieri, R. y Mendoza Torres, C. P. (2018). *Metodología de la investigación: las rutas cuantitativa, cualitativa y mixta*. McGraw-Hill Interamericana Editores, S.A. de C.V. https://www.mheducation.com.co/vs-metodologia-de-la-investigacion-rutas-de-la-investigacion-9781456262020-co

Locke, E. A. y Latham, G. P. (2002). Building a practically useful theory of goal setting and task motivation: A 35-year odyssey. *American Psychologist, 57*(9), 705-717.

Otzen, T., Manterola, C., Rodríguez-Núñez, I. y García-Domínguez, M. (2017). The Scientific Method. Its Relevance in Conducting Clinical Research. *International Journal of Morphology, 35*(3), 1031-1036.

Popper, K. R., (1962). *La lógica de la investigación científica*. Madrid: Tecnos.

Rohrich, R. J. (2007). Ethical approval of clinical studies, informed consent, and the Declaration of Helsinki: what you need to know. *Plastic and Reconstructive Surgery, 119*(7), 2307-2309.

Ruiz, A. E. T. (2021). El transitar en la investigación cualitativa: un acercamiento a la triangulación. *Revista Scientific, 6*(20), 275-295.

Salud, C. Y., Tortella-Feliu, M., Bá Nos, R. M. et al. (2016). Retos de la investigación psicológica en salud mental. *Clínica y Salud, 27*, 37-43.

 ⓘ **AUTOEVALUACIÓN**

Innovación aplicada a la terapia ocupacional en salud mental

20

Ó. Sánchez Rodríguez

OBJETIVOS

- Examinar la importancia de la innovación en el ámbito de la terapia ocupacional en salud mental.
- Explorar las tecnologías y enfoques emergentes que pueden mejorar la eficacia de las intervenciones en salud mental.
- Fomentar la creatividad y el pensamiento innovador entre los profesionales de la terapia ocupacional.

> «¿Somos capaces de reimaginar un mundo donde el aire limpio, el agua y los alimentos estén disponibles para todas las personas? ¿Donde se centren las economías en la salud y el bienestar? ¿Donde las ciudades sean habitables y la gente tenga control sobre su salud y la salud del planeta?».
>
> OMS, 2025

INTRODUCCIÓN

La atención a la salud mental durante las últimas décadas del siglo xx y el inicio del siglo xxi ha supuesto una gran génesis de nuevos modelos, así como transformaciones relevantes impulsadas por la investigación, los avances tecnológicos y la comprensión del bienestar y malestar psíquico, desde la garantía de los derechos humanos y el desarrollo global y específico de las regiones.

Estos contextos de cambio han supuesto un importante reto para las neurociencias y las ciencias sociosanitarias que se dedican a fortalecer los dominios de la salud mental, la gestión de los cuidados y la recuperación de las personas con trastornos mentales. Así, la terapia ocupacional transita por espacios contemporáneos en los que la demanda del mercado se vincula con la gestión de nuevos modelos centrados en las necesidades diarias de las personas. Estos nuevos modelos se caracterizan por la construcción de servicios humanizados, con espacios y lugares de buen trato, que ofrecen metodologías individualizadas centradas en cada persona y prácticas basadas en las mejores evidencias, que logran resultados de impacto que permiten poner en valor la recuperación de las personas y el retorno social de los servicios. Estos espacios se caracterizan por la deconstrucción del devenir histórico de la atención a la salud mental, muy alejada de esta demanda, y la construcción de un futuro prometedor centrado en la innovación (Sánchez Rodríguez *et al.*, 2012).

La innovación en salud implica desarrollar e implementar nuevas políticas, sistemas y procesos que determinen bienes, productos y servicios que ofrezcan mejoras en los dominios de la salud, en la gestión de la diversidad, en el incremento de la equidad y en resultados inclusivos. La innovación, además, es un componente clave para lograr comunidades sostenibles, que sean fuentes de bienestar y que logren mejorar los índices de desarrollo humano. Una población sana y ocupacionalmente funcional es esencial para una sociedad fuerte y próspera, y es uno de los retos clave para el siglo xxi. Así, se invita a la reflexión conjunta, a la gestión del *know-how* compartido y al desarrollo de formas innovadoras para la atención a la salud mental. Se trata de garantizar una vida sana y promover el bienestar para todas las personas, en todas las edades, independientemente de quiénes sean o dónde vivan; «salud para todas las personas» (OMS, 2023; WISH, 2024).

Para lograrlo, en primer lugar se requiere de una acción global gestora de un ecosistema de innovación en todo el mundo, para acelerar el logro de los objetivos de desarrollo sostenible y la renovación de estos, para ajustar las desviaciones y alcanzar más impactos. En segundo lugar, se requiere de la estimulación regional y gobernanza de todos los grupos de interés formados por las administraciones públicas y privadas, disciplinas y colegios profesionales, y la coparticipación activa de los movimientos civiles de las personas con enfermedad mental. Y en tercer lugar es necesario el compromiso técnico y científico de los profesionales, estimulando la innovación en cada servicio mediante la aplicación de las mejores prácticas, que garanticen la cobertura de las necesidades de bienestar y la recuperación de las personas con enfermedad mental.

El eje fundamental de la innovación en salud mental implica la gestión de nuevos desarrollos en el ámbito de las neurociencias, identificando la vinculación de las estructuras y funciones corporales con los procesos de sufrimiento psíquico y diagnósticos psiquiátricos, y desarrollando nuestras técnicas terapéuticas y de tratamiento. Además, hay otros ejes prioritarios en la gestión de la innovación en salud mental vinculados con el diseño de contextos accesibles para las personas con enfermedad mental, la garantía de la participación inclusiva basada en los derechos humanos y el desarrollo de apoyos en la vida diaria para un desempeño ocupacional significativo. Además, un principio clave es el desarrollo de nuevos productos, bienes y servicios centrados en grupos específicos de alto riesgo en salud mental (menores, jóvenes, mujeres, personas mayores, personas migrantes, personas con situaciones de discapacidad, personas LGTBI+), considerando la interseccionalidad en la gestión de la innovación (OMS, 2023).

En este capítulo se explora el papel de la innovación en la terapia ocupacional dentro del ámbito de la salud mental. Se examinarán los conceptos fundamentales de innovación y su importancia en la mejora continua de la práctica clínico-ocupacional. Además, se explorarán los nuevos enfoques de intervención ocupacional en salud mental y las tecnologías emergentes aplicadas a la salud mental. Igualmente, se analizarán diversas estrategias para promover el pensamiento innovador, con el objetivo de fomentar un enfoque de gestión de la práctica que permita adaptar los servicios a las necesidades ocupacionales de cada persona.

La terapia ocupacional en salud mental debe integrar en su esencia la innovación en la gestión de nuevos productos, bienes y servicios, para ofrecer la mejor respuesta a las demandas y necesidades ocupacionales de las personas, y para garantizar la más alta eficacia de las intervenciones.

CONCEPTOS FUNDAMENTALES DE INNOVACIÓN EN TERAPIA OCUPACIONAL

A continuación se define la innovación en los servicios de terapia ocupacional y se detallan sus funciones en el campo de la salud mental.

Definición de innovación en los servicios de terapia ocupacional

La innovación en el ámbito de la terapia ocupacional es un eje clave de los servicios del siglo XXI y puede definirse como la introducción de bienes, productos y servicios ocupacionales en las sociedades, considerando la demanda y la oferta existente, y que cubran necesidades, mejoren la práctica y logren resultados sobre el desempeño ocupacional de las personas, grupos y poblaciones.

El Plan de acción mundial a favor de una vida sana y bienestar para todos parte del cambio de las metodologías de trabajo y del ecosistema sobre la salud de las personas y poblaciones. Se centra en alcanzar las metas de los objetivos de desarrollo sostenible relativas a la salud para 2030 mediante una mejor coordinación y colaboración entre 12 organismos multilaterales. Los siete ámbitos clave de estos procesos se vinculan con la investigación, el desarrollo, la innovación y el acceso; los datos y la salud digital; la atención primaria de salud; la financiación sostenible de la salud; la participación de la comunidad y la sociedad civil; los determinantes de la salud, y la programación innovadora en entornos frágiles y vulnerables, y en las respuestas a los brotes de enfermedades (OMS, 2019).

Así, la globalización de los espacios contemporáneos de las personas y poblaciones se configura con el deseo universal de la calidad de vida y las exigencias de productos, bienes y servicios que la garanticen. Además, el desarrollo social, la comunicación global y los avances tecnológicos están influyendo en las expectativas y necesidades de las personas y, por lo tanto, implican una exigencia a los profesionales sanitarios y sociales para su adaptación a las demandas de los diversos grupos de interés, el análisis de las causas raíz de las problemáticas de salud de grupos específicos de población y la búsqueda de nuevas soluciones para los problemas que correlacionan ocupación y salud mental, produciendo impactos de valor.

Además, en los contextos de la práctica de la terapia en salud mental, la innovación implica una revisión crítica de las prácticas tradicionales, la promoción de visiones y misiones transdisciplinares, y una actitud para la exploración y la investigación hacia nuevas metodologías para abordar las necesidades ocupacionales de las personas, evidenciando su eficacia. Para lograrlo son necesarios un compromiso personal de cada profesional y corporativo de mejora continua, la búsqueda de las mejores prácticas y la obtención de los mejores resultados posibles para las personas.

Este proceso implica gestionar los bienes, productos y servicios desde el concepto de utilidad marginal, conceptualizado como el beneficio que se obtiene del consumo de una unidad de bien, producto o servicio adicional o extra, es decir, la utilidad añadida que aporta el consumo de una unidad más del bien o servicio del que se trate, dada la necesidad que cubre de

la demanda del cliente. Este enfoque está relacionado con el concepto de valor añadido, que supone el deseo y el acto de consumo para la cobertura eficiente de una necesidad percibida de algún grupo de interés. Así, la demanda en las necesidades de salud y bienestar es similar a la de otros bienes, productos y servicios, aunque tiene algunas características específicas, pues se centra en el capital humano y el desarrollo de su bienestar (Grossman, 1972; OHCHR, 2023; OMS, 2021; Pinto Prades *et al.*, 2003):

- **Producción de salud.** La salud y el bienestar no «se venden» en el mercado, por eso las personas tienen que producir su propia salud y cuidados para el bienestar. A las personas no les interesa «consumir la asistencia sanitaria y social *per se*», sino que lo hacen para producir salud. Es decir, de los 365 días del año, las personas tienen un nivel específico de producción de días saludables que va a estar determinado por diversas variables que les afectan y que les hacen perder días saludables por enfermedad. Por ello, un criterio importante sería el *stock* disponible o posible de salud que tienen las personas y poblaciones, y si es posible promocionarlo e incrementarlo. Además, la disponibilidad de salud va a estar condicionada por infinidad de factores personales, como el género, la edad, el origen, la raza, el patrimonio, la red social o las preferencias, entre otras, así como por su interseccionalidad.
- **La salud como bien de inversión.** La salud es un bien de consumo y un bien de inversión. Un aumento en el tiempo dedicado a la salud tiene un efecto directo en el aumento en el tiempo disponible para otras actividades. Es decir, la salud es una inversión y justifica la demanda de bienes, productos y servicios que van a repercutir en el patrimonio vital del que las personas disponen para el bienestar que perciben en sus trayectorias y ocupaciones diarias.
- **Consumo de salud.** Las personas son consumidoras de bienes, productos y servicios de salud, y a la vez son productoras de salud, lo que les permite ofrecer otros

bienes, productos y servicios (trabajo, cuidado del hogar, cuidado de otros, etc.). Sin embargo, en este consumo influyen la capacidad de inversión y las decisiones de las personas respecto a consumir bienes, productos y servicios de salud, en contraposición a otros consumos que pueden influir negativamente en su patrimonio saludable y en el incremento de la vulnerabilidad y riesgos de enfermedad. Por un lado, implica un equilibrio entre la capacidad para invertir en el bienestar y las oportunidades que ofrecen los contextos; y, por otro, comporta un equilibrio entre la inversión que realizan las personas para sus cuidados, bienestar y salud, y el retorno marginal que reciben, es decir, los impactos percibidos asociados a sus inversiones, saciando sus preferencias y necesidades.

- **La revolución tecnológica en salud.** Las innovaciones y tecnologías digitales afectan al derecho a la salud, especialmente en términos de disponibilidad, accesibilidad, aceptabilidad, protección de datos y calidad de los servicios de salud. La inclusión digital y el acceso a una conectividad asequible y fiable también facilitan la mejora de la salud y el bienestar diario de las personas. La inteligencia artificial está ofreciendo grandes posibilidades para mejorar la salud de millones de personas en todo el mundo, pero es necesario que estas posibilidades se basen en seis principios: proteger la autonomía, promover el bienestar humano y la seguridad, garantizar la transparencia, fomentar la responsabilidad, asegurar la inclusión y la equidad, y promover la sostenibilidad.

La innovación abarca diversas líneas estratégicas, incluyendo el desarrollo de nuevos modelos y servicios de atención, la mejora de los procesos y las metodologías de intervención existentes, la implementación de enfoques transdisciplinares y la aplicación del desarrollo tecnológico para la gestión de la salud mental en la vida diaria. Cada una de estas líneas permite el desarrollo de infinidad de actuaciones en función de los contextos, los recursos disponibles, los perfiles de los grupos de interés y el propio perfil de cada terapeuta ocupacional en cuanto a características personales y competencias desarrolladas para la innovación.

Además, en la atención a la salud mental, la innovación en los contextos de atención se manifiesta en la adaptación *ad hoc* de las intervenciones a las necesidades ocupacionales específicas de cada persona, utilizando las metodologías tradicionales basadas en la evidencia junto con la incorporación de modificaciones innovadoras que mejoren la efectividad de las intervenciones. El fin de la innovación en terapia ocupacional es lograr una atención más eficaz y centrada en alcanzar resultados saludables en la vida diaria de cada persona. Esto requiere la exploración de nuevos enfoques, valorando de manera crítica los impactos positivos conseguidos en la salud, la participación, la calidad de vida, la competencia de roles, el bienestar y la justicia ocupacional (AOTA, 2020).

Funciones de la innovación en terapia ocupacional en salud mental

La mejora continua en terapia ocupacional aplicada a la salud mental implica un ciclo virtuoso y constante de evaluación, reflexión, intervención, adaptación y valoración de los impactos y el retorno social. Comporta un compromiso ético con la búsqueda de nuevas formas de mejorar los productos, bienes y servicios ocupacionales que, además, se vincula con los principios de inclusión de los desarrollos tecnológicos y científicos, la implementación de prácticas basadas en la evidencia y el diseño de nuevas teorías y modelos de intervención. Las funciones de la innovación en terapia ocupacional en salud mental se orientan a garantizar prácticas centradas en las personas y las poblaciones que aporten diversidad, equidad e inclusión.

En la **tabla 20-1** se aporta una tipificación clarificadora de estas funciones y los resultados esperados. A continuación, se definen cuáles son las funciones específicas de la innovación de la terapia ocupacional en salud mental

Tabla 20-1. Funciones de la innovación en terapia ocupacional en salud mental y principios asociados		
Función de la innovación	**Descripción**	**Principios y resultados ocupacionales**
Mejora de la calidad de vida	Promover la participación significativa y el equilibrio en las ocupaciones que impactan en el bienestar	Salud, justicia ocupacional, bienestar
Promoción de la autonomía	Facilitar la autodeterminación y la capacidad de tomar decisiones sobre la vida cotidiana	Competencia de roles, enfoque centrado en la persona, empoderamiento, justicia ocupacional
Reducción del estigma	Cambiar la percepción social hacia las personas con trastornos mentales, promoviendo la inclusión	Equidad e igualdad de derechos, participación social, calidad de vida, justicia ocupacional
Personalización de los tratamientos	Diseñar intervenciones adaptadas a las necesidades, intereses y evolución de cada individuo	Individualización, enfoque basado en la evidencia, respeto por la diversidad
Integración de nuevas tecnologías	Incorporar herramientas tecnológicas que optimicen el desempeño ocupacional y la accesibilidad	Calidad de vida, accesibilidad universal, justicia ocupacional
Apoyo a la investigación y desarrollo	Generar nuevos conocimientos y validar prácticas que mejoren los resultados clínicos y sociales	Investigación aplicada, práctica basada en la evidencia, mejora continua, transdisciplinariedad

(AOTA, 2020; Corrigan *et al.*, 2014; NIH, 2025; OMS, 2021, 2024; ONU, 2024; Wilcock, 2011):

- **Mejora de la calidad de vida.** Las acciones tienen que impactar directamente en la calidad de vida de las personas, ampliando sus oportunidades para participar en actividades significativas, mantener un equilibrio entre las ocupaciones y alcanzar un mayor bienestar en su vida diaria.
- **Promoción de la autonomía.** Buscan incrementar la capacidad de las personas para tomar decisiones sobre su vida, mejorar el desempeño independiente en las ocupaciones y ejercer la gestión de los contextos ambientales y personales con un enfoque basado en derechos, diversidad, equidad, inclusión y resiliencia.
- **Mejora de la autoimagen e imágenes públicas, con reducción del estigma.** Supone la transformación de la percepción de las personas con trastornos mentales tanto a nivel personal como social, fortaleciendo la identidad, el cambio en las narrativas públicas y la reducción de la distancia social, garantizando contextos centrados en derechos, diversidad, equidad e inclusión.
- **Tratamientos basados en las necesidades, preferencias y evolución individual.** Gestión de los servicios basada en la cobertura de necesidades, intereses y metas personales, promoviendo un enfoque centrado en cada persona y sus contextos.
- **Integración de nuevas tecnologías para el apoyo de la vida diaria de las personas.** Desarrollo, gestión e implementación de herramientas y recursos tecnológicos que enriquezcan las intervenciones ocupacionales, optimicen la práctica clínico-ocupacional y apoyen la vida diaria de las personas.
- **Apoyo a la investigación y desarrollo.** Gestión del conocimiento y el desarrollo de marcos teóricos, modelos y metodologías a través de la promoción de la investigación aplicada y el desarrollo de nuevas estrategias basadas en la evidencia, para mejorar los resultados sobre las personas y las poblaciones.

ENFOQUES INNOVADORES EN INTERVENCIONES OCUPACIONALES EN SALUD MENTAL

En los siguientes apartados se analizan las tipologías de innovación de terapia ocupacional en salud mental, y el fomento y estimulación de la innovación en la práctica clínico-ocupacional.

Tipologías de innovación de terapia ocupacional en salud mental

El desarrollo de la innovación en salud mental ha sido muy significativo en las últimas décadas. De manear específica, en terapia ocupacional se han diseñado nuevos contextos de intervención basados en la comunidad y en el fomento de la de la autonomía personal, y se han incorporado diversas tecnologías asociadas a la gestión de casos o de aplicación en nuevas estrategias e intervenciones. Además, se han promocionado modelos de atención fundamentados en la garantía de los derechos humanos y centrados en las personas. Esto implica un cambio de visión sobre las dimensiones de la salud mental de las personas y sobre el diseño de los servicios y prestaciones, que se han ido focalizando en la construcción de planes individualizados centrados en la calidad de vida.

Sin embargo, actualmente existe una gran distancia entre las dimensiones asociadas a la salud mental, la calidad de vida diaria y la disponibilidad de recursos, lo que deja un gran espacio para la innovación, la investigación y el desarrollo en terapia ocupacional en salud mental que configuren elementos de valor. La innovación en salud mental se enmarca en un contexto de gran cambio social, en el que el objetivo principal es ofrecer diversos insumos que proporcionen respuestas accesibles a los grupos de interés, que reconozcan su utilidad marginal por los beneficios que ofrecen y que sean garantes de resultados centrados en la participación, la calidad de vida, la competencia de roles, el bienestar y la justicia ocupacional (**Tabla 20-2**).

En la **figura 20-1** se exponen los elementos y factores principales implícitos en los procesos de innovación de terapia ocupacional en salud mental. A continuación, se ofrece una tipificación de los aspectos más importantes, pero esta no es estática, sino solo una generalización conceptual sobre algunas innovaciones de terapia ocupacional en salud mental:

- **Innovaciones en los modelos de atención**:
  - **Promoción de los derechos humanos**: proyectos y actuaciones centrados en procesos de educación a la población general, grupos de interés específicos y contextos (centros educativos, empresas, medios de comunicación, administraciones públicas, etc.), promocionando los dominios de la salud mental, reduciendo la distancia social entre la población general y las personas con enfermedad mental, y promocionando la inclusión basada en los derechos.
  - **Nuevo modelo de cuidados**: conjunto de respuestas orientadas a satisfacer las necesidades de las personas mediante el ofrecimiento de servicios y atenciones integrales, personalizadas y eficientes. Se centran en la atención clínica y sistemas de apoyo que tienen en consideración las necesidades por etapas vitales, las intervenciones en los contextos de la vida diaria desde una perspectiva comunitaria y la gestión de indicadores de calidad de vida. Implica el diseño y la disponibilidad de diversos servicios eficientes y sostenibles, teniendo en cuenta la atención a las diferencias de perfiles, contextos de vida, necesidades y evolución clínica.
  - **Atención centrada en la persona**: implica una visión que coloca a la persona en el centro de los servicios y los procesos de atención, respetando su autonomía, preferencias y valores. Implica diseñar nuevas estrategias de personalización de las intervenciones, contando con la persona como experta en su trayectoria ocupacional y en el diseño de su plan de tratamiento. Supone desarrollar nuevas formas de diálogos abiertos y de participación activa de las personas con enfermedad mental, para fomentar la toma de decisiones compartida.

Tabla 20-2. Modelo de innovación en terapia ocupacional en salud mental como valor añadido		
Dimensión clave	**Descripción**	**Valor añadido**
Visión centrada en la persona	Considerar a cada persona como cocreadora de propuestas y soluciones, adaptando las intervenciones a sus contextos personales y ambientales	Empodera a la persona y garantiza intervenciones significativas y sostenibles centradas en los contextos, patrones y habilidades
Colaboración transdisciplinaria	Integrar conocimientos y habilidades de diversas disciplinas, trabajando en equipo para abordar necesidades complejas y soluciones integrales	Potencia la creatividad, el desarrollo del conocimiento y el valor corporativo, y permite soluciones más completas y efectivas basadas en el apoyo mutuo y en objetivos comunes
Evaluación continua	Monitorear impactos y ajustar intervenciones de manera dinámica y adaptativa	Asegura la pertinencia y efectividad de las innovaciones implementadas a través del seguimiento, monitoreo y verificación de indicadores
Adaptación tecnológica	Incorporar herramientas digitales, tecnológicas y de inteligencia artificial para facilitar la práctica clínico-ocupacional y mejorar el desempeño	Incrementa la accesibilidad y moderniza la práctica ocupacional, reduciendo los procesos manuales e incrementando la potencialidad del razonamiento ocupacional y los resultados sobre las personas y otros grupos de interés
Compromiso ético y social	Promover intervenciones con el enfoque de los derechos humanos y basadas en la diversidad, equidad e inclusión, reduciendo las barreras contextuales y amenazas, y fortaleciendo los puntos fuertes, apoyos y oportunidades	Refuerza el rol de la terapia ocupacional como agente de cambio social y promociona las garantías de las normativas internacionales y regionales sobre los derechos humanos
Fomento del conocimiento	Generar, compartir y aplicar los conocimientos basados en la evidencia y las mejores prácticas	Contribuye al avance corporativo como ciencia de la ocupación y al fortalecimiento profesional

- **Sistemas de gestión de calidad total**: diseño de protocolos de actuación sobre los procesos de terapia ocupacional y definición de un cuadro de mando que implique la definición de estándares e indicadores de desempeño ocupacional vinculados a los impactos de los servicios.
- **Innovaciones en bienes, productos o servicios**:
  - **Accesibilidad y participación comunitaria**: actuaciones vinculadas al diseño de espacios y contextos comunitarios centrados en la accesibilidad total y la garantía de los derechos humanos, para lograr la participación igualitaria y equitativa de las personas en actividades necesarias y significativas. Fundamentalmente, en la inclusión formativa, laboral, ocio y gestión de relaciones sociales, y en la participación con iguales por perfiles de identidad ocupacional, y no por vinculación con el diagnóstico psiquiátrico, reduciendo así la distancia social y promocionando la plena inclusión.
  - **Servicios de terapia ocupacional virtual u *online***: permiten la provisión de servicios a través de plataformas en línea, promoviendo el vínculo remoto terapeuta-cliente, estableciendo estrategias facilitadoras de la continuidad de cuidados e

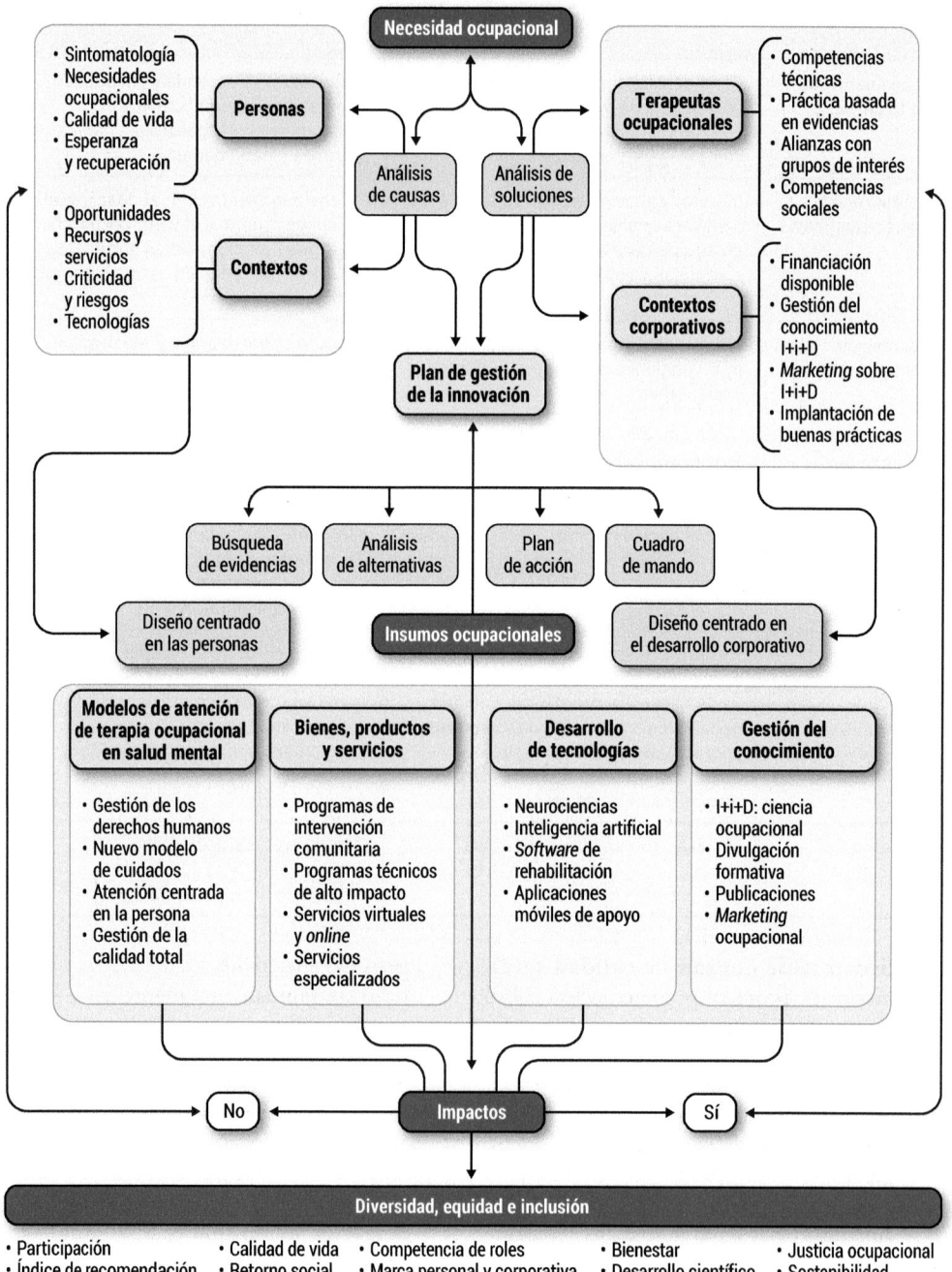

Figura 20-1. Procesos de innovación de terapia ocupacional en salud mental.

intervenciones basadas en apoyos para el desempeño ocupacional. Pueden vincularse a las aplicaciones móviles de apoyo a la vida diaria (aplicaciones diseñadas para la gestión de actividades cotidianas, manejo de los síntomas y seguimiento de las dimensiones de calidad de vida) y a la gestión de datos y procesos de alta eficacia sobre la evolución de la persona (diseño de objetivos, ajustes de intervenciones y reducción de la presencialidad frente a los resultados en la vida diaria).

– **Programas técnicos centrados en apoyos para la vida diaria y la recuperación**: con la incorporación de nuevos programas en contextos hospitalarios que mejoren el confort y la seguridad (diseño de espacios de atención con criterios de humanización, garantías de participación y representatividad), diseño de espacios y dispositivos de estimulación sensorial para ayudar a regular las respuestas en las habilidades de procesamiento (salas de estimulación sensorial o de baja estimulación, jardines o disponibilidad de televisión y wifi), programas de vinculación emocional con los entornos de referencia (terapias con animales, actividades significativas en espacios inclusivos de la comunidad, actividades multifamiliares de vinculación afectiva, etc.), programas flexibles de apoyo comunitario que permitan transiciones según las etapas clínicas y funcionales (servicios de apoyo clínico en el domicilio, alojamientos con diversos niveles de apoyo y supervisión terapéutica, sistemas de apoyo formativo en el propio contexto educativo, programas de empleo con apoyos específicamente prestados en el contexto laboral y el puesto de trabajo).

– **Servicios especializados de terapia ocupacional**: implican el diseño y la implementación de diversos servicios para cubrir demandas objetivas de la población general sobre la salud mental, de las personas con enfermedad mental y de diversos grupos de interés. Aborda servicios de consultoría (diseño de proyectos sobre salud mental para diversas organiza-ciones, proyectos de investigación, servicios de auditorías sobre factores de salud mental en diversos contextos ocupacionales: atención centrada en la persona, derechos humanos, etc.), servicios periciales de terapia ocupacional (gestión de valoraciones e informes de situaciones de valoración de incapacidad, discapacidad o determinación de apoyos para la capacidad de obrar), servicios de formación especializada (desarrollo de competencias en salud mental, supervisión de casos, supervisión de equipos, etc.).

• **Desarrollo de tecnologías de intervención**:

– **Neurociencias**: tecnologías aplicadas a las estructuras y funciones corporales. El desarrollo de nuevos fármacos de alto impacto, así como de tecnologías, está ofreciendo resultados muy positivos en terapias aplicadas por terapeutas ocupacionales sobre personas con enfermedad mental: estimulación magnética transcraneal (impulsos magnéticos para estimular áreas específicas del cerebro, ayudando a mejorar la sintomatología y funcionalidad); *biofeedback* (proporciona a las personas información en tiempo real sobre sus funciones fisiológicas asociadas a situaciones y sintomatología); *neurofeedback* (tipo de *biofeedback* que usa la electroencefalografía para enseñar a las personas a autorregular su actividad cerebral en diversas situaciones y sintomatología).

– **Inteligencia artificial**: implica una revolución histórica en el desarrollo humano, ofreciendo herramientas avanzadas para mejorar los procesos del diagnóstico ocupacional y las metodologías de intervención, optimizando los indicadores de los procesos de atención y los resultados hacia diversos grupos de interés. Por un lado, la inteligencia artificial se puede utilizar para gestionar grandes cantidades de registros, cuestionarios y observaciones identificando perfiles ocupacionales y vinculación con los dominios de salud mental, lo que permite el desarrollo de la investigación y la toma de decisiones en la práctica clínico-ocupacional. Y, por otro, la inteligencia artificial se está aplicando de manera progresiva en el desarrollo de aplicaciones y plataformas digitales que ofrecen apoyo especializado en la salud mental de las personas, como *chatbots* (orientación ocupacional en tiempo real), realidad virtual (simulación de situaciones de la vida diaria para el entrenamiento de habilidades), aplicaciones móviles (control de los dominios ocupacionales y su vinculación con los estados emocionales, orientando hacia actividades saludables, etc.).

- *Software* **de rehabilitación**: el uso de técnicas de realidad virtual y realidad aumentada mediante la exposición controlada a fuentes de estrés y situaciones desencadenantes, manejando diversas variables para desarrollar habilidades motoras, de procesamiento y habilidades sociales.
- **Aplicaciones móviles de apoyo a la vida diaria**: destinadas al apoyo de diversas actividades de la vida diaria, con el seguimiento de los síntomas y la gestión del bienestar y autonomía ocupacional, pudiendo adaptar las variables de manera individual para cada persona o grupos de población, según sus características (diagnóstico, edad, cultura, etc.).

- **Innovaciones en la gestión del conocimiento en terapia ocupacional en salud mental**:
  - **I+i+D**: implementación de programas especializados de formación, foros y jornadas de terapia ocupacional en salud mental centrados en la investigación, supervisión de casos, gestión de resultados basados en la evidencia, diseño y metodología de nuevos servicios, habilidades directivas, etc.
  - **Cursos en línea y webinarios**: con diversas metodologías de accesibilidad y flexibilidad (síncronos, asíncronos, locales, internacionales, corporativos y transdisciplinares), que fomenten el intercambio de buenas prácticas e innovación.
  - **Publicaciones**: incremento de las publicaciones de artículos y libros vinculados a modelos, técnicas, metodologías e investi-

gaciones de terapia ocupacional en salud mental, difundiendo el conocimiento en foros específicos propios, así como en contextos transdisciplinares.

- *Marketing* **ocupacional**: implica nuevas formas de posicionar la terapia ocupacional en la salud mental, incrementando su visibilidad, valor y reconocimiento interno, multidisciplinar y en la sociedad en su conjunto. Algunas actuaciones innovadoras se centran en incrementar el posicionamiento corporativo (campañas de comunicación sobre los beneficios en la salud mental, testimonios en primera persona, datos de investigación con resultados de impacto, etc.), alianzas estratégicas (colaboraciones con diversas organizaciones, proyectos transdisciplinares, etc.), reconocer las buenas prácticas dentro de la profesión (premios de innovación, conferencias y publicaciones que evidencien los logros en terapia ocupacional), *marketing* digital hacia diversos grupos de interés para aumentar la audiencia (posicionamiento en las redes sociales, gestión de blogs, pódcast y webinarios, servicios especializados de información, etc.).

Fomento y estimulación de la innovación en la práctica clínico-ocupacional

Fomentar la innovación en la práctica clínico-ocupacional requiere un enfoque centrado en la revisión crítica, la reflexividad de cada profesional, la gestión de la creatividad, la adopción de nuevas metodologías, el *marketing* centrado en los grupos de interés y la construcción de una cultura profesional abierta al cambio y al aprendizaje continuo. Este proceso beneficia a los profesionales, mejora la calidad de los servicios ofrecidos e incrementa los resultados obtenidos hacia las personas y poblaciones. En la tabla 20-3 se proponen algunos productos asociados a contextos invocadores en salud mental.

A continuación, se destacan estrategias clave y técnicas específicas para inspirar y fomentar la innovación en la práctica clínico-ocupacional:

Tabla 20-3. **Algunas innovaciones en salud mental**	
Tipo de innovación	**Descripción**
Florence 2.0	Plataforma multilingüe basada en inteligencia artificial que ofrece información sobre salud mental, tabaquismo y vida saludable. Conecta con dominios como educación, cuidado personal y salud. https://www.who.int/campaigns/s-a-r-a-h
Pahola2	Asistente virtual especialista en salud con inteligencia artificial de la Organización Panamericana de la Salud, que se centra en temas relacionados con el alcohol. Puede interactuar con cualquier persona interesada en hablar sobre su consumo de alcohol, evaluar su riesgo, reducir o dejar el alcohol o buscar recursos para el tratamiento y la recuperación. Puede realizar el diagnóstico e intervenciones breves, en particular la intervención breve basada en la entrevista motivacional. https://iris.paho.org/handle/10665.2/56371
STOP Suicide	Suicide prevenTion in sOcial Platforms es una herramienta que estudia los problemas de salud mental en las redes sociales a través de la inteligencia artificial. El objetivo es encontrar patrones relacionados con el alto riesgo de suicidio y otros trastornos que pueden derivar en esta problemática, como la depresión o los trastornos de la conducta alimentaria. https://stop-project.github.io/
FunDoo	Ofrece una amplia gama de información, desde desarrollo profesional y salud mental hasta cambio climático, violencia de género, aceptación de vacunas y mucho más, y prepara a los jóvenes para aprovechar las oportunidades y enfrentar retos. La plataforma permite a los jóvenes enfrentarse a un mundo que cambia rápidamente, tomar decisiones informadas, convertirse en ciudadanos responsables y alcanzar su máximo potencial. https://www.unicef.org/innovation/fundoo
Cátedra contra el estigma	Iniciativa gestionada a través de sinergias académicas, empresariales y de investigación que promueve la reducción del estigma mediante formación, investigación y sensibilización. Abarca, además, los dominios de posicionamiento social, derechos humanos, participación social y educación comunitaria para promover nuevas alianzas con diversos grupos de interés. https://www.contraelestigma.com/
IDEApp	Aplicación vinculada a una pulsera inteligente que fomenta la adherencia a cambios positivos en el ejercicio y rutinas diarias. Relacionada con los dominios de la salud, autocuidado y ocio. Recopila los datos de las personas afectadas por depresión y ofrece herramientas personalizadas para trabajar la motivación a través de notificaciones y recordatorios para favorecer la adherencia y contribuir activamente a los cambios. https://ideapp.imim.cat/#/
Estimulación magnética transcraneal	Innovadora técnica de neuroestimulación no invasiva mediante la que se utilizan pulsos repetitivos, breves y altamente enfocados, liberados por una bobina electromagnética que genera campos magnéticos sobre el cuero cabelludo, creando un campo eléctrico a nivel cerebral. De este modo, se estimulan neuronas de áreas específicas cerebrales, modulando la actividad de los neurotransmisores y conectando circuitos cerebrales. Esto es lo que se conoce como neuroplasticidad. https://www.medicalexpo.es/fabricante-medical/estimulador-transcraneal-32092.html
Neurofeedback	El tratamiento de *neurofeedback* es una rama del *biofeedback*. El *neurofeedback* registra las ondas cerebrales obtenidas a través de unos sensores situados en el cuero cabelludo (electroencefalograma cuantitativo), que se registran y analizan, permitiendo observar qué zonas del cerebro están funcionando de un modo incorrecto, causando los síntomas y dificultades. A partir de esta información se establece un plan de entrenamiento personalizado para cada paciente

(Continúa)

Tabla 20-3. Algunas innovaciones en salud mental (*cont.*)	
Tipo de innovación	**Descripción**
WeMind Cluster Salud Mental	El clúster es una agrupación colaborativa de instituciones, empresas, centros de investigación, organizaciones gubernamentales y no gubernamentales, así como profesionales y personas usarias, que trabajan en conjunto para impulsar la creación, desarrollo y difusión de soluciones innovadoras en el campo de la salud mental. Desde WeMind Cluster impulsan proyectos que promueven la salud mental y la autonomía de la persona, contribuyendo a su bienestar integral. https://www.wemindcluster.com/wemind-salut-mental/
CIBERSAM Salud Mental	Se dedica a realizar investigación de excelencia que redunde en la prevención de los trastornos mentales y, por ende, en una mejor calidad de vida de la población en general, así como en mejores tratamientos para aquellos que padecen algún tipo de trastorno mental. En el CIBERSAM se busca la sinergia entre los grupos punteros en investigación a nivel nacional, primando la innovación, la participación en consorcios internacionales y el traslado a la clínica de los hallazgos en las investigaciones realizadas. https://www.cibersam.es/quienes-somos/bienvenida-de-la-directora-cientifica

- **Creación de contextos propicios para la innovación**: diseño de contextos de colaboración, respeto de ideas diversas y disposición colectiva para asumir riesgos calculados. Para construir un entorno favorable, es fundamental fomentar la participación activa (crear espacios seguros para compartir ideas, plantear problemas y explorar soluciones de manera colectiva), gestionar prácticas transdisciplinares (estimular el trabajo en equipo con otras disciplinas, integrando enfoques y conocimientos diversos vinculados a las neurociencias, tecnologías y diversas áreas de conocimiento sociosanitarias), acceder a recursos (herramientas, tecnologías e inteligencia artificial), etc.
- **Métodos y herramientas para la generación de ideas**: entre los más efectivos se encuentran la tradicional lluvia de ideas guiada (generar ideas libremente con una figura facilitadora sobre situaciones clínico-ocupacionales específicas), marco lógico de trabajo (metodología con el diseño de una matriz que conecta el análisis causal y los impactos relacionados con un problema o meta, lo que permite gestionar las relaciones y generar nuevas ideas de intervención y medición de la evolución y resultados), técnica SCAMPER (preguntar cómo se pueden sustituir, combinar, adaptar, modificar, proponer otros usos, eliminar o reorganizar elementos de una intervención existente para mejorarla), *design thinking* (metodología para entender profundamente las necesidades de las personas y poblaciones, idear soluciones creativas, prototiparlas y probarlas), etc.
- **Estrategias para la resolución creativa de problemas**: algunas propuestas son el análisis de casos críticos (reflexionar sobre casos clínico-ocupacionales desafiantes para identificar patrones, puntos de mejora y oportunidades de innovación), técnica de los «5 porqués» (explorar en profundidad las causas raíz de un problema mediante una cadena de preguntas que comienzan con «¿por qué?»), exploración de escenarios futuros (imaginar cómo podrían evolucionar las necesidades ocupacionales y los servicios en contextos futuros), etc.
- **Uso de tecnologías y herramientas digitales**: algunas estrategias vinculadas al desarrollo de sistemas de gestión del conocimiento (sistematizar las herramientas digitales para documentar, compartir y consultar las mejores prácticas, investigaciones y experiencias de la práctica clínico-ocupacional), inteligencia artificial (aplicada en la gestión de procesos de evaluación-diagnóstico e inter-

vención), realidad virtual y aumentada (utilizadas como entornos de prueba para desarrollar nuevas intervenciones), plataformas colaborativas (espacios digitales que facilitan el intercambio de ideas y prácticas entre profesionales de diferentes regiones del mundo y especialidades), etc.

• **Formación continua y aprendizaje reflexivo**: propuestas centradas en estimular contextos de participación en talleres y conferencias (asistencia a eventos donde se presentarán avances recientes y prácticas innovadoras en diversas áreas de conocimiento vinculadas a las neurociencias, cuidados y rehabilitación), grupos de supervisión (contextos de intercambio de experiencias y aprendizaje entre terapeutas ocupacionales más experimentados y nuevos profesionales), etc.

• **Fomentar una cultura de innovación corporativa**: la innovación se estimula con un liderazgo corporativo que valore y priorice la innovación. Para ello, algunas propuestas se enfocan en reconocer y premiar la creatividad (implementar sistemas que destaquen las contribuciones innovadoras de terapeutas ocupacionales como premios anuales de innovación), participación en clúster de innovación (agrupación colaborativa de instituciones, empresas, centros de investigación, organizaciones gubernamentales y no gubernamentales, así como profesionales y personas que necesitan, demandas y consumen los bienes, productos y servicios, que trabajan en conjunto para impulsar la creación, desarrollo y difusión de soluciones innovadoras en el campo de la salud mental), etc.

• **Promoción de la participación de las personas con enfermedad mental**: la colaboración activa con un enfoque en primera persona se caracteriza por tener un enfoque centrado en la normativa internacional y los valores de los derechos humanos, y por ser una fuente de innovación a través de la cocreación de soluciones (involucrar a las personas atendidas en el diseño de intervenciones, aprovechando sus perspectivas como expertas de vida y de conocimientos), recopilación de retroalimentación continua (sistemas de valoración de los niveles de recomendación sobre los servicios y satisfacción con los resultados), etc.

EXPERIENCIA OCUPACIONAL: abordaje de la salud mental en personas con exclusión residencial en situación de calle y con enfermedad mental

Contextualización

Un equipo transdisciplinar de salud mental formado por terapia ocupacional, psiquiatría, trabajo social y enfermería trabaja en una gran ciudad, en el área de atención municipal en la atención a personas sin hogar con enfermedad mental (esquizofrenia, trastorno bipolar y trastornos de la personalidad). La visión del equipo se centra en gestionar actuaciones innovadoras para mejorar la calidad de vida y la inclusión, considerando que a este grupo de población le afectan múltiples barreras (problemas de comorbilidad con falta de acceso a los recursos de salud, pobreza estructural con escasos ingresos económicos, limitada empleabilidad y escasas oportunidades de empleo, red social de apoyo muy limitada y con escasa vinculación y afecto, ausencia de hogar y de espacios seguros y confortables en la vida diaria).

El equipo de terapia ocupacional tiene que liderar una intervención centrada en la persona, basada en los principios de participación, calidad de vida, competencia de roles, bienestar y justicia ocupacional (AOTA, 2020). El objetivo es diseñar e implementar un plan de innovación que permita a las personas sin hogar mejorar sus dominios de salud, incrementar la autonomía personal, recuperar roles ocupacionales significativos e integrarse en la comunidad de manera sostenible.

(Continúa)

EXPERIENCIA OCUPACIONAL: abordaje de la salud mental en personas con exclusión residencial en situación de calle y con enfermedad mental (*cont.*)

Análisis

El análisis del contexto revela varios procesos críticos:

- Alta complejidad de los contextos: las personas sin hogar viven con una falta extrema de recursos, lo que incluye acceso limitado a la atención sanitaria y social, así como otras oportunidades para la calidad de vida (alimentación, vestido, cultura, formación, empleo). Además, la situación de vulnerabilidad asociada a los dominios de la salud mental los sitúa en una posición de grave vulnerabilidad, que es adicional a la situación de sinhogarismo y que establece correlaciones de interseccionalidad con otras variables: comorbilidades, identidad de género, identidad sexual, lugar de origen, etnia y edad, entre otras.

- Exclusión social y estigmatización: la imagen social sobre las personas sin hogar implica miradas sesgadas y perversas hacia su existencia, llegando a pasar de ser sujetos a ser objetos respecto a las miradas y tratos que reciben de los contextos. Además, en el caso de las personas con un diagnóstico psiquiátrico se añade una mirada social pervertida respecto a los componentes clínicos, comportamientos y causas que, en muchas ocasiones, es sancionadora (alejamiento, crítica, denuncia, temor, insultos, agresiones), convirtiendo los contextos cotidianos de las personas sin hogar en espacios de alto riesgo para ser víctimas de delitos de odio.

- Desconexión de los servicios y de los contextos comunitarios: las personas sin hogar, en muchas ocasiones, sufren una alta desvinculación de las redes de apoyo comunitario e inestabilidad en la recepción de los servicios de salud mental, lo que impacta de manera grave en la exclusión, en la falta de garantía de acceso a los recursos para el disfrute de los derechos humanos básicos y para disponer de oportunidades para la recuperación.

- Falta de entornos ocupacionales significativos: vivir en situación de calle y sin techo limita de manera grave el acceso a patrones de desempeño y actividades significativas, lo que afecta de manera muy negativa al desarrollo y gestión de las habilidades y, por lo tanto, a la disponibilidad de oportunidades para la calidad de vida.

- Necesidad de un enfoque transdisciplinar e interseccional: las necesidades de este grupo de población son de alta complejidad, por lo que es fundamental la participación de diversas áreas de conocimiento que aporten diagnósticos integrales basados en análisis causales en profundidad y medidas de intervención de alto impacto, considerando las características específicas de cada perfil y las diversas dimensiones de la calidad de vida y recuperación.

Plan de innovación

El equipo de terapia ocupacional propone un plan de innovación basado en tres pilares:

- **Creación de espacios inclusivos y accesibles**: diseño de centros de día móviles (unidades que actúen como centros de día itinerantes, donde los participantes puedan acceder a los servicios básicos de salud, alimentación y apoyo psicosocial) y espacios comunitarios adaptados (colaborar con organizaciones comunitarias para adaptar espacios ya existentes para que sean accesibles y seguros para las personas sin hogar, permitiendo así su participación en actividades formativas, recreativas y de socialización).

- **Desarrollo de programas de inclusión ocupacional**: se plantea diseñar áreas de entrenamiento profesional (organizar talleres ocupacionales en espacios comunitarios adaptados, enfocados en competencias clave para puestos demandados en el entorno), programas de empleo protegido y con apoyo (implementar programas de empleo protegido en colaboración

(*Continúa*)

EXPERIENCIA OCUPACIONAL: abordaje de la salud mental en personas con exclusión residencial en situación de calle y con enfermedad mental (*cont.*)

con los servicios públicos de empleo y empresas locales, así como sistemas de empleo con apoyo con acuerdos con empresas, promocionando la responsabilidad social corporativa) e intervenciones de apoyo psicosocial (integrar el abordaje de problemas específicos como la cobertura de las necesidades básicas, afrontamiento del estrés y estimulación de la resiliencia, y la colaboración específica de agentes especializados de la comunidad vinculados a la salud, servicios sociales, formación, empleo y vivienda).

- **Promoción de la justicia ocupacional y el empoderamiento**: incluir campañas de sensibilización comunitaria (implementar campañas para reducir la estigmatización y aumentar la comprensión pública sobre las personas sin hogar con trastornos mentales graves a través de programas educativos en escuelas, empresas y medios de comunicación, así como la participación activa de los mismos afectados como agentes de cambio), defensa de los derechos (establecer una mesa de trabajo de defensa de los derechos humanos centrada en la garantía de accesibilidad a los servicios básicos y oportunidades equitativas en la comunidad) y empoderamiento y liderazgo (fomentar la creación de grupos de apoyo y liderazgo con un enfoque en primera persona destinados a la construcción de redes de apoyo mutuo, defensa de los derechos y propuestas para el diseño de servicios especializados que cubran las necesidades experimentadas).

PREGUNTAS DE REFLEXIÓN

- ¿Cómo puede la innovación en terapia ocupacional contribuir a superar las barreras que enfrentan las personas con trastornos de salud mental en su participación ocupacional, garantizando un enfoque basado en los derechos humanos?

- En los diversos contextos, que se caracterizan por recursos limitados, ¿qué estrategias innovadoras podrían priorizarse para garantizar intervenciones ocupacionales efectivas y centradas en la persona?

- ¿Qué papel tienen un enfoque transdisciplinar y la participación de las personas con enfermedad mental en el diseño de nuevas propuestas de intervención ocupacional en salud mental?

PUNTOS CLAVE

- La innovación en terapia ocupacional en salud mental es importante como herramienta basada en la gestión de la diversidad, la equidad y la inclusión, para lograr la salud, la participación, la calidad de vida, la competencia de roles, el bienestar y la justicia ocupacional (AOTA, 2020).

- Algunas funciones clave de la innovación son la personalización de los tratamientos, el fomento de la autonomía, la reducción del estigma, la integración de tecnologías avanzadas y la gestión de la investigación y el conocimiento.

- En las últimas décadas, en terapia ocupacional se han diseñado nuevos contextos de intervención basados en la comunidad y el fomento de la autonomía personal, se han incorporado diversas tecnologías asociadas a la gestión de casos o de aplicación en nuevas estrategias e intervenciones, y se han promocionado modelos de atención fundamentados en la garantía de los

(*Continúa*)

PUNTOS CLAVE (*cont.*)

derechos humanos y centrados en las personas.
- Fomentar la innovación en la práctica clínico-ocupacional requiere un enfoque centrado en la revisión crítica, la reflexividad de

cada profesional, la gestión de la creatividad, la adopción de nuevas metodologías, el marketing centrado en los grupos de interés y la construcción de una cultura profesional abierta al cambio y al aprendizaje continuo.

REFERENCIAS BIBLIOGRÁFICAS

AOTA (2020). Marco de trabajo para la práctica de la terapia ocupacional. Dominio y proceso. American Occupational Therapy Association (AOTA). www.aota.org.

Corrigan, P. W., Druss, B. G. y Perlick, D. A. (2014). The Impact of Mental Illness Stigma on Seeking and Participating in Mental Health Care. *Psychological Science in the Public Interest, 15*(2), 37-70.

Grossman, M. (1972). The Demand for Health: a Theoretical and Empirical Investigation. *National Bureau of Economic Research,* Occasional paper 119. https://www.nber.org/system/files/chapters/c3484/c3484.pdf

National Institute of Health, NIH (2025). Technology and the Future of Mental Health Treatment. National Institute of Mental Health. https://www.nimh.nih.gov/health/topics/technology-and-the-future-of-mental-health-treatment

Oficina del Alto Comisionado de Derechos Humanos de la Organización de las Naciones Unidas, OHCHR (2023). Innovación digital, tecnologías y derecho a la salud. Oficina del Alto Comisionado de Derechos Humanos de la Organización de las Naciones Unidas. https://www.ohchr.org/es/documents/thematic-reports/ahrc5365-digital-innovation-technologies-and-right-health

OMS (2019). Plan de acción mundial a favor de una vida sana y bienestar para todos. Organización Mundial de la Salud. https://iris.who.int/handle/10665/331205

OMS (2021). *Ethics and governance of artificial intelligence for health: WHO guidance.* Organización Mundial de la Salud. https://iris.who.int/bitstream/handle/10665/341996/9789240029200-eng.pdf?sequence=1OMS (2023). Determinantes sociales de la salud. Progresos respecto del informe mundial sobre los determinantes sociales de la equidad en la salud. https://apps.who.int/gb/ebwha/pdf_files/EB154/B154_21-sp.pdf

OMS (2023). Leveraging innovations to accelerate health impact and shape well-being. Aprovechar las innovaciones para acelerar el impacto en la salud y dar forma al bienestar. Organización Mundial de la Salud. https://cdn.who.int/media/docs/default-source/wpro---documents/regional-committee/session-74/fact-sheets/innovation-factsheet.pdf?sfvrsn=e60ddd10_1&download=true

OMS (2024). Cumbre Mundial de Innovación para la Salud (WISH) 2024: ‹Humanizar la salud: conflicto, equidad y resiliencia›. Organización Mundial de la Salud. https://www.who.int/news-room/events/detail/2024/11/13/default-calendar/WHO-WISH2024

ONU (2024). Cumbre del futuro. Organización de las Naciones Unidas. https://www.un.org/es/summit-of-the-future

Pellegrini Spangenberg, M. (2012). El proceso de terapia ocupacional. En Ó. Sánchez Rodríguez, B. Polonio López y M. Pellegrini Spangenberg, *Terapia ocupacional en salud mental: teoría y técnicas para la autonomía personal* (pp. 135-154). https://dialnet.unirioja.es/servlet/articulo?codigo=5721179

Pinto Prades, J., Sánchez, F. y Abellán Perpiñán, J. (2003). Métodos para la evaluación económica de nuevas prestaciones. Ministerio de Sanidad. Gobierno de España. https://www.sanidad.gob.es/estadEstudios/estadisticas/docs/metodos_evaluacion.pdf

Sánchez Rodríguez, Ó., Polonio López, B. y Pellegrini Spangenberg, M. (2012). *Terapia ocupacional en salud mental: teoría y técnicas para la autonomía personal.* Editorial Médica Panamericana. https://dialnet.unirioja.es/servlet/libro?codigo=661827

Wilcock, A. (2011). Occupation and Health: Are They One and the Same? *Journal of Occupational Science, 14*(1).

World Innovation Summit for Health, WISH (2024). Un mundo más saludable a través de la colaboración global. Catar: World Innovation Summit for Health. https://wish.org.qa/

 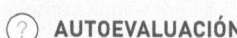

AUTOEVALUACIÓN

Gestión de la calidad en terapia ocupacional en salud mental

21

Ó. Sánchez Rodríguez y B. Polonio López

OBJETIVOS

- Comprender los principios y beneficios de la gestión de la calidad en el ámbito de la terapia ocupacional en salud mental.
- Explorar herramientas y métodos para evaluar y mejorar la calidad de los servicios de atención a la salud mental.
- Promover la implementación de prácticas basadas en la evidencia y estándares de calidad.
- Desarrollar habilidades de liderazgo y trabajo en equipo para garantizar la excelencia en la prestación de servicios.

«En el Día Mundial de la Salud Mental, y todos los días, comprometámonos a trabajar juntos con urgencia y determinación para garantizar una atención de la salud mental de calidad para todas las personas y en todo el mundo».

Antonio Guterres (OMS), 2021

INTRODUCCIÓN

La gestión de la calidad en el ámbito de la terapia ocupacional en salud mental implica garantizar que los servicios prestados cumplan con los estándares establecidos y promuevan un enfoque holístico y centrado en la persona, logrando impactos ocupacionales evidenciados y respetando los derechos humanos y la dignidad personal. Para lograr estos objetivos se requiere un marco de actuación basado en el diseño e implementación de protocolos, en la gestión de cuadros de mando con indicadores de calidad y en la adopción de prácticas basadas en la evidencia.

El concepto de calidad evolucionó significativamente a lo largo del siglo XX y, fundamentalmente, durante este primer cuarto del siglo XXI, pasando de un enfoque centrado exclusivamente en el control y la inspección a modelos integrales que buscan la satisfacción de los diversos grupos de interés o *stakeholders*,

la eficiencia y la mejora continua en la cartera de servicios (Chicharro Lezcano, 2003; Fernández-Martín *et al.*, 2016).

La gestión de los programas de calidad en los servicios de salud mental proviene de una construcción históricamente basada en barreras. Uno de los factores clave que ha influido en esa construcción está asociado al catálogo de malas praxis, resistencias y falta de evidencias en las intervenciones, con escasa percepción de la perspectiva del cliente y sus derechos. Otro de los aspectos clave se vincula a que los modelos de gestión de la calidad se configuraron a partir de contextos industriales no ajustados a los servicios sociales y de la salud.

Sin embargo, algunas variables importantes han promovido en el primer cuarto del siglo XXI el desarrollo de modelos de calidad centrados en los servicios de salud mental, entre los que hay que destacar las normativas asociadas a la garantía de los derechos humanos, la relevancia de contemplar los impactos hacia diversos grupos de interés, la satisfacción de las necesidades de las personas, el incremento del rigor científico en los procedimientos de atención, la responsabilidad social corporativa como criterio ético de las organizaciones, la exigencia de la certificación de impactos y la mejora de los procesos clínicos. Así, la Organización Mundial de la Salud y otros organismos aliados definen diversas estrategias para garantizar una cobertura sanitaria universal, que incluya el acceso a una atención asequible y de calidad para la salud mental de las personas y poblaciones, así como para su recuperación (OMS, 2003 y 2012).

Actualmente, en los servicios de salud mental la calidad adquiere una gran relevancia, siendo una prioridad asociada a la relación eficiente entre diversas variables. Por un lado, implica el concepto de necesidad de la persona-cliente, caracterizado por elementos objetivos y subjetivos, y, por otro, supone el *stock* de bienes, productos y servicios accesibles y asequibles en los contextos de referencia para su cobertura. Igualmente, implica cualidades de los profesionales tan relevantes como los valores y la competencia profesional, que son determinantes para la efectividad del tratamiento (Martorella, 2013; Sánchez Balcells *et al.*, 2020).

EVALUACIÓN DE LA CALIDAD EN TERAPIA OCUPACIONAL

La evaluación de la calidad en terapia ocupacional en el ámbito de la salud mental es un proceso que permite diagnosticar y valorar si la cartera de servicios cumple con los estándares establecidos y si los procedimientos y resultados son eficientes, seguros y centrados en los grupos de interés a los que van dirigidos.

La terapia ocupacional tiene como fines el logro de impactos en la salud, participación, calidad de vida, competencia de roles, bienestar y justicia ocupacional, por lo que la evaluación de la calidad de los servicios para lograr dichos fines se convierte en un proceso indispensable en la práctica profesional ocupacional (AOTA, 2020). Además, en el ámbito de la salud mental se incrementa su relevancia asociada a las gra-

ves vulneraciones sufridas por las personas con enfermedad mental en lo referente a sus derechos humanos y a la disposición de servicios para su recuperación y disfrute de estos fines. Por lo tanto, un elemento relevante para evaluar la calidad en terapia ocupacional es explorar las principales herramientas y metodologías de evaluación utilizadas, así como el análisis del diseño y tipificación de los indicadores clave que permiten medir la efectividad y **eficiencia de los servicios** (Tabla 21-1).

Herramientas y métodos de evaluación

La evaluación de la calidad en terapia ocupacional requiere el uso de diversas herramientas y metodologías que permitan recoger datos cuantitativos y cualitativos sobre la cartera de servicios, la valoración de los procedimientos de los servicios, el análisis de los resultados y las experiencias percibidas por los diversos grupos de interés. Entre ellas se encuentran:

- **Auditorías**: proceso estructurado y sistemático que evalúa el diseño y la implantación de procesos y los resultados obtenidos en comparación con los estándares. Permiten establecer un diagnóstico en profundidad e identificar si los servicios, los procedimientos y las actuaciones cumplen con los criterios de calidad y en qué dimensiones es necesario realizar ajustes. Implica realizar la recogida de datos, evidencias y diseñar un informe detallado, llegar a conclusiones diagnósticas y definir un plan de desarrollo para implementar las mejoras con sistemas de control de seguimiento. La evaluación suele estar coordinada previamente y puede ser interna (diseñada por la propia organización para garantizar el cumplimiento de estándares) y externa (vinculada a la certificación objetiva de organismos autorizados para definir sellos de calidad que se vinculan al cumplimiento de normativas o a mejorar el posicionamiento competitivo del servicio).

- **Inspecciones**: sistema de garantía para que los servicios cumplan con los estándares nor-

Tabla 21-1. Criterios fundamentales de la gestión de calidad en salud mental	
Criterios globales	• Incremento de los presupuestos de los Estados destinados a la salud mental (10 % del presupuesto sanitario) • Modelo de 0 contenciones (#0contenciones) • Modelo de atención centrada en la persona • Modelo de atención centrada en las relaciones • Modelo de atención centrado en la comunidad • Diseño y publicación de una carta de servicios, formalizada y auditada por órganos jurídicos, con indicadores clave de calidad asistencial y objetivos de calidad de vida • Fortalecimiento de los sistemas especializados de salud mental en atención primaria en diversos contextos: centros de salud, centros de servicios sociales, centros formativos, empresas, etc.
Cartera de servicios	• Diseño de un plan funcional del centro o servicio y actualización anual • Sistema centralizado del catálogo de procedimientos y normativas de funcionamiento según categorías del mapa de procesos: organización, modelo y plan funcional, profesionales, evaluación, intervención, salidas, grupos de interés e indicadores • Sistema de indicadores mensuales de procesos clave: flujo de personas atendidas, servicios y procesos prestados • Gestión de datos anuales y memoria del centro, incluyendo análisis cuantitativos y cualitativos sobre perfiles de personas atendidas, servicios prestados, resultados sobre grupos de interés, conclusiones y plan de objetivos del siguiente período • Diseño de planes individualizados de atención y cuidados, consensuados y revisables • Implantación de un cuadro de mando con indicadores clave de desempeño de los procesos y resultados revisables periódicamente y publicables • Certificaciones basadas en auditorías internas y externas centradas en la recuperación y la calidad de vida • Implantación de sistemas de valoración y mejora continua de la experiencia del cliente: *Net Promoter Score* (niveles de recomendación de los servicios), PROM (bienestar funcional y estado de salud), PREM (experiencia sobre los servicios recibidos), sistema público de referencias de quejas, consejo y comisiones mixtas de representantes de personas usuarias
Criterios específicos de terapia ocupacional en salud mental	• Implantación de indicadores de resultados sobre la salud, participación, calidad de vida, competencia de roles, bienestar y justicia ocupacional • Elaboración de informes/memorias anuales, con descripción de procesos, resultados y satisfacción de los clientes • Recepción de servicios de supervisión externa del propio terapeuta ocupacional • Centralización del catálogo de programas técnicos correctamente clasificados y conteniendo cada uno el análisis de las necesidades ocupacionales, objetivos, argumentación basada en la evidencia, metodologías grupales o individuales, descripción de la metodología de actividades derivadas del programa, sistemas de indicadores de procesos y resultados del programa • Supervisión externa recibida por cada terapeuta ocupacional, grupos de terapeutas ocupacionales o equipos de trabajo transdisciplinares

PREM: *patient-reported experience measures*; PROM: *patient-reported outcome measures*.

mativos, pudiendo sancionar las no conformidades, en función del nivel de gravedad, y sistematizar el plan de mejoras. Implica una metodología formal, estructurada y transparente aplicada por entidades externas que revisan el cumplimiento de las normativas, los estándares y los protocolos establecidos. La evaluación se puede producir y repetir en cualquier momento, sin aviso previo. Las inspecciones abarcan diversas dimensiones: infraestructuras de las instalaciones, documentación, conformidad con el marco ético y legal, calidad de los procedimientos, verificación de registros y documentación.

• **Evaluación de los índices de recomendación y niveles de satisfacción**: implica el diseño de diversas metodologías centradas en la recopilación de opiniones de diversos grupos de interés con respecto a los servicios recibidos y los resultados obtenidos, con el fin de desarrollar una mejora continua. Los resultados se describen en un informe, que contiene el diagnóstico y un plan de mejoras. Entre las metodologías más frecuentes destaca la tendencia a usar sistemas NPS (*Net Promoter Score*), un indicador que se emplea en los programas de experiencia del cliente para medir el nivel de satisfacción y valorar el índice de recomendación, la tipología de opiniones (personas promotoras, pasivas o detractoras) y las variables prioritarias asociadas a sus opiniones.

• **Contextos de retroalimentación**: implican el diseño de diversos contextos para promover las expresiones sobre la percepción de los servicios, demandas y propuestas de mejora, sugerencias y quejas como, por ejemplo, la creación de un consejo de personas usuarias, consejo de alimentación, asamblea anual de personas usuarias y familiares, consejo de bienestar y confort, etc. La metodología empleada supone diseñar contextos coherentes con los roles, es decir, que las personas interlocutoras deben tener claramente establecidos los roles de participación en cuanto a su vinculación con el contexto de atención (personas usuarias, familiares, dirección de centro, dirección de departamento, coordinación de área, etc.), fomentando un con-

texto de intercambio centrado en niveles de responsabilidad y poderes de ejecución de cada miembro sobre los indicadores de calidad y posibilidad de actuaciones de mejora. Por lo tanto, implica una gobernanza centrada en el cliente.

• **Evaluación y supervisión del desempeño**: puede incluir diversas metodologías específicas para asegurar que las personas de los equipos están manteniendo un alto nivel de competencia y aplicando las mejores prácticas disponibles. Algunas de las metodologías se centran en revisiones por pares, autoevaluaciones, informes de análisis del cumplimiento de los objetivos anuales, sesiones clínicas, revisión de los registros de intervención y evidencia de indicadores.

Indicadores de calidad en terapia ocupacional en salud mental

Los indicadores de calidad son herramientas fundamentales para medir el rendimiento y la efectividad de los servicios de terapia ocupacional en salud mental. Estos indicadores proporcionan datos concretos que permiten evaluar si las intervenciones están alcanzando los resultados esperados y si se están cumpliendo los estándares definidos en el diseño del plan funcional y en la cartera de los servicios. En salud mental se ha ido desarrollando un foro global relevante sobre indicadores de calidad vinculados a diversas dimensiones clave: la garantía de los derechos humanos, la calidad asistencial, la competitividad y la sostenibilidad de los servicios, la eficacia en el logro de resultados clínicos y los impactos sobre la calidad de vida (Agrest y Nemirovsky, 2020; Chicharro Lezcano, 2003; Fundación Española de Psiquiatría y Salud Mental, 2021; OMS, 2012).

De igual manera, en terapia ocupacional se han incorporado marcos conceptuales y operativos centrados en la mejora de la satisfacción del cliente y otros grupos de interés, la optimización del uso eficiente de los recursos y la mejora de los resultados sobre los dominios ocupacionales y de la salud. Los principios de calidad en terapia ocupacional se centran en la accesibilidad (posibilidad de acceso a servicios de terapia ocupacional), la oportunidad (adecuación de los servicios), la eficacia (logro de resultados), la eficiencia (uso óptimo de los recursos para obtener los máximos resultados), la atención centrada en la persona (experiencia desde la vivencia de cliente), la seguridad (reducción de riesgos y eventos críticos), la sostenibilidad (gestión del conocimiento) y las prácticas para mejorar el presente y el futuro (Ikiugu *et al.*, 2017; WFOT, 2020).

Los diferentes tipos de indicadores de calidad en terapia ocupacional se pueden tipificar en:

- **Indicadores de efectividad ocupacional**: miden el impacto de las intervenciones en los dominios de salud mental y ocupacionales de las personas usuarias. Pueden estar asociados a diversas dimensiones: funcionalidad en las ocupaciones por niveles de autonomía y apoyo, reducción de sintomatología, desarrollo de habilidades (motoras, de procesamiento y de interacción social), mejora de los patrones de desempeño según los perfiles (rutinas, hábitos, roles, tradiciones), criterios de inclusión, reducción de las barreras e incremento de los facilitadores de los contextos ambientales y personales.
- **Indicadores de satisfacción del cliente**: la satisfacción de las personas usuarias es un indicador crítico de la gestión de la calidad, ya que refleja la percepción de las personas que reciben los servicios de terapia ocupacional. Diversas herramientas, como los cuestionarios y las entrevistas, permiten recoger esta información de manera sistemática y ponen de manifiesto la importancia de ajustar los servicios a las necesidades y expectativas de las personas usuarias, asegurando que perciban contextos comprensivos de sus necesidades, calidad de los cuidados y preocupación por el logro de resultados en su recuperación.
- **Indicadores de seguridad**: pueden incluir la frecuencia de incidentes adversos (disputas, agresiones, fugas, intentos autolíticos, etc.), el uso adecuado de medidas restrictivas (limitación de accesos a actividades, contenciones mecánicas y motivos, faltas y expulsiones, etc.) y la gestión de riesgos dentro de las intervenciones (abandonos, criticismo, oposición, reclamaciones, etc.). Establecer sistemas de monitoreo de estos indicadores garantiza que las intervenciones sean seguras y que se respeten los derechos humanos de las personas usuarias.
- **Indicadores de eficiencia**: se vinculan a la relación entre los recursos utilizados y los resultados obtenidos. Pueden medirse a través del registro de intervenciones y características (número, tipología y duración), gestión económica (coste de las sesión, materiales y recursos humanos) y gestión de procesos técnicos (número de informes, reuniones clínicas o técnicas, etc.). Son datos relevantes para asegurar que los recursos se utilizan de manera óptima para lograr fines asociados a la rentabilidad, equidad y sostenibilidad.
- **Indicadores de continuidad de cuidados**: las intervenciones en salud mental pueden ser de corta, media o larga duración, por lo que resulta importante disponer de indicadores asociados a la consistencia de la atención a lo largo del tiempo. Algunos de estos indicadores se asocian a la coordinación entre diferentes servicios, a la atención integral entre distintos niveles de atención o a la vinculación con entidades comunitarias de impacto (formación, empleo, ocio, apoyo en domicilio, etc.). Están vinculados al cuidado integral de las necesidades de las personas, a la calidad de vida y a la recuperación.
- **Indicadores de prácticas basadas en la evidencia**: miden el grado de calidad de los servicios en cuanto al diseño, implementación, actualización de procedimientos técnicos y gestión de las prácticas basadas en las mejores evidencias disponibles a través de la obtención de resultados. Implican la valoración del seguimiento de guías clínicas e intervenciones que han demostrado ser efectivas a través de la investigación, diseño de protocolos e instrucciones de trabajo para la toma de decisiones basadas en datos, estandarización de procesos y su generalización a otros contextos, promoción de la investigación y la innovación, divulgación del cono-

cimiento basado en las buenas prácticas y publicaciones en foros científicos y técnicos.

PROCESOS DE MEJORA CONTINUA Y PROCEDIMIENTOS DE CALIDAD

En cualquier organización o profesión es necesario diseñar e implementar procesos que logren la alineación de los servicios con los estándares, que orienten la cultura corporativa hacia la excelencia, que promocionen la innovación y que permitan una gestión del conocimiento para adaptarlo a la evolución de las necesidades de los diversos grupos de interés. La definición de estos procesos implica identificar áreas de amenaza y oportunidad, e implantación y desarrollo de ciclos de mejora continua y protocolos de calidad.

Ciclo de mejora continua

Metodología sistemática que, en los servicios de atención a la salud mental, se centra en:

a. Evaluar los bienes, productos y servicios analizando las causas raíz de los procedimientos.
b. Diagnosticar la correlación con los impactos.
c. Diseñar objetivos operativos parar la mejora continua.
d. Implementar actuaciones y metodologías que logren implantar cambios efectivos.
e. Evaluar los resultados.

Hay diversos modelos de ciclo de mejora continua en la gestión de la calidad: el *Plan-Do-Check-Act* (PDCA), uno de los modelos más ampliamente utilizados y reconocidos en la gestión de la calidad en diversos sectores, incluido el ámbito de la salud; el FOCUS-PDCA, una adaptación del anterior que añade una fase previa de análisis antes del ciclo PDCA; el Definir-Medir-Analizar-Mejorar-Controlar, integrado en la metodología *Six Sigma*, que se centra en la mejora de los procesos mediante la reducción de la variabilidad y la eliminación de desviaciones y errores; el enfoque japonés del ciclo Kaizen, que se centra en pequeños cambios, incrementándolos de manera continua e involucrando a todos los niveles de la organización en la identificación de problemas y soluciones; y el *Quality Improvement Process*, enfocado en la mejora continua mediante evaluación y acción correctiva, entre otros.

Para cubrir el objetivo de gestionar la calidad en terapia ocupacional en salud mental, a continuación se describe una metodología centrada en cinco procesos –diagnosticar, planificar, hacer, verificar y actuar– que proporciona una estructura clara para la gestión de los cambios y la optimización de los servicios. La implementación efectiva del ciclo PDCA fomenta una cultura de autoevaluación, responsabilidad y contribución activa para la mejora de los servicios de terapia ocupacional.

En la **figura 21-1** se muestra un flujograma de ciclo de mejora continua en terapia ocupacional en salud mental. A continuación, se describen los cinco procesos del ciclo:

- **Diagnosticar**: implica realizar una evaluación inicial del estado actual de los servicios de terapia ocupacional en salud mental para realizar un diagnóstico objetivo de su calidad. Se recopilan y analizan datos relevantes para identificar áreas problemáticas, necesidades de mejora y oportunidades para optimizar los procesos. Este diagnóstico se establece abordando una comparación de los hechos con estándares (legislación, normativas técnicas, pliegos técnicos y administrativos, fuentes de evidencia, cultura corporativa, etc.). Implica la identificación de las áreas que requieren mejora mediante el análisis de datos provenientes de diversas fuentes (indicadores de calidad, auditorías técnicas, análisis de registros de la intervención, evaluación del diseño de los programas técnicos, demandas y satisfacción de las personas usuarias, evaluación del desempeño de profesionales, evaluación de infraestructuras materiales y equipamientos, resultados sobre los dominios ocupacionales de las personas, etc.). La metodología requiere de varios procesos clave: análisis de los grupos de interés y vinculación con el contexto en cuanto a nivel

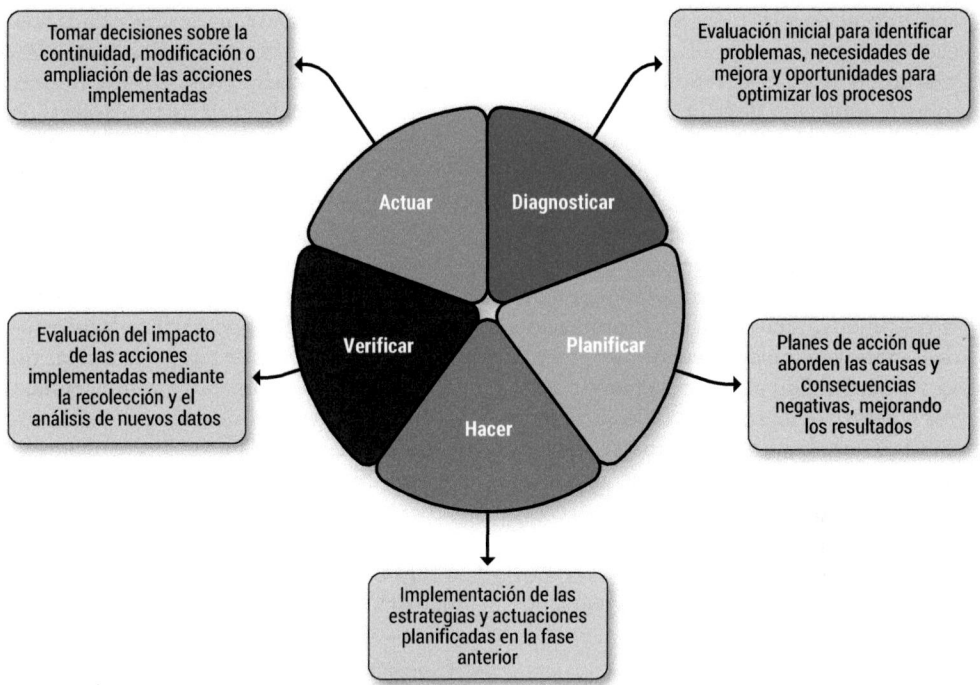

Figura 21-1. Ciclo de mejora continua para la calidad en terapia ocupacional en salud mental.

de poder e interés en la calidad, análisis de las causas raíz de los problemas detectados, identificación clara de los impactos y consecuencias que están produciendo. Un facilitador es el establecimiento de un árbol de problemas, en el que las causas se ponen en las raíces, profundizando todo lo que sea necesario, y los impactos se colocan en las ramas, estableciendo un análisis coherente y correlacional entre las causas y las consecuencias.

• **Planificar:** se establece una correlación con el diagnóstico desarrollando planes de acción que aborden las causas y eliminen las consecuencias negativas, incrementando así los resultados positivos. Incluye la definición de objetivos específicos en términos de logro, la definición de estándares y fórmulas de medición de los indicadores, y el diseño de las acciones concretas que implementar, con la asignación de los recursos humanos y materiales necesarios. Además, resulta fundamental la identificación de los resultados esperados y la determinación de indicado-

res de medición. El plan implica la gestión de diversos medios y actuaciones como, por ejemplo, la creación de nuevos protocolos de evaluación o de intervención, la mejora de la formación del personal, la reestructuración de programas técnicos o la incorporación de nuevas metodologías basadas en la evidencia.

• **Hacer:** se implementan las estrategias y actuaciones planificadas en la fase anterior. Son fundamentales la gestión de la participación de los diversos grupos de interés, la gestión de hitos clave y el reporte continuado sobre las fases de implementación. Puede incluir actuaciones diversas como reuniones técnicas, diseño de informes de evolución, formación del personal, actualización de protocolos, gestión de infraestructuras y materiales, etc.

• **Verificar:** evaluación del impacto de las acciones implementadas mediante la recolección y el análisis de nuevos datos. Implica la evaluación de los resultados a través del sistema de indicadores que se diseñaron en la planificación y las fuentes que los evidencian. Se pueden utilizar diversas metodologías como auditorías, reuniones temáticas sobre la evolución de la calidad del equipo transdisciplinar, revisiones de casos, encuestas de satisfacción y análisis de los registros de seguimiento para verificar el impacto de las acciones implementadas.

• **Actuar**: de manera coherente con la anterior fase, es necesario tomar decisiones sobre la continuidad, modificación o ampliación de las acciones implementadas. Este proceso va a estar definido por los resultados positivos o negativos logrados en todo el ciclo de actuaciones, lo que determina el reinicio del ciclo para abordar las deficiencias y las desviaciones. En esta etapa, además, es necesario analizar las causas de las desviaciones y establecer planes de ajuste para regularlas, e integrar nuevas actuaciones para lograr los objetivos no conseguidos.

Diseño e implementación de protocolos y programas técnicos de calidad

Los protocolos constituyen un conjunto documentado de directrices y procedimientos para desarrollar de manera eficiente el mapa de procesos. Están basados en normativas, buenas prácticas y en la evidencia, asegurando que se cumplan los estándares de calidad y que se logran los resultados para los diversos grupos de interés (personas usuarias, familias, equipo interdisciplinar, empresa, administraciones públicas, etc.).

Algunas conceptualizaciones importantes para considerar en la gestión técnica de la calidad son:

• **Protocolos**: documentos que establecen directrices claras y específicas sobre cómo se deben realizar determinados procesos: evaluación, plan de intervención, salidas, asambleas, inventariado y pedidos, etc. Los elementos estructurales que deben tener son:
  – Elementos de gestión: carpeta centralizada, accesible y organizada por mapa de procesos: gestión, modelo y plan funcional, pro-

fesionales, evaluación, intervención, salidas, grupos de interés e indicadores.
  – Elementos operativos: título, índice, código integrado en el sistema general de procedimientos, número de versión, nombre de los profesionales que editan, revisan y validan con las fechas correspondientes de dichos actos, e histórico de fechas de revisión y cambios.
  – Elementos de contenido: objeto, alcance y limitaciones, descripción de cada procedimiento y sistemas de registro, vinculación con otros procedimientos y flujograma.
  – Otros elementos vinculados: de cada procedimiento pueden depender formatos (o plantillas), sistemas de registro, instrucciones de trabajo (procedimientos operativos más sencillos), etc.

• **Programas técnicos**: planes estructurados que definen los objetivos de logro en diversas áreas, las estrategias de intervención, los recursos que gestionar y el sistema de indicadores de medición de los logros. Los elementos estructurales que deben tener son:
  – Elementos de gestión: carpeta centralizada, accesible y organizada por áreas o programas enumerados.
  – Elementos operativos: título, índice, código del programa, número de versión, histórico de fechas de revisión y cambios, y sistemas de vinculación con otros programas.
  – Elementos de contenido: justificación, descripción de los objetivos generales y específicos de cada uno, descripción general de la metodología, fuentes de evidencia, descripción de las metodologías individuales, descripción de las metodologías grupales, cuadro de mando con los indicadores de medición del logro de objetivos y estándares, y fuentes bibliográficas citadas.
  – Otros elementos vinculados: de manera similar a los procedimientos, en el documento se enumera la vinculación específica con otros programas, procedimientos, formatos, registros, etc.

Los procesos básicos de la gestión de protocolos y programas técnicos son:

- **Identificación de necesidades**: el primer paso es identificar las áreas en las que se necesita un protocolo específico. Esto puede basarse en la detección de inconsistencias en la práctica clínica, en la aparición de nuevos conocimientos o tecnologías, o en la identificación de riesgos o problemas recurrentes en los servicios prestados. Implica el desarrollo de diversas actuaciones: revisión de elementos normativos a nivel jurídico y técnico que determinan la disponibilidad de protocolos o programas técnicos de obligado cumplimiento, como es la legislación, pliegos técnicos, estrategias sectoriales, planes funcionales, etc.
- **Revisión de la evidencia**: es fundamental abordar una revisión específica de las fuentes científicas y técnicas, centrándose en estudios recientes, guías clínicas e informes de consenso en el campo de la salud mental y de la terapia ocupacional. Además, es necesario priorizar cualquier procedimiento o programa que esté validado y definido por el marco normativo (legislación, carta de servicios, guías técnicas de servicios, planes funcionales, etc.). Estas fuentes de evidencia conforman los ejes sobre los que construir el diseño de los procedimientos y programas.
- **Consulta con grupos de interés**: en el diseño es necesario involucrar a personas expertas en terapia ocupacional y salud mental, y personas usuarias del servicio. Esto asegura que los procedimientos y las actuaciones descritos se fundamenten en las necesidades y sean aplicables en la práctica diaria. Además, implica la identificación de barreras y facilitadores en cuanto a la implantación y el desarrollo de estrategias de negociación y consenso para garantizar alianzas.
- **Redacción del protocolo o programa:** debe redactarse de manera que se definan claramente las actuaciones que se han de desarrollar, es decir, tiene que dar respuesta a: ¿qué necesidades existen?, ¿quiénes son los grupos de interés?, ¿cómo son?, ¿cuál es el objeto del procedimiento o programa?, ¿qué objetivos generales y específicos se pretende lograr?, ¿qué actuaciones hay que implementar?, ¿cómo hay que desarrollarlas?, ¿quién las tiene que desarrollar?, ¿cómo se evalúa la eficacia de las actuaciones para lograr los objetivos?, ¿se cubren las necesidades con calidad? Además, se tiene que garantizar un seguimiento de la imagen corporativa de la organización usando plantillas estandarizadas que integren estructura, logotipos, imagen gráfica, fuentes, codificación, etc.
- **Pilotaje y validación**: antes de su implementación general, el protocolo o programa debe ser validado a través de experiencias parciales previas que hayan dado resultados óptimos o mediante pilotajes en entornos controlados. Esto permite identificar cualquier variable que no se haya previsto y realizar los ajustes necesarios. El proceso de validación implica sistematizar la verificación y confirmación de los procedimientos por parte de la estructura jerárquica.
- **Capacitación del personal**: es necesario tipificar quiénes forman parte de la implantación de procedimientos y programas, y diseñar los sistemas de formación específica que se necesitan para la integración eficiente en la práctica. Esta formación debe contemplar contenidos teóricos y metodológicos que permitan vincular las bases conceptuales y técnicas, así como los procesos operativos y prácticos de la implantación (localización de documentación básica y complementaria, puntos y anclajes clave, responsabilidades y rutas de trabajo, sistema de valoración de la implantación, etc.). Igualmente, es conveniente establecer actuaciones de formación continua asociadas a procesos de consolidación, actualización y mejora.
- **Seguimiento y supervisión**: la implantación requiere de la sistematización de procesos de seguimiento para asegurar que se está desarrollando correctamente. Además, la supervisión continua es un facilitador para la detección de desviaciones y sistemas de ajuste a los estándares. Las actuaciones pueden ser diversas: observación directa de las prácticas clínico-ocupacionales, testeo de calidad sobre muestras aleatorias, revisión de registros, evaluación de los resultados obtenidos o consultas a los grupos de interés.

- **Evaluación de resultados**: se centra en la determinación de los niveles de efectividad del protocolo. Implica sistematizar un mapa de indicadores de procesos e indicadores de resultados, el cual supone la compilación y análisis de datos sobre los resultados en los dominios ocupacionales, satisfacción de las personas usuarias y eficiencia de los procedimientos del servicio, entre otros. Además, conlleva establecer hitos clave vinculados: reuniones técnicas periódicas sobre resultados con diversos grupos de interés (equipo de profesionales, familiares, personas usuarias, etc.), informes para auditorías técnicas y de calidad, exposición en foros científicos o técnicos, etc. Estos hitos se vinculan con un marco de gobernanza abierto, transparente y de rendición de cuentas.

- **Revisión y actualización**: los protocolos y programas técnicos no deben ser estáticos e inflexibles, pues limitarían la adaptación a nuevas necesidades y demandas, y dejarían sin atención situaciones que requieren actuaciones *ad hoc*. Por lo tanto, deben revisarse y actualizarse periódicamente para reflejar los avances en la investigación, los cambios en las políticas de salud o las nuevas necesidades de las personas usuarias.

Procedimientos de prácticas basadas en la evidencia como eje de la calidad

Los principales procedimientos implican:

- **Justificación técnica de las intervenciones ocupacionales**: garantizar que los servicios de terapia ocupacional se basan en investigaciones que demuestren su efectividad para mejorar los dominios de salud mental y los dominios ocupacionales.

- **Mejora de la eficacia terapéutica**: asegurar que las intervenciones ocupacionales impacten en la recuperación y la calidad de vida de las personas usuarias.

- **Reducción de la variabilidad en la práctica clínico-ocupacional**: establecer estándares basados en el rigor y los resultados permite su replicación y sostenibilidad, e incrementa

el retorno social y el alcance, logrando que más personas obtengan beneficios.

- **Alineación con los estándares internacionales y guías de práctica clínica en terapia ocupacional**: seguir los marcos jurídicos y metodológicos internacionales para garantizar la calidad en los servicios.

- **Mejora de la reputación corporativa, la imagen de marca y la confianza de los grupos de interés respecto a los servicios de terapia ocupacional en salud mental**: se puede lograr mediante la implementación de mejoras en la eficiencia y la efectividad del servicio a través del alineamiento de las necesidades de las personas usuarias, con una práctica centrada en la persona y basada en la ocupación, que refuerce la percepción positiva de los servicios. Además, la responsabilidad hacia los grupos de interés y la transparencia en las actividades organizacionales son imprescindibles para responder a las demandas comunitarias de disponer de bienes, productos y servicios garantes de criterios éticos y responsables.

- **Rentabilización de las intervenciones ocupacionales**: gestionar la inversión y el coste de los recursos de manera equilibrada y sostenible, garantizando el incremento de los resultados y evidenciando el retorno social.

- **Implementación de buenas prácticas basadas en la evidencia**: mejoran los resultados y promueven una atención de calidad óptima en el trato y el tratamiento. Se pueden aplicar a través de:
  - Formación continua del personal: es crucial para superar las barreras de falta de conocimiento y habilidades, y para facilitar la implementación de innovaciones.
  - Medición de resultados sobre dominios ocupacionales: fundamental para evaluar la efectividad de las prácticas implementadas y facilitar el desarrollo de prácticas basadas en la evidencia que mejoren los resultados y el retorno de la inversión para la calidad de vida y de los servicios de terapia ocupacional en salud mental.
  - Difusión de los resultados: contribuye a la implementación de prácticas basadas en la evidencia. Supone el desarrollo de estra-

tegias de difusión y la creación de materiales divulgativos basados en resultados de investigación que faciliten el desarrollo de las mejores prácticas.

– Innovación basada en datos: capacidad para generar nuevas ideas y nuevos enfoques para resolver los problemas, más allá de los modelos conocidos e interiorizados de investigación e intervención convencionales. Implica aceptar una serie de reglas a través de las cuales se pueden repensar los elementos básicos que componen el ejercicio de la terapia ocupacional en salud mental.

– Supervisión de equipos y casos: la supervisión y el monitoreo son elementos que apoyan la implementación exitosa de las intervenciones. Además, la supervisión de equipos es una de las actividades más necesarias para asegurar la correcta implementación de prácticas basadas en la evidencia.

La supervisión en terapia ocupacional como proceso clave en la gestión de la calidad

La supervisión en terapia ocupacional en salud mental es un proceso de intercambio reflexivo entre dos o más profesionales, en un entorno seguro y de apoyo, que analiza críticamente la práctica a través de medios normativos, formativos y reparadores para mejorar la calidad de la atención (Howatson-Jones, 2003). Promueve el desarrollo profesional y los valores de una persona, grupo o equipo, la responsabilidad, la innovación y la mejora de la atención a los grupos de interés. Se considera un componente importante de la gobernanza, beneficiando tanto a los profesionales como a los clientes y la organización.

La supervisión en terapia ocupacional en salud mental es un proceso dinámico que puede llevarse a cabo de diferentes formas (cara a cara, trabajando conjuntamente o mediante observación) y a través de distintos modelos de supervisión que estructuren el enfoque, faciliten la interacción y garanticen la continuidad. Estos modelos pueden elegirse individualmente, en función de su mayor grado de adaptación al contexto de trabajo, o venir determinados por la organización.

Algunos aspectos característicos son (College of Occupational Therapists, 2015):

- **Relación profesional de apoyo**: definición de objetivos concretos que pueden incluir una serie de actividades, estar relacionados con las normas, la eficacia y la competencia, referirse a la adquisición y el desarrollo de conocimientos, capacidades y valores, e incorporar elementos personales, profesionales y organizativos.

- **Flexibilidad y dinamismo**: el contenido de la supervisión cambia en función de su contexto y la relación de trabajo de las personas participantes, y puede incluir una estructura y una metodología recomendadas, la frecuencia, el sistema de registro y un modelo de acuerdo de supervisión.

- **Diversas metodologías**: diseños variados en función de la influencia de múltiples factores como la naturaleza del apoyo requerido, las preferencias personales, el acceso a figuras de supervisión, la experiencia y las competencias de personas participantes, la política de la organización y el grado de compromiso de la dirección.

Los tipos de supervisión pueden ser:

- **Supervisión individual**:
  - Realizada por profesionales con alto nivel de experiencia y formación especializada que prestan servicios de supervisión, observación del trabajo, autocuidado, desarrollo profesional, promoción del razonamiento ocupacional y afrontamiento de contextos y situaciones de la práctica.
  - Aborda los propios procesos personales de los dominios de salud mental de cada terapeuta ocupacional y su influencia sobre los servicios que presta y los procesos asociados de buenas prácticas en cuanto a relación terapéutica, relaciones en el equipo, afrontamiento de situaciones complejas, autocuidado, bienestar profesional y personal, etc.
- **Supervisión entre iguales**:
  - Habitualmente coordinada por profesionales con alta formación y experiencia en supervisión.

– Reuniones regulares de profesionales para compartir recursos, conocimientos, habilidades e ideas respecto a la gestión ocupacional de personas y situaciones.

– Puede ser específica para grupos de terapia ocupacional o estar formada por profesionales de diversas áreas de conocimiento.

• **Supervisión de equipos**:
– Realizada por profesionales con formación y experiencia en supervisión de equipos.

– Reuniones periódicas durante un período de tiempo para facilitar la resolución de problemas específicos y el desarrollo del equipo.

– Fomenta las actitudes de autoconocimiento, valoración de la diversidad, sinergias para la práctica colectiva y mejora de la calidad en la prestación de servicios. Impulsa la responsabilidad de cada miembro y el compromiso colectivo de observar, reflexionar, analizar y planificar.

 EXPERIENCIA OCUPACIONAL: el hospital de día «Plaza del Génesis»

Contexto

El hospital de día «Plaza del Génesis» es un centro especializado en la atención a personas adultas (entre 18 y 65 años) con trastornos mentales graves (trastornos psicóticos, trastornos afectivos y trastornos de la personalidad, entre otros). Tiene 80 plazas diurnas y funciona de lunes a domingo, de 8:00 a 18:00, con diversos servicios, según los planes individuales de atención. Este hospital de día forma parte de una red pública de servicios de salud mental en una gran ciudad. Está formado por las siguientes áreas profesionales: dirección (1), psiquiatría (1), enfermería (2), psicología (2), terapia ocupacional (3), auxiliares de cuidados de enfermería (3), técnicos de integración (3), limpieza (2) y cocina (1).

El centro ha sido recientemente auditado por la dirección general de salud mental que tiene competencias en este servicio. En el informe se ha identificado la necesidad de implementar un sistema de gestión de calidad en diversos servicios para cumplir con las normativas y mejorar la atención prestada a las personas usuarias. Entre estos se destacan los servicios de terapia ocupacional por la ausencia de protocolos, por no disponer del diseño por escrito de los diversos programas de intervención y por la escasa disponibilidad de registros y análisis de resultados.

La dirección del hospital (Teo, con grado en Psicología) ha contratado a Ana como nueva terapeuta ocupacional. Ana tiene experiencia previa en la gestión de calidad, diseño de procedimientos y programas técnicos. Ana es consciente de que su papel implicará el trabajo de evaluación e intervención clínico-ocupacional con las personas usuarias y, además, la responsabilidad de liderar y coordinar la implementación de un sistema de gestión de calidad en terapia ocupacional, alineado con los estándares internacionales y las exigencias normativas de los organismos públicos, y que logre el incremento de la satisfacción de los grupos de interés.

Situación ocupacional basada en criterios de calidad

Ana inicia su trabajo en el hospital de día y, tras una evaluación preliminar, identifica varias áreas clave donde los procesos de calidad necesitan ser desarrollados o mejorados:

• Diagnóstico de la situación actual. Ana revisa los protocolos actuales de terapia ocupacional y detecta inconsistencias en su aplicación. También concluye que solo hay algunos documentos escasamente organizados de los programas técnicos y, además, los procedimientos no están vinculados con las mejores prácticas basadas en la evidencia. La satisfacción de las personas usuarias ha mostrado variabilidad en los últimos meses, con absentismo, quejas recurrentes sobre la falta de personal y discontinuidad en las actividades y citas programadas. También hay quejas de varias familias. El equipo interdisciplinar manifiesta quejas sobre la baja calidad de los servicios de terapia ocupacional, por tareas escasamente significativas para las personas usuarias y con escaso impacto funcional.

(Continúa)

EXPERIENCIA OCUPACIONAL: el hospital de día «Plaza del Génesis» *(cont.)*

- Planificación del proceso de mejora. Ana decide utilizar el ciclo de mejora continua para estructurar un plan de acción por un período anual. En primer lugar, establece un equipo de trabajo multidisciplinar que incluye a dos terapeutas ocupacionales que también trabajan en el hospital, dos profesionales de psicología, un profesional de enfermería, un técnico de integración social y dos representantes de las personas usuarias. El equipo planifica la actualización de todos los protocolos y la creación de nuevos programas técnicos, asegurando que cada uno cumpla con determinados criterios de calidad: cumplimiento de normativas vigentes, correlación con el análisis de fuentes de evidencia, maquetación corporativa y centralización de la documentación. Se establece un sistema de carpetas y codificación, formatos a completar, cronograma de hitos de revisión, avance, coordinación y finalización que son validados por la dirección del centro.

- Implementación de los cambios. Ana lidera la implementación del diseño de los nuevos protocolos en coordinación con la dirección. Establece un sistema de píldoras formativas para todo el personal del hospital de día, personas usuarias y familiares. Estas formaciones abordan los fundamentos de la gestión de calidad en terapia ocupacional, centrándose en los procesos y resultados sobre los dominios ocupacionales y los sistemas de aplicación práctica de los nuevos procedimientos. Se introducen nuevas herramientas de evaluación de la satisfacción de las personas usuarias basadas en: sistema NPS-cuestionarios *online* (escala entre –100 y +100) y entrevistas semiestructuradas cualitativas. También se establece un marco operativo de gestión de casos por profesionales de referencia, liderado por psicología y terapia ocupacional, con un modelo de atención centrado en la persona.

- Verificación y ajustes. Después de implementar los cambios, Ana coordina auditorías internas para evaluar la implantación de los nuevos protocolos y la efectividad de los programas técnicos. También organiza reuniones periódicas con el equipo multidisciplinar para revisar los resultados obtenidos, abordar desviaciones/no conformidades y ajustar las estrategias según sea necesario. Ana presenta un informe semestral del plan de acción detallado a la dirección del centro, mostrando los avances logrados y proponiendo ajustes adicionales para asegurar la mejora continua.

- Resultados y reflexiones. La evaluación anual muestra un cumplimiento parcial, pero positivo, del logro de los objetivos según el análisis de los indicadores –protocolos (75 %), programas técnicos (50 %), NPS satisfacción de personas usuarias (+50), NPS satisfacción de familiares (+65)– que implica una mejora significativa en los niveles de satisfacción. Ana analiza los datos y reflexiona sobre la importancia de la implicación de todo el equipo en los procesos de calidad y la necesidad de mantener una cultura de mejora continua en el hospital de día. Redacta un informe y una presentación con infografías con los procesos clave, evolución y retos, que comparte con la dirección y que expone en una reunión técnica para definir el siguiente plan de acción.

 PREGUNTAS DE REFLEXIÓN

- ¿Qué herramientas de evaluación de la calidad en terapia ocupacional conoce? ¿Cuáles aplica en su práctica profesional y cuáles podría aplicar?

- Defina seis indicadores de calidad en terapia ocupacional y relaciónelos con las categorías descritas en este capítulo.

- Describa los cinco pasos del ciclo de mejora continua de la calidad en terapia ocupacional en salud mental y aplíquelos a una situación práctica en los servicios de salud mental.

PUNTOS CLAVE

- La evaluación de la calidad en terapia ocupacional en el ámbito de la salud mental constituye un conjunto de procesos clave, para garantizar servicios efectivos y centrados en la persona como cliente, que permiten diagnosticar si los servicios cumplen con los estándares establecidos, valorar la eficiencia y seguridad de los procedimientos, y determinar si los resultados están centrados en los grupos de interés.

- La terapia ocupacional busca lograr impactos en la salud, la participación, la calidad de vida, la competencia de roles y la justicia ocupacional, por lo que la evaluación de la calidad resulta indispensable para proteger los derechos de las personas con enfermedad mental.

- Las principales herramientas que se emplean para evaluar la calidad incluyen auditorías, inspecciones y evaluación de la satisfacción, los contextos de retroalimentación y el desempeño.

- Los indicadores de calidad son herramientas fundamentales para medir el rendimiento y la efectividad de los servicios de terapia ocupacional en salud mental. A partir de este análisis se recomienda implementar procesos de mejora continua de la calidad basados en cinco pasos: diagnosticar, planificar, hacer, verificar y actuar. Este ciclo continuo fomenta una cultura de autoevaluación y mejora constante de los servicios.

- También es importante desarrollar protocolos y programas técnicos que incluyan elementos de gestión y operativos, una descripción detallada de los procedimientos, objetivos, metodologías e indicadores, así como su revisión periódica y actualización. La implementación adecuada de estos protocolos y programas es clave para asegurar servicios de calidad en terapia ocupacional en el ámbito de la salud mental.

- Este enfoque integral busca garantizar que los servicios cumplan con los estándares establecidos, promuevan un enfoque holístico centrado en la persona y respeten los derechos humanos y la dignidad personal de los clientes.

REFERENCIAS BIBLIOGRÁFICAS

Agrest, M. y Nemirovsky, M. (2020). Definición de treinta indicadores de calidad para sistemas locales de salud mental en el sector privado. *Vertex, Revista Argentina de Psiquiatría, 31*(150, mar.-abr.), 96-102. https://revistavertex.com.ar/ojs/index.php/vertex/article/view/54

AOTA (2020). Occupational Therapy Practice Framework: Domain and Process-Fourth Edition. *The American Journal of Occupational Therapy: Official Publication of the American Occupational Therapy Association, 74*(Supplement_2), 7412410010p1-7412410010p87.

Chicharro Lezcano, F. (2003). Integración de los programas de calidad en el ámbito de salud mental. *Norte de Salud Mental, 5*(17), 29-39. https://dialnet.unirioja.es/servlet/articulo?codigo=4830404

College of Occupational Therapists (2015). *Supervision Guidance for occupational therapists and their managers.* Londres: College of Occupational Therapists Ltd.

Fernández-Martín, L., Iglesias-de-Sena, H., Fombellida-Velasco, C., Vicente-Torres, I., Alonso-Sardón, M. y Mirón Canelo, J. A. (2016). Satisfacción del paciente como indicador de calidad en salud mental. *Revista de Calidad Asistencial, 31*(5), 254-261. https://dialnet.unirioja.es/servlet/articulo?codigo=5645099

Fundación Española de Psiquiatría y Salud Mental. (2021). *Indicadores de calidad en psiquiatría.* Instituto Donavedian.

https://fepsm.org/files/publicaciones/Indicadores_calidad_psiquiatria_2022.pdf

Howatson-Jones, I. (2003). Difficulties in clinical supervision and lifelong learning. *Nursing Standard, 17*(37), 37-41.

Ikiugu, M., Nissen, R., Bellar, C. y Maassen, A. (2017). Clinical Effectiveness of Occupational Therapy in Mental Health: A Meta-Analysis. *American Journal of Occupational Therapy, 71*(5):7105100020p1. https://www.researchgate.net/publication/318667169_Clinical_Effectiveness_of_Occupational_Therapy_in_Mental_Health_A_Meta-Analysis

Martorella, A. (2013). Gestión de la calidad centrada en el paciente. Psiquiatria.com. https://www.researchgate.net/publication/342318503_GESTION_DE_CALIDAD_EN_SALUD_MENTAL_CENTRADA_EN_EL_PACIENTE

OMS (2003). *Quality improvement for mental health.* Organización Mundial de la Salud. https://iris.who.int/handle/10665/333269

OMS (2012). *QualityRights: instrumento de calidad y derechos de la OMS.* Organización Mundial de la Salud. https://www.paho.org/es/documentos/qualityrights-instrumento-calidad-derechos-oms

Sánchez Balcells, S., Puig Llobet, M., Lluch Canut, M. T. y Roldán Merino, J. F. (2020). Evolución del concepto de calidad de los cuidados en salud mental. *Revista ROL de Enfermería, 43*(1), 46-50.

WFOT (2020). *Development of a Quality Indicator Framework for Occupational Therapy.* World Federation of Occupational Therapists. https://orca.cardiff.ac.uk/id/eprint/121990/1/Quality%20Indicators%20for%20Occupational%20Therapy%20-%20final_.pdf

  AUTOEVALUACIÓN

Comunicación profesional y *marketing* en terapia ocupacional en salud mental 22

Ó. Sánchez Rodríguez y B. Polonio López

 OBJETIVOS

- Explorar estrategias efectivas de comunicación en el ámbito de la terapia ocupacional en salud mental.
- Desarrollar habilidades de *marketing* para promover servicios de terapia ocupacional y fomentar los valores, el posicionamiento y la imagen corporativa y de la profesión.
- Establecer pautas éticas en la comunicación y el *marketing* en el contexto de la salud mental.
- Utilizar la comunicación como herramienta relacional con diversos grupos de interés.

«Hace unos 15 años, una psiquiatra muy bien intencionada me dijo que, con un diagnóstico de depresión maníaca, era improbable que yo pudiera continuar trabajando como psicóloga clínica asesora y que debería buscar algo menos estresante. Bueno, me alegra decir que no fui "complaciente" y que ella estaba equivocada. Unos 15 años después, sigo en mi trabajo de médica y también he sido ascendida a directora de un servicio con un presupuesto de 32 millones de libras que emplea a más de 900 personas y atiende a más de 7.500 personas en cualquier momento… ¡Y todavía no me han despedido!».

Rachel Perkins (Mental Health NHS Trust, Londres), 2005

INTRODUCCIÓN

La comunicación es un proceso básico vinculado con el desarrollo de la vida humana, con la construcción de significados y con la interacción entre las personas, las poblaciones y los contextos de participación a lo largo de las existencias individuales y colectivas. Los procesos de comunicación se producen mediante diferentes tipos de lenguaje (verbal, no verbal, simbólico) y elementos contextuales que influyen en la emisión, comprensión e interpretación de los mensajes, y en la construcción de las diversas relaciones contextuales. La comunicación es un eje asociado a los valores, la visión, la misión y los objetivos organizacionales, y está correlacionada con la credibilidad, confianza y reconocimiento en la sociedad (Kotler *et al.*, 2016).

En el ámbito de los servicios sociales y sanitarios la comunicación es una dimensión clave, ya que impacta en la gestión de las carteras de servicios, en la percepción de las relaciones de ayuda, en la construcción del vínculo terapéutico, en la adherencia a los tratamientos y en la percepción de la calidad de los bienes, productos y servicios por parte de los diversos grupos de interés. Además, en los contextos de la atención en salud mental se producen retos específicos muy relevantes, pues la comunicación se desarrolla en situaciones en las que las personas experimentan procesos motores, cognitivos, emocionales o sociales alterados que afectan a su capacidad de interacción y que repercuten sobre los procesos de bienestar o malestar psíquico. Asimismo, existen diversas dimensiones críticas de la comunicación en salud mental, a saber: la tipología de información en cuanto a los niveles de accesibilidad, los procesos de comunicación asociados al modelo de trato y tratamiento que reciben las personas, los procesos interdisciplinares en la gestión de equipos, el posicionamiento de la marca personal y la imagen corporativa en el mercado de los bienes, productos y servicios (NSW Health, 2025).

En particular, en la terapia ocupacional en salud mental se requieren enfoques comunicativos que partan de la centralidad de la construcción de significados en la vida diaria, garantizando los derechos para el disfrute de las ocupaciones, la reducción de barreras y la promoción de la autonomía personal. En este sentido, las estrategias comunicativas deben ser diversas, equitativas e inclusivas, integrando las experiencias y necesidades de cada persona, visibilizando la importancia del enfoque ocupacional en los procesos de recuperación y fortaleciendo su posicionamiento dentro de los sistemas de salud pública y privada (Davidson y González-Ibáñez, 2017; WFOT, 2022).

Además, en las sociedades tecnológicas avanzadas con procesos de digitalización crecientes, las organizaciones y los profesionales deben adoptar herramientas de comunicación que favorezcan la interacción con los diferentes grupos de interés. El uso de redes sociales, plataformas digitales y estrategias de *marketing* social facilita la divulgación de información basada en la evidencia, la disminución de la distancia social, la promoción de la participación basada en los derechos y la puesta en marcha de bienes, productos y servicios virtuales basados en tecnologías de la información y de la comunicación (Tezanos, 2010).

EL *MARKETING* EN EL ÁMBITO DE LA TERAPIA OCUPACIONAL EN SALUD MENTAL

El *marketing* en salud mental está configurado por diversas estrategias diseñadas para informar, educar, posicionar y mejorar el acceso a los servicios de salud mental. Implica la construcción de servicios que garanticen la accesibilidad según la demanda, la sostenibilidad centrada en la cobertura equitativa de las necesidades, la gestión de cambios sociales que promuevan el enfoque de los derechos humanos, el trato digno, los tratamientos basados en la evidencia y la garantía de resultados centrados en cada persona. Además, en los contextos de atención a la salud mental supone disponer de criterios diferenciales clave vinculados a fomentar la transparencia, la confianza, la coparticipación, el empoderamiento y la gestión de la esperanza en los procesos de recuperación de las personas (Townsend y Polatajko, 2013).

Desde la perspectiva del *marketing* de servicios, la comercialización de servicios de salud mental y terapia ocupacional presenta características distintas a otros productos tangibles (Kotler y Amstrong, 2012). Los bienes, productos y servicios ocupacionales son elementos intangibles, inseparables, variables y perecederos, lo que implica la necesidad de estrategias específicas que promuevan su utilidad marginal a través de la calidad, la credibilidad y el impacto positivo en la vida diaria de las personas, configurando dominios ocupacionales y de salud mental para una existencia plena, justa y de bienestar.

El posicionamiento de la terapia ocupacional en salud mental requiere un enfoque estructurado que permita diferenciarla de otros enfoques terapéuticos, destacando su valor añadido en la salud, participación, calidad de vida, competencia de roles, bienestar y justicia ocupacional (AOTA, 2020). Un posicionamiento corporativo y personal centrado en las preferencias y la demanda permite que los bienes, productos y servicios sean integrados como fundamentales en la atención a la salud mental.

Existen diferentes enfoques de *marketing* que pueden aplicarse en el ámbito de la terapia ocupacional en salud mental, entre los que destacan:

- *Marketing* social: estrategias orientadas a influir en el comportamiento de personas y poblaciones, con el fin de mejorar los servicios sociales y sanitarios desde posicionamientos comunitarios, para lograr impactos en el bienestar de las poblaciones. Se centra en proyectos y campañas con diversos objetivos y metodologías sobre sensibilización en salud mental, promoción de los servicios, reducción de brechas sociales o diseño de contextos inclusivos, entre otros.

- *Marketing* **relacional**: enfocado en la construcción de vínculos, relaciones y alianzas a largo plazo con las personas usuarias, las familias y otros grupos de interés (profesionales, entidades comunitarias, universidades, empresas, etc.). En salud mental, la construcción de alianzas promueve la reducción de la distancia social, la confianza para comprender los procesos del binomio salud-enfermedad mental y las sinergias para construir proyectos multicanal de alto impacto.
- *Marketing* **digital**: estrategias basadas en el uso de plataformas digitales, redes sociales y contenido virtual y multimedia, para promocionar la visibilidad y puesta en marcha de bienes, productos y servicios, generando vínculos con grupos de interés e impactos de valor. Implica la gestión de espacios virtuales como, por ejemplo, oferta de servicios de terapia ocupacional, difusión de actuaciones de colegios profesionales y asociaciones de terapia ocupacional, realización de congresos virtuales abiertos a diversos profesionales cuyo eje sea la ocupación y la salud mental, etc.
- *Marketing* **basado en la evidencia**: comunicación fundamentada en la gestión de los datos y los resultados de investigación para demostrar el impacto positivo de la terapia ocupacional en la salud mental, fortaleciendo así su credibilidad. Se centra en estudios de investigación, participación en foros técnicos transdisciplinares, realización de publicaciones (revistas de alto impacto, libros, espacios científicos virtuales, etc.).
- *Marketing* **experiencial**: se enfoca en crear experiencias significativas para las personas a través de historias de vida, testimonios de procesos sobre la salud y la enfermedad mental, actuaciones reivindicativas de derechos, espacios con un enfoque participativo y promoción de relatos sobre la recuperación de dominios de salud mental y ocupacionales. Se fundamenta en reducir la distancia social y emocional entre las experiencias diversas de las personas, promoviendo nodos que vinculen elementos de empatía, ayuda mutua, cambio de constructos y enfoque de los derechos.

El valor de los servicios de terapia ocupacional

La terapia ocupacional en salud mental tuvo etapas complejas en cuanto a su visibilidad y reconocimiento dentro de los sistemas de salud, que todavía están presentes en algunos contextos y profesionales. Sin embargo, este enfoque, a pesar de algunos lastres, pertenece al pasado, y actualmente son más potentes las promociones e imágenes corporativas competentes y de alto impacto. La imagen de marca personal y profesional de cada terapeuta ocupacional es un factor clave, ya que ofrecer una imagen negativa, demandante, deficitaria y devaluada va a producir impactos negativos en el desarrollo profesional de dicho terapeuta ocupacional y en la imagen corporativa colectiva, perpetuando modelos disfuncionales. Los impactos en la recuperación de los dominios de salud de las personas con problemas de salud mental están ampliamente documentados en diversos estudios de investigación y en los relatos de las propias personas con problemas de salud mental. La terapia ocupacional aporta valor en múltiples dimensiones del bienestar de las personas con problemas de salud mental, y cada terapeuta ocupacional es un eje fundamental para mostrar las evidencias desde la buena praxis, el rigor metodológico, el trato enfocado en los derechos humanos, la atención con base transdisciplinar y el liderazgo en la gestión de los servicios. Las evidencias de resultados ocupacionales en salud mental muestran datos claros sobre:

- Adquisición o recuperación de habilidades motoras, de procesamiento e interacción social, y su interacción con los dominios de salud mental y desempeño de ocupaciones significativas.
- Equilibrio y promoción de los patrones necesarios para la vida diaria asociados a rutinas, hábitos, rituales y roles que estén vinculados al perfil ocupacional de cada persona y a los contextos micro, meso y macro, que son identitarios antropológicamente.
- Incremento de la participación e inclusión sociales, disminuyendo la distancia social,

reduciendo las barreras contextuales, gestionando las redes sociales de apoyo y promoviendo el desempeño de ocupaciones relevantes para la vida, como la formación, el empleo y el ocio.
- Contribución a la estabilidad de los dominios de salud mental y al bienestar, desarrollando estrategias centradas en el abordaje de la sintomatología en la vida diaria.
- Promoción de la autonomía, facilitando recursos para la prevención de la dependencia y gestión de apoyos y facilitadores específicos para la vida diaria de las personas, reduciendo las recaídas, manteniendo los logros terapéuticos y disminuyendo la necesidad de hospitalización o cuidados a largo plazo.

Por todo esto, es fundamental que cualquier profesional de la terapia ocupacional integre:

- **Marca**: construcción de la autoimagen de marca personal y profesional desde la perspectiva de valor, considerando que el desarrollo de competencias avanzadas en salud mental requiere de estrategias de formación continua, supervisión, diseño por escrito de los procesos y programas técnicos con argumentaciones científicas, y en formatos cuidados y atractivos que sean rigurosos y divulgables, participación en foros interdisciplinares aportando un valor transdisciplinar, etc.
- **Diferenciación**: distinguirse de otros enfoques terapéuticos mediante una comunicación clara de su valor único, con argumentaciones comprensibles para los grupos de interés y no fundamentadas en la confrontación, sino en el valor diferencial sumativo.
- **Identidad**: ser identificado como bien, producto y servicio primarios dentro de los modelos de atención en salud mental, aportando el diseño de modelos de atención transparentes, visibilizados y accesibles, fundamentados en procesos basados en la evidencia científica y centrados en las personas y en el logro de resultados.
- **Transparencia**: facilitación de información para personas usuarias, familias y profesionales a través de diversos formatos, garantizando la accesibilidad total, la participación

y el diseño de bienes, productos y servicios centrados en el análisis de las necesidades de las personas y de las poblaciones, y en la cobertura eficaz, eficiente y efectiva de sus demandas.
- **Alianzas**: atraer inversión y apoyo institucional a través de la difusión de evidencias sobre su impacto, con sinergias derivadas del trabajo conjunto con empresas, universidades, grupos de investigación y otros grupos de interés con poder de influencia en la toma de decisiones.
- **Impactos**: evidenciar claramente la utilidad marginal de los bienes, productos y servicios que tienen que estar en concordancia con las características de la demanda en cuanto a accesibilidad, precio y cobertura de necesidades por los resultados que ofrecen.

Análisis de grupos de interés en terapia ocupacional en salud mental

La terapia ocupacional en salud mental se desarrolla en contextos complejos y situaciones difíciles para la vida de las personas en los que intervienen diversos grupos de interés, cada uno con necesidades, demandas, expectativas y roles específicos en la percepción, promoción y consolidación de los bienes, productos y servicios. Para diseñar estrategias de comunicación y *marketing* efectivas en este ámbito es fundamental realizar un análisis detallado de estos diversos grupos de interés, comprendiendo sus características, motivaciones, intereses y el poder de influencia sobre las problemáticas ocupacionales que tienen las personas y las poblaciones.

Los grupos de interés se definen como todas aquellas personas, entidades o instituciones que pueden afectar o ser afectadas por la actividad de un bien, producto, servicio o profesión. Identificarlos y desarrollar estrategias de vinculación y comunicación adaptadas a cada uno es fundamental para garantizar el desarrollo, la promoción, la sostenibilidad y la visibilidad, y para fortalecer el posicionamiento de la terapia ocupacional en los sistemas y estructuras de atención a la salud mental (Kotler *et al.*, 2024).

Los grupos de interés en la terapia ocupacional en salud mental pueden agruparse en seis categorías principales, sin excluir otros más específicos o subcategorías:

- **Personas usuarias de los servicios**: grupo de interés más relevante, ya que sus necesidades y demandas se correlacionan con la experiencia y la percepción sobre la atención recibida, la fidelización y la recomendación de los bienes, productos y servicios a otras personas. La construcción de vínculos de base segura, con perspectiva de cliente y estrategias de comunicación efectiva con las personas usuarias, es un elemento clave para la adherencia a los tratamientos, mejorar la satisfacción y promocionar los procesos de recuperación ocupacional (Pérez Cruzado *et al.*, 2020; NHS, 2024).
- **Familias y redes sociales primarias y secundarias**: desempeñan un papel fundamental en los procesos de construcción de los dominios de la salud mental, en la gestión de la enfermedad mental y en la recuperación de las personas con problemas de salud mental. Así, son claves las estrategias de educación y sensibilización dirigidas a las familias, promoviendo su participación activa en el proceso de prevención y en la gestión de las fases de la intervención (FEAFES, 2022).
- **Profesionales de los servicios sociales y sanitarios, y equipos interdisciplinares**: en los servicios de salud mental, la terapia ocupacional trabaja en estrecha colaboración con otros profesionales de la psiquiatría, psicología, trabajo social, enfermería, educación social, etc. Su visión, conocimiento y percepción sobre la terapia ocupacional influye directamente en los niveles de derivación, gestión de personas y promoción de productos, bienes y servicios (López Méndez *et al.*, 2023).
- **Organizaciones públicas y privadas**: los organismos gubernamentales y las entidades privadas juegan un papel fundamental en la regulación normativa, financiación y accesibilidad de los servicios de terapia ocupacional en salud mental. Implica impactos en los niveles de visibilidad, costes de inversión y valoración derivados de su implementación (OMS, 2025b).
- **Medios de comunicación**: claves en la construcción de discursos sobre la terapia ocupacional en salud mental, pudiendo influir positiva o negativamente en la percepción pública, promoción, recomendación y sostenibilidad de estos. Su visión, valores y conocimientos sobre los procesos de salud mental son condicionantes positivos y negativos que producen altos niveles de impactos en grandes grupos de población y en la construcción de anclajes cognitivos colectivos sobre la conceptualización de la salud y la enfermedad mental (FEAFES, 2008).
- **Sociedad**: implica un conjunto de actores fundamentales; por un lado, respecto a la construcción de la salud mental en las sociedades actuales y generaciones futuras y, por otro, sobre la vida diaria de las personas con problemas de salud mental, ya que las actitudes colectivas, las políticas de inclusión y las oportunidades de participación pueden facilitar o dificultar la gestión de los dominios de salud mental, los procesos de recuperación y la garantía de los derechos humanos. Implica la gestión de espacios y contextos diversos, equitativos e inclusivos, accesibles en colaboración con centros formativos, empresas, comunidades y otros actores clave para impulsar programas de responsabilidad social corporativa y enfoques de diversidad, equidad e inclusión (OMS, 2025a).

En la **tabla 22-1** se exponen los diversos grupos de interés y las estrategias de posicionamiento de la terapia ocupacional en salud mental.

Desarrollo de estrategias efectivas de *marketing*

El diseño de estrategias de *marketing* en terapia ocupacional en salud mental debe considerar dos tipos de complejidad: por un lado, la asociada a la conceptualización del binomio salud-enfermedad mental y su correlación con los dominios ocupacionales y, por otro, la vin-

Tabla 22-1. Grupos de interés y estrategia de posicionamiento de la terapia ocupacional en salud mental	
Grupo de interés	**Estrategias clave en terapia ocupacional en salud mental**
Personas usuarias	• Información clara sobre los beneficios de la terapia ocupacional • Acceso equitativo y sin barreras políticas, civiles, culturales, económicas o sociales • Enfoques centrados en la persona y la autodeterminación • Procesos de comunicación accesibles, comprensibles y participativos
Familias y redes sociales	• Definir procesos de continuidad de cuidados, recuperación y sistemas de apoyo en la vida diaria • Identificar los bienes productos y servicios de la terapia ocupacional en la salud mental a través de los niveles de recomendación, bien por ser detractores o promotores • Fomentar imágenes sociales competentes asociadas a los trastornos mentales, reduciendo la distancia social y fomentando contextos diversos, equitativos e inclusivos
Profesionales sociosanitarios	• Divulgación científica sobre la eficacia de la terapia ocupacional en la salud mental promoviendo la participación en equipos y proyectos de investigación transdisciplinares • Participación en espacios técnicos como foros, congresos y jornadas formativas • Diseño de programas técnicos y procedimientos que, de manera clara, estética y accesible, estén destinados a una divulgación clara de la cartera de servicios de terapia ocupacional en los circuitos de atención en salud mental
Administraciones públicas y privadas	• Presentación de evidencia científica y datos de impacto sobre la eficacia de la terapia ocupacional en foros sociales relevantes • Participación activa en contextos en los que se diseñen políticas específicas de salud mental y modelos de atención • Reivindicar la integración de la terapia ocupacional en planes estratégicos y programas de salud pública a través del ofrecimiento de programas eficientes, sostenibles y valiosos, por los impactos evidenciados que producen y garantes de retorno social
Medios de comunicación	• Fomentar la representación adecuada de la disciplina en medios de comunicación a través de líderes específicos con trayectoria profesional consolidada y fundamentada en datos • Combatir la desinformación mediante la generación de contenidos en diversos formatos accesibles y rigurosos sobre salud mental y desempeño ocupacional de las personas y poblaciones • Colaborar con medios de comunicación para la difusión de campañas de sensibilización en las que se pongan de relevancia los dominios ocupacionales como eje de la recuperación
Sociedad	• Fomentar políticas de responsabilidad social corporativa que se integren en empresas, instituciones y comunidades • Promover la diversidad, equidad e inclusión en programas de empleo, educación y vivienda • Desarrollar programas de sensibilización y formación en salud mental para reducir el estigma y mejorar la percepción sobre la recuperación y el desempeño ocupacional • Generar alianzas con el sector formativo y empresarial para impulsar el acceso al trabajo mediante adaptaciones contextuales y apoyos • Incorporar principios de accesibilidad universal y diseño centrado en salud mental en todos los contextos ambientales • Impulsar la participación, promoviendo el desarrollo de redes de apoyo y estrategias de recuperación basadas en la ocupación

culada a las estructuras sociales y al sector socio-sanitario, sus políticas públicas y privadas, y la red de recursos y servicios disponibles.

En estos contextos de complejidad, los fines del *marketing* se centran en garantizar que las estrategias de comunicación y promoción de los servicios sean diversas, equitativas e inclusivas, y estén alineadas con los valores de la justicia ocupacional. A diferencia del *marketing* comercial, donde el objetivo principal es la venta de bienes, productos o servicios, en la terapia ocupacional en salud mental el *marketing* se centra en los fines de información, educación, sensibilización y facilitación del acceso a los servicios, asegurando un enfoque de derechos para garantizar y promover ocupaciones y vidas saludables.

Para lograr impactos positivos, las estrategias de *marketing* deben basarse en las mejores evidencias y utilizar herramientas adaptadas a los diferentes contextos de intervención en salud mental. Esto implica la combinación de estrategias comerciales, digitales, relacionales y experienciales, que permitirán fortalecer la visibilidad de la terapia ocupacional promocionando su posicionamiento en el sistema de salud y mejorando los índices de recomendación por los diversos grupos de interés.

En la **tabla 22-2** se expone un compendio de estrategias de *marketing* aplicadas a los contextos de la terapia ocupacional en salud mental.

COMUNICACIÓN EFECTIVA EN TERAPIA OCUPACIONAL EN SALUD MENTAL

A continuación se analizan algunos aspectos importantes para una comunicación efectiva en terapia ocupacional en el marco de la salud mental.

Principios éticos en la promoción de servicios de terapia ocupacional

Algunos principios básicos de la comunicación y el *marketing* en salud mental se asocian a la transparencia, la veracidad de la infor-

mación, la inclusión plena y la protección de los derechos humanos de las personas y las poblaciones. En contraposición, se deben evitar la dependencia, los estereotipos falsos, las contribuciones perseverantes sobre la estigmatización de los trastornos mentales y el diseño de espacios excluyentes que perpetúen hegemónicamente los «no lugares». Por ello, la comunicación debe garantizar mensajes centrados en los derechos humanos, inclusivos, accesibles y basados en evidencias científicas.

Además, en el caso de la terapia ocupacional en salud mental, la comunicación debe estar alineada con los principios de justicia ocupacional, autodeterminación y equidad en el acceso a los servicios, con un pleno respeto a la dignidad de las personas usuarias, promoción de los niveles de autonomía y participación activa continua de las personas en sus procesos de recuperación.

Para garantizar una comunicación ética en la promoción de la terapia ocupacional en salud mental es fundamental tener en cuenta los siguientes principios:

- **Transparencia y veracidad de la información**: todos los mensajes deben ser claros, realistas y basados en evidencias, evitando exageraciones sobre los procesos e impactos de la terapia ocupacional sin ninguna argumentación. Igualmente, se deben evitar los mensajes que perpetúen imágenes de la terapia ocupacional con actividades desvinculadas de la vida diaria de las personas y de sus ocupaciones significativas.
- **Autodeterminación y participación de las personas usuarias**: reforzar siempre el enfoque de los derechos y autonomía de las personas usuarias, evitando discursos asistencialistas o que refuercen la ideología de la dependencia. Igualmente, es fundamental emitir mensajes que pongan en valor las posibilidades de recuperación y su correlación con la disponibilidad de sistemas de apoyo para las personas.
- **Accesibilidad e inclusión**: la información debe ser comprensible y estar disponible en

Tabla 22-2. Estrategias de marketing **aplicadas a los contextos de la terapia ocupacional en salud mental**

Estrategia	Descripción	Propuestas
Marketing de contenidos y divulgación basada en la evidencia	Creación y distribución de información en formatos diversos de valor para educar y fortalecer la imagen de la terapia ocupacional en salud mental	• Desarrollo de blogs, artículos y guías informativas sobre la terapia ocupacional en salud mental • Uso de infografías y vídeos divulgativos en plataformas digitales • Creación de campañas de sensibilización basadas en evidencia científica
Marketing digital y presencia en las redes sociales	Uso de redes sociales, plataformas digitales y estrategias de SEO/SEM para aumentar la visibilidad y accesibilidad de los servicios	• Creación de perfiles en redes sociales con contenido relevante (Instagram, LinkedIn, Twitter, Facebook) • Uso de estrategias de posicionamiento SEO y *marketing* digital (SEM) • Implementación de campañas digitales con narrativas diversas, accesibles y con *hashtags* de divulgación masiva • Desarrollo de webinarios y sesiones en vivo con profesionales y personas usuarias
Marketing relacional y alianzas estratégicas	Fortalecimiento de relaciones con entidades clave para fomentar alianzas de colaboración	• Creación de alianzas con entidades del ámbito sociosanitario • Participación en congresos, foros y encuentros transdisciplinares • Desarrollo de programas de mentoría y formación con profesionales de otras disciplinas sobre terapia ocupacional
Branding y posicionamiento institucional	Generación de experiencias significativas para conectarse emocionalmente con la comunidad	• Creación de espacios de participación para que las personas usuarias compartan sus experiencias • Organización de eventos comunitarios para promocionar ocupaciones saludables inclusivas • Generación de campañas con testimonios reales de recuperación
Medición y evaluación de las estrategias de *marketing*	Implementación de herramientas de seguimiento y evaluación para medir el impacto y la efectividad de las estrategias de *marketing*	• Análisis de indicadores KPI y OQR en las redes sociales • Evaluación del tráfico web y posicionamiento SEO • Encuestas de satisfacción e índices de recomendación con personas usuarias y profesionales (IRN) • Estudio del retorno social de la inversión

IRN: índice de recomendación neto o *net promoter score*; KPI: *key performance indicator*; OQR: *objectives and key results*; SEM: *search engine marketing*; SEO: *search engine optimization*.

formatos diversos y accesibles, garantizando que todas las personas, independientemente de sus características, puedan integrarla con el mayor nivel de comprensión posible y con la disponibilidad de apoyos específicos, para garantizar la capacidad de obrar con respecto a los derechos políticos, civiles, económicos, sociales y culturales.

- **Promoción de imágenes públicas dignas y libres de prejuicios**: evitar el uso de lenguaje o imágenes que perpetúen o refuercen estereotipos históricos negativos sobre la salud mental. La promoción de imágenes públicas en salud mental debe centrarse en la recuperación, la inclusión y el desempeño ocupacional, en lugar de enfatizar el diagnóstico, la discapacidad y la permanencia de imágenes o términos del pasado. Estos procesos de comunicación deben invadir los contextos profesionales y personales de cada terapeuta, en un ejercicio de compromiso ético vital con los procesos antropológicos de la salud y la enfermedad mental.
- **Respeto por la privacidad y la confidencialidad**: garantizar la más absoluta protección de los datos personales y la privacidad de las personas usuarias, impidiendo el uso indebido de narrativas, testimonios o imágenes sin consentimiento informado. Dicho consentimiento, además, debe contemplar que en los procesos de recuperación las personas pueden pasar por diversas etapas, por lo que es necesario anticipar dichas etapas y la existencia del derecho a la modificación o eliminación de datos personales.

La comunicación como herramienta relacional

La comunicación en salud mental se vincula con los procesos específicos de las relaciones, los cuales están correlacionados con dimensiones sensoriales, lingüísticas, emocionales y cognitivas. Estas correlaciones se vinculan directamente con:

- **Características de cada cliente**: las personas con problemas de salud mental pueden presentar sintomatología o efectos secundarios de los tratamientos que afectan a la expresión verbal o que producen alteraciones del pensamiento o déficits en la interacción social. Además, influyen los niveles de cualificación, modelos culturales y lingüísticos, estilos de personalidad y estrategias de afrontamiento.

- **Características de cada profesional**: las competencias sociales de los profesionales sociosanitarios pueden estar caracterizadas por áreas de fortaleza o debilidad, que van a impactar sobre el estilo de trato y vínculo con las personas de manera positiva o negativa para la relación terapéutica. Igualmente, los valores y constructos personales siempre han sido un factor de alta influencia en los profesionales de salud mental, condicionando las formas de trato y tratamiento hacia las personas, incluso vulnerando derechos humanos regulados y usando el poder de influencia como factor de relación terapéutica, sometimiento o mala praxis.
- **Equipos de trabajo**: la gestión interna de equipos interdisciplinarios, la coordinación de servicios y la promoción de una cultura de atención centrada en la persona se posicionan en contextos complejos que se caracterizan por varias áreas de conocimiento, complejas estructuras de toma de decisiones y gestión de recursos tipificados por las limitaciones y dificultades operativas. A esto hay que sumar las estructuras jerárquicas, los niveles de poder y los estilos de liderazgo, que van a condicionar modelos diversos de prestación de los bienes, productos y servicios.

Así, la importancia de una comunicación eficiente en el contexto de salud mental radica en su capacidad relacional, al estar vinculada con:

- **Construcción de alianzas terapéuticas**: promoviendo contextos de buen trato, afecto y confianza, el vínculo y la participación activa de la persona en el proceso de recuperación, desde un enfoque de los derechos.
- **Incremento de la certidumbre**: es fundamental considerar que los procesos de salud-enfermedad mental abren abismos y amplias brechas vitales para las personas y sus familias, por lo que es fundamental atender con el mejor trato la demanda respecto a la incertidumbre, el temor y el sufrimiento psíquico, y garantizar la comprensión integral, la empatía, el afecto y el trato digno.

- **Reducción del estigma**: proporcionando información clara sobre los dominios de salud mental y ocupacionales como realidad universal de la humanidad. Es necesario alfabetizar en materia de salud mental, conociendo y comprendiendo los procesos de bienestar y sufrimiento psíquico por los que todas las personas podemos transitar a lo largo de nuestra vida y, por lo tanto, integrar de manera fenomenológica a cada persona en una realidad de derechos, comprensión, compromiso y respeto colectivo.
- **Mejora de la perspectiva transdisciplinar**: fomentando la coordinación entre diversas disciplinas, con una visión integral y transdisciplinar en la que cada una aporte un valor marginal diferencial positivo, optimizando el trabajo entre los equipos y garantizando un enfoque centrado en las personas y las tareas para la prestación eficiente de bienes, productos y servicios, que evidencien y demuestren resultados hacia las personas y las poblaciones.

Estrategias clave para mejorar la comunicación con los grupos de interés

La comunicación en los servicios de salud mental debe ser estructurada, accesible y sensible a las experiencias vitales individuales de cada persona. En ella influyen factores verbales, no verbales, simbólicos y contextuales, que facilitan la interacción entre profesionales, personas usuarias, familiares y otros grupos de interés en la atención en salud mental. Un abordaje adecuado en estos aspectos facilita la construcción de la confianza y un vínculo seguro, la adherencia a los tratamientos y la reducción de la distancia social y el estigma asociado a las personas con trastornos mentales.

En la **tabla 22-3** se expone un resumen de los facilitadores y las barreras de la comunicación en contextos de atención a la salud mental.

Las dimensiones y los procesos clave con respecto a la comunicación con las personas y poblaciones usuarias son (OPS, 2025; PAO, 2022):

- **Lenguaje y claridad del mensaje**: tiene que ser preciso, comprensible y adaptado a cada persona usuaria y su contexto sociocultural. Algunos procesos fundamentales son:
  - Eliminación de tecnicismos innecesarios y explicación de los conceptos de manera sencilla, asegurando que la persona destinataria del mensaje lo comprenda.
  - Gestión de la entonación y ritmo de la voz, dando importancia a los impactos que produce la forma en que se transmite la información.
  - Verificación de la comprensión, mediante la realización de preguntas abiertas o pidiéndole a la persona que explique con sus propias palabras lo que ha entendido, fomentando así la participación activa en primera persona.
- **Comunicación no verbal y lenguaje corporal**: el lenguaje corporal, la expresión facial y la proximidad física pueden transmitir empatía y confianza o, por el contrario, generar barreras en la relación terapéutica. Establecer procesos de observación y razonamiento ocupacional respecto a los contextos, expresiones y vínculo es clave para establecer comportamientos personales más coherentes, definir marcos de relación y diseñar espacios promotores de la comunicación. Algunos procesos fundamentales son:
  - Contacto visual a través de miradas amigables y no invasivas, adaptadas a la comodidad de cada persona usuaria.
  - Postura abierta y relajada, evitando estilos defensivos o expresiones cerradas que generen distancia emocional y percepción de indiferencia o rechazo.
  - Expresión facial coherente con los contextos y los mensajes, aportando signos claros de interés, empatía y comprensión a través de gestos y expresiones faciales.
- **Accesibilidad, adaptaciones comunicativas y apoyos**: adaptación de los mensajes a las necesidades de cada persona usuaria, asegurando que la información sea accesible para todas las personas, independientemente de sus características sensoriales, cognitivas, lingüísticas o culturales. Algunos procesos fundamentales son:

Tabla 22-3. Facilitadores y barreras de la comunicación en contextos de atención a la salud mental

Componentes	Facilitadores	Barreras
Lenguaje verbal	• Uso de un lenguaje claro, sin tecnicismos ni siglas • Adaptación al nivel de integración sensorial, comprensión lingüística, cultural y cognitiva de la persona • Explicación en formatos de lectura fácil	• Uso excesivo de terminología técnica compleja • Falta de adaptación del mensaje a los niveles comprensivos de la persona usuaria • Explicaciones generalistas, imprecisas o confusas
Comunicación no verbal	• Contacto visual centrado en la construcción del vínculo, empatía y comprensión • Expresión gestual coherente con el mensaje • Postura abierta y gestos afirmativos de escucha activa	• Expresiones faciales neutras o contradictorias • Lenguaje corporal cerrado o distante • Falta de coherencia entre el tono de voz y los contenidos específicos de los mensajes o de los contextos
Accesibilidad de la información	• Uso de sistemas de lectura fácil • Materiales en diferentes formatos de integración sensorial • Traducción e interpretación para diferentes idiomas	• Falta de información accesible en formatos diversos • Uso exclusivo de documentos escritos sin adaptación • Barreras lingüísticas sin medidas de adaptación y apoyo
Escucha activa y validación	• Comprender la experiencia de sufrimiento psíquico • Espacio garante de intimidad y confort • Parafraseo del mensaje para confirmar su comprensión • Demostración de interés sincero sin interrupciones • Validación de los valores, constructos y emociones de la persona	• Trivializar y juzgar la experiencia de sufrimiento psíquico • Espacio que vulnera la intimidad y sin garantías de confort • Interrupciones constantes en la conversación • Falta de reconocimiento de las emociones de la persona • Respuestas automáticas sin empatía • Espacio interpersonal intrusivo o distante
Contexto sociocultural	• Uso de ejemplos relevantes según el perfil y los contextos ambientales y personales de la persona • Adaptación del lenguaje y referencias culturales • Sensibilidad ante creencias y valores individuales	• Desconocimiento de la cultura y de los contextos de la persona usuaria • Imposición de discursos y juicios sin consideración de diversidad • Falta de adaptación del mensaje a las necesidades culturales • Posición clara de vulneración de los derechos humanos fundamentales de determinadas poblaciones (raza, género, sexualidad, etc.)
Coordinación interdisciplinar	• Implementación de reuniones de equipo periódicas • Uso de protocolos transdisciplinares revisados e integrados en la práctica diaria • Aplicación de herramientas digitales compartidas para mejorar la coordinación	• Fragmentación e individualización de la comunicación entre profesionales • Falta de reuniones de diagnóstico transdisciplinar, seguimiento o supervisión de casos • Información incompleta o contradictoria entre distintos profesionales

- Uso de apoyos visuales y escritos, como pictogramas, lectura fácil, sistemas de comunicación alternativa y aumentativa.
- Adaptación cultural y lingüística con disponibilidad de intérpretes o traducción de materiales en idiomas vinculados a las personas usuarias y población destinataria.
- Uso de estrategias multimodales de comunicación, según los niveles sensoriales, integrando la comunicación verbal, visual y táctil según las necesidades individuales.

• **Escucha activa y procesos de validación emocional**: permiten a la persona usuaria y a sus familiares sentirse comprendidos, respetados y acompañados en los procesos de salud-enfermedad mental y en los de recuperación. Algunos aspectos fundamentales son:
- Incorporación de muestras de interés a través de un contacto visual contextualizado, utilizando formas de asentimiento y frases clave de refuerzo, que permitan identificar la atención y escucha plenas.
- Gestión de técnicas de parafraseo y clarificación, a través de la repetición, el resumen o la reformulación de los contenidos, para confirmar la comprensión y el consenso, y evitar distorsiones del significado.
- Validación emocional, mostrando actitudes neutras respecto a los valores que pueden confrontar en la relación persona-profesional, aceptando y reconociendo las emociones expresadas, sin incluir elementos de juicio ni minimizaciones de la importancia, o, por el contrario, incrementando su relevancia.

• **Contexto sociocultural y comunicación inclusiva**: adaptar la comunicación a las diferencias culturales, lingüísticas y comunitarias con un enfoque equitativo y respetuoso con los derechos humanos. Algunos procesos fundamentales son:
- Reconocimiento positivo y explícito de la diversidad cultural y las diferencias en la conceptualización del malestar psíquico y sus formas de afrontamiento por diversos grupos de población.
- Diseño de espacios de comunicación seguros, caracterizados por la intimidad, la confianza y el confort, para expresar emociones y experiencias complejas.
- Evitación de cualquier generalización o estereotipo, considerando a cada persona como fenómeno único en el mundo.

Por otro lado, cada uno de los grupos de interés requiere enfoques comunicativos adaptados a sus necesidades y expectativas, facilitando la mejora de la accesibilidad a los servicios, reduciendo el estigma asociado a la salud mental y fortaleciendo la confianza en la terapia ocupacional para la gestión de los dominios ocupacionales y de la salud mental. Las estrategias básicas por grupos de interés son:

• **Familias y redes de apoyo**: aportan un papel clave en la gestión del acompañamiento y apoyos en la recuperación de sus familiares con problemas de salud mental. Algunos procesos fundamentales son:
- Gestión de sistemas de información accesibles sobre la terapia ocupacional y su impacto en la recuperación.
- Facilitación de guías, talleres y sesiones grupales para mejorar la comprensión de la salud mental y los procesos de la terapia ocupacional.
- Creación de espacios de comunicación en los que las familias expresen las percepciones particulares que tienen y sus necesidades, teniendo en cuenta su valoración de los servicios recibidos.

• **Profesionales de la salud y equipos interdisciplinares**: estrategias de comunicación efectivas entre profesionales, centradas en la coordinación y la gestión de servicios de atención integral. Algunos procesos fundamentales son:
- Implementación de registros compartidos de evaluación y plan de intervención, reuniones clínicas periódicas y aplicaciones digitales centralizadas para la transmisión de información.
- Participación conjunta en espacios de formación y divulgación, como mesas técnicas, foros, congresos, seminarios y redes de investigación.
- Creación de grupos de trabajo por productos que permitan la innovación cen-

trada en la aportación de valor de cada área profesional.

- **Administraciones públicas y gestores sanitarios**: fortalecer la comunicación con los organismos responsables de las políticas públicas y privadas, y con los órganos responsables de la gestión de recursos. Algunos procesos fundamentales son:
  - Presentación de evidencias a través de datos de investigación de terapia ocupacional y estudios de coste-efectividad y de retorno social, para respaldar la relevancia de la intervención ocupacional.
  - Participación de terapeutas ocupacionales en comités y mesas de trabajo donde se diseñen modelos, estrategias, planes y programas de atención en salud mental.
  - Generación de propuestas innovadoras de proyectos de terapia ocupacional garan-

tes del desarrollo, los impactos y la sostenibilidad.

- **Medios de comunicación y sociedad**: su impacto significativo en la percepción social de la salud mental y en la reducción del estigma los convierten en destinatarios de actuaciones prioritarias. Algunos procesos fundamentales son:
  - Formación de periodistas y otros comunicadores en el abordaje de la salud mental, con centralidad en el uso de un lenguaje adecuado y discursos promotores de los derechos.
  - Desarrollo de diversos formatos de divulgación sobre la terapia ocupacional y su impacto en la salud mental.
  - Fomento de la participación en primera persona, a través de testimonios y narrativas de recuperación ocupacional, desde un enfoque de los derechos.

 EXPERIENCIA OCUPACIONAL: el centro comunitario de salud mental Futuro sostenible

Contexto de la situación

El centro comunitario de salud mental Futuro sostenible, ubicado en una ciudad de tamaño medio, ofrece atención a personas con problemas graves de salud mental. El centro cuenta con un equipo interdisciplinar compuesto por psiquiatría, enfermería, psicología, terapia ocupacional y trabajo social. A pesar de su enfoque integral, interdisciplinar y comunitario, el centro presenta situaciones complejas de comunicación con los diferentes grupos de interés, que producen limitaciones y barreras de accesibilidad, limitada participación, percepciones negativas del servicio e impactos reducidos.

Problemas detectados

Básicamente son:

- Baja visibilidad del servicio en la comunidad, lo que limita la llegada de nuevas personas usuarias y familias, y escaso posicionamiento con otros grupos de interés (servicios sociales, servicios sanitarios, prescriptores, etc.).

- Déficits en las estrategias de comunicación interna, con tendencia a la individualidad y al uso de procedimientos particulares no integrados en un modelo o plan funcional común, lo que genera dificultades en la coordinación entre profesionales.

- Escasa participación de las personas usuarias en el diseño del plan de atención y en la toma de decisiones sobre el diseño de las actuaciones y la valoración de los resultados.

- Persistencia del estigma sobre la salud mental, dificultando la integración social y laboral de las personas atendidas.

(Continúa)

EXPERIENCIA OCUPACIONAL: el centro comunitario de salud mental Futuro sostenible (*cont.*)

Ante esta situación, la dirección del centro decidió desarrollar con el equipo de profesionales, personas usuarias y familiares un análisis DAFO (debilidades, amenazas, fortalezas y oportunidades) e implementar un plan de acción basado en criterios de análisis de la demanda, accesibilidad, diseño de la cartera de servicios, participación e inclusión.

Desarrollo del plan de acción

Para abordar la situación, se diseñó un plan estructurado en tres líneas de acción:

- Estrategias de comunicación con personas usuarias y familias:

  - **Diseño de materiales accesibles**: elaboración de guías de lectura fácil, infografías y vídeos cortos explicando los servicios del centro. Énfasis en los servicios de terapia ocupacional como valor de impacto en la vida diaria de las personas con enfermedad mental y sus familias.

  - **Comité de representantes de personas usuarias y familiares**: órgano de gobierno, junto con la dirección del centro, con reuniones periódicas para analizar las necesidades, demandas, satisfacción y recomendación de los servicios, con actuaciones de mejora continua.

  - **Talleres educativos sobre salud mental**: planificación de sesiones formativas centradas en la prevención de los problemas de salud mental, atención y recuperación de personas con trastornos mentales, con un enfoque de los derechos de las personas usuarias.

- Estrategias de *marketing* digital y visibilidad del servicio:

  - **Rediseño del sitio web del centro**: incorporación de información detallada de cada uno de los servicios, derechos de las personas usuarias y testimonios en primera persona.

  - **Presencia activa en las redes sociales**: compartiendo contenido sobre salud mental, ocupación significativa y estrategias de afrontamiento.

  - **Campañas de sensibilización en medios locales**: construcción de una imagen de marca con el lema «Salud mental para todas las personas», promoviendo la información a la población general, la prevención, el derecho a la atención en salud mental y los servicios disponibles. Diseño de actuaciones vinculadas al Día Internacional de la Salud Mental (10 de octubre), garantizando una temática diferente cada año (derechos humanos, empleo, relaciones familiares, etc.), con actuaciones específicas asociadas a dichas temáticas durante todo el año.

- Comunicación y coordinación interdisciplinar:

  - **Reuniones técnicas con protocolos transdisciplinares estandarizados**: enfoque del modelo centrado en la persona, mejorando la comunicación entre profesionales y la atención integral, y evitando la fragmentación por profesionales independientes.

  - **Implementación de herramientas digitales**: establecimiento de una agenda digital transparente del equipo de profesionales, con sistemas de mensajería interna y un espacio común de repositorio de procedimientos, expedientes y documentación.

  - **Entrenamiento en habilidades de comunicación**: formación de los profesionales del equipo centrada en el análisis de los grupos de interés, técnicas de *marketing* social, construcción de alianzas y vínculos, y estrategias operativas de comunicación.

(Continúa)

EXPERIENCIA OCUPACIONAL: el centro comunitario de salud mental Futuro sostenible (*cont.*)

Indicadores de resultados y lecciones aprendidas

Después de 6 meses de implementación, el centro observó mejoras significativas:

- **Incremento de la prescripción y de las plazas ocupadas**: creación de las mesas de continuidad de cuidados de la ciudad, con varios grupos de interés integrados en la estructura y reuniones. Incremento del 40 % en nuevas acogidas.

- **Incremento del enfoque transdisciplinar**: 20 horas de formación continua. Todos los profesionales con agenda digital compartida. Formato unificado transdisciplinar del plan de intervención. El 70 % de los profesionales reportó una mejora en la coordinación interdisciplinar.

- **Mayor participación de las personas usuarias**: dos reuniones del comité de representantes con la dirección. El 60 % de las personas atendidas manifestaron sentirse más informadas y participativas en su proceso de atención.

- **Mejora de la imagen pública de la salud mental**: inicio de un programa de radio, *Salud mental para todas las personas*, de emisión mensual. Diseño de un punto de información mensual en la plaza del ayuntamiento sobre salud mental. Acuerdo de colaboración con un centro de formación y dos empresas para proyectos inclusivos, en coordinación con el centro sociosanitario.

- **Las lecciones aprendidas demuestran**:

  – La combinación de estrategias de comunicación accesibles, participación en primera persona, *marketing* social y enfoques transdisciplinares fortalece la relación y el vínculo entre los diferentes grupos de interés, mejora la percepción social de la salud y la enfermedad mental, reduce la distancia social, incrementa las sinergias para servicios eficientes y promueve mejores resultados.

  – La comunicación y el *marketing* en los contextos de salud mental, cuando se aplican con criterios éticos y participativos, mejoran la visibilidad y el posicionamiento de los servicios, fomentan el enfoque de los derechos de las personas y poblaciones, y contribuyen al desarrollo de servicios comunitarios inclusivos.

PREGUNTAS DE REFLEXIÓN

- ¿Cómo puede la terapia ocupacional garantizar que las estrategias de comunicación y *marketing* sean éticas, inclusivas y promuevan la autonomía de las personas usuarias en su proceso de recuperación?

- ¿Qué estrategias se podrían implementar para adaptar la comunicación a cada grupo de interés sin perder coherencia en el mensaje y garantizar que se respetan la accesibilidad, la autodeterminación y la justicia ocupacional?

- ¿Cuáles deben ser los criterios clave para el desarrollo de campañas en salud mental que fomenten imágenes públicas diferentes, centradas en la educación, la reducción de la distancia social, la participación y la inclusión sin caer en estrategias tradicionales contra el llamado *estigma* que no han demostrado ningún impacto positivo?

PUNTOS CLAVE

- La comunicación y el *marketing* en terapia ocupacional en salud mental aportan un marco metodológico fundamental para fortalecer la relación entre los diversos grupos de interés y mejorar los resultados.
- En los contextos de salud mental es muy relevante lograr una comunicación efectiva, basada en principios de claridad, accesibilidad y participación, que garantice que los mensajes sean comprensibles y adaptados a las necesidades de los diversos grupos de interés, y la promoción de los bienes, productos y servicios de terapia ocupacional. Además, este marco debe fundamentarse en principios éticos, inclusivos y centrados en los derechos humanos.
- Algunas estrategias concretas para mejorar la comunicación en el contexto de atención a la salud mental son: uso de *marketing* digital, marca personal y corporativa, campañas de sensibilización y enfoques transdisciplinares.
- La implementación de estrategias de comunicación y *marketing* puede mejorar la percepción de los servicios, fortalecer la confianza de las personas usuarias y consolidar un modelo de atención basado en los derechos humanos, la participación y la recuperación.

REFERENCIAS BIBLIOGRÁFICAS

AOTA (2020). Occupational Therapy Practice Framework: Domain and Process—Fourth Edition. *The American Journal of Occupational Therapy, 74*(Supplement_2), 7412410010p1-7412410010p87. https://ajot.aota.org/article.aspx?articleid=2766507

Davidson, L. y González-Ibáñez, À. (2017). La recuperación centrada en la persona y sus implicaciones en salud mental. *Revista de la Asociación Española de Neuropsiquiatría, 37*(131). https://scielo.isciii.es/scielo.php?script=sci_arttext&pid=S0211-57352017000100011

FEAFES (2008). Salud mental y medios de comunicación. Confederación FEAFES. https://consaludmental.org/publicaciones/GUIADEESTILOSEGUNDAEDICION.pdf

FEAFES (2022). Guía familiar y salud mental. FEAFES Salud Mental Extremadura. https://www.consaludmental.org/publicaciones/Guia-familiar-salud-mental.pdf

Kotler, P., Kartajaya, H. y Setiawan, I. (2016). *Marketing 4.0. Moving from Traditional to Digital*. Wiley. https://www.erickhurtado.click/wp-content/uploads/2023/11/Marketing-4.0-Philip-Kotler.pdf

Kotler, P., Kartajaya, H. y Setiawan, I. (2024). *Marketing 6.0*. LID Editorial Empresarial. https://dialnet.unirioja.es/servlet/libro?codigo=980448

Kotler, P. y Amstrong, G. (2012). *Marketing*. Pearson Educación de México.

López Méndez, E., Llorente Domingo, P. y Costa Cabanillas, M. (2023). *Manual ilustrado de habilidades de comunicación. Guía clínica para profesionales de la salud*. Pirámide. https://www.edicionespiramide.es/libro/manuales-practicos/manual-ilustrado-de-habilidades-de-comunicacion-ernesto-lopez-mendez-9788436847994/

NHS (2024). The economic and social costs of mental ill health. Centre for Mental Health. NHS Confederation. https://www.centreformentalhealth.org.uk/wp-content/uploads/2024/03/CentreforMH_TheEconomicSocialCostsofMentalIllHealth.pdf

NSW Health. (2025). Practical strategies for effective suppport. NSW Health, Ed. https://www.health.nsw.gov.au/mentalhealth/psychosocial/strategies/Pages/communicating.aspx

OMS (2025a). Determinantes sociales y ambientales para la equidad en la salud. Organización Mundial de la Salud. https://www.paho.org/es/determinantes-sociales-ambientales-para-equidad-salud

OMS (2025b). Guidance and technical packages on community mental health services. Organización Mundial de la Salud. https://www.who.int/publications/i/item/guidance-and-technical-packages-on-community-mental-health-services

OPS (2025). Orientaciones y módulos técnicos de la OMS sobre los servicios comunitarios de salud mental: promover los enfoques centrados en las personas y basados en los derechos. Organización Panamericana de la Salud. https://www.paho.org/es/documentos/orientaciones-modulos-tecnicos-oms-sobre-servicios-comunitarios-salud-mental-promover

PAO (2022). *Servicios de salud mental hospitalarios: promover los enfoques centrados en las personas y basados en los derechos*. Organización Panamericana de la Salud. https://iris.paho.org/handle/10665.2/56331

Pérez Cruzado, D., Marín Berges, M. y García, M. (2020). Comunicación en terapia ocupacional. *TOG (A Coruña), 17*(1). https://www.revistatog.es/ojs/index.php/tog/article/view/S1885-527X2020000100009

Tezanos, J. (2010). Exclusión social, democracia y ciudadanía económica. La libertad de los iguales. *Revista del Ministerio de Trabajo e Inmigración*, 777-794. https://vlex.es/vid/exclusion-democracia-ciudadania-iguales-52458745

Townsend, E. y Polatajko, H. (2013). *Enabling occupation II: advancing an occupational therapy vision for health, well-being, & justice through occupation*. Canadian Association of Occupational Therapists. https://caot.ca/client/product2/423/item.html

WFOT (2022). Statement that presents WFOT's position on Occupational Therapy and Mental Health. World Federation of Occupational Therapists. https://wfot.org/resources/occupational-therapy-and-mental-health

 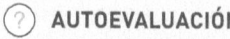 ? **AUTOEVALUACIÓN**

Valoración e intervención pericial de terapia ocupacional en salud mental 23

E. Rodríguez Ruiz, A. Martínez Cosme y E. Serrano Reina

 OBJETIVOS

- Comprender el papel y la importancia de la valoración pericial en la terapia ocupacional en el ámbito de la salud mental.
- Explorar métodos y herramientas específicas para la evaluación pericial en casos de salud mental.
- Desarrollar habilidades para la redacción de informes periciales claros y fundamentados.
- Conocer los aspectos éticos y legales asociados con la intervención pericial en terapia ocupacional.

«La evaluación y la mejora de la calidad y el respeto a los derechos humanos, tanto en organizaciones hospitalarias como ambulatorias y comunitarias, son elementos fundamentales para corregir esta situación».

OMS, 2025

INTRODUCCIÓN

La terapia ocupacional forense es una subespecialidad de la terapia ocupacional cuyo objeto es auxiliar al juez en materias sobre las que se debe pronunciar y que requieren conocimientos científicos, técnicos o prácticos que este no posee. Su finalidad es permitir la valoración de hechos o circunstancias en un proceso judicial o administrativo, aportando certeza sobre ellos a partir del análisis del desempeño ocupacional. Puede estar relacionada con diferentes materias del derecho, como son las civiles, laborales, administrativas o penales, entre otras. No todos los países cuentan con esta figura, pero en algunos es cada vez más frecuente la solicitud de informes periciales o informes forenses de terapia ocupacional para resolver alguna controversia en sede judicial.

En el ámbito de la salud mental, la intervención pericial en terapia ocupacional es cada vez más frecuente, ya que contribuye a la toma de decisiones en relación con la capacidad fun-

cional de una persona usuaria, la intensidad de apoyos que requiere para su vida diaria y su participación en diferentes contextos ocupacionales.

La terapia ocupacional forense se fundamenta en la recopilación, análisis y presentación de evidencia del desempeño ocupacional con propósitos legales y judiciales. A través de la valoración pericial, se puede aportar información crucial en diversos ámbitos del derecho, como el penal, civil, administrativo, laboral y social, en los cuales se requiere evaluar la capacidad funcional de una persona, su nivel de autonomía en la realización de actividades de la vida diaria o las limitaciones derivadas de una condición de trastorno mental.

Los informes periciales de terapia ocupacional permiten determinar la interacción entre los dominios de salud mental y ocupacionales de una persona usuaria. Estos informes pueden ser solicitados desde diferentes jurisdicciones del derecho público o privado, y su contenido debe ser elaborado con rigor técnico y científico, garantizando la objetividad y la imparcialidad.

Estos procesos implican un marco ético y legal, instrumentos específicos de evaluación, elaboración de informes periciales y comunicación efectiva con diversos grupos de interés. Además, es fundamental articular según las normativas y regulaciones aplicables a nivel internacional, estatal o regional.

MARCO ÉTICO Y LEGAL EN INTERVENCIONES PERICIALES EN TERAPIA OCUPACIONAL

A continuación se desarrollan algunos aspectos relacionados con el marco ético y legal en intervenciones periciales en terapia ocupacional.

Conceptualización y contextualización de actuaciones periciales en terapia ocupacional en salud mental

La ciencia forense es una ciencia aplicada, basada en el estudio de la prueba pericial o indicio y fundamentada en principios científicos. Engloba un gran número de disciplinas específicas para la resolución de casos en cualquiera de los dominios en que estos tienen lugar (García Góngora, 2014). Una de sus funciones es la que se desarrolla en los tribunales, definida por Jackson *et al.* (2006) como: «La provisión de información que ayude y permita responder a las preguntas de importancia, relevante para las personas implicadas en la investigación y para los tribunales de justicia».

La terapia ocupacional forense es una especialidad de la terapia ocupacional relacionada con la recopilación, análisis y presentación de evidencia del desempeño ocupacional para propósitos legales y judiciales. Requiere de conocimientos para la resolución de aquellos aspectos relacionados con el desempeño ocupacional de una persona que se encuentra involucrada en un proceso de investigación policial o judicial, ya sea víctima, imputada, testigo o por estar en un proceso terapéutico de intervención penitenciaria.

Un dictamen pericial o informe forense puede ser solicitado desde las diferentes jurisdicciones del derecho público o privado. El terapeuta ocupacional puede desarrollar sus funciones en virtud del proceso terapéutico en el ámbito de la salud mental que establece el Marco de Trabajo para la Práctica de la Terapia Ocupacional: dominio y proceso (AOTA, 2020). En la **tabla 23-1** se muestran el concepto y las principales actuaciones desde la terapia ocupacional, tanto en el derecho público como en el privado.

Un elemento importante de la terapia ocupacional forense es la capacidad de testificar o ratificar ante un juzgado en condición de perito experto, reformulando hallazgos del desempeño ocupacional en el lenguaje legal de los juzgados y aportando información oportuna y auxiliar a la autoridad de justicia requirente.

El informe pericial será el resultado de esta evaluación y se reconoce legalmente como una forma de establecer la verdad que existe en un hecho desde la perspectiva del especialista. Dado que dicho documento sirve como prueba técnica en procesos judiciales o administrativos, es fundamental que el terapeuta evaluador tenga la capacidad técnica específica, conozca la legislación vigente y esté legalmente capacitado para ejercer el papel de experto.

La normativa y los sistemas procesales son propios de cada país. En particular, los sistemas procesales penales en Latinoamérica presentan la misma estructura; sin embargo, la regulación dentro de un juicio de la admisibilidad de la prueba pericial dependerá de la normativa de cada región. En España existen disposiciones comunes a todas las jurisdicciones (civil, contencioso-administrativa, social, penal o militar) y leyes propias en cada una de ellas.

Normativas legales y regulaciones

La Convención sobre los Derechos de las Personas con Discapacidad de la Organización de las Naciones Unidas (ONU, 2016) es el instrumento internacional que lleva implícita la obligación jurídica para cada uno de los Estados de adoptar las medidas necesarias para que las per-

Tabla 23-1. Intervención de terapia ocupacional forense		
Ramas del derecho	**Definición**	**Intervención desde terapia ocupacional**
Derecho público		
Derecho penal	Conjunto de normas jurídicas (de derecho público interno), cuya función es definir los delitos y señalar las penas y medidas de seguridad impuestas al ser humano que rompe el denominado contrato social y daña con su actuación a la sociedad	Evaluación si en el momento de cometer un delito la persona acusada disponía de las capacidades cognitivas y volitivas necesarias para entender las consecuencias de sus actos (imputabilidad)
Derecho administrativo/ contencioso-administrativo	• Regula la organización y actuación del Estado y sus relaciones jurídicas con los particulares y su control judicial • Regula las contiendas entre la Administración del Estado y los particulares	Valoraciones relacionadas con la vulneración de la *lex artis* dentro de la Administración
Derecho privado		
Derecho civil	Regula las relaciones privadas de personas, las normas relacionadas con el nacimiento, las relaciones familiares, el fallecimiento y la sucesión, así como el régimen de su patrimonio, las obligaciones y contratos, y la responsabilidad civil	Procesos relacionados con la intensidad de apoyos que requiere una persona para el ejercicio de su capacidad jurídica
Derecho social/ laboral	Derecho protector de la clase trabajadora, a su vez busca el equilibrio de los factores de producción, capital y trabajo, al garantizar que las fuentes de empleo y la productividad permitan un nivel de vida digno al trabajador y su familia	• Conoce la normativa relacionada con las políticas de seguridad y salud en el trabajo • Hace evaluaciones de puestos de trabajo, basadas en el análisis ocupacional, que identifican condiciones de riesgo útiles para elaborar programas de prevención o en procesos de calificación de origen • Analiza y actúa sobre las diferentes formas de ocupación del ser humano y los contextos y realidades de su desempeño en el trabajo • Facilita y fomenta la selección, transformación y utilización de ocupaciones significativas y productivas que favorezcan el desempeño ocupacional de personas y poblaciones en riesgo
Derecho familiar	Conjunto de normas jurídicas que regulan las relaciones personales y patrimoniales de los miembros de la familia para con ellos y frente a terceros	• Guarda y custodia de menores; régimen de visitas y su seguimiento, análisis del contexto • Adopción y tutela de menores • Consecuencias en el desempeño ocupacional por separación o divorcio

sonas con discapacidad (incluidas aquellas que tienen un diagnóstico de salud mental) gocen y ejerzan todos los derechos en condiciones de igualdad con las demás personas, también aquellas que necesitan un apoyo más intenso. A partir de este instrumento, la intervención que se realice en materia de legislación o política pública para el ejercicio de los derechos y la plena inclusión social debe considerar que el principal obstáculo de las personas con un diagnóstico de salud mental son las barreras constituidas por los límites que las diferentes culturas y sociedades imponen a la conducta y comportamiento humano, las actitudes, los estigmas sociales y las prácticas discriminatorias con las que estas interactúan.

A nivel internacional, es importante tener presentes todos los instrumentos que configuran el marco jurídico global sobre los derechos humanos en salud mental.

Consideraciones éticas en las actuaciones periciales

Cualquier actuación pericial desde el ámbito de la terapia ocupacional debe basarse en los principios éticos que regulan su ejercicio profesional y que son coherentes con la normativa de rango local, autonómico, estatal o internacional. En todas ellas están presentes el respeto a la autonomía y autodeterminación de la persona, sus intereses, necesidades y demandas, velando por una distribución justa y equitativa de las oportunidades. Se mantendrá en todo momento el secreto profesional sobre la identidad, circunstancias o hechos que deriven del proceso a peritar y se garantizará un trato digno a las personas o comunidades receptoras de sus servicios.

El dictamen de peritos es un medio de prueba en el marco de un proceso litigioso en el que se debe actuar con la mayor objetividad posible, sin apreciaciones subjetivas ni valoraciones legales. Son requisitos del profesional la independencia, la imparcialidad y la objetividad. Con el objetivo de garantizar el cumplimiento de estos principios, las normas de cada país contemplan unos motivos que tratan de evitar la arbitrariedad: son los motivos de tacha o recusación, que se muestran en la **tabla 23-2**.

VALORACIÓN PERICIAL EN TERAPIA OCUPACIONAL EN SALUD MENTAL

En los siguientes apartados se exponen instrumentos específicos para la evaluación pericial aplicados a la terapia ocupacional y se detalla cómo adaptar las herramientas convencionales a casos periciales.

Instrumentos específicos para la evaluación pericial aplicados a la terapia ocupacional

La demanda pericial hacia los terapeutas ocupacionales está directamente relacionada con la necesidad de conocer el impacto de la salud

---

Tabla 23-2. Declaración de tachas. Artículos 343 y 344 de la Ley de Enjuiciamiento Civil española

El/la perito firmante hace constar su imparcialidad y declara no incurrir en ninguno de los supuestos especificados en el artículo 343 de la Ley de Enjuiciamiento Civil referidos a los motivos por los que a un perito pudiera serle aplicada una tacha:
- Ser cónyuge o pariente por consanguinidad o por afinidad dentro del cuarto grado civil de una de las partes o de sus abogados o procuradores
- Tener interés directo o indirecto en el asunto o en otro semejante
- Estar o haber estado en situación de dependencia o de comunidad o contraposición de intereses con alguna de las partes o con sus abogados o procuradores
- Amistad íntima o enemistad con cualquiera de las partes o de sus procuradores o abogados
- Cualquier otra circunstancia, debidamente acreditada, que le haga desmerecer en el concepto profesional

mental sobre las ocupaciones y las actividades de la vida diaria. Las herramientas y los criterios para realizar dicha valoración ocupacional se encuentran en la correspondiente normativa según el ámbito (laboral, penal, civil, etc.). No obstante, también se pueden aportar otros utilizados en la práctica clínica. Es importante destacar la relevancia e influencia que tiene la Clasificación Internacional del Funcionamiento, de la Discapacidad y de la Salud (OMS, 2001) en las últimas modificaciones de las leyes en algunos países, como España, a la hora de establecer los parámetros que determinan la capacidad de participación de las personas.

En España y algunos países de Latinoamérica se encuentran regulados por ley procedimientos que se utilizan para la obtención de determinados certificados. Para el reconocimiento, declaración y calificación del grado de discapacidad en lo referido a la salud mental y trastornos del comportamiento, se indica la necesaria aplicación de pruebas psicométricas estandarizadas y validadas de carácter psicodiagnóstico y neuropsicológicas; sin embargo, para no excluir herramientas válidas, no se incluyen pruebas concretas de exploración. Cada profesional, en función de variables como la edad o el estado de la persona a valorar, su grado de colaboración, el tiempo para la prueba, etc., determina la elección de la prueba más apropiada.

Por otro lado, la norma incorpora una herramienta para evaluar las capacidades y limitaciones en las actividades de la vida diaria, basada en una escala de cuantificación genérica de la Clasificación Internacional del Funcionamiento, de la Discapacidad y de la Salud. Para determinar la puntuación en cada dominio, actividad y tarea se consideran el esfuerzo de la persona, el malestar que experimenta o los cambios necesarios para una óptima realización con mayor o menor apoyo. Además, se tienen en consideración las habilidades necesarias que conforman las destrezas de ejecución para satisfacer las demandas de la actividad: sensorioperceptivas, motoras y de praxis, de regulación emocional, cognitivas, de comunicación, de interacción y sociales.

Otro ejemplo de criterios integrados en la propia normativa serían los indicados para la valoración de los grados y niveles de dependencia. Estos se fundamentan con los correspondientes informes sobre la salud de la persona y su entorno habitual, así como en la información obtenida mediante la observación, la comprobación directa y la entrevista personal de evaluación.

En el ámbito judicial es importante determinar la capacidad de decidir que tiene una persona y su posible imputabilidad, e identificar la intensidad de apoyos que necesita para su autogobierno. Las herramientas empleadas deben cumplir los requisitos señalados para otros ámbitos; esto es, ser estandarizadas y estar validadas. Además, tienen que responder a las dudas sobre la capacidad de la persona en el desempeño ocupacional.

Es fundamental conocer y estar familiarizado con la normativa de cada país para adecuar la valoración. En la práctica pericial en terapia ocupacional es importante considerar que no se evalúa el curso de la patología ni los efectos de la intervención, por lo que es imprescindible el razonamiento basado en la documentación clínica, junto con la información aportada por la persona valorada y su entorno real.

Considerando esta premisa como clave, la prueba pericial debe responder con la mayor evidencia científica, por lo que el uso de herramientas adaptadas y validadas, pero no integradas en los baremos normativos, puede llegar a ser un complemento perfecto que ayude a objetivar la circunstancia descrita.

Es necesario trabajar desde el ámbito de la investigación en la creación de herramientas validadas en salud mental que satisfagan las necesidades de la práctica pericial.

Adaptación de herramientas convencionales a casos periciales

El uso de instrumentos de evaluación requiere su comprensión teórica y el conocimiento de los constructos que la prueba pretende examinar y medir; si requiere la capacidad de leer, comprender o contestar la prueba, o son necesarias determinadas condiciones que cada persona debe cumplir y cuyo propósito explícito se encuentra recogido en el manual del instrumento. Sin embargo, en el ámbito pericial de la terapia ocupacional es importante identificar con claridad cuáles son los constructos legales relevantes, cuál es la relación entre diferentes elementos de tipo psicolegal o cuáles son las posibles relaciones causales entre condiciones clínicas y habilidades funcionales del sujeto. Esto permitirá determinar la repercusión sobre el desempeño ocupacional de los procesos cognoscitivos, intelectuales, emocionales o sociales subyacentes de la persona. La valoración forense difiere significativamente de la valoración clínica tradicional en muchas dimensiones, como los objetivos, el alcance y el resultado o producto de la evaluación, así como el papel del evaluador o la naturaleza de la relación entre el evaluador y el evaluado. Por ello, el terapeuta ocupacional determinará qué ajustes razonables son necesarios en las personas con alguna alteración psíquica cuando se encuentren alteradas profundamente la voluntad o la funcionalidad o exista incapacidad, algo que puede aparecer en fases tardías.

Desde esta perspectiva, recolectar información procedente de un *screening*, como la revisión de expedientes médicos, judiciales, penitenciarios, educativos, laborales o de la entrevista a víctimas, testigos o parientes, será fundamental. Es un rasgo central de la evaluación judicial o forense ofrecer información acerca del estado mental del evaluado, sus habilidades funcionales legalmente relevantes y la relación entre estos dos aspectos.

La evaluación de terapia ocupacional en esta área se diferencia de otras en sus objetivos, el alcance y el producto de la evaluación, y se tendrán en cuenta otros factores para profundizar en la elección y adaptación de los instrumentos. En la **tabla 23-3** se muestran algunos ejemplos de los más utilizados.

ELABORACIÓN DE INFORMES PERICIALES DE TERAPIA OCUPACIONAL EN SALUD MENTAL

A continuación se explica *grosso modo* cómo elaborar informes periciales de terapia ocupacional en salud mental.

Estructura y contenido de los informes periciales

Tradicionalmente, un informe pericial se considera un documento escrito con carácter médico-legal emitido por orden de las autoridades o a petición de una de las partes involucradas. El informe aborda la relevancia de ciertos hechos judiciales o administrativos y es elaborado por un especialista en la materia correspondiente. Aunque no tiene carácter vinculante, este documento es un apoyo indispensable para una adecuada administración de la justicia.

Por la especificidad de las cuestiones relacionadas con la valoración, el análisis y la opinión profesional necesaria sobre la capacidad de las personas en el desempeño ocupacional, el papel de la terapia ocupacional está adquiriendo una creciente relevancia.

No existe una estructura de informe pericial obligatoria, pero este debe contener información objetiva suficiente recogida cronológicamente, la razón científica y unas conclusiones que respondan a las preguntas objeto de la pericia. Es recomendable que el documento se adapte a un formato adecuado para la exposición de su objetivo y es conveniente seguir unas reglas generales que garanticen que la labor pericial se ajusta al buen hacer profesional y a las expectativas que los jueces y tribunales tienen al respecto.

La materia para dilucidar es otro factor que condiciona los contenidos del informe. Por las competencias de la terapia ocupacional, las cuestiones solicitadas pueden ser: la intensidad de apoyo que requiere una persona para el ejercicio de su capacidad jurídica, las secuelas de una lesión, el grado de incapacidad profesional o el grado de imputabilidad de una persona en un proceso penal. En concreto, existen cuestiones valoradas como clave en las materias mencionadas, como son la autosuficiencia como requisito para la participación, la necesidad de asistencia de una tercera persona para las actividades de la vida diaria o la posibilidad de adaptación de la ocupación.

Todos estos aspectos sobre el contenido del informe pericial en terapia ocupacional son importantes y, además de resolver las dudas,

Tabla 23-3. Instrumentos de evaluación en materia forense

Instrumento	Objetivo	Características
NEUROPSI Atención y memoria, 3ª edición Ostrosky, Gómez, Matute, Rosselli, Ardila, Pineda	Evaluar de manera confiable y válida las funciones de atención y memoria para hacer un diagnóstico temprano y predictivo de alteraciones en estas funciones	• Evalúa: de 6 a 85 años • Aplicación: individual • Tiempo de aplicación: 20 minutos aproximadamente
BANFE-3 Batería neuropsicológica de funciones ejecutivas y lóbulos frontales Flores, Ostrosky, Lozano	Evaluar el desarrollo de las funciones ejecutivas mediante 15 subtest, los cuales se agrupan en tres áreas específicas: orbitomedial, prefrontal anterior y dorsolateral	• Evalúa: de 6 a 90 años • Aplicación: individual • Tiempo de aplicación: 50 minutos aproximadamente

BEI
Batería de evaluación infantil
Lucio y Gómez, Durán, Romero,
Heredia
	Identificar de manera temprana
	a aquellos menores que
	presenten algunos síntomas
	clínicos e incluirlos en
	tratamientos especializados
	para favorecer su bienestar
	emocional
		• Evalúa: de 8 a 12 años
		• Aplicación: individual y grupal
		• Tiempo de aplicación:
		  30-40 minutos
		  aproximadamente

CMASR-2
Escala de ansiedad manifiesta
en niños, revisada, 2ª edición
Reynolds, Bert
	Evaluar el nivel y la naturaleza
	de la ansiedad en niños
	con problemas de estrés
	académico, ansiedad ante
	los exámenes, conflictos
	familiares, adicciones,
	conductas perturbadoras o
	problemas de personalidad,
	entre otros
		• Evalúa: de 6 a 19 años
		• Aplicación: individual o grupal
		• Tiempo de aplicación:
		  – Escala total: 10-15 minutos
		  – Escala corta: 5 minutos
		    aproximadamente

VMI
Prueba Beery-Buktenica del
desarrollo de la integración
visomotriz
Beery
	Identificar de manera temprana
	a los niños con necesidades
	especiales mediante la
	evaluación del grado al que
	ellos pueden integrar sus
	habilidades visuales y motrices
		• Evalúa: de 3 a 17 años
		  y 11 meses
		• Aplicación: individual
		  o colectiva
		• Tiempo de aplicación:
		  10-15 minutos
		  aproximadamente

DTVP-3
Método de evaluación de la
percepción visual de Frostig
Hammill, Pearson, Voress
	Tiene cuatro principales:
	• Identificar niños que tienen
	  problemas de percepción
	  visual o integración
	  visomotriz
	• Determinar el grado
	  de gravedad de dichos
	  problemas
	• Verificar la efectividad de
	  programas de intervención
	  diseñados para remediar los
	  problemas
	• Servir como herramienta
	  de medición en estudios de
	  investigación
		• Evalúa: de 4 a 12 años
		• Aplicación: individual
		• Tiempo de aplicación:
		  20-40 minutos
		  aproximadamente

(Continúa)

Tabla 23-3. Instrumentos de evaluación en materia forense (*cont.*)

Instrumento	Objetivo	Características
ERAVE Escalas Reynolds de acoso-victimización para escolares Reynolds	Identificar a estudiantes que se involucran en comportamientos de acoso y, en su caso, a quienes son víctimas; detectar a chicos/as que están experimentando angustia psicológica significativa, tanto internalizada como externalizada, y reconocer a los alumnos que muestran altos niveles de miedo y se preocupan por su seguridad en la escuela, así como por el índice de violencia escolar	• Evalúa: de 7 a 20 años • Aplicación: individual o colectiva • Tiempo de aplicación: 10-15 minutos aproximadamente cada escala
FFPI-C Inventario de cinco factores de personalidad para niños McGhee, Ehrler, Buckhalt	Evaluar los cinco factores de la personalidad a través de 75 reactivos para identificar a quienes estén en riesgo de tener problemas de adaptación en la escuela o la comunidad	• Evalúa: de 9 a 18 años • Aplicación: individual o colectiva • Tiempo de aplicación: 15-40 minutos aproximadamente
A-D Cuestionario de conductas antisociales-delictivas Seisdedos Cubero	Detectar la existencia de conductas antisociales y delictivas en niños y adolescentes	• Evalúa: de 11 a 19 años • Aplicación: individual o colectiva • Tiempo de aplicación: 10-15 minutos aproximadamente
ENI-2 Evaluación neuropsicológica infantil, 2ª edición Ostrosky	La valoración neuropsicológica implica el diagnóstico de problemas del desarrollo; la detección de alteraciones cognitivas y comportamentales, así como de condiciones no demostrables a través de un neurodiagnóstico estándar	• Evalúa: de 5 a 16 años • Aplicación: individual • Tiempo de aplicación: 3 horas aproximadamente (Pueden aplicarse subescalas por separado)
ENI-P Evaluación neuropsicológica infantil – Preescolar Matute, Rosselli, Beltrán, Ardila	Examinar el desarrollo neuropsicológico de la población infantil temprana de habla hispana. Diseñada para niños de entre 2 y 5 años	• Evalúa: de 2 a 5 años • Aplicación: individual • Tiempo de aplicación: 3 horas aproximadamente
NEUROPSI (breve) Evaluación neuropsicológica breve en español Ostrosky, Ardila, Rosselli	Evaluar un amplio espectro de funciones cognoscitivas en pacientes psiquiátricos, geriátricos, neurológicos o con diversos problemas médicos. Incluye protocolos y perfiles de calificación para la evaluación cognoscitiva de población con nula escolaridad y para individuos con baja y alta escolaridad	• Evalúa: de 16 a 30, de 31 a 50, de 51 a 65 y de 66 a 85 años • Aplicación: individual • Tiempo de aplicación: 25-30 minutos aproximadamente

(*Continúa*)

Tabla 23-3. Instrumentos de evaluación en materia forense (*cont.*)		
Instrumento	**Objetivo**	**Características**
BNCT Batería neuropsicológica computarizada de tamizaje Ostrosky, Lozano, González	Evaluar funciones cognoscitivas, como orientación (tiempo, persona y espacio), atención y concentración, lenguaje y memoria, y funciones ejecutivas	• Evalúa: de 3 a 85 años • Aplicación: individual • Tiempo de aplicación: 10-15 minutos aproximadamente
BANPE Batería neuropsicológica para preescolares Ostrosky, Lozano, González	Evaluar el curso normal y patológico del desarrollo neuropsicológico de diversos procesos cognitivos en la etapa preescolar, como: atención, memoria, lenguaje, motricidad y funciones ejecutivas	• Evalúa: de 3 a 5 años • Aplicación: individual • Tiempo de aplicación: 40 minutos aproximadamente
BANETA Batería neuropsicológica para la evaluación de los trastornos del aprendizaje Yañez, Prieto	Aunque el objetivo inicial era evaluar los trastornos del aprendizaje, es útil para otras poblaciones clínicas que presentan también de manera secundaria problemas de aprendizaje, tal es el caso de los trastornos del lenguaje, de la deficiencia mental, etc.	• Evalúa: de 7 a 11 años y 11 meses • Aplicación: individual • Tiempo de aplicación: 3 horas aproximadamente (pueden aplicarse dos sesiones de 1 hora y 30 minutos)
¡DETECTOR! Detección de riesgo en la escuela primaria Sánchez Escobedo	Detectar de manera temprana algunos de los problemas más comunes que afectan al desempeño escolar de los niños de primaria y permitir la referencia oportuna con el profesional correspondiente	• Evalúa: de 5 a 13 años • Aplicación: individual • Tiempo de aplicación: 30 minutos aproximadamente
CHIPS Entrevista para síndromes psiquiátricos en niños y adolescentes Weller, Weller	Obtener información de manera rápida y eficiente que permita al clínico sondear la presencia de 20 trastornos en niños y adolescentes	• Evalúa: de 6 a 18 años • Aplicación: individual • Tiempo de aplicación: variable
EEHSA Escala de evaluación de habilidades sociales para adolescentes Ríos Saldaña	Medir las habilidades sociales. Dirigida a los profesionales que requieran del conocimiento de las formas o comportamientos que puedan estar relacionados con déficit o carencia de habilidades sociales, y que impidan el establecimiento de relaciones armónicas, saludables y productivas en distintos ámbitos de actuación	• Evalúa: adolescentes y adultos • Aplicación: individual o colectiva • Tiempo de aplicación: 30 minutos aproximadamente

(Continúa)

Tabla 23-3. Instrumentos de evaluación en materia forense (*cont.*)		
Instrumento	**Objetivo**	**Características**
SWS Inventario de salud mental, estrés y trabajo-SWS Gutiérrez, Guido	Evaluar los niveles de estrés y salud mental de la población productiva según las áreas personal, laboral-organizacional y social-situacional	• Evalúa: adolescentes y adultos • Aplicación: individual o colectiva • Tiempo de aplicación: 25-30 minutos aproximadamente
Life Skills Profile (LSP-20) Evaluación para personas diagnosticadas de un trastorno de salud mental grave Adaptación y validación española Burgés, Fernández, Autonell, Melloni, Bulbena	Evaluar funciones y participación en general en las actividades de la vida cotidiana 20 ítems divididos en 5 subescalas: retraimiento, ideas extrañas, comportamiento antisocial, autocuidado y cumplimiento terapéutico	• Evalúa: a partir de 18 años • Aplicación individual • Tiempo de aplicación: variable

aportan la identidad de la profesión que firma el documento.

Un informe pericial suele estructurarse de la siguiente manera:

- **Preámbulo:** se identifica el perito y su cualificación profesional (razón de ciencia). Es importante mostrar competencia sobre la materia, no solo identificando la profesión de terapia ocupacional, sino con otras titulaciones académicas, experiencia clínica, participación en investigación científica, etc. Además, se detalla si es a instancia de una de las partes del proceso judicial o si se trata de una pericia de oficio solicitada por un juzgado (perito judicial).

  También deben quedar reflejados los datos del peritado, el lugar de realización, el tiempo invertido y la metodología empleada, la cual comprende la revisión de fuentes de información, la entrevista forense y la técnica o técnicas empleadas (se incluye el estudio de documentación), los instrumentos de evaluación, los instrumentos para determinar la credibilidad del testimonio (en caso de que se emplee), los instrumentos de apoyo utilizados en la entrevista forense y la bibliografía empleada.
- **Parte expositiva:** en esta parte del documento se incluyen los antecedentes clínicos, de salud y ocupacionales, la exploración sobre sus funciones corporales (factores del cliente) y habilidades de desempeño (motoras, de procesamiento y sociales), y el estado actual de salud.

- **Parte reflexiva:** es el espacio reservado para fundamentar y construir el diagnóstico ocupacional. Este debe redactarse para responder a las cuestiones planteadas por los juristas. Un ejemplo habitual sería la exposición detallada del análisis sobre el nexo existente entre el estado de salud y su impacto sobre cada una de las actividades de la vida diaria.
- **Conclusiones:** es un apartado clave donde se sintetiza todo lo expuesto en los epígrafes anteriores. Es una deducción y síntesis ordenada. La lectura de este apartado debe mostrar el perfil del peritado y, por tanto, las respuestas demandadas.

Debido a la formalidad de la prueba pericial, se debe incorporar el juramento o promesa de decir la verdad. Esto implica que el dictamen pericial considera tanto lo que pueda beneficiar como lo que pueda perjudicar a cualquiera de las partes. Además, se debe reconocer que se está al tanto de las sanciones penales a las que podría enfrentarse en caso de incumplir su deber como perito. En la tabla 23-4 se indica un ejemplo de la fórmula utilizada para hacer el juramento o promesa de decir la verdad.

Tabla 23-4. Fórmula de juramento o promesa
En cumplimiento del artículo 335.2 de la Ley de Enjuiciamiento Civil, el/la perito firmante manifiesta, bajo juramento, decir la verdad, que ha actuado y que, en su caso, actuará con la mayor objetividad posible, tomando en consideración tanto lo que pueda favorecer como lo que sea susceptible de causar perjuicio a cualquiera de las partes, siendo conocedor/a de las sanciones penales en las que podría incurrir si incumpliese su deber como perito. Igualmente, manifiesta que no incurre en ninguna de las causas de abstención previstas en el artículo 105 de antedicha ley

Comunicación efectiva de hallazgos y recomendaciones

El informe pericial debe ser científico e irrefutable, evitando interpretaciones u opiniones, y basándose siempre en los criterios aceptados por la comunidad científica internacional. En el caso del informe pericial de terapia ocupacional en salud mental, serán los establecidos en las últimas versiones de la Clasificación Internacional de las Enfermedades o en el *Manual diagnóstico y estadístico*, la Clasificación Internacional del Funcionamiento, de la Discapacidad y de la Salud, y el Marco de Trabajo para la Práctica de Terapia Ocupacional de la Asociación Americana de Terapia Ocupacional.

El informe debe responder a lo que se le ha preguntado, sin realizar excesos de información teórica o detallar datos sin relevancia que puedan inducir a confusión. Será una herramienta auxiliar al procedimiento judicial que arroje luz sobre las dudas que puedan tener el tribunal de justicia o las partes involucradas (órganos jurisdiccionales, fiscales, defensores y personas en situación de víctimas). Por ello, el informe pericial se caracteriza por la claridad, la concisión y el rigor en la exposición (Fuertes Rocañín, 2021).

 EXPERIENCIA OCUPACIONAL: informe pericial desde el ámbito de la terapia ocupacional de José en un procedimiento judicial de gran invalidez por un diagnóstico de salud mental

Antecedentes

José, conductor de ambulancias de una institución pública, es diagnosticado y tratado de una patología psiquiátrica grave. Existe controversia sobre el grado de incapacidad permanente, por lo que se tiene que un presentar informe pericial en sede judicial con el fin de determinar el grado de falta de autonomía, independencia y necesidad de asistencia de terceras personas en sus actividades de la vida diaria. El tratamiento recibido no consigue estabilizar la sintomatología alucinatoria ni el comportamiento desorganizado y produce alteraciones neuromusculoesqueléticas relacionadas con el movimiento (movimientos involuntarios, temblor y afectación del patrón de la marcha).

Informe pericial

Estudio de los elementos clínicos y diagnósticos del peritado; posterior exploración del mismo.

Análisis de los resultados objetivos y de su interpretación

El informe pericial debe demostrar la existencia y la gravedad de las limitaciones en la vida diaria relacionadas con el autocuidado (alimentación, higiene personal y vestido, control de los esfínteres, desplazamiento, realización de tareas domésticas, cuidado de la propia salud y toma de decisiones).

(Continúa)

EXPERIENCIA OCUPACIONAL: informe pericial desde el ámbito de la terapia ocupacional de José en un procedimiento judicial de gran invalidez por un diagnóstico de salud mental (*cont.*)

Conclusiones

Deberán reflejar:

- La gravedad y cronicidad del diagnóstico psiquiátrico, y su impacto en las actividades de la vida diaria.
- La existencia de una merma grave del procesamiento de la realidad.
- Las limitaciones en la vida diaria como consecuencia de su afectación en las funciones cognitivas, conductuales y psicomotoras.
- La necesidad de ayuda de terceras personas.

PREGUNTAS DE REFLEXIÓN

- ¿Cómo se podría colaborar desde la terapia ocupacional en un proceso pericial vinculado al ámbito de la salud mental?
- ¿En qué tipo de pacientes se pueden realizar informes periciales?
- ¿Qué derechos y obligaciones se aplican a la práctica de la terapia ocupacional en el ámbito judicial?
- ¿Qué tipo de conocimientos y competencias son imprescindibles para realizar informes periciales?

PUNTOS CLAVE

- La importancia que ha adquirido la valoración pericial de terapia ocupacional en el ámbito de la salud mental hace imprescindible que los profesionales realicen informes periciales que determinen el alcance de las limitaciones que producen determinadas condiciones de salud en las actividades de la vida diaria.
- Dicha práctica pericial o forense debe quedar recogida en un documento que ha de incorporar determinados puntos: documentación clínica, exploración del peritado, herramientas de evaluación utilizadas y conclusiones, y debe acompañarse del juramento pericial de ser objetivo y decir la verdad. Además, será necesaria su ratificación en sede judicial para ilustrar al juzgador.

REFERENCIAS BIBLIOGRÁFICAS

AOTA (2020). Occupational Therapy Practice Framework: Domain and Process—Fourth Edition. *The American Journal of Occupational Therapy, 74* (Supplement_2), 7412410010p1-7412410010p87.

Biblioteca Jurídica Virtual del Instituto de Investigaciones Jurídicas de la UNAM. https://archivos.juridicas.unam.mx/www/bjv/libros/7/3270/3.pdf

Código Federal de Procedimientos Civiles de México. DOF 07-06-2021.

Convención sobre los Derechos de las Personas con Discapacidad, aprobada por la Asamblea General de las Naciones Unidas en su Resolución 61/106, durante su sexagésimo primer período de sesiones en Nueva York el 13 de diciembre de 2006.

Fuertes Rocañín, J. C. (2021). *Manual de psiquiatría forense para jueces y fiscales, y otros profesionales del Derecho*. Pamplona: Editorial Aranzadi.

García, Góngora J. M. (2014). Introducción a las ciencias forenses. Universitat Oberta de Catalunya. https://openaccess.uoc.edu/bitstream/10609/77605/2/Criminal%C3%ADstica_M%C3%B3dulo%201_Introducci%C3%B3n%20a%20las%20ciencias%20forenses.pdf

Jackson, G., Jones, S., Booth, G., Champod, C. y Evett, I. W. (2006). The nature of forensic science opinion--a possible framework to guide thinking and practice in investigations and in court proceedings. *Science & Justice. Journal of the Forensic Science Society, 46*(1), 33-44.

Ley 39/2006, de 14 de diciembre, de promoción de la autonomía personal y atención a las personas en situación de dependencia. BOE-A-2006-21990.

López, S (2012). Derecho penal I. Red Tercer Milenio. https://www.aliat.click/BibliotecasDigitales/derecho_y_ciencias_sociales/Derecho_penal_I.pdf

Ovalle, J (2016). Teoría general del proceso. Oxford. https://clea.edu.mx/biblioteca/files/original/33b8a5c99fd3b544d-76745164c80a0d4.pdf

Real Decreto 888/2022, de 18 de octubre, por el que se establece el procedimiento para el reconocimiento, declaración y calificación del grado de discapacidad. BOE-A-2022-17105.

Soares Silva, C. G., Barros, A. J. y de Borba Telles, L. E. (2022). Perspectivas éticas e legais em perícias de psiquiatria forense. *Revista Bioética, 30*(2), 346-354.

Tito Chura, N. (2020). Admisibilidad de la prueba en Sudamérica. *Revista de Derecho, 5*(2), 102-107.

? **AUTOEVALUACIÓN**